U0215588

云南中医名医

名方录

第一卷

主　编｜熊　磊　吴永贵　李兆福
副主编｜李兴美　夏　丽　何梅光

编　委（按姓氏笔画排序）

万启南	王吉候	王春林	王映坤
邓乐巧	龙　渊	叶　勇	田春洪
江顺奎	吕小满	朱运凯	朱虹江
严继林	李　莉	李　晓	李　骏
李　琦	吴荣祖	何　平	沈家骥
张志云	陈乔林	陈柏君	范德斌
林　丽	林　莉	林亚明	易修珍
赵　淳	姜丽娟	姚克敏	徐　涟
徐　梅	唐镇江	黄　虹	梁　兵
彭江云	董　玉	管钟浚	管遵惠
魏丹霞			

人民卫生出版社
·北　京·

版权所有，侵权必究！

图书在版编目（CIP）数据

云南中医名医名方录. 第一卷 / 熊磊，吴永贵，李
兆福主编. — 北京：人民卫生出版社，2021.6
　ISBN 978-7-117-31743-6

　Ⅰ.①云…　Ⅱ.①熊…　②吴…　③李…　Ⅲ.①验方 –
汇编 – 中国 – 现代②医案 – 汇编 – 中国 – 现代　Ⅳ.
①R289.5②R249.7

中国版本图书馆 CIP 数据核字（2021）第 111468 号

人卫智网	www.ipmph.com	医学教育、学术、考试、健康，购书智慧智能综合服务平台
人卫官网	www.pmph.com	人卫官方资讯发布平台

云南中医名医名方录（第一卷）
Yunnan Zhongyi Mingyi Mingfang Lu（Di-yi Juan）

主　　编：熊　磊　吴永贵　李兆福
出版发行：人民卫生出版社（中继线 010-59780011）
地　　址：北京市朝阳区潘家园南里 19 号
邮　　编：100021
E - mail：pmph @ pmph.com
购书热线：010-59787592　010-59787584　010-65264830
印　　刷：保定市中画美凯印刷有限公司
经　　销：新华书店
开　　本：710×1000　1/16　　印张：32　　插页：5
字　　数：508 千字
版　　次：2021 年 6 月第 1 版
印　　次：2021 年 8 月第 1 次印刷
标准书号：ISBN 978-7-117-31743-6
定　　价：99.00 元

打击盗版举报电话：010-59787491　E-mail：WQ @ pmph.com
质量问题联系电话：010-59787234　E-mail：zhiliang @ pmph.com

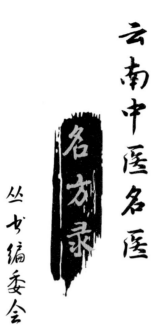

云南中医名医名方录丛书编委会

总 主 编

王翠岗　熊　磊

副总主编

孟庆红　吴永贵　李兆福　温伟波　和丽生　李　雷

罗光雄　景　明　郭昌贵

编　　委

李兴美　夏　丽　何梅光　徐　梅　李　莉　陈柏君　吕小满

云南地处祖国西南边陲，是多民族聚居的省份，历史文化悠久，人才荟萃。中医药文化随汉文化传入云南，唐宋以降，滇医渐兴，明清时期而至鼎盛。明正统年间（1436—1449）兰茂所著《滇南本草》，是我国现存内容最丰富的第一部地方本草，糅合了中医药理论和地方民族药的用药经验，乡土气息浓郁。兰茂的医学专著《医门擥要》，论脉法证治与临床病证，医理阐释深邃，用药独具特色。清光绪三十年（1904），朝廷设立云南医学堂，陈雍（子贞）等为云南医学堂编写《医学正旨择要》，为中国教育史上第一部统一编写的系统性医学教材。云南医学堂培养了缪嘉熙、林厚甫等一大批中医人才。云南中医代有传承，生生不息。及至现代，国家大力发展中医事业，设立各级中医医院，举办中医药高等院校教育，三迤大地，政通人和，名医辈出，泽被苍生，造福万民。

《云南中医名医名方录》收录了包括云南四大名医、第一至第六批全国老中医药专家学术经验继承工作指导老师、云南省荣誉名中医、云南省名中医、已退休副高以上和正高履职5年以上，共92位具有较高学术建树、深受患者信赖的名中医医方、医案。这些医方医案，是医家多年临床经验的结晶，既

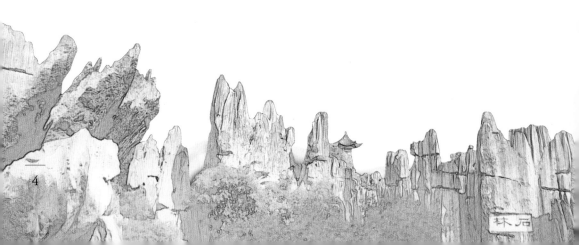

有效验方，又有成方活用，覆盖中医内、妇、儿、外、骨伤、针灸各科，是云南中医临床研究的代表性成果。

本书为名方录，但透过所载方剂，可以看到名医们辨证论治的心法。方是法的载体，法是方的精髓。张叡《医学阶梯》："欲察病者，务求善方；欲善方者，务求良法。"泥其方，则方枘圆凿；取其法，则活法圆通。本书的医方，承载了名医们几十年的临床经验甚至是毕生的心血，体现了名医们独特的用药经验和辨证论治的奇思妙法，可使学者裨益，为临床遣方用药提供指导。

有感于斯，谨以数言，与诸同仁共勉之。

国医大师　张震

2019 年 12 月 16 日

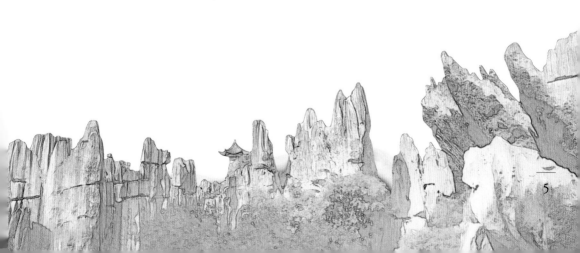

　　《云南中医名医名方录》丛书系云南现代中医名家临床经验荟萃，实乃学术成果的一次全面总结。丛书第一卷、第二卷，集中展现了本土 92 位专家的风采和验方名方，其中，有云南四大名医、国医大师、全国名中医、云南省名中医及优秀青年中医代表等。这些中医名家皆从医数十年，名噪乡里，学验俱丰，反映了云南中医行业的整体形象。

　　书中所涉施治良策，均以临床疗效为准绳，各有独到之处。一方一药都渗透着他们的智慧辛劳，可谓多年临证心得的无私奉献，不乏创新见解和真知灼见，具有鲜明的地方特色。

　　该套丛书有助于传承研究云南中医名家临床经验和学术思想，推动中医药学术发展，提高临床服务能力；为挖掘整理名医名方，研发特色中药新药，实现中医药的创新与转化，提供了良好的素材。

　　书中所载对临床各科病证疗效独特的诊疗经验，理法方药俱全，言简意赅，着眼于取巧求精，于细微处见真章，可使读者得其要领，易于师法，实用性强，必将为广大中医药工作者所喜爱。

　　在该书付梓之际，有感于提高中医临床诊疗水平之刻不容缓，有感于中医药继承与创新之重要，诚为中医学术之大幸，可喜可贺！

　　欣喜之余，爱为之序。

全国名中医　孟如

2019 年 12 月 12 日

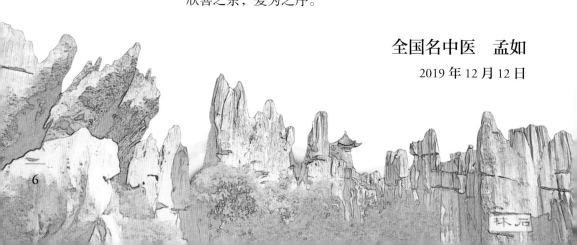

为继承和发扬云南名老中医的学术思想与经验，为后学者留下一笔宝贵的财富，在云南中医药大学的统一组织下，我们收集和整理了云南现代名医名家的医疗经验和学术思想。内容按照医事小传、医方顺序撰写。医事小传主要介绍了医家的学习、工作经历及荣誉称号，主要学术思想与经验，主要成就（科研、成果奖励、论文、著作及人才培养等）和社会兼职等内容；医家的医方按照自拟方和成方应用撰写，主要介绍了组成药物及剂量、功效、主治、方解、用法用量、注意事项、临床应用、病案举例等。

本书特色鲜明，实用性强，有方有法有理，可为临床医师诊治内、妇、儿、外、骨伤、针灸各科疑难杂病提供帮助，也能为中医药高校广大师生及中医药爱好者深入研究中医理法方药提供参考。

《云南中医名医名方录》编委会

2020 年 1 月

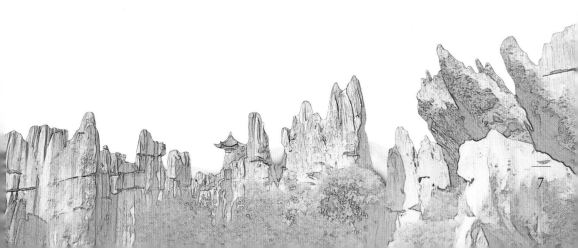

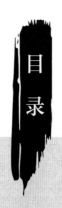

目 录

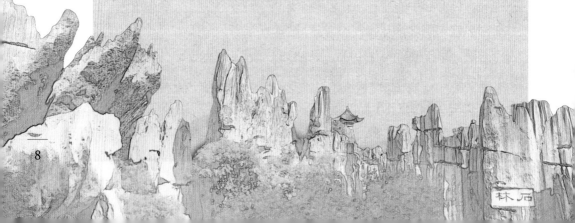

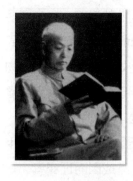

吴佩衡

一、医事小传

吴佩衡（1888—1971），名钟权，四川省会理县人。云南四大名医之一。吴佩衡是云南扶阳学术流派创始人、著名中医学家、中医教育家、全国中医扶阳派的代表性人物。

吴佩衡于 1906 年拜当地名医彭恩溥先生为师，在彭师教诲之下，导入医学门径。由于他勤奋上进，很受师傅器重，除传授医术之外，对中药知识亦获益不少，举凡生药、饮片、丸、散、膏、丹以及药材的碾、打、炮制，无不悉心操练。从师四年，打下了医学的初步基础。

吴佩衡从师卒业后，禀承老师的学理，对内外感伤及各种常见杂病，每施以时方、验方而获效，但遇到疑难重证，常感到束手无策，深知学医不勤求古训，博采诸家之长，仅凭师传口授，单方独技，是不能更好地为患者解除疾苦的。于是他复读仲景之书，深受《伤寒论》仲景序言启迪，溯本求源，又遍索《黄帝内经》《难经》《备急千金要方》《外台秘要》等经典医籍，将其所悟，付诸实践，获得不少可贵的临证经验。如他对瘟疫与温病的治疗，认为人身真阳之"少火"决不可损，而邪热之"壮火"必须消灭，瘟疫、温病"壮火食气"之证，对人危害非浅，论治之时，决不能对瘟毒、热邪忍手而姑息。他本着《黄帝内经》"亢则害，承乃制"的精神，对热盛灼阴之证，能当机立断，施以"急下存阴"或"养阴制阳"的治疗方法。早年他曾创用白虎、承气合方，经腑两燔并蠲，挽救了阳极似阴的垂危重证；针对疫邪盘踞募原而有鸱张之势，巧妙地在达原饮中加用石膏，杜绝了邪陷内传的不良后果。在这方面，他既汲取了前人的经验，又不墨守成规，体现了创新精神。

吴佩衡生平治学，从不以一隅之得为满足。他曾说："医之为人，所不可不习，尤不可不精于斯道矣。"为了寻找行医创业的道路，也为了游学访贤，增广见识，务求在医学上有很深的造诣，他于 1921 年来到了云南。初到昆明，得知当地习俗相沿成风，皆谓滇省地处云岭之南，风高物燥，凡病皆多温燥而少寒湿，认定麻黄、桂枝只宜用于冬月严寒，而春夏秋三季皆禁用；于夏秋季节，竟将花生、辣椒、红糖之类列为忌食之品，何况于姜、附之药；处方用药，动辄不离生地黄、石膏、犀角（现为禁用品）、黄连，侥幸中效，视为医生的功劳，若无效，甚或因而证变者，则归咎于天命难挽。他见状，常自思量，试问春、夏若遇麻黄、桂枝之证，冬寒遇到石膏、犀角之证，将如何分别施治呢？他认为医学关系到人身安全，不研究疾病的规律，不探求其至理，盲目从事，则会贻误后人。他十分崇尚清代名医柯琴的观点："夫四时者，众人所同，受病者，因人而异，汗吐下者，因病而施也，立法所以治病，非以治时。……仲景因证立方，岂随时定剂哉？"并效学清代医家陈念祖"日间临证立方，至晚间一一于经方查对"之理论密切联系实际的治学精神，临证时一丝不苟，认真总结经验，不回避失败的教训。多年的实际体验，使他悟出了一些严谨求实的治学道理。他曾说："盖凡一种学问，非寝馈其中数十年，断难知其精义之所在。"还认识到"古今医理，极而难穷，欲得一守约之道，实未易也"。他在《医验一得录》中说："苟执一法以绳之，鲜有不失且误也，识别阴阳为治病之定法，守约之功也。故治法贵在活泼圆通，宜求其阴阳、表里、寒热、虚实之实据而消息之，则所失者寡矣。"中年以后，他集中精力研究仲景学说，大力倡导经方学理，强调阴阳学说为中医理论的精髓，辨证论治是临证诊疗的准则，以探索学术真理的大无畏精神，冲破了当时的某些市风习俗，在云南医药界引起了很大的反响。临证治疗，遵古但不泥于古，务求实际，大胆创新，古方今用，拯救了不少垂危患者，显示了超群技艺和个人胆识。

吴佩衡从事中医医疗和医学教育工作 60 余年，擅长中医内、妇、儿科，学术上尤其对张仲景《伤寒杂病论》有较深入的研究和造诣，形成了别具一格的吴氏学术流派，开创了云南经方学理，编著有《中医病理学》《伤寒论条解》《伤寒与瘟疫之分辨》《麻疹发微》《医药简述》《伤寒论新注》等多部著作，对云南中医事业的发展起到了积极的促进作用。对外感病的治疗，首先注重表证的及时处理，强调贵在早治、急治，以免导致病邪传变入里之患，此即"善治者，治皮毛"的用意。伤寒表证初起，他能切实地把握住"太阳"这一关，采用桂枝汤、麻黄汤、麻黄杏仁甘草石膏汤或麻黄细辛附子汤等方剂分别施治，对证下药，往往一汗而解。并且根据人体正气的强弱，感邪的轻重，在方药的配伍及剂量增减上灵活掌握，权衡变通，使之能多发汗、少发汗、微似汗出、不令汗出或反收虚汗，一方数用，均能奏效而不伤正。他对阳虚阴寒证的治疗经验尤为丰富，十分尊崇《伤寒论》"温扶阳气"的治疗大法，对于人体须当保存"元气"的重要意义有深刻的体会，主张对于阳虚阴寒证的治疗，必须抓住温扶先天心肾阳气这一主要环节，方能获得阳复阴退，克敌制胜的效果。他认为扶阳祛寒，宜温而不宜补，温则气血流通，补则寒湿易滞，临床上擅用长沙诸方，很少用滋补药品，采用四逆汤、通脉四逆汤、白通汤、麻黄细辛附子汤等扶阳散寒之剂，治愈许多阳虚阴寒病证，遇阴寒危笃重证，敢于以温热大剂力挽沉疴。对附子一药，尤有研究，在临床应用方面，具有独到之处。据他多年临证体验，只要谙熟附子的药性，配伍及用量适宜，炮炙煎煮得法，且不违背辨证论治的精髓，则其应用范围甚广。依照其理论和方法治疗，不仅能促使人体因各种原因导致的"阳虚""阴寒"病证得以恢复，而且用于沉寒痼疾或某些危急重症，常能化险为夷。更可贵者，对于因附子煎煮不透而发生乌头碱毒性反应者，他用煎透的附子水或四逆汤加肉桂予以解救，收到显著的效果，这是他匠心独运的一种突破和创新。在内科杂病方面，他创用四逆二陈麻辛汤治疗寒湿痰饮咳嗽及寒喘，吴萸四逆汤治疗虚寒胃病及血寒气滞的妇科疾病；以白通汤治愈体弱神迷，出疹缓慢，疹色晦暗的麻疹患儿；以辛温扶阳之剂挽救衄血、崩漏及寒闭危证；重用当归、杭芍治热痢下重，参、麦、阿胶适当配伍以收润燥养阴之功。他善于运用六经与脏腑密切联系的辨证论治法则，以明辨阴阳为纲，谨守病机，严格辨证，因人制宜，独创一格而又不离法度，故而常能应手而奏效。他通过大量临床观察，结合前人的经验，从寒证、热证的各种临床表现，归纳了寒热辨证的基本要领，即热证为"身轻恶热，张目不眠，声音洪亮，口臭气粗"，寒证为"身重恶寒，目瞑嗜卧，声低息短，少气懒言"，真热证"烦渴喜冷饮，口气蒸手"，真寒证则"口润不渴，或渴喜热饮而不多，口气不蒸手"。临床上不论患者症状如何繁杂多变，疑似隐约，通过全面诊察之后，以此作为指导辨证的要领，则热证、寒证不难以确立。在他的临床治验中，始终贯穿着这个精神。

由于吴佩衡在医学上的造诣和成就以及他对中医事业的献身精神，深受医界同仁和广大群众的敬重。1930 年被选为昆明市中医师公会执行委员，同年冬季，代表云南中医界赴沪出席全国神州中医总会，抗议汪精卫取缔中医之反动条例，1939 年当选为昆明市中医师公会理事长，1942 年任云南省中医师公会理事长，兼任云南省中医考试主试委员及云贵考铨处中医考试襄试委员及检核委员。1945 年创办《国医周刊》，促进中医学术交流。1948—1950 年创办了云南第一所中医学校——云南私立中医药专科学校，任校长兼教师之职。云南解放后，先后任昆明中医进修学校副校长、云南省中医学校校长、云南中医学院（现云南中医药大学）首任院长，中华医学会云南分会副会长，《云南医药》杂志编委会副主任，以及中国人民政治协商会议云南省委员会常务委员等职。1956 年、1959 年两次赴京，出席中国人民政治协商会议。1960 年赴京出席全国文教群英会。1959 年加入中国共产党。于 1971 年 4 月 25 日因病逝世。

二、医方

（一）自拟方

1. 加味潜阳封髓丹

（1）组成：附子二两，西砂仁三钱，炙龟板四钱，黄柏二钱，甘草二钱。（本方剂量为老旧称）

（2）功效：引火归原，纳阳归肾，引血归经，清上温下，助阳生津，宣散经络凝寒等。

（3）主治：可用于虚火牙痛、牙龈出血、咽痛、复发性口疮、尪痹、肌痹、阴阳毒、狐惑病等上热下寒、寒热错杂证；阳虚阴寒证，阴盛格阳，真寒假热，虚火上浮之证，以及亡阳虚脱等危重证。

（4）方解：潜阳封髓丹（附子、炙龟板、西砂仁、黄柏、甘草）是吴佩衡综合郑寿全（钦安）的潜阳丹与封髓丹而成，集中体现纳气归肾的治法。潜阳丹系清末伤寒大家郑寿全所创制，由西砂仁一两（姜汁炒）、附子八钱、龟板二钱、甘草五钱组成。首见于《医理真传》，主治"头面忽浮肿、色清白，身重欲寐，一闭目觉身飘扬无依者"。其病机为少阴阳虚，真阳为群阴所逼外越，上浮不能归根，致火不归原。"夫西砂辛温，能宣中宫一切阴邪，又能纳气归肾。附子辛热，能补坎中真阳……况龟板一物，坚硬，得水之精气而生，有通阴助阳之力……佐以甘草补中，有伏火互根之妙，故曰潜阳。""潜阳丹一方，乃纳气归肾之法也。"全方法在潜阳，纳气归肾，引火归原。封髓丹由黄柏、砂仁、甘草组成。本方始见于《奇效良方》，用治梦交遗精。清代吴谦《医宗金鉴》用治梦遗、失精和鬼交，认为"封髓丹为固精之要药"。清代医家郑寿全在《医理真传》中指出："封髓丹一方，乃纳气归肾之法，亦上中下并补之方也。夫黄柏苦味入心，禀天地寒水之气而入肾，色黄而入脾。脾也者，调和水火之枢也，独此一味，三才之意已俱。况西砂辛温，能纳五脏之气而归肾，甘草调和上下，又能伏火，真火伏藏，则人身之根蒂永固，故曰封髓。其中更有至妙者，黄柏之苦，合甘草之甘，苦甘能化阴。西砂之辛，合甘草之甘，辛甘能化阳。阴阳合化，交会中宫，则水火既济，而三才之道，其在斯也。"郑寿全在《医理真传》中认为封髓丹、潜阳丹二方均有纳气归肾、引火归原之意。

（5）用法用量：以水三升，煮取一升二合，去渣，分温再服。（附子开水先煎2小时，以口尝不麻为度，再入余药煎煮，一日服2次，一剂2日）

（6）注意事项：服药后如见脉数饮冷，阴虚有热者，又须禁服也。饮食忌生冷及辛辣刺激之品。

（7）临床应用：伴有牙痛，可加细辛、白芷、露蜂房。细辛纳阳归肾、利九窍，白芷活血排脓、生肌止痛，露蜂房祛风止痛、攻毒消肿。

（8）病案举例：牙龈出血案。

王某，男，32岁。患龈缝出血已久，牙床破烂，龈肉萎缩，齿摇松动，且痛而痒，屡服滋阴降火之品罔效。诊之脉息沉弱无力，舌质淡，苔白滑，不思水饮。拟方潜阳封髓丹，加黑姜、肉桂治之。

附片60g、西砂仁20g（研）、炮黑姜26g、上肉桂10g（研末，泡水兑入）、焦黄柏6g、炙甘草10g、龟板13g（酥，打碎）。

服1剂稍效，3剂血全止，4剂后痛痒若失。连服10剂，牙肉已长丰满，诸证全瘳。

按语 此系脾肾气虚，无力统摄血液以归其经。齿为骨之余，属肾，肾气虚则齿枯而动摇。脾主肌肉，开窍于口，脾气虚而不能生养肌肉，则龈肉破烂而萎缩。气者，阳也。血者，阴也。阳气虚则不能潜藏而上浮，阴血失守而妄行于血脉之外。法当扶阳以镇阴，固气以摄血，俾阴阳调和，则血自归经而不外溢矣。潜阳封髓丹为郑寿全《医理真传》潜阳丹、封髓丹二方合方而成。附子、肉桂温补下焦命门真火，扶少火而生气；砂仁纳气归肾；龟板、黄柏敛阴以潜阳；黑姜、炙甘草温中益脾，伏火互根，配伍肉桂温肾助阳，故此方能治之而愈。如见脉数饮冷，阴虚有热者，又须禁服也。

2. 加味大回阳饮

（1）组成：附片130g，干姜50g，上肉桂13g（研末，泡水兑入），炙龟甲20g，砂仁10g，黄柏10g，甘草10g。

（2）功效：回阳救逆，强心固肾，温中疏肝。

（3）主治：临床上针对阳虚阴盛重证，虚阳浮越的各种疾病。

（4）方解：大回阳饮为吴佩衡所创，是在回阳救逆之四逆汤的基础上，加上主入肝经之肉桂而成。四逆汤乃张仲景《伤寒论》中回阳救逆之主方。本方重用附片、干姜破阴回阳；加肉桂味甘辛，气香性温，入肝经，不仅温肝暖血，并有引火归原之效，体现肝脾肾三脏同温之意，用于治疗三阴皆寒。本方附片、肉桂温肾潜阳，纳气归肾，引火归原；附片、肉桂、干姜散寒通经；炙龟甲助阴通阳；砂仁、甘草辛甘化阳以温散阴寒，收纳阳气归肾；黄柏、甘草苦甘化阴以伏火。全方阴阳并调，水火相济，对于下元不藏、虚火上浮之上热下寒证，疗效可靠。清代医家陈士铎在《本草新编》中云："肉桂可离附子以成功，而附子断不能离肉桂以奏效。"吴佩衡用附子多与肉桂相须为用，二者配伍不仅能增效减毒，还可引火归原，避免姜附温燥之性，既取速效，更求稳妥，对阳虚阴寒证，阴盛格阳、虚火上浮之证以及亡阳虚脱等危重证疗效更佳。

（5）用法用量：以水三升，煮取一升二合，去渣，分温再服。

（6）注意事项：服药后如见脉数饮冷，阴虚有热者，又须禁服也。饮食忌生冷及辛辣刺激之品。

（7）临床应用：经行血崩加人参扶阳固气，益气生津养阴以配阳也。产后失血，合用当归补血汤，黄芪、当归、炒艾叶等益气止血生血。

（8）病案举例：阴证误下救逆案。

昔诊一男，20余岁，系一孀妇之独子，体质素弱。始因腹痛便秘而发热，医者诊为瘀热内滞，误以桃核承气汤下之，便未通而病情反重，出现发狂奔走，言语错乱。诊之脉沉迟无力，舌红津枯但不渴，微喜热饮而不多，气息喘促而短，有欲脱之势。据此断为阴证误下，逼阳暴脱之证，遂拟大剂回阳饮（即四逆汤加肉桂）与服。附片130g，干姜50g，上肉桂13g（研末，泡水兑入），甘草10g。

服后，当天夜晚鼻孔流血，大便亦下黑血。次日复诊则见脉微神衰，嗜卧懒言，神识已转清。其所以鼻衄及下黑血者，非服温热药所致，实由于桃仁承气汤误下后，致血脱成瘀，今得上方温运气血，既已离经败坏之血，不能再行归经，遂上行而下注。嘱照原方再服一剂。服后，衄血、便血均未再出，口微燥，此系阳气已回，营阴尚虚，继以四逆汤加人参连进4剂而愈。方中加人参者，取其益气生津养阴以配阳也。

（按语）吴佩衡对服大回阳饮药后出现的鼻孔流血、大便下黑血作出了正确的判断，指出此非温热药迫血妄行所致，而是桃核承气汤化瘀泻热产生的离经败血所为。大回阳饮即四逆汤加肉桂而成。四逆汤乃张仲景《伤寒论》中回阳救逆之主方。本方重用附片、干姜破阴回阳，加肉桂味甘辛，气香性温，不仅温肝暖血，并有引火归原之效。临床上针对阳虚阴盛重证，虚阳浮越的各种疾病，能获显著疗效。吴佩衡先生认为，大回阳饮"回阳救逆，强心固肾，温中疏肝，并治一切阳虚阴盛危急大证，有起死回生之功"。待阳气回复后，再以四逆加人参汤益气生津，以求阴阳重归于平衡。

3. 加味四逆五苓散

（1）组成：附片100g，干姜40g，花椒7g（炒，去汗），白术10g，泽泻10g，猪苓15g，茯苓30g，条桂15g，甘草10g。

（2）功效：温中扶阳，化气逐水。

（3）主治：胁痛、阴瘅证、肝水肿等肝胆脏腑病证；肾水肿、石淋等肾膀胱脏腑病证（以脾肾阳虚、寒湿内停、肝气郁结、肾气不化为基本病机）。

（4）方解：本方由仲景《伤寒论》四逆汤合五苓散化裁而成。四逆汤温中扶阳，《黄内内经》有云"诸湿肿满，皆属于脾"，故方中予白术健脾燥湿以利水；"治湿不利小便，非其治也"，予泽泻、茯苓、猪苓利水渗湿；桂枝温阳助膀胱气化，增强利水之功。全方共奏温阳化气、利水渗湿之功，而达治疗目的。

（5）用法用量：以水三升，煮取一升二合，去渣，饭后温服，一日2次，每剂2天。

（6）注意事项：吴佩衡认为，扶阳祛寒，宜温不宜补，温则气血流通，补则寒湿易滞。因此，他用扶阳诸方，绝少夹用滋补药品，即或补气药也少应用，嫌其掣肘。

（7）临床应用：胁痛、阴疽证、肝水肿等肝胆脏腑病证，加败酱草、茵陈、吴茱萸、苍术、郁金、佛手等；肾水肿、石淋等肾膀胱脏腑病证，加吴茱萸、薏苡仁、丁香、黑丑、杜仲、狗脊等。

（8）病案举例：肝水肿（肝硬化腹水）。

胡某，男，53岁。因患肝硬化腹水臌胀，住昆明某医院，于1958年12月12日邀吴佩衡会诊。病者始患红白痢证月余，继后渐感腹胀，逐渐发展而成腹水肿胀之证。视之面色黄暗，神情淡漠，卧床不起，腹部鼓胀膨窿，已有腹水内积，肝脏肿大，触之稍硬，小腹坠胀，小便短少，饮食不进。脉象缓弱，舌苔白滑，舌质暗青色。此系下痢日久脾肾阳虚，寒湿内停，肝气郁结而致肝脏肿大，肺肾气虚，不能行司通调水道、化气利水之职能，遂致寒水内停，日积月累而成腹水臌胀证。法当温中扶阳，化气逐水，拟四逆五苓散加减主之。

附片80g，干姜30g，上肉桂8g（研末，泡水兑入），败酱15g，猪苓15g，茯苓30g，甘草10g。

同时以大戟、芫花、甘遂各等量，研末和匀（即十枣汤粉剂），日服6～10g。

服后次日，每日畅泻稀水大便数次。泻后腹水大减，精神稍欠，又继服上方，扶阳温化逐水。

1959年1月二诊：服上方3剂后，腹水已消去一半多，体重减轻20市斤（10kg）。诊其脉来沉缓，右脉较弱，系脾湿阳虚脉象。左肝脉带弦，系肝寒郁结，寒水内停之象。舌质渐转红润，白苔已退去其半，再照上方加减与服之。

附片80g，干姜40g，川椒6g（炒，去汗），上肉桂10g（研末，泡水兑入），吴茱萸10g，茯苓30g，苍术15g，公丁香5g。

如前法，再服十枣汤粉剂2日。

三诊：服药后昨日又水泻10多次，吐一两次，腹水消去十分之八，体重又减轻10市斤（5kg）。患者面色已转为红润，精神不减，舌苔退，舌质亦转红活。小便清长，饮食转佳，已能下床行动，自行至厕所大小便。唯口中干，但思热饮而不多。系泻水之后，肾阳尚虚，津液不升所致。继以扶阳温化主之。

附片80g，干姜40g，砂仁10g，枳壳8g，上肉桂8g（研末，泡水兑入），猪苓10g，茯苓30g。如前法，再服十枣汤粉剂2日。

服此方10余剂后，腹水、肝肿全消，食量增加，即告痊愈。

按语 肝胆病证是因七情失调，饮食不节，感受外邪或劳倦内伤所致的以肝胆疏泄失常、气血津液失调、阴阳失和为病理特征的一类病证。寒水内停为病之标，脾肾阳衰为病之本。标实本虚治以攻补相兼之法，皆相得宜。所治之法一如离照当空，一如凿渠引水，寒水坚冰何得不去焉！如不放胆用此峻猛之剂，姑息养奸，于此危证，终不免肿胀癃闭而致衰竭。

（二）成方应用

1. 麻黄汤

（1）来源：《伤寒论》。《黄帝内经》云："其在皮者，汗而发之。"照仲景法，当以辛温发散以解表邪，拟麻黄汤加味主之。太阳伤寒表实证。《吴佩衡医案》中涉及外感表证（感冒）、咳嗽等病证。吴佩衡先生对有表证者注重表证的及时处理，采用麻黄汤、桂枝汤、麻杏甘石汤、麻黄细辛附子汤等方剂辨证施治，对症下药，往往一剂而效。用法用量：煮沸一刻钟，温服一碗，覆卧得汗即可，不得汗，约一小时许，再服一碗，得汗即可。

（2）临床应用：对外感病的治疗，吴佩衡首先注重表证的及时处理。强调贵在早治、急治，以免导致病邪传变入里之患。如伤寒表证初起，他能切实把握"太阳"这一关，采用桂枝汤、麻黄汤、麻黄杏仁甘草石膏汤或麻黄细辛附子汤等方剂分别施治，对证下药，往往一汗而解。并且根据人体正气的强弱，感邪的轻重，在方药配伍及剂量增减上灵活掌握，权衡变通，使之能多发汗、少发汗、微似汗出、不令汗出或反收虚汗，一方数用，均能奏效而不伤正。

（3）方解：麻黄开玄府，通达腠理；桂枝辛温通阳，助其疏泄；杏仁利肺气，降逆平喘；甘草保中气而生津液。方药化合，专发太阳伤寒肤表之汗，效如桴鼓。然服此方，一二碗后，覆卧得汗即可，不必尽剂，更勿令其大汗淋漓以致伤津而耗气。俗云"方是死方，法是活法"。欲求其效，宜潜心钻研意旨，无异于炉锤之非易也。

（4）病案举例：太阳伤寒表实证。

王某，男，42岁，某厂干部。患者于昨夜发热，体温38.9℃，今晨来诊仍发热，头痛，颈项强直，肢体酸楚而痛，流清涕，心烦欲呕，食减而不渴，脉浮紧，舌苔薄白。此系风寒伤及太阳肤表所致。

麻黄6g，桂枝10g，杏仁10g，法半夏6g，防风6g，甘草6g，生姜3片。嘱温服而卧，取汗自愈。殊料病者家属畏忌麻黄一药之温，恐燥热伤津，自行将药中麻黄减除，服一碗，未得汗。

见其躁烦，热势反增，体温升至39.7℃。继服第2碗，则头痛如裂，身痛如被杖，恶寒较昨日更甚，疑为药不对症，急邀往诊。脉来浮紧急促，苔白腻，呼痛呻吟，虽言失治，幸喜表寒证型未变，释明其意，即嘱仍用原方，万不能再去麻黄。经照方服药2次后，温覆而卧，稍顷汗出热退，表邪解，遂得脉静身凉而愈。

按语 世有畏麻、桂如蛇蝎者。以为其性温而易伤津化燥，不知表寒实证无麻黄之辛散，何以开发腠理，驱邪外出？无桂枝之温通，何以助阳温经而散寒？不畏邪之伤于人，而畏药性之辛温，实为姑息养奸之弊也。盖用药不在医家之喜恶，而在于审证之明确，有是证，用是药。用之得当，则药到病除；用之不当，易变化莫测。阳热偏胜者，辛温固不宜用，营血不足、里虚内伤等证，亦不宜汗。倘确属寒邪束表之证，当用而不用，反以清凉苦寒抑其热，势必助邪伤正，表寒不解，热势更张，斯时宜以麻桂等剂因势利导，祛邪外出，切勿坐失良机而至表邪传里为患，此乃祛邪即所以扶正之法也。

2. 麻黄细辛附子汤

（1）来源：《伤寒论》。"少阴病，始得之，反发热，脉沉者，麻黄细辛附子汤主之。"治疗太少两感证，即少阴阳虚兼太阳表证之主方，以"少阴病，始得之，反发热，脉沉者"为辨证要点。吴佩衡认为，因方中三味药品，其性较猛，业斯道者，若畏其猛而不敢用，舍此而另用他方，必治愈者少，治重者多，甚至变证莫测，而有生命之虞。盖附子无麻辛，则不能开腠理而解表邪，易致发热不退。反之，用麻辛而无附子，则不能固肾阳，易致大汗虚脱。因此，本方组合，相互协调，对少阴经有表证者，服之其性纯而不烈，发汗而不伤正，稳妥之至，可谓尽美又尽善也。灵活运用该方，可用于多种疾病的治疗。

（2）临床应用：吴佩衡在自编的《伤寒论讲义》中列举了麻黄细辛附子汤在12种病证中的加减运用：一治偏头风痛或头疼如斧劈，久治不愈，精神缺乏者，属寒伏少阴，清阳不升，头部经络不通，以此方加天麻、羌活治之。若浊阴不降，上逆于胃，心翻呕吐，再加干姜、吴茱萸、半夏。二治鼻流清涕，喷嚏不止，或兼恶寒、头痛者，亦系寒入少阴，以此方加生姜治之，一剂立效。三治涕稠，鼻阻已数月或数年之久，不闻香臭者，属风寒内伏，阻遏肺肾之气机不通，以此方加葱白、干姜、辛夷，连服数剂即愈。四治目疾，凡目痛初起，多因外感风寒，凝滞目内血络不通，以致赤丝缕缕而肿痛，流泪多眵，涕清鼻阻，或则恶寒、头痛、体酸，甚则生翳，舌苔多白滑，不渴饮，即应以此方加生姜、桂枝、羌活，服一二剂，得微汗，立奏奇效。五治咽喉疼痛（即扁桃体炎或喉头炎），凡咽喉疼痛初起，多见红肿，或恶寒头疼，舌苔白润，不渴饮，或痰涎清稀，属风寒闭束，少阴经络不通，以此方加桔梗、甘草、生姜，甚则加肉桂，服一二剂，无不效如桴鼓；若误用苦寒清喉火之品，必致肿痛益甚而成喉蛾，壅阻不通，气机窒息，每有生命之虞。六治骤患声哑失音，此证每因感冒寒入少阴，夹湿痰凝滞，壅闭声带，发音不宣，以致突然声哑，其证必痰多，恶寒，体困，舌苔白滑，不渴饮，脉沉细或沉紧，以此方加生姜、桂枝、半夏，服一二剂，得微汗，各证即可消失，声音恢复正常。七治牙痛，凡牙痛龈肿，并见恶寒，困倦无神，或则涕清，舌苔白滑，不渴饮者，亦系寒入少阴。盖牙属肾，肾属虚，寒邪凝滞牙龈，血络不通而肿痛作，甚则腮颊亦肿痛，此非实热邪火所致，即应以此方加生姜、肉桂、甘草，服一二剂，得微汗，即愈，其效无比。八治初犯腰痛，由于寒入少阴，阻滞腰背经络不通，以致腰痛如折，畏寒体困，甚至难以转侧，舌苔白滑，不渴饮，脉沉细，或沉紧，以此方加桂枝、生姜、茯苓、甘草，服一二剂，得微汗即霍然而愈。若误用寒凉或滋阴、补水之剂，则易成腰背常痛之慢性肾炎。九治风湿关节痛，凡身体较虚之人，易得潮湿，复受寒风袭入，以致风寒湿三邪阻遏经络，关节不通而酸痛者，初起即以此方加桂枝、苍术、薏苡仁、羌独活、伸筋草、石枫丹、五加皮、甘草等，灵活加减治之，连进数剂，无不奏效。十治妇人乳痈初起（即乳腺炎）。每因产后乳妇气血较虚，抵抗力弱，易患此证，痛苦异常。本证良由哺乳时，乳房外露易受风寒而成，在初起时，乳房内肿硬作痛，畏寒，肢体酸困，或则发热，头体痛，舌苔白滑，不渴饮，亦有涕清鼻阻者。如感风寒较轻，乳肿痛不甚者，倘医药不便时，可用热敷，随时温之亦效；若风寒较重，头疼体酸，或恶寒发热，肿痛较甚者，即以此方加桂枝、通草、生姜、甘草、香附，服一剂汗出表解，肿消痛止，最多服两剂即愈。如表解乳痛止而肿硬未全消，再以白通汤加细辛、通草，服一二剂，无不奏效。倘外敷清火消肿之药，内服苦寒泻火之剂，必至红肿溃脓，痛苦万状，抑且影响哺乳及母子健康，若已红肿有脓，服药不能消散，即开刀排脓为妙。十一，无论男妇老幼，感冒风寒（包括流行性感冒在内），或已发热，或未发热，必恶寒，头昏或昏痛，肢体酸困，脉沉细，舌苔薄白而润，不渴饮，或喜热饮不多，神倦欲寐，甚则头体皆痛，脉沉而紧，此为太阳少阴两感证，用此方酌予加减分两，以温经解表，辅正除邪。其体痛者，加桂枝；舌白或呕，加生姜、甘草；咳嗽加陈皮、半夏，服一剂得微汗即瘳。十二治产后伤寒（即产褥热）。因产后气血较亏，腠理疏泄，一旦受寒，则易入少阴，证见或已发热，或未发热，恶寒无汗，头昏痛，肢体酸困，脉沉细，精神缺乏，甚则头体均痛，脉沉而紧，舌苔白滑，不渴饮，即渴而喜热饮不多，此亦系太阳少阴两感证，即应以此方服一剂，汗出霍然而愈，如用药稍杂，则易变证危笃，费治。除此之外，吴佩衡还以麻黄细辛附子汤治疗小儿麻疹并发肺炎的危重证，挽救颓绝。

（3）方解：本方以味辛苦性温之麻黄，开腠理发汗，而解太阳之表寒。得味辛苦、性大温之附子强心温肾，补命门之真火，以驱少阴之里寒。再得辛温之细辛，直入少阴，协附子纳阳归肾，以温散其经络骨膜之寒，使太阳少阴两经之寒邪，一鼓而退，从汗而解，汗后毫不伤正，且精神振奋，效力宏伟，诚妙剂也。尤怡曰："此寒中少阴之经，而复外连太阳之证，以少阴与太阳之表里，其气相通故也。少阴始得本无热，而外连太阳则反发热，阳病脉当浮而仍紧，少阴则脉不浮而沉，故与附子、细辛专温少阴之经，麻黄兼发太阳之表，乃少阴经温经散寒，表里兼治之法也。"而麻黄细辛附子汤之药量，吴佩衡临床应用：附子由五钱至三两（15～90g），麻黄由五分至五钱（1.5～15g），细辛由五分至三钱（1.5～9g）。视其人之老幼，身体之强弱，病邪之轻重，于临床灵活变通加减，使之能多发汗，少发汗，微似汗出，或不令汗出，或反收虚汗，有此5种之作用，均能奏效而不伤正也。

（4）病案举例：少阴头痛。

邓某，男，成年。初因受寒而起病，误服辛凉之剂，未效。病经10余日，头痛如斧劈，势不可忍，午后则恶寒体痛，脉沉弱无力，舌苔白滑而不渴饮。此乃寒客少阴，阻碍清阳不升，复以辛凉耗其真阳，正虚阳弱，阴寒遏滞经脉。头为诸阳之会，今为阴邪上僭攻于头，阳不足以运行，邪正相争，遂成是状。以辅正除邪之法，加味麻黄细辛附子汤治之。附片100g，干姜36g，甘草6g，麻黄10g，细辛5g，羌活10g。服1剂，痛减其半，再剂霍然而愈。

按语 少阴头痛，依本法治之其效如响。方内寓一四逆汤，能温扶阳气上交于头，麻黄、羌活、细辛祛客寒达于太阳，由膀胱而化，此乃温经散寒、辅正除邪之实效矣。六经病皆有头痛，遵仲景六经辨证方法施治，均能获效，出方有绳，庶不至误。

3. 四逆汤

（1）来源：《伤寒论》。"自利不渴者，属太阴，以其脏有寒故也。当温之，宜服四逆辈。""少阴病，脉沉者，急温之，宜四逆汤。"郑寿全："按四逆汤一方，乃回阳救逆之主方。"一切阳虚阴盛之病皆可用此方。四逆汤为少阴病扶阳散寒、回阳救逆之要方，少阴证用之以回元阳，太阴证用之以治寒湿，厥阴证用之以回厥逆。本方治太阴伤寒，脉沉腹胀，自利不渴者，以寒水侮土，肝脾俱陷，土被木贼，是以腹胀下利。

（2）临床应用：在《吴佩衡医案》中案例较多，诸如寒疟、伤寒少阴寒化证、少阴阴极似阳证、少阴阴盛格阳证、厥阴证、胸痹心痛、蛔厥证、痰饮喘咳、肾水肿、石淋、妇女经闭、妊娠胎偏、产后失血、衄血、阴疽核肿、风湿关节痹痛、麻疹等扶阳救逆可供参阅。吴佩衡擅长运用四逆汤，不仅将其用于阳虚阴寒证已成之后，更重要的是善于抓住时机，早期治疗，使疗效更为显著。吴佩衡先生活用四逆汤，认为该方能治太阳病以及三阴病寒化证。《吴佩衡医案》85案中有48案运用了四逆汤及其类方，病案涉及六经病之阴寒证以及内科、妇科、儿科、外科等多种阳虚阴寒的危重病证，范围非常广泛，其中以脏腑阳虚阴寒证、痛证、血证运用四逆汤诸方比较突出。吴佩衡以四逆汤为基础，重用附子，通过对药物或剂量进行加减，执简驭繁，灵活应对众多复杂的阳虚危急重症案例，充分显示了其以"回阳"治疗阳虚阴寒证之本，而收起死回生的效验。吴佩衡将附子、干姜、肉桂列为"中药十大主帅"的前三位药物，在四逆汤中加肉桂成为回阳救逆功效加强的回阳饮。他"擅用附子配伍肉桂，以增强附子强心回阳之功，减缓附子毒性，避免附子、干姜的温燥之性，用于治疗阳虚证、阴盛格阳、虚阳上浮证及亡阳虚脱等危重病证，既取速效，更求稳妥"。

（3）方解：吴佩衡在《医药简述·祖国医学先天心肾和后天脾土之相互关系》中分析了四逆汤的方义，提出独到见解。指出："四逆汤与通脉四逆汤，均为姜、附、草三味药物，亦是先后天脾肾兼顾之方，能治几百种寒湿或虚寒大病，因病加减，应用无穷，不但奇效，且有起死回生、却病延年之功。此方以附子强心而暖肾水，回阳生津而固肾气。干姜温胃土之降，甘草补脾土之升，升降自如，水火既济，故成为整个圆运动之动力。运动既圆，则邪去正复，回春而延年矣。如将此方分成三个方剂：①干姜附子汤；②附子甘草汤；③甘草干姜汤。各方亦是先后天并重，其变化治法，又有分别不同之义也。"对四逆汤分化出的三方的共同点概括为"扶阳抑阴，益火之源，以消阴翳，补少火而生气，故为先后天并重之方"。

附子温补其肾水，干姜、甘草温补其脾土也。脾主四肢，脾土湿寒，不能温养四肢，则手足厥逆。方用甘草为君，姜附所以温中而回四肢厥逆，故以四逆名焉。治少阴病膈上有寒饮干呕者，以其肾水上凌，火土俱败，寒饮泛滥，胃逆作呕，姜、附、草温补水土而驱寒饮也。治吐利汗出，发热恶寒，四肢拘急，手足厥冷，或大汗出，下利清谷，内寒外热，脉微欲绝者，以其阳气虚衰，阴寒内盛而阳亡于外，四逆汤回阳救逆以挽危亡之阳。治厥阴病，汗出，内寒外热，厥冷下利，腹内拘急，四肢疼痛者，以寒水侮土，木郁贼脾，微阳不归，姜附草温补水土，以回阳气也。

（4）病案举例：伤寒病少阴寒化证。

曾某，男，17岁，住昆明市环城东路。始因饮食后受寒起病，发热、恶寒、头体痛，延某中医诊视，以清凉解表药 2 剂无效，当即送入本市西山脚下高峣某医院治疗。住院已 19 日，施以针药，发热虽退，然病势则日益沉重，延请数医会诊，一致诊为"肠伤寒并腹膜炎"，且有肠出血或肠穿孔之虞，决定施用输血方法挽救。输血后病势未减，愈见危笃，遂于 1943 年 10 月 25 日邀吴佩衡诊视，询知患者病已 19 日，身已不发热，但腹中鼓胀，小腹疼痛，不时呻吟，小便短赤，大便有七八日不通，饮食不进，日夜眼不交睫，卧床身不能转侧，但见护士以矿泉水与饮之。舌苔白滑而厚腻，不渴饮，脉搏弦紧，重按则无力而空。诊毕，当即告以病势十分危重，系伤寒坏病，病邪深入少阴之脏寒证，阳气内虚，阴寒太盛，寒水阴气内结如冰霜，腹内阴霾四布，发热虽退，但里寒已极。二便不通，乃系阴寒凝结，真阳大虚，无力运行，非热结可比也。一线生阳有将脱之势，病势垂危，颇为费治。唯有扶阳抑阴温化之法，使在上之寒水邪阴，由口中吐出，中下之寒水邪阴，由二便排泄使除，阳回阴退，方可转危为安。拟仲景通脉四逆汤加吴茱萸、上桂治之。并告知病家，倘若服药后发生呕吐痰涎或便泻下，切勿惊疑，为病除之兆，一线生机，可望挽回。

白附片 160g，干姜 30g，上肉桂 16g（研末，泡水兑入），茯苓 26g，吴茱萸 6g，甘草 6g。

于次日再诊。昨服上方后，旋即吐涎水碗许，系病除之兆。脉搏弦紧已退而转和缓，大便溏泻 1 次，小便解 3 次，唯小腹尚痛，时作时缓。缘病程日久，阳神太亏，里寒太重，虽已见效，然病重药轻，力不胜病，犹兵不胜敌，犹幸气不喘，痰不鸣，手足温暖，脉和缓较有神，继以大剂扶阳温化，务使阳回阴退，渐可转危为安。

附片 260g，干姜 60g，吴茱萸 20g，上肉桂 16g（研末，泡水兑入），公丁香 6g，茯苓 30g，西砂仁 6g。

10 月 27 日三诊：昨日清晨服药后，又呕吐涎水约 2 碗，下午服药后又吐 1 次，大便泻利数次，均属"冰霜化行"，病毒邪阴由上下窍道溃退。舌苔仍厚腻，舌质红活，面唇色泽亦转红润，体温如常，脉搏和缓较有神根，腹胀微痛，鼓胀已减去十之六七。大关已过，然病久阳神太亏，邪阴尚未除净，仍以大剂扶阳辅正主之。

白附片 300g，干姜 60g，吴茱萸 6g，上肉桂 16g（研末，泡水兑入），甜马槟榔 6g（去壳，捣），台乌药 4g，西砂仁 6g，茯苓 30g。

10 月 28 日四诊：服药后昨日共排泄大便 16 次，每次多少不一，今晨又大便 2 次，均为夹水分之稀薄粪便，始而色乌如酱，今晨渐转黄色，此系胃中生阳渐复之兆。体温 37℃，脉搏每分钟 80 次。今日解小便 6 次，色淡黄而清，但于每次小便时，均觉阴中刺痛，良由病毒下泄刺激作痛，非热盛之证可比也。昨夜见渴喜热饮，缘腹中阴霾四布，水邪滔天，今得离照当空，阴霾四散，寒水化行，唯以阳神太虚，无力化气生津，滋润缺乏，故喜热灌溉滋养百骸，非热盛灼阴之渴饮也。偶尔喜食冷物者，厥阴之气不相顺接，阴阳不和也。矢气连连，腑道已通，浊气下降也。病状虽已大减，险象已脱，唯肝肾之阴气尚未肃清，元阳正气尚未全复，故左腹留有痞块作痛。最可欣慰者，今晨已略进食物，显见胃气转和，生阳来复，可期痊愈矣。大病初退，贵宜调护谨慎，勿使过食伤胃，过劳伤神，避风寒为要。仍以扶阳辅正主之。

白附片 300g，干姜 50g，茯苓 30g，薏苡仁 16g，上肉桂 16g（研末，泡水兑入），波蔻仁 3g（捣），西砂仁 6g（捣），甘草 10g，白胡椒 2.6g（捣）。

另合服乌梅丸 2 枚。

10 月 29 日五诊：脉已和缓，每分钟 72 次，体温 37.6℃，大便 6 次。小便已较清长而淡黄，茎中微觉刺痛，腹部痞块已全消，面色渐转红润，鼻准亦现光泽，舌苔已退去十之六七，胃口已开，食量较增，腹痛已愈，此时则见遍体出白㾦。大病已退，元阳渐复，可逐步转入善后调养，病退药减，仍以扶阳辅正主之。并嘱其忌服生冷水果、酸寒食物、嫩鸡蛋、甜酒及一切黏腻之品，慎风寒、节饮食为调护之责，则可望而日复健康矣。

白附片 160g，干姜 30g，茯苓 16g，薏苡仁 16g，上肉桂 10g（研末，泡水兑入），波蔻仁 5g（捣），甘草 6g，桂圆肉 5g，大枣 3 枚。

10 月 30 日六诊：今晨体温正常，脉搏和缓，舌根仍白腻，大便 2 次，稀溏量少，小便淡黄清长，腹中微觉膜胀不舒，食量日增，考虑其脾胃尚虚，消化力弱，每餐均与定量粥食。因大病初愈，余寒邪尚未肃清，元阳正气亦未全复，仍坚守扶阳辅正之大法，数剂即克，决无生变之虑。

白附片 300g，干姜 50g，甘草 10g，上肉桂 16g（研末，泡水兑入），吴茱萸 6g，波蔻仁 6g（捣），茯苓 30g，白胡椒 3g（捣）。

10月31日七诊：今晨体温、脉搏均正常，便泻已止，此乃腹中病毒陈莝已排泄殆尽，小便亦清长，腹中胀痛已全消，食量较佳，唯舌根白腻，寒湿余邪尚未全清，元阳正气尚待继续温扶。拟方：

白附片300g，干姜30g，甘草10g，上肉桂10g（研末，泡水兑入），西砂仁（捣）10g，薏苡仁10g。

11月1日八诊：舌腻苔已退，稍有薄白苔，脉搏、体温正常，小便清长，腹部宽舒，无他痛楚，食量日佳，每餐节制仅食至六七分，以免过食又伤脾胃，睡眠转佳，唯阳神初复，尚不能固守而多梦，正气未充，起坐感到头昏足软无力。仍以扶阳辅正，使真阳旺盛，邪阴消尽为度。温扶真阳绝不会伤其真阴，真阳回复反而有助于滋生真阴也。此即"阳生阴长""天一生水"的道理。阴阳调平则诸证可愈。

白附片300g，干姜36g，甘草16g，西砂仁16g，朱衣茯神30g，炙远志10g，上肉桂10g（研末，泡水兑入）。

11月2日九诊：脉搏、体温如常，舌根微薄白，舌质红活，睡眠可。饮食增进，胃气大开，但仍须节制饮食至七八分为度。今晨起坐头已不昏，足尚软，仍以扶阳辅正。

白附片160g，干姜30g，上肉桂10g（研末，泡水兑入），小茴3g（微炒），茯苓16g。

11月3日十诊：水气化行，腹中汩汩作鸣，眠食均佳，行动时两足尚感无力，足征阳神未充，仍守前法。

白附片160g，干姜30g，甘草10g，上肉桂10g（研末，泡水兑入），西砂仁6g，白胡椒3g（捣）。

11月4日十一诊：病已痊愈，精神饮食均佳，形神尚弱，拟四逆汤加味1剂，继以黄芪建中汤、桂附理中汤及归脾养心汤等善后调理10余日，精神渐复，出院回家休养。此后健康，体质恢复如常。

按语　吴佩衡引《医理真传》："按四逆汤一方，乃回阳之主方也。世多畏惧，由其不知仲景立方之意也。夫此方既列于寒入少阴，病见爪甲青黑，腹痛下利，大汗淋漓，身重畏寒，脉微欲绝，四肢逆冷之候，全是一团阴气为病。此际若不以四逆回阳，一线之阳光，即有欲绝之势。仲景于此，专主回阳以祛阴，是的确不易之法。细思此方，既能回阳，则凡世之一切阳虚阴盛为病者，皆可服也，何必定要见以上病情，而始放胆用之，未免不知几也。夫知几者，一见是阳虚症，而即以此方在分两轻重上斟酌，预为防之，万不致酿成纯阴无阳之候也。酿成纯阴无阳之候，吾恐立方之意固善，而追之不及……不知用姜附之不早也。"他认为郑氏对四逆汤的阐释极为精辟，既阐明一切阳虚阴盛之病皆可用此方，又指出当用而用之不早，则恐追之不及。这与《伤寒论》原文323条"少阴病，脉沉者，急温之，宜四逆汤"，强调早期用药，不致酿成亡阳之患的预防治疗思想是相吻合的。

（供稿人：彭江云　陈艳林　李兆福　吴咏昕　张晓琳　赵常国）

参考文献

1. 吴佩衡.吴佩衡医案[M].北京：人民军医出版社，2009.
2. 邵贵宏.吴佩衡对《伤寒论》学术思想研究[D].昆明：云南中医学院，2012.

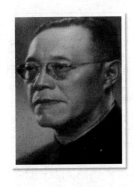

戴丽三

一、医事小传

戴丽三（1901—1968），字曦，号馀生，著名中医学家，云南昆明人。云南四大名医之一。幼读私塾，后考入云南省省立中学，毕业后，继承家学，随父清代名医戴显臣学医。1919年悬壶昆明，其后在49年的行医生涯中，潜心攻研岐黄之道，对中医临床各科俱有所长，尤擅内科、妇科、儿科，临床屡起疑难重症，在云南省人民群众中享有较高声誉。

1950年6月应邀出席第一届全国卫生工作会议，返滇后放弃私人诊所，成为云南省中医界第一个参加政府工作的医师；同年8月创办云南省人民政府卫生处总门诊部（云南省中医医院前身），出任主任。先后在昆明中医进修班、昆明中医进修学校、云南省中医学校（1960年改称云南中医学院，现云南中医药大学）、云南中医学院进修班及师资班、云南省全省脱产二年西医学习中医研究生班讲授"内经""伤寒论"等课程，毫无保留地将自己的宝贵经验传授给学员。1955年由国务院任命为云南省卫生厅第一任副厅长，后兼任云南省血吸虫病研究委员会副主任委员、云南省中医协会主任、九三学社昆明分社委员至卒年。其间，除继续从事中医理论的研究与临床实践外，更竭尽心力为云南省中医事业的建设和发展作出了积极贡献。他团结全省中医同道，从全省推荐调聘有才能的中医积极参加政府卫生教育部门工作，创办全省性的中医提高进修班。除担任云南中医学院的教学与临床带教外，亲自参加师生座谈会，征求教学意见，使学院教学工作得到不断改进。在出任云南省中医协会主任期间，积极开展学术经验交流活动，使云南当时的中医学术水平保持全国中上水平。由于卓越的工作成效，他受到党和政府的重视和关怀，获得人民的爱戴，当选为云南省第一、第二、第三届人民代表大会代表，中国人民政治协商会议云南省第一、第二、第三届委员会委员。

除继承其父学术思想和临床经验外，博览众家，对四大经典和历代各家著作都有深刻研究，学有心得。而百家之中尤尊仲景，特别善于运用《伤寒论》《金匮要略》方辨证论治。他重视实践，强调从病人实际出发，从不固执一家之见，且勇于创新，真正做到了师古而不泥古，源于《伤寒论》又广于《伤寒论》。戴丽三经验丰富，临床疗效高，制方严谨，理、法、方、药一线贯通，便于学习和临床运用，所创验方，被云南省中医界争相传抄，均以先睹为快。

戴丽三能取得较高的学术成就，与其重视科学的思维方法密切相关。他推崇辩证唯物主义，用以指导辨证用药，融哲理、医理为一体。他在所著《中医学辩证原理讲稿》一书中，集中论述了《伤寒论》的辨证论治思想，展示了其毕生苦心钻研仲景之学的精深心得。《中医学辩证原理讲稿·前言》提到："举中医的《伤寒论》为例。它以六经立法，一百一十三方，三百九十七法。论中处处有法，其法参伍错综以尽病的变态，万变万应，策应无穷。有法中之法，有法外之法；有法随脉变，有法因证迁。活泼泼丝丝入扣。"他强调要深入探讨中医学的科学性，必须以辩证法作为研究中医的思想方法，才能领会它的实质，找出它的发展规律，揭示出中医学的最大特点所在。他强调临证必须从客观实际出发，处方用药应灵活变通，反对拘守一家一派之见，更反对执一法一方以应万变。本着"病无常法，医无常方，药无常品，概因病无常形，须唯变所适，灵活变动，毫无偏执"的认识，对于出现复杂症候群的病人，他坚持从整体观念入手，审查虚实寒热，矛盾虽多，但抓住主要矛盾，无不效如桴鼓。

戴丽三注重研究每一疾病发生、发展各阶段的规律，善于剖析疾病的本质。如其认为"气化是运动的原理，阴阳是对立的形势，寒热是万病的本质，表里虚实是联系的规律"。临床施治他常把握两法：一曰"开门法"，即开太阳气机之门。外邪入侵必经太阳，治疗必须从此开却。外邪由表及里，应使其透表出里。往往太阳气机一开而达"表气通，里气和"之效。所以用药最忌"闭门留寇"。除常用《伤寒论》《金匮要略》方外，其自拟的姜桂苓半汤、附子桂枝独活寄生汤、小白附子天麻汤，都具有宣通表里、引邪外达的功效。二曰"转阳法"。戴丽三认为，阳证易治，阴证难疗，病势由阳转阴则重，反之则轻。故他常对某些慢性病有意识地选用温阳之剂，使其阳热外显后，再以凉润之剂清解之，往往使一些疑难重症由危转安，随之而愈。

戴丽三以其精深的医术造诣，独树一帜，自成一家，成为云南中医界的学术流派之一。所发表的论著有《阴阳五行之研究》《〈伤寒论〉的科学性》《诊断篇》等。他丰富的临证经验和学术思想，由后人总结整理为《戴丽三医疗经验选》，于 1980 年由云南人民出版社出版，荣获 1985 年度云南省科学技术进步奖三等奖、云南省卫生厅医药卫生二等奖。

二、医方

（一）自拟方

1. 生地侧柏叶汤

（1）组成：生地黄 15～30g，侧柏叶炭 9g，杭白芍 9g，麦冬 9g，炒艾叶 6g，藕节 6 个，炮姜炭 9g，甘草 6g。

（2）功效：滋阴、凉血、养血、止血。

（3）主治：①鼻血涌出不止者；②吐血或咯血者；③大便前后下血者；④尿中带血者；⑤妇人经来过多，久不止者。此方对鼻衄尤效。

（4）方解：方中生地甘寒，滋阴养血，凉血清热；侧柏叶苦涩微寒，凉血止血，治血热妄行引起的各种出血，二者共为君药。白芍苦酸微寒，敛阴和血，柔肝润燥，平抑肝阳；藕节涩平，止血祛瘀；麦冬甘寒，生津养液，润肺清火。以上三者共为臣药，助君药平抑肝火，祛瘀止血。炒艾叶苦温，温经止血；炮姜苦温，止衄摄血，用于凉血药中，可免凉药腻膈碍胃之弊，二者是为佐药。甘草清热解毒，调和诸药，是为使药。更妙者，炮姜、甘草，苦甘化阴，不仅入阴止血，且能暖脾补中，引血归经，恢复脾之统血功能。全方配伍周到，寒温并用，阴阳皆备，用于上下出血，功效颇佳。

（5）用法用量：冷水浸泡 30 分钟，文火煮沸 20 分钟。上部出血，宜饭后温服；下部出血，宜饭前温服。一日 2～3 次，每日 1 剂。

（6）注意事项：临床应用本方时，患者忌食辛辣香燥、煎炸、烧烤类食物。又，若服后血仍不止，应到医院急诊。

（7）临床应用：用时可加血余炭，本古人"血见黑则止"之旨，止血功效更强。血止后，可根据病情调理善后。

（8）病案举例：肝阳上亢，迫血妄行之鼻衄。

刘某，男，42岁。素有高血压史，经常头痛失眠。一日，忽鼻衄频频，量多，色鲜红。急送往某医院五官科治疗，血暂止，回家后又流血不已，延余诊治。症见头胀目眩，舌紫苔略黄燥，脉弦。此系肝阳上亢，迫血妄行所致。宜滋阴、凉血、止血。急以自拟方生地侧柏叶汤（方见上），重用生地30g，加童便为引。

服1剂，衄血减少，再剂全止。

二诊：继以原方加白洋参9g（另煎兑服），清补气血，生津润燥。连服3剂后，改用三才封髓丹调理善后。

（按语）鼻衄一症，属常见病、多发病，四季可见，春夏尤多，而云南地处高原，风高物燥，更为常见。临床上对于鼻衄的治疗，大多治以凉血清火，但是过用寒凉，势必损伤胃气。因此，戴丽三创制本方，纠正了偏用寒凉的缺点。是方凉血柔肝润肺，培土补中，诸法皆备，凡一般鼻衄、咯血、便血、崩漏、显热象者，或寒热不显者，均可适用。戴丽三还特别提示，如遇阴火上腾，失血过多，应提防突发寒战，恐阳随阴脱，当用大剂潜阳汤（附子、龟甲、砂仁、炙甘草）。

2. 藿香桂枝汤

（1）组成：藿香10g，桂枝10g，炒杭芍10g，法半夏10g，茯苓15g，陈皮10g，炒枳壳10g，焦山楂15g，苏叶6g，防风10g，白芷10g，甘草3g，大枣3枚，生姜3片。

（2）功效：解表和里，调和营卫，消食化滞。

（3）主治：①感冒厌食，症见畏寒发热、头痛、胸闷欲呕者；②呕吐胸闷，头身疼痛者；③腹痛吐泻，消化不良，食入作酸，畏寒身困者。

（4）方解：本方由藿香正气散、桂枝汤、二陈汤加减而成。看似繁杂，实极严谨。方中藿香辛温，芳香发散，和胃止呕，治霍乱吐泻，心腹绞痛，解内外一切秽浊不正之气；配以桂枝汤解肌和营卫，使表邪得解，里气以和，共为君药。炒枳壳、焦山楂、二陈汤消食健胃，降逆化痰，协助君药，使脾、肺、胃肠诸经之气得正，则里气通畅，共为臣药。苏叶、防风、白芷辛温疏表，助君药微汗以散表邪，用为佐药。甘草既能解毒，又能调和诸药，用为使药。

（5）用法用量：冷水浸泡30分钟，文火煮沸15分钟，不拘时温服，每日2次，每日1剂。

（6）注意事项：本方主要针对感冒夹食症（所谓胃肠型感冒）而设。服药期间，饮食应清淡，忌油腻生冷，最好吃米粥。若呕吐剧烈，应少量频服。

（7）临床应用：云南地处云贵高原，气候多变，昼夜温差大，有太阳则热，下雨则冷，所谓"遇雨便成冬"，最易感受寒邪或伤暑，加之人们喜吃酸冷之品，易伤胃肠，病则外感风寒，内伤饮食，以致出现"主治"条中所述症状。戴丽三从云南实际出发，因地、因时自拟此方。不止夏令常用，其他季节见上述症状也可用。一般不用加减。

（8）病案举例：外感风寒，内伤食积治验。

李某，男，30岁。1963年7月15日初诊。患者感冒后，吃油腻生冷，症见发热、恶寒、脘腹胀痛、嗳腐吞酸、吐泻交作，经用西药未愈而来就诊。除上述症状外，口和不思饮，左脉浮紧，右脉浮滑，舌淡苔白腻。此乃外感风寒，内伤食积，胃浊上泛，中阳不振，发为上症。本"急则治标"之旨，投予藿香桂枝汤。

二诊：1963年7月16日，患者服上方1剂后，各症均减，唯纳呆、食少、神倦，拟健运中阳，运化寒湿，予理中汤加法半夏、茯苓、砂仁（后下），2剂而愈。

按语 暑湿外感夹食症，由于地理环境和生活习惯的原因，云南最为常见。《素问·热论》云："暑当与汗皆出，勿止。"说明暑邪的出路，应从汗解。本例为阴暑见证，治用温散，故藿香桂枝汤服后，病情很快得到缓解。

3. 附子桂枝独活寄生汤

（1）组成：制川附片（久煎，以口尝无麻味为度）30～60g，桂枝15g、炒杭芍15g、法半夏10g、茯苓15g、陈皮10g、台乌10g、川芎10g、防风10g、独活10g、桑寄生15g、炙甘草10～15g、大枣3～5枚、生姜3～5片。

（2）功效：温阳解表，祛风除湿，通络止痛。

（3）主治：①阳虚或体虚，风湿互滞，腰痛，四肢关节疼痛者；②风寒湿三邪杂至，见身痛不能转侧者；③体虚感冒风寒，头痛、身痛者。

（4）方解：《素问·痹论》云："风寒湿三气杂至，合而为痹也。"痹者，闭塞不通之谓也。戴丽三认为，风、寒、湿痹者，大多元阳大虚，脾胃气机郁遏，阻滞经络不通，"不通则痛"。此方是在《伤寒论》桂枝加附子汤和后世二陈汤的基础上加味而成，药味虽多，用药谨严。方中附子辛温大热，有毒，温肾助阳，走而不守，通行十二经，散阴寒，通关节，搜风除湿；桂枝、芍药外证用之解肌和营卫，内证用之化气调阴阳，且芍药酸寒，和营敛阴，防附桂辛热伤阴，三药相伍，共为君药。患外湿者，多兼内湿，夏、苓、陈健脾燥湿而理气，降逆化痰；台乌（即乌药）辛温，行气宣通，疏散凝滞，"止痛必须理气"，此四药助君药加强祛风止痛之效，用为臣药。川芎辛温升散，走而不守，善于活血祛风，行气止痛；防风、独活同属辛温之品，二药相伍，祛风除湿，散寒通痹而止痛，乃痹痛常用药；桑寄生补肝肾，强筋骨，壮腰膝。生姜、大枣在许多方剂中，常作为配角使用，但在本方中，作用不一般：生姜配附、桂，温阳散寒而解表；大枣配芍药，益阴养脾而润燥。二者相伍，既助桂、芍调营卫，又能益胃气，生津液。此六药相配，助君药逐邪外散，兼治四肢腰膝疼痛，用为佐药。甘草解毒，调和诸药为使。如此组合成方，共奏温阳解表、祛风除湿、通络止痛之功。

（5）用法用量：附子用法见"组成"条。附子煎好后，加入余药再煎20分钟，趁热温服。病在上部者，宜饭后服；病在下部者，宜饭前服。

（6）注意事项：凡服附子剂，服药前后二三小时，应忌食生冷、水果，避风寒，更不能外出吹风淋雨。有条件者，最好服后盖被取微汗。

（7）临床应用：①寒重加细辛。②气虚加黄芪、潞党参。③上肢痛，独活改羌活，加桑枝、威灵仙；下肢痛，加怀牛膝、木瓜。④腰痛加杜仲、续断。

治风寒湿痹要注意选用通络止痛药，如秦艽（便溏者不用）、桑枝、片姜黄、海桐皮、千年健、威灵仙、络石藤等。

（8）病案举例：痹病（阳虚寒痹）。

陈某，男，61岁。2016年10月2日初诊。患者素体阳虚，手足逆冷。因外出突遇天变，受寒后，回家感觉头痛，畏寒，四肢关节疼痛，腰痛窜引下肢也痛，触诊手足逆冷。饮食尚可，大便正常，小便清长。舌苔薄白质淡，脉沉紧。证属阳虚，感受风寒湿邪，凝滞经络，"不通则痛"；

法宜温阳散寒，祛风除湿。予附子桂枝独活寄生汤加细辛 3g，2 剂。

二诊：2016 年 10 月 5 日。患者服上方后，症状减轻，唯手足欠温，体倦乏力。予玉屏风合桂枝汤加减。

制川附片 60g（久煎），黄芪 30g，白术 15g，防风 10g，桂枝 15g，炒杭芍 10g，补骨脂 10g，淫羊藿 15g，陈皮 6g，炙甘草 10g，大枣 5 枚，生姜 5 片。3 剂。

后经随访，上方服后诸症皆愈。

按语 云南地处高原，气候多变，最易感受风寒湿邪。《灵枢·百病始生》谓："风雨寒热，不得虚，邪不能独伤人，卒然逢疾风暴雨而不病者，盖无虚，故邪不能独伤人。此必因虚邪之风，与其身形，两虚相得，乃客其形。"阳虚者，更易遭受外邪的侵犯。此患者素体阳虚，又感寒邪，故一诊时以附子峻补阳气，通行十二经，桂枝汤解肌和营，独活、细辛解表散寒，待寒邪除去，二诊再以玉屏风益气固表，附片、补骨脂、淫羊藿壮肾阳以治本而渐愈。另外，阳虚者平时宜加强锻炼，"动则生阳"，增强体质，甚为重要。阳壮表固者，虽"逢疾风暴雨"，也不致患病，"盖无虚，故邪不能独伤人"。

（二）成方应用

1. 四逆汤

（1）来源：《伤寒论》。由制附片 30～90g，干姜 15～30g，炙甘草 10～30g 组成。原方具有温中逐寒，回阳救逆之功。主治阳虚阴寒证。清代名医郑寿全（钦安）在论述四逆汤后，总结道："此方功用颇多，得其要者，一方可治数百种病，因病加减，其功用更为无穷。余每用此方救好多人，人咸目余为姜附先生。"（《医法圆通》卷四）。戴丽三受此启发，临证凡遇少阴病，阳气衰微，阴寒内盛者，则大胆使用，屡起沉疴痼疾。

（2）临床应用：此方应用范围较广，限于篇幅，略举数条如下。

1）治阳虚寒盛，症见腹痛、胃痛，加公丁香、桂枝、法半夏、茯苓、砂仁（后下）。

2）阳虚自汗，体倦乏力，加红参、五味子、桂枝、炒杭芍、大枣、烧生姜。

3）阳虚，腹痛，腹泻，纳差，加炒苍术、茯苓、吴茱萸、砂仁

（后下）。

4）肾虚阳弱，心肾不交，神弛不宁，以致头昏、失眠、心慌，加桂枝、茯神、炒枣仁、明天麻。

5）此方可为一切阳虚致病的主方，无论内、妇、儿、外、五官、皮肤等各科，均可加减使用。

（3）方解：方中附子纯阳，大辛大热而有毒，能回阳救逆，温补脾肾，驱阴逐寒，通行十二经，能内能外，故为君药；干姜辛热无毒，能温中散寒，回阳通脉，广泛用于各种阴寒病证，与附子相须为用，助附子回阳救逆，起死回生，故为臣药；炙甘草益气补中，能解附子之毒，抑制姜附燥烈之性，有"伏火"之意，既是佐药，也是使药。全方药只三味，寓意颇深。

（4）病案举例：阴寒舌痛。

李某，男，30岁。患舌尖疼痛已2个月，久治不愈。前医用黄连解毒汤等，未效。邀余诊治，察其舌滑润多津，舌尖不红，口不渴，心不烦，脉沉无力，显系阴证。因舌为心之苗，若属阳证，当见心烦、舌红、咽干、思水、脉数等象。今所见皆属不足之症，而用黄连解毒汤，实"以寒治寒"，徒自耗伤胃气。因据脉症改用四逆汤峻扶元阳而收工。处方：附子60g，炙甘草6g，干姜6g。服后舌尖疼痛大减。继服2剂即愈。

按语 因为心开窍于舌，故舌痛一症，常被辨证为心火上炎，治以导赤散、黄连清心丸之类，但本证舌体多津，舌尖不红，脉沉无力，显系阴证，故以四逆汤大补元阳而效。

2. 理中汤（丸）

（1）来源：《伤寒论》。《金匮要略》称人参汤。由人参20g，白术15g，干姜15g，炙甘草10g组成。原方具有补气健脾，温中祛寒之功。主治脾胃虚寒，症见呕吐，腹泻，腹痛，饮食无味，手足不温，口不渴，舌淡苔白，脉沉迟或沉细。为温中祛寒之代表方。方中人参常以潞党参代替。有的医家认为，古之人参即今之党参。

（2）临床应用：①治伤寒太阴病，腹痛下利，寒多而呕，口不渴，加砂仁（后下）、法半夏、茯苓。此方还可治脾虚水肿。②中焦虚寒，症见呕吐、腹泻，减白术量，加公丁香、白豆蔻、生姜汁（取生姜30g去皮捣烂，加入冷开水30ml，浸泡半小时后，滤取生姜汁。每道药兑入5ml

同服）。③妇科崩漏，审无热象者，用本方干姜改炮黑姜，加黄芪、当归头；出血日久者，加荆芥炭、艾叶炭、阿胶（炖化兑服）。④本方可作病后调理使用。

此外，汤者，荡也，急性病用之；丸者，缓也，慢性病用之。对于此方，《〈汤头歌诀〉新义》谓："病情较轻，病程较长，可用丸剂，缓缓调治。"也可用附子理中丸，对阳虚患者，更为适宜，功效较理中丸更强。

（3）方解：《素问·举痛论》云："寒气客于肠胃，厥逆上出，故痛而呕也。寒气客于小肠，小肠不得成聚，故后泄腹痛矣。"治宜温中散寒之剂。仲景理中汤正为此而设。方中党参甘温，补气健脾，用为君药。干姜辛甘大热，最善暖脾祛寒，助党参补气健脾而温中，用为臣药。二药合用，辛甘扶阳，且党参得干姜使补而能行，大气周流；干姜得党参使行而不滞，中气畅达，有相补相助之妙用。脾胃属土，中寒则土湿。白术味甘性温，助君药甘温健脾，燥湿止泻，用为佐药。炙甘草味甘性温，助参、术补中气，调和诸药，用为使药。药仅四味，相配得宜，使脾阳得振，中焦脾胃虚寒各症得理，称为"理中汤"，名实相符。

提示：消化道溃疡，多伴有内出血，属虚寒证而用理中汤，方中干姜宜改用炮姜，减少对溃疡面的刺激，而且炮姜配甘草，还有止血作用。

（4）病案举例：虚寒腹泻。

戴某，女，77岁。2016年12月26日初诊。患者素体虚寒，自诉昨日中午吃寒性蔬菜（苦菜）后，胃腹疼痛，腹泻，水样便，一日三四次，自感腹部发凉，手足欠温，疲乏无力，不思食，自服藿香正气水，症未减。诊见舌苔薄白质淡，脉沉弱无力。证属脾胃虚寒，中阳不振。治宜温中散寒，健脾运湿。方用理中汤加炒苍术15g、茯苓15g、炒吴茱萸6g、砂仁6g（后下）。2剂，温服，一日3次。

二诊：2016年12月29日。患者服上方后，症状减轻，腹泻已止，尚感食欲欠佳，精神不振。原方去吴茱萸，加炒谷麦芽各15g，2剂，服法同前。

嘱服完汤剂后，自购理中丸或附子理中丸调理。忌食寒性蔬菜、生冷之品等。

（按语）理中汤为临床常用方剂，又是温中祛寒的代表方。笔者使用该方数十年，有一些体会。有几个问题要与读者探讨：

（1）在《伤寒论》第 386 条理中九方下有"作汤加减法"，其中提到"腹满者，去术，加附子一枚"。笔者经验：腹满不用去术，加砂仁或炒鸡内金，前者醒脾开胃进食，后者去白术之壅滞。或用炒白术，也可去其壅滞。

（2）方中人参的使用问题。有医者提出，古之人参即今之党参，但无证据支持。倒是在有些书中，提到用人参的时候，总加一句"贫者以党参代之"。说明该用，但因贫不能用。现在富裕了，可放手使用。因为人参大补元气，被誉为"百草之王"。不仅理中汤可用，其他方剂该用的也可用。

（3）方中干姜的使用问题。凭笔者多年的使用经验，干姜辛辣刺激，炮用则药性苦温，与甘草合用，有苦甘化阴之妙，利于常服。

3. 归脾汤

（1）来源：《济生方》。组成：黄芪、人参（常以党参代用）、白术、当归、茯神、龙眼肉、炙远志、炒酸枣仁、木香、炙甘草、大枣、生姜。原方具有健脾益气、养心安神的功用。主治因思虑过度，劳伤心脾，气血亏虚导致的体倦食少，失眠健忘，心悸怔忡，面色萎黄之心脾两虚之症。戴丽三常以此方治疗月经不调，以及各种血证，如贫血、肌衄、齿衄、肠风下血等。

（2）临床应用：①治疗失眠健忘，加益智仁、石菖蒲、首乌藤；②治疗心悸怔忡，加紫石英、五味子、火麻仁；③治疗崩中漏下，加炒荆芥、炮姜炭、生地炭；④治老年肤痒，加防风、制首乌、胡麻仁。戴丽三应用此方治疗一切脾虚血亏之证，临床应用时注意脾虚之人运化乏力，容易痰湿停滞，而此方补益药较多，若见舌苔白腻者，可酌加砂仁、陈皮等理气醒脾之品。

（3）方解：方中黄芪、当归、人参（党参）、白术共为君药，健脾益气养血；龙眼肉、炒枣仁、炙远志、茯神为臣药，养心安神定志；木香少许芳香醒脾，佐于大队补气养血之品中使补而不滞、滋而不腻；用甘草、生姜、大枣调和脾胃，以资化源，是为使药。全方组合，共成健脾益气、养心安神之剂。

（4）病案举例：面风（面肌痉挛）。

刘某，女，45 岁。于 1960 年 4 月初诊。主诉：右侧面肌抽搐 1 年，加重 2 个月。患者 1 年前因家庭琐事烦忧，不思饮食，夜卧不安，眠浅梦多，逐渐出现右侧面肌口角处隐隐蠕动，生气及劳累后加重。今年开春后，自口角至眼外侧抽搐明显加重，影响工作生活，患者痛苦不堪。观察舌脉，舌质淡苔白腻，脉沉细稍数。中医诊断：面风。西医诊断：面肌痉挛。证属脾虚血亏生风。治以健脾益气，养血祛风。方用"归脾汤"加防风 10g、制首乌 10g、刺蒺藜 10g、僵蚕 10g、天麻 15g、砂仁 6g。3 剂，内服，一日 3 次。药后睡眠明显改善，面肌痉挛程度减轻，舌苔仍白腻，原方加小白附子 30g（开水先煨 1 小时）、法半夏 10g，5 剂。药后痉挛止，纳增，睡眠好转。三诊，腻苔已退，脉仍沉细，仍守初诊方加柏子仁 15g、炒麦芽 15g，3 剂。调理后面色红润，精神佳悦，抽搐未作，纳香眠安而愈。

按语 面风一病，临床辨证多属肝风内动，常用镇肝息风之品，是只见局部，未见整体。需知"治风先治血，血行风自灭"，脾主肌肉，凡肌肉无力、萎缩、痉挛之症都可从脾求之。本患者忧思烦恼，暗耗心脾之气，脾虚血亏肝失濡养故而风动挛缩，故以归脾汤健脾养心安神，是从本求之。一诊中加制首乌补精养血柔肝，天麻平肝息风止痉，僵蚕祛风化痰止痉，防风一味是治一切风证的通用之品并可去脾家之湿，以上诸药合用使归脾汤增加养血柔肝止痉之效，标本同治，故一诊后眠佳痉减。二诊中，脾虚痰湿内生，舌苔仍腻，故加入法半夏燥湿化痰，而白附子一味，辛、温，入肝胃经，燥湿化痰，祛风止痉，专治头面之风。故用后痉挛得止。三诊中继续以归脾汤健脾养心柔肝，从其根本固之而愈。

（供稿人：严继林）

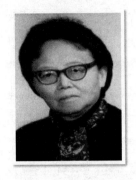

戴慧芬

一、医事小传

戴慧芬（1925—2004），云南省昆明市人，中共党员，主任医师、教授，著名中医学家。1990年被人事部、卫生部、国家中医药管理局确认为首届全国继承老中医药专家学术经验指导老师，1991年被国务院授予"为发展高等教育事业做出突出贡献"证书并享受政府特殊津贴，1996年被云南省人民政府授予"云南省荣誉名中医"。2003年被中华中医药学会授予"中华中医药学会成就奖""中华中医药学会终身理事"。

历任昆明医学院（现昆明医科大学）党委委员、副院长，云南中医学院副院长、院长、名誉院长。云南省教育厅副教授、教授评审委员会委员，云南省卫生厅副主任、主任医师评审委员会委员，云南省卫生厅专家咨询委员会委员。中华中医药学会第二届理事，全国中医基础理论研究会委员，《中国中医药年鉴》编委，云南省中医药学会第一、二届副理事长，云南省中医药学会第三届副会长，云南省红十字会副会长、名誉理事，云南省自然辩证法学会第一、二届副理事长，云南省科学技术协会第三、四届常务委员及荣誉顾问，张仲景国医大学名誉教授，中国云南国际文化交流中心理事，《云南中医杂志》编委，《云南医药》编委会顾问。云南省第四、第五、第六届人民代表大会代表，中国人民政治协商会议云南省第五、第六届委员会常务委员。

出身中医世家，幼承家学，高中毕业后即从师于父亲（云南著名中医学家戴丽三）学习中医，1947年参加云贵考铨处中医师检核合格，领取中医执照后独立应诊。1951年参加云南省第一届中医进修班学习，同年6月在云南省人民政府卫生处总门诊部参加工作。1955年成立云南省中医医院，任住院医师。1958年在南京中医学院第二期全国中医教学研究班学习，回昆后任教。1960年云南中医学院成立，从事《黄帝内经》《金匮要略》的教学工作。在云南中医学院从事中医临床教学50余年，积累了丰富的教学、临床经验，形成了独具特色的学术思想。学术上她除继承家学外，尤尊仲景，善调营卫。对经方及家传验方能灵活运用，遣方用药精炼，善于化裁古方为今用，擅长中医内、妇、儿科，疗效卓著。她对营卫的实质，营卫与各解剖系统、生理功能之间的关系作了深入细致的探索，对桂枝汤的临床应用达到了出神入化、据症化裁、效如桴鼓的程度。治内伤杂病，她重视脾胃，常以轻剂取胜；治外感时病，她不吝攻邪，多以重剂收功；治妇科病，她强调治肝肾为主，不忘调气血冲任。对痹病的认识独具卓见，论发病强调内因重于外因，认为风寒湿痹多在阳气不足或气血先虚的情况下发病。针对历来对痹病的分型过多，临证不易掌握的情况，主张以"寒热"二字为提纲分型，便于临床辨证施治。对高血压的辨证施治，强调临床分型决不能仅以肝阳上亢和肝肾阴虚两型概括，但又必须抓住这两个根本，治疗时重在调整肝肾阴阳（独辟蹊径，擅治高血压之变证、重证）。她医德高尚，深怀恻隐之心，痛病人之所痛，常应邀到各大医院为疑难重症会诊。79岁高龄仍坚持门诊，对外地患者来函求医者均一一回信，为后学者树立了榜样。

　　勤于耕耘，著述甚丰，主要论著有《辨证论治理论的起源与发展——〈辨证论治的科学性〉之一》《辨证论治的临床体会——〈辨证论治的科学性〉之二》》《证的实质和辨证思维》《营卫初探及桂枝汤》《〈伤寒论〉证治规律的探讨》《竹叶汤的临床应用及体会》《头痛治验》《附子半夏广皮生姜汤之临床应用》《中医学方法论》等。她编写的《以方带病》曾作为昆明医学院临床教材。她重视中医药教育，著有《把中医学院办成具有中医特色的高等院校》。她重视医德医风建设，著有《漫谈医德教育》。所主编的《戴丽三医疗经验选》获1985年度云南省科技进步奖三等奖、云南省卫生厅医药卫生二等奖。

二、医方

（一）自拟方

1. 健脾平肝汤

（1）组成：山药30g，扁豆20g，莲子20g，太子参15g，黑豆

15g，绿豆20g，炒谷芽10g，焦楂15g，鸡内金10g，桑叶10g，烧乌梅10g，冰糖20g。

（2）功效：健脾柔肝，益胃生津，消食导滞。

（3）主治：脾弱肝旺，脾虚食滞，脾肺两虚。

（4）方解：本方药性平和，健脾柔肝，以健运脾胃为主，补而不滞。山药益胃生津，扁豆健脾化湿，莲子健脾养神，得太子参、黑豆、绿豆而增强健脾生津之功效。谷芽、焦楂、鸡内金助中焦之运化，而增健脾益胃之功，所谓以运为补。桑叶平肝，乌梅、冰糖酸甘化阴柔肝，以防肝侮脾土。脾为后天之本，脾得健运，生化有源，故能增强体质。

（5）用法用量：冷水浸药1小时，煮沸15分钟，日1剂，煎3次，分早、午、晚饭后温服。

（6）注意事项：本方可用于符合中医脾弱肝旺、脾虚食滞、脾肺两虚等证型及小儿疳积、厌食、营养失调，以及麻疹、水痘、肝炎、结核病等病后恢复期。

（7）临床运用：脾虚加炒白术、神曲；疳积加银柴胡、黄芩；厌食加神曲、炒麦芽；湿重加波蔻、薏苡仁；热重加金银花、连翘。

（8）病案举例：小儿食积。

魏某，男，7岁。1992年5月20日初诊。患儿10天前饥饿时连食4个烧洋芋又饮汽水1瓶，之后即感脘腹胀痛，腹泻日2～3次，大便酸腐臭秽，夹杂不消化食物，神倦懒言，夜卧不安，纳呆，口气重。其母喂其多酶片、乳酸菌素片，服后脘腹胀痛稍缓。舌红，苔白厚腻，脉滑，指纹青滞。西医诊断：腹泻。中医诊断：伤食滞中、脾虚失运（食积）。治则益气健脾，消食导滞。方药：健脾平肝汤加波蔻10g、炒薏苡仁20g。3剂，一日3次。并嘱其饮食清淡，忌冷饮及不易消化食物。

二诊：1992年5月25日。服上方后诸症俱减，饮食增加，性怪，大便日1次，质正常，口气有，舌红苔薄腻，脉缓，指纹淡青。方药：健脾平肝汤加波蔻10g、神曲15g、炒麦芽10g。5剂，一日3次。后随访患儿痊愈。

按语 小儿乳食不知自节，而脏腑娇嫩，脾常不足，若喂养不当，则易损伤脾胃，导致脾胃运化失职，升降不调，形成积滞。乳食既积于中，而脾气又弱，故治当攻补并用。本方系著名中医学家戴丽三老先生根据小儿的生理病理特点而制定的经验方，再经戴慧芬30余年的临床应用，在原方的基础上加减完善，并扩大其临床应用范围，验证本方对病后体虚（脾弱肝旺）、营养失调、脾肺虚弱、肝气失调、抗病能力减弱及厌食、性怪易哭、躁动不安、夜卧不宁、自汗、盗汗，具有较好的疗效。

2. 变通逍遥散

（1）组成：当归15g，杭芍10g，茯苓15g，香附10g，佛手10g，薄荷6g，柴胡10g，延胡索15g，甘草6g，煨姜3片。

（2）功效：疏肝理气，调和气血。

（3）主治：痛经。

（4）方解：本方是治疗痛经的常用方，由逍遥散去白术加香附、佛手、延胡索而成。香附、佛手加重疏肝理气、解郁调经止痛的分量。香附有"气病之总司，女科之主帅"之称，寓气行则血行之意。柴胡苦平，疏肝解郁，使肝郁得以条达。当归甘辛苦温，养血和血，且其味辛散，乃血中气药；杭芍酸苦微寒，养血敛阴，柔肝缓急；归、芍与柴胡同用，补肝体而助肝用，使血和则肝和，血充则肝柔。木郁则土衰，肝病易传脾。延胡索辛散温通，既入血分，又入气分，既能行血中之气，又能行气中之血，专功活血散瘀，理气止痛。以茯苓、甘草健脾益气，非但实土以御木乘，且使营血生化有源；薄荷疏散郁遏之气，透达肝经郁热；煨姜降逆和中，且能辛散达郁。本方可治肝气郁滞，气机不利或肝脾血虚所引起的痛经。

（5）用法用量：开水浸泡20～30分钟，煎25分钟，日1剂，一剂煎3次，分早、午、晚饭后温服。

（6）注意事项：经期忌生、冷、寒凉食物。

（7）临床应用：若舌红脉数，经血有灼热感，为肝郁化火，可加牡丹皮、栀子以凉血止痛；若小腹疼痛剧烈、口唇青暗、肢体出汗、脉沉紧、舌淡苔白，为寒凝气滞、肝气不舒，宜去薄荷，加肉桂、炒吴茱萸、小茴香，煨姜易炮姜，以加强温经止痛之功；若经后疼痛，去薄荷，加熟地黄，能加强养血之功而止痛。

（8）典型病例：经行腹痛（痛经）。

解某，女，42岁，已婚，1992年6月13日初诊。患者月经不调和痛经已3个月余，Lmp（末次月经）6月13日，月经提前2天，经量少、色紫暗、有血块，少腹胀痛，连及两胁及乳房胀痛，经前期烦躁易怒，面部黄褐斑，口干苦，舌淡红苔薄白，脉弦缓。西医诊断：痛经。中医诊断：肝郁气滞，气血不调。治宜疏肝理气，调和气血。拟变通逍遥散加台乌 10g、川芎 6g、益母草 15g，3 剂。

二诊：1992 年 6 月 18 日。服上方后各种疼痛消失，经量转正常、色红、血块减少，烦躁易怒明显改善。今月经已干净，面部黄褐斑未退净，治宜养血疏肝、益颜退斑之剂，拟变通逍遥散去延胡索、煨姜，加生地黄 15g、白芷 10g、僵蚕 10g、菟丝子 15g，嘱服 10～20 剂。后随访诸症而愈。

按语 女子以肝为先天，以血为至宝，肝体为阴，血亦属阴。阴性易于郁结，因而影响气血运行；肝木性喜升散条达，如情志抑郁，则气机不舒，气郁则血瘀，影响冲任失调。此肝郁气滞类痛经，在于少腹胀痛情况，胀甚于痛，多为气滞，气滞表现为经前或经期胸胁及少腹胀痛，以胀为主。经量少、色紫暗、有血块为瘀血之象。偏于气滞者，当以疏肝理气为原则，佐以台乌、川芎、益母草等活血之品。月经期是调经止痛的最好时机，应因势利导用药，一般于经前 1 周开始服用本方，经既行则宜养血和血之剂，如此治疗几个周期，多数可以治愈。

（二）成方应用

1. 加味桂枝汤

（1）来源：《伤寒论》。历代医家称赞桂枝汤为仲景"群方之冠"。桂枝汤的主要功能是调和营卫，燮理阴阳。桂枝汤刚柔相济，补散兼施，扶正祛邪，不仅用于外感表虚之证，更重要的是用于内伤营卫不和、阴阳失调的许多疾病。戴慧芬常用于围绝经期营卫失调，营虚肌肉跳动，营卫俱虚之肌肤发痒，妊娠期营卫不调，胃气虚弱、营卫受损所致痹病，营卫不调之失眠，气虚血瘀、营卫不足的中风后遗症，外伤、术后之营卫虚损，胃肠型感冒和腹泻，肢体疼痛，病后体虚、营卫失调等。

（2）临床应用：①围绝经期营卫失调，倍芍药，加香附、麦芽、乌梅、冰糖；②营虚肌肉跳动，加人参、黄芪、当归、桑枝；③营卫俱虚之肌肤发痒，杭芍易赤芍，加葛根、防风、刺蒺藜、地肤子；④妊娠期营卫不调，胃气虚弱，重用生姜，加白术、神曲；⑤营卫受损所致痹病，倍芍药，加人参、黄芪、当归、附片、鸡血藤；⑥营卫不调之失眠，倍芍药，加山茱萸、枸杞、橘络；⑦气虚血瘀、营卫不足的中风后遗症，配补阳还五汤；⑧病后体虚、营卫失调，加人参、麦冬、五味子等。

（3）方解：桂枝味辛，性温，阳也。有助阳化气，温通经脉，化湿利水之功，尤能助心肺之阳。其归经入心、肺、膀胱，如临床常用之五苓散，因配伍桂枝助膀胱之气化功能，五苓散才能起通调水道的作用。概括其功用，具有和营、通阳、利水、下气、行瘀、补中等六大功效。

杭芍味酸，性寒，阴也。取味酸能收敛营阴（即止汗、止血、止津耗散），性寒且入营，具补血、平肝、止痛之效。

生姜味辛辣，性温，发散风寒，温中止呕。配桂枝增强助卫阳，解肌表，除外邪。二者合用，为姜桂汤，辛甘化阳，以调周身之卫阳。

大枣味甘，性温，配杭芍补营阴；二者配伍，酸甘化阴，以滋周身之阴液。

甘草味甘，性平，通行十二经，有护卫中气、调和诸药、安内攘外之功。配桂枝为桂枝甘草汤，能温补心阳；配芍药为芍药甘草汤，能和营养阴，舒挛止痛。

总之，从桂枝汤的两味主药来看，桂枝辛温助卫阳发汗，芍药酸收助营阴止汗。两者相合，在于通过桂枝助卫阳发汗之功，使外邪随汗而解；通过杭芍的助营阴止汗之功，保护营阴不致被再度损伤。二者配合是发汗之中寓敛汗之旨，既发汗，又止汗，既矛盾，又统一。前人有桂枝汤"外证得之解肌和营卫，内证得之化气调阴阳"之论。

（4）病案举例：不寐（失眠）。

张某，女，48岁，1978年7月13日初诊。患者失眠，每晚入睡2～3小时，入睡困难，梦多，易醒，平素烘热汗出，五心烦热，忧思易怒，月经不调，腰酸乏力，口干，纳可，二便调，舌红苔薄白，脉细弦。西医诊断：失眠。中医诊断：营卫失调，肝肾不足。治宜调和营卫、滋补肝肾、安神。拟：桂枝10g，杭芍20g，甘草6g，大枣6g，生姜9g，酸枣仁10g，山茱萸10g，炙远志10g，橘络6g。5剂，一日3次。

二诊：1978年7月20日。服上方后睡眠好转，每晚入睡4～5小时，梦减少，忧思易怒减轻，时烘热汗出，五心热。守上方加龙骨15g、牡蛎15g、浮小麦20g、香附10g，嘱服10剂，后随访而愈。

按语 妇女围绝经期正值"任脉虚，太冲脉衰少，天癸竭，地道不通"的生理变化时期。营卫与心肺相连，与气血相关，心主血脉，肝主藏血，肾主藏精，气血精逐渐衰退，则冲任二脉失于滋养之源。《灵枢·营卫生会》云："各行二十五度，分为昼夜……夜半而大会，万民皆卧，命曰合阴。"指出营卫与人体的寤寐关系极为密切。如老年之人，或病后营气虚衰，营卫失常，卫气内伐，经常出现难以入眠，或易醒，用桂枝汤倍芍药加味可收宁心安神之效。

2. 加味附子半夏广皮生姜汤

（1）来源：《扁鹊心书》，又名附子半夏汤。原主治"胃虚冷痰上攻，头目眩晕，眼昏呕吐等证"。方由附子、法半夏、陈皮、生姜等药组成。戴慧芬经 30 多年的临床实践，认为一切沉寒痼冷阳虚之证皆适用本方。

（2）临床应用：附子半夏广皮生姜汤的应用，遍及呼吸、心血管、消化、泌尿等各个系统的疾患。只要中医辨证属于五脏六腑的各种阴寒病证，均可考虑以此方为基础，随症化裁，或与适应于证情的其他方剂配合运用，多获良效。

（3）方解：本方以附子为君，性味辛温大热，能大补命门真火，温扶肾阳，性走而不守，通行经络，可达全身表里上下，无所不到。盖肾得温而能司气化，脾得温则水有节制，肺得温而津液得布，使寒湿痰饮无所停留，为治寒痰冷饮之首方。生姜发表散寒，可除湿豁痰，为呕家圣药。半夏性味苦温，功能散湿化痰，消痞散结，降逆止呕。陈皮气辛，味苦，性温，芳香理气燥湿，导痰消滞。全方合力，共奏温肾运脾、燥湿豁痰、宣郁散结之功。

（4）病案举例：头痛。

李某，男，50 岁，1974 年初诊。近 1 年来头痛频发，恶风寒，痛甚时心烦欲呕。患者素有痰饮，长期咯痰，胸闷纳呆，曾经服用李杲半夏白术天麻汤 20 余剂，效不显，且出现心烦面浮、下肢发胀、动则汗出等症状。症见舌淡胖润，苔白厚腻，脉弦滑。西医诊断：神经性头痛。中医诊断：脾肾阳虚，湿邪内遏。治宜温阳化湿，宣通气机。拟：附子 60g（先煎），法半夏 10g，陈皮 10g，生姜 15g，桑枝 15g。2 剂，一日 3 次。

二诊：上方服后，白厚腻苔已退半，面浮、肢胀已消，唯头微痛，食量增。守原方加白芷 6g，川芎 6g。5 剂，一日 3 次。

三诊：上方服 5 剂，不仅头痛全止，且感头脑清新，多年之咯痰亦止。为巩固疗效起见，嘱患者守原方每周服 1 剂，连服 1 个月。后随访头痛已控制，未复发。

按语 附子半夏广皮生姜汤出自《扁鹊心书》，原方用治脾肾阳虚之证。方中以附子温脾肾；生姜散寒化痰，宣郁除湿；半夏降逆豁痰，燥湿散结；陈皮理气燥湿，导痰消滞；桑枝通络止痛，利水消肿；白芷善走气分，又入血分，祛风燥湿，通窍止痛；川芎走而不守，能上行巅顶，下达血海，外彻皮毛，旁通四肢，为血中之气药，故有活血行气、祛风止痛之功。全方共奏温肾运脾、除湿理气、祛风止痛之功。

（供稿人：李骏 李佳锦 严园 胡亚光 戴文姬 戴康明）

参考文献

1. 米一鹗 . 首批国家级名老中医效验秘方精选：续集 [M]. 北京：今日中国出版社，1999.

2. 戴慧芬 . 营卫初探及桂枝汤 [J]. 云南中医杂志，1980（3）：1-5，11.

3. 戴慧芬 . 附子半夏广皮生姜汤之临床应用 [J]. 新中医，1982（12）：6-7.

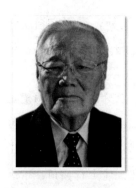

张震

一、医事小传

张震（1928—），男，中共党员，中西医结合资深研究员、教授、主任医师。国医大师，第四批全国老中医药专家学术经验继承工作指导老师，云南省名中医。云南省中医中药研究所（现研究院）的创始人、首任所长，《云南中医中药杂志》的创始人、主编。2019年获"全国中医药杰出贡献奖"。

1959年受国家卫生部颁发之学习祖国医学成绩优异奖及发扬祖国医药遗产银质奖章，毕业论文《中医临床思想方法之初步探讨》曾发表于《中医杂志》1959年第9期，受到国内中医界的赞许、重视。1983年被评为云南省劳动模范。曾先后受聘为国家自然科学基金委员会中医学与中西医结合学科评审员，卫生部药品审评委员，国家中药品种保护审评委员会专家，2011年全国名老中医药专家传承工作室建设项目专家。先后发表学术论文80余篇，出版医学著作10部。主持省级重点研究课题3项，指导并参与国家自然科学基金研究课题3项，获云南省科学技术进步奖二等奖1项、三等奖2项。

张震从事中医、中西医结合临床、科研及教学工作60余年，临床诊疗经验丰富，理论研究成果丰硕，治学严谨，既关注现代中医药研究信息，又善于继承古今前辈诸家学说之精华并有所创新，重视辨证论治规律的研究。

在中医诊断学领域中的主要贡献：我国研究证候学的先驱和著名学者，对证候的层次结构等原理提出过创新性的见解与理论，并探索阐述了中医疑似证候之间的鉴别诊断规律与方法；在分析归纳证的自然层次结构的基础上提出新的辨证分类法，深入研究各种证候的内在联系和疑似病证之间的鉴别规律，从而提出了系列新的学术见解和新理论，并身体力行，用于临床诊疗实践 50 余年，验证了其理论的可行性，对于临床辨证的具体运用确能执简驭繁，事半功倍。对常见病的治疗有独到之处，善治疑难杂症，潜心研究疑难病症的中医药治疗规律。

在中医治疗学方面的重要成就：阐明了中医疏调人体气机的原理，创建了云岭中医疏调学派，培养了一批学术继承人。倡导疏调气机为中医药内治大法之一，强调"欲求临床疗效的提高，无忘对患者气机之疏调"。在维护肝的正常疏泄功能的同时，辅以健脾补肾，以保持人体气机之调畅，使体内气血阴阳协调与平衡，以利于病体恢复生理常态，而非单纯疏肝解郁。精心拟定的"疏调气机汤"经临床化裁用于诸多病种，均有良好的临床疗效。亲手拟定的两个治疗艾滋病的中药处方，取得了相应的疗效与良好的社会效益，体现了国家对艾滋病患者的关怀政策。他十分重视扶持人体先后天之本，善用调补脾肾之法，从而使不少慢性顽固性疾病恢复好转。

全身心致力于中医辨治理论及应用技术的研究和临床诊疗工作，始终关心中医事业的继承和弘扬，积极参与社会活动，凡涉及中医药学术发展的关键问题，总是积极献言献策，并有相应文章发表。十分重视培养中医药后继人才，年近九旬仍坚持带研究生，尽心辅导中医药学科带头人和创新人才，使之尽快成长。指导中青年医生的临床、科研和教学工作，举办继续教育学术讲座。其学术继承人多已成为云南省中医药学术骨干，有的获得省级优秀青年中医称号，或成为省技术创新人才培养对象，或中医药学科带头人。指导并参与申报的 4 项国家级课题"经静脉吸毒感染 HIV/AIDS 中医证候特点及演变规律的研究""海洛因依赖稽延性戒断综合征中医证候演变规律的调查研究"和"HIV 感染 II A 期中医证候特点及演变规律研究""艾滋病中医证候要素提取及其组合规律的研究"均获国家自然科学基金项目立项资助，并取得成果。

不仅医术高明，学识渊博，还通晓外语（英文、法文），与许多慕名而来求治的外国患者言语沟通无障碍，同时还用流利的英语为外国学员讲授中医课程，为中医中药的传播和走向世界做出了自己的贡献。详细内容参阅其学术著作《张震中医实践领悟与研究心得》《辨证论治新理念与临床应用》等。

张
震

二、医方

（一）自拟方

1. 疏调消核汤

（1）组成：柴胡 10g，香附 10g，郁金 10g，丹参 10g，川芎 10g，枳实 10g，杭芍 12g，白术 10g，茯苓 15g，山药 20g，淫羊藿 15g，夏枯草 10g，橘核 8g，昆布 10g，刺蒺藜 10g，浙贝母 12g，漏芦 10g，薄荷 6g，生甘草 6g。

（2）功效：补肾健脾调冲任，理气散结消乳癖。

（3）主治：乳癖（乳腺良性增生）。

（4）方解：按本草药理与方剂组成之原则，柴胡苦平，气味俱薄，入肝胆经，具有轻清升发、宣透疏达之功，兼有苦寒清泄之力，可升举清阳、疏解肝郁、调畅气机，在方中属于领衔地位，是为疏调消核汤之"君药"。

香附甘平微辛，气芳香，亦入肝经，无寒热偏性，能解肝郁、降肝逆、缓肝急，走而不守，可通行三焦，是理气之要药，能使气行血畅，李时珍《本草纲目》称其为"气病之总司，女科之主帅"。郁金辛开苦降，芳香宣透，行气解郁，为治郁证之要药，性寒又能清热，且善入气分行气导滞，活跃气机；又可入血分凉血破瘀，为血中之气药，且可利胆。香附与郁金互相配伍，能协同增效。淫羊藿辛甘温，入肝肾经，药性和缓，温而不燥，是温补肾阳、益精填髓之妙品，汪昂《本草备要》谓其能"补命门，益精气，坚筋骨，利小便"，且可壮腰膝、祛风湿。白术甘苦温，入脾胃经，为健脾之要药，补而不滞，功能补脾燥湿利水，又可固表安胎。山药性味甘平，既能补脾养肝，又可益肾固精，与淫羊藿同用，可强化先后天之本而顾护脾肾。因此，香附、郁金、白术、山药、淫羊藿共为方中之"臣药"。

丹参味苦微寒，主入肝经血分，有活血祛瘀、通络调经、清心除烦等功效。川芎性味辛温，可活血祛瘀，行气解郁，张介宾谓"其性善散，又走肝经，气中之血药也……故能……破瘀蓄，通血脉，解结气"。枳实味苦、性微寒，长于破滞气，除积滞，能理气宽中、除胀消满。枳实与柴胡配伍，一降一升，调畅气机，清升浊降，各得其位。白芍苦酸微寒，有敛阴柔肝、补血、平抑肝阳之作用，与甘草相配则"甘酸化阴"，更能发挥白芍柔肝养血缓急之功效。茯苓甘淡性平，甘能补脾，淡可渗湿，其性和平，补而不峻，利而不猛，既能扶正，又可祛邪。夏枯草味辛苦性寒，能清肝泻火，散郁消结，对于肝气郁积所致之癥瘕结节均可消散。橘核气味芳香而温，入足厥阴肝经，功能理气散结止痛。昆布为食药两用之品，有消痰软坚散结作用。刺蒺藜能疏肝解郁，治乳闭不通，缓解胸胁胀痛不舒。浙贝母可清热化痰，开郁散结消核；漏芦苦寒，能清热解毒，行血消肿，与浙贝母配伍，能增强消散妇女乳房痰瘀互结之包块的效用。

（5）用法用量：温水浸泡 1 小时，文火煎沸 40 分钟，饭后温服，每日 3 次，每次 200ml，每剂 2 天。

（6）注意事项：本方治疗乳癖疗效较好，未发现明显毒副作用，临床使用时应饭后 30 分钟服药，忌食油腻生冷食物。

（7）临床运用：治疗法则宜以补肾健脾、调冲任扶其本，行气活血、消痰化瘀、软坚散结治其标，而疏调气机应贯穿始终。疏调消核汤在一定程度上涵盖了上述治则。

若欲加强软坚散结、破瘀消癥之作用，则可选加三棱、莪术、海藻（去甘草）、甲珠、皂角刺等。利用三棱之长于破血，莪术之善于破气，二者相配则可增强行气活血、化积消结止痛之效。昆布与海藻为伍能加强清热化痰、散结软坚之作用，对于肝郁化火，炼液成痰，痰凝为患之包块消散尤为相宜。穿山甲活血消癥，配以善于攻散之皂角刺，则可通行经络，直达病所，消散结节。

夹瘀血轻证者，泽兰祛瘀化积，且可调畅月经，其性和缓，行气不峻、活血不猛，为首选之品。瘀血较重者，酌加桃仁、红花，使活血通经、消肿散结之作用更强。红花可祛全身之血滞，桃仁可逐局部之瘀血。乳房属于足阳明胃经循行区域，若再加白芷作为引经导向之药，以乳房为靶点，则效果更佳。

兼有脾虚现象者，可加薏苡仁等，以杜绝痰源，亦是治本之举。

出现腰膝酸软、脱发、耳鸣等肾虚之象者，可加桑寄生、女贞子、墨旱莲等清补之品。

（8）病案举例：乳癖。

贾某，女，26 岁，2010 年 11 月 11 日初诊。主诉：双乳胀痛加重 3

张震

041

天。病史：自诉近 2 年来，每当月经将至，则感乳房胀痛，时轻时重，轻时隐隐作痛，重时穿衣走路都感疼痛。月经过后乳房胀痛也随之消失，症状随情绪喜怒而消长。最近半年来，双乳胀痛明显加重，曾到多家医院诊治，用过多种药物，未见明显效果，经朋友介绍前来求治。病人一般情况可，平时身体健康，未患过严重的急慢性疾病，无消瘦、反复发热情况。

望闻切诊：患者神志清楚，检查合作，面容红润，胸部及两乳房外形如常，左乳内上象限和内下象限各可触及 1 个结节状硬块，有轻压痛，饮食二便如常，舌淡红苔薄白，脉缓。实验室检查无异常，超声检查报告提示：①双乳乳腺增生；②左乳上实性结节；③左乳内下实性结节。

辨证分析：肝主疏泄，能疏通、调畅全身气机，使脏腑经络之气的运行通畅无阻，各脏腑经络之气升降出入运动协调平衡。疏泄功能失常，或疏泄不及，则气机郁结，双乳、胸胁气血运行壅塞阻滞，则胀痛乃生，久而成结，并于生气等剧烈情绪波动及月经前后症状加重；气机郁滞日久，生瘀生痰，瘀痰互结阻于乳房，则可触及结节包块。

中医诊断：乳癖（肝郁气滞，痰瘀互结证）。

西医诊断：乳腺小叶增生。

治则：调理气机，实则泻之。

治法：疏调气机，化瘀祛痰。

方药：疏调消核汤加三棱 10g、莪术 10g、白花蛇舌草 15g。3 剂，水煎服。

调护：①调畅情志，合理起居；②忌生冷油腻食物。

2010 年 11 月 17 日二诊：诉服上方中药 3 剂后，双乳胀痛减轻，感周身舒畅，心情愉悦，舌淡红苔薄白，脉缓和有力。予上方加佛手 10g，3 剂，继服。

2010 年 11 月 23 日三诊：患者自诉，双乳胀痛已消失，但在左乳部仍可摸及肿块硬结，压之隐痛，饮食睡眠可，二便正常。嘱其守上方，服药 6 剂。

（按语）气机失调是乳癖最常见的病机。气机不畅，壅塞阻滞，经络血脉不通，兼夹瘀痰，阻于乳房，发为乳癖。肝主疏泄，具有疏通、畅达全身气机的作用。促进气血津液的运行输布，有利于瘀血、痰浊之消散。故在乳癖的治疗中，疏肝解郁、化瘀消痰散结是施治之重点，俾肝疏泄正常，气机调畅，则气血调和，结散瘀除，乳癖自消。

2. 疏调安胃汤

（1）组成：柴胡10g，香附10g，郁金10g，丹参10g，川芎10g，枳实10g，杭芍12g，白术10g，茯苓15g，山药20g，薄荷6g，木香6g，乌药10g，厚朴12g，苏梗6g，法半夏10g，白蔻仁10g，生甘草6g。

（2）功效：理气行血，温中和胃，补益脾肾。

（3）主治：胃脘痛（慢性胃炎）。

（4）方解：方中柴胡气味俱薄，入肝胆经，具有轻清升发、宣透疏达之功，兼有苦寒清泄之性，可升发清阳，疏解肝郁，调畅气血，是方中领衔治疗之"君药"。香附气芳香，无寒热偏胜，入肝经，能疏解肝郁，苦降肝逆，甘缓肝急，芳香走窜，是理气之良药，可通行三焦，尤长于除郁滞，使人体气行血畅，因此李时珍称其为"气病之总司，女科之主帅"。郁金辛开苦降，芳香宣透，可行气解郁，为治郁证不可缺少之品，性寒又能清郁热，善入气分行气导滞，能入血分以凉血破瘀，为血中之气药，且有利胆之功。上述香附与郁金均可增强柴胡之疏肝解郁作用，三者共伍能协同增效，故香附、郁金用作方中之"臣药"。丹参味苦，性微寒，苦能降泄，寒可清热，主入肝经血分，有活血祛瘀、通络调经、清心除烦等作用。川芎辛温，可活血祛瘀、行气解郁，张介宾谓"其性善散，又走肝经，气中之血药也……故能……破瘀蓄，通血脉，解结气"。枳壳味苦，性微寒，长于破滞气、除积滞，能理气宽中，消除胀满；与柴胡配伍则一升一降，可调畅气机，升清降浊。白芍苦酸微寒，有敛阴、柔肝、补血、平抑肝阳之作用；与甘草配伍，则"酸甘化阴"，更能发挥其柔肝养血缓急之作用。茯苓甘淡而性平，甘能补脾，淡可渗湿，其性和平，补而不峻，利而不猛，既可扶正又能祛邪，可发挥标本兼顾、一药两效之妙。故苓芍二味同为方中匡扶正气之品。木香辛散温通，可行气且善走脾胃、三焦，能升能降，宣散滞气，健胃消食，除胃脘痞满。乌药辛开温通，能宣畅气机，顺气止痛，可疏理脘腹内邪逆之气，除胀消痞。厚朴能行气除满，降气消胀，燥湿化痰，消积导滞。苏梗芳香降气，可散腹中滞逆之气。法半夏有降逆止呕，健脾和胃，燥湿化痰之功。白蔻仁气味芳香，能行气、开郁、醒脾、化湿、止呕和胃。因此，丹参、川芎、枳壳、白芍、茯苓、木香、乌药、厚朴、白豆蔻仁等均为方中"佐药"。薄荷辛凉，味芬芳，性疏散，能行气开郁，其梗尚有通络作用，有加强疏调气机之功；甘草性味甘平，能补脾益气、通行十二经，可使方中诸药补而不骤，泻而不速，故与薄荷同为方中之"使药"。

以上诸药共同配伍，散中有敛，速中兼缓，权制得宜，配合精当，既可行血中之滞气，又能解气中之瘀积，在消除郁结之邪的同时，又可在一定程度上间接地匡扶正气，具有舒肝解郁、疏调气机、调畅血行的综合作用。药味配伍颇为贴切，临证时正确运用，效如桴鼓。

（5）用法用量：温水浸泡1小时，文火煎沸30分钟，饭后温服，每日3次，每次200ml，每剂2天。

（6）注意事项：本方使用时，要嘱病家忌食油腻生冷食物。

（7）临床应用：胃脘痛既然以中焦气机失常之病变为核心，中医药治疗自当以疏调气机为第一线的治疗方法。气机失常之证通过针对性强的疏调方药的作用，促使其气机运行复常，则体内之滞气、瘀血、痰浊、湿邪、郁热、寒湿、食积等邪气均易消除。疏调人体气机疗法之主要内容一般包括疏肝气、和胃气、健脾气、宣肺气、宁心气、益肾气、调畅三焦之气等。通过矫枉纠偏，使异常之气机重归于平衡和谐之有序运行。对于胃脘痛或胃痞之疏调治疗应以疏肝、和胃、健脾为主，气滞宜行，积宜化，逆宜顺，热宜清，寒宜温，痞宜散。旨在调畅中焦气机，恢复其正常之气化入出升降功能，消除各种消化不良症状。同时若能根据患者病情之实际所需，兼以适当之宣肺以强化制节之功，则亦可有助疗效之增强。具体操作，上述之疏调安胃汤可作为应对中焦气机失常之基础通治方。但药物之化裁和用量之轻重，应因人、因病、因证制宜，力求适度，不可太过与不及。具体处治或佐以温中散寒，或清热化湿，或健脾养阴，或活血化瘀，或通络止痛等等，均应对证而设，据证而施。

若患者自觉脘腹冷痛，喜暖喜按，遇冷痛增，呕吐清涎，溺清便溏，舌质淡润，苔白薄等，属于胃寒之证者，可加高良姜、荜茇、吴茱萸等。胃阴不足，症见胃热隐痛，烧心感觉，口干舌燥，口苦纳呆，胃中嘈杂，似饥而不欲食，大便干结，舌红少津等，可加沙参、麦冬、石斛、玉竹等。若胃脘痛，痛点固定、拒按，夜间痛增，舌色紫暗或有瘀斑，脉涩，或大便色黑等，则为瘀血之象，此时可予蒲黄、泽兰、三七粉（冲服）

等。食滞胃腑者，脘腹饱闷，拒食嗳腐，矢气酸臭，舌苔垢腻而厚等，可加神曲、麦芽、焦山楂、鸡内金等。

（8）病案举例：胃脘痛。

孙某，女，42岁，2010年12月2日初诊。主诉：反复胃痛5年。病史：胃脘部反复胀痛5年，时轻时重，近2个月来胃脘胀痛明显加重，且以餐后症状更甚，还伴有恶心欲呕，两胁胀痛，遇忧思恼怒则病势更为严重。多次到医院治疗，用过"雷尼替丁""阿莫西林""香砂平胃颗粒""麦滋林"等多种药物，但收效甚微。现每天仍胀痛难忍，食后疼痛加重，神倦乏力，大便不畅。病人一般情况可，既往身体健康，未患过严重的急慢性疾病。望闻切诊：病人神志清楚，检查合作，面色略萎黄，体形瘦弱，腹部外形如常，未见包块肿物，胃脘触及轻度压痛，腹肌柔软无反跳痛，肝脾未触及，胆囊区无压痛，皮肤黏膜无黄染瘀斑，二便如常，睡眠好，舌淡红苔白腻，脉弦涩。实验室检查及特殊检查无异常。

辨证分析：上腹剑突下胀痛，触之轻度压痛，且进食后加重，病位在胃。遇忧思恼怒而加重，并感两胁胀闷，乃肝气郁滞使然。病已5年，久病入络，并可夹瘀伴痰；加之郁思恼怒，肝气横逆，克脾犯胃，气机阻滞，胃失和降而现痛，感恶心呕吐。病久夹瘀伴痰，每每缠绵难愈，反复发作。证属肝气犯胃之胃脘痛夹瘀。

中医诊断：胃脘痛（肝气犯胃证）。

西医诊断：浅表性胃炎。

治则：疏理气机，实则泻之。

治法：疏肝解郁，祛瘀化痰，和胃止痛。

处方：柴胡10g，香附10g，郁金10g，丹参10g，川芎10g，杭芍12g，白术10g，茯苓15g，山药20g，薄荷6g，木香6g，乌药10g，厚朴12g，苏梗6g，法半夏10g，白蔻仁10g，生甘草6g。3剂，水煎服。

调护：①舒畅情志，合理起居；②调饮食，戒烟酒，食富营养、易消化的食物，避免进食辛辣刺激性食品；③慎起居，适劳逸。

2010年12月8日二诊：服上方3剂后，上腹胀痛减轻，但两胁仍感胀闷不适，睡眠可，舌淡红苔薄白，脉弦。上方加佛手10g、枳实10g，续予3剂。

2010年12月14日三诊：服药后，胃脘胀痛消失，两胁已无胀闷感，

张震

045

恶心呕吐症状消失，可正常饮食，舌淡红苔薄白，脉缓。守上方3剂。

按语 郁思恼怒，气郁伤肝，肝气横逆，势必克脾犯胃，致气机阻滞，胃失和降而疼痛、恶心欲呕。《杂病源流犀烛》云："胃痛，邪干胃脘病也。……惟肝气相乘为尤甚，以木性暴，且正克也。"气滞日久或久痛入络，可致胃络血瘀。《临证指南医案·胃脘痛》说："胃痛久而屡发，必有凝痰聚瘀。"故本案治疗以疏调气机、和胃止痛为主，兼予祛痰化瘀，审证求因，辨证施治。

3. 扶正理肺汤

（1）组成：沙参10g，茯苓10g，白术8g，陈皮6g，法半夏5g，杏仁6g，前胡8g，浙贝母8g，百部8g，连翘6g，蝉蜕6g，薄荷5g，甘草5g。

（2）功效：益气扶正，养阴清热，祛痰止咳。

（3）主治：小儿咳嗽（小儿反复呼吸道感染）。

（4）方解：方中沙参能养阴清肺、益胃生津，但临床应用有南北之分。南沙参为桔梗科，长于清肺热而略有补益肺气之功，适用于气阴两虚之证；北沙参属伞形科，清养肺胃之阴较强，宜用于肺燥有热、干咳少痰者。白术与茯苓可健脾除湿，以杜绝生痰之源。茯苓药性平和，补而不峻，利而不猛，既可扶正又能祛邪，脾虚湿恋者用之最宜。白术益气健脾，补土生金，能固表止汗，对于脾肺两虚之证尤为相宜。陈皮能理气化痰、健脾燥湿，李时珍称其为脾肺"二经气分之药，但随其所配而补泻升降也"。陈皮与法半夏相互配伍，既可祛湿痰、寒痰等壅于肺中之痰浊，又可降逆气。苦杏仁能止咳平喘。百部润肺止咳。前胡可祛痰降气，疏散风热，善治喘咳。浙贝母清热化痰，可治风热犯肺和痰热蕴肺、壅肺之咳嗽。连翘能清热解毒、疏散风热。蝉蜕亦可疏散风热，且有清咽利喉之效。薄荷具有辛散芳化之性，既可疏散风热，又可行气。甘草调和诸药。方中以沙参为"君"，以白术、茯苓为"臣"，其他皆是"佐使"之品。诸药互相配伍，共奏益气扶正、养阴清热、祛痰止咳之功。

（5）用法用量：温水浸泡1小时，文火煎沸30分钟，饭后温服，每日3次，每次60ml，每剂2天。

（6）注意事项：本方为治疗小儿体虚反复咳嗽而设，疗效较好，多年应用未发现明显毒副作用。临床使用时应饭后30分钟服药，忌食辛辣香燥食物。

（7）临床应用：气虚显著者，可加黄芪以益气固表；此药补而不滞，能守能走，固表而不恋邪，无论迁延期或间歇期之患者皆可用之，以增强扶正祛邪之效。脾肾两虚者，可加山药、黄精，后者既可补脾润肺，又能滋肾益精；前者健脾、养肺、益肾，补气而不滞，养阴而不腻，为最平和，小儿脾虚纳呆、消化不良等症尤为常用。肺蕴痰热、咳喘较剧者，可加能清肺热、泻肺平喘之黄芩、桑白皮等。

（8）病案举例：小儿咳嗽。

李某，女，5岁，2006年6月12日初诊。诉：咳嗽、咽疼喉痒，痰黏白，已20多天，声音略嘶哑。舌质微红、苔薄白，脉微数、右寸脉浮。中医诊断：小儿咳嗽，证属风热犯肺。西医诊断：小儿呼吸道感染。治以益气扶正，养阴清热，祛痰止咳。予沙参10g，茯苓10g，白术8g，陈皮6g，法半夏5g，杏仁6g，前胡8g，浙贝母6g，百部6g，连翘6g，蝉蜕6g，薄荷5g，甘草3g。2剂，内服。6月20日随访，称：服药1剂后诸症明显减轻，再服1剂则喉痒咳嗽完全消失，其他症状亦随之缓解。

按语 小儿咳嗽，予中药复方内治，通过多靶点的综合效应，在减少或控制反复发作方面具有一定优势，然此法有待进一步提高和发扬。临床辨治：处于急性支气管炎阶段者，一般属于外感咳嗽，通常分为风寒、风热与肺热咳嗽或喘咳。风寒咳嗽，痰液清稀色白，鼻塞涕清，舌质不红，苔白而润，脉浮濡。可予辛温解表、散寒止咳方，如加味杏苏散（杏仁、苏梗、荆芥、前胡、法半夏、生甘草等）。风热咳嗽，痰黄稠，舌红口干，鼻涕黄浊，或伴发热，脉浮数，治宜辛凉解表、宣肺止咳，方如桑菊饮等加味（桑叶、菊花、杏仁、桔梗、连翘、薄荷、甘草等）。肺热喘咳，发热较高，咳喘较剧等，宜清肺止咳平喘，方如加味麻杏甘石汤（麻杏甘石汤加苏子、苇茎、黄芩、大青叶、桑白皮、葶苈子等）。若出现肺炎，因温邪上受首先犯肺，则应参照温病卫气营血辨证论治。

总之，小儿反复呼吸道感染，其病机之主要矛盾是正虚邪凑，而矛盾的主要方面则是正虚。正气不足，营卫失调，表气虚赢，因而外感反复，病程缠绵。非感染期之患儿，其证型多为肺脾气虚、营卫不调、肺脾阴虚、脾肾两虚等。病变部位在肺、脾、肾三脏，范围已涉及三焦，故治法应当全面而又有所侧重。

张震

今中医界有从脾论治者，依据为脾虚不运则土不生金，致肺气不足，表卫不固，易为外邪所乘，故有呼吸道之反复感染。因而主张以健脾为主，可增强患儿体内之细胞及体液免疫功能等。亦有主张从肾论治者，理由是肾为先天之本、元气之根，内有"元阴元阳"，十分重要，治疗应温补肾阳、滋养肾阴以增强疗效。另有从气血论治者，认为此类患儿多存在血液黏稠等，应采用益气活血等药物参与治疗，等等。均各有所据，亦有所得，但总宜从患者实际证情出发，综合运用，不可偏执。至于中医药方剂之疗效，则加味玉屏风汤较单纯之玉屏风胶囊或玉屏风颗粒有所提高。这印证了古代医家所言"杂合以治，各得其所宜，故治所以异而病皆愈者，得病之情，知治之大体也"（《素问·异法方宜论》）。

（二）成方应用

1. 甘露消毒丹

（1）来源：《医效秘传》。原方有利湿化浊、清热解毒之功。主治湿温时疫，邪在气分，湿热并重证。发热倦怠，胸闷腹胀，肢酸咽痛，身目发黄，颐肿口渴，小便短赤，泄泻淋浊，舌苔白或厚腻或干黄，脉濡数或滑数。若黄疸明显者，宜加栀子、大黄清泄湿热；咽颐肿甚，可加山豆根、板蓝根等以解毒消肿利咽。

（2）临床应用：临床常用于治疗肠伤寒、急性胃肠炎、黄疸型传染性肝炎、钩端螺旋体病、胆囊炎等证属湿热并重者。

（3）方解：本方主治湿温、时疫，邪留气分，湿热并重之证。湿热交蒸，则发热、肢酸、倦怠；湿邪中阻，则胸闷腹胀；湿热熏蒸肝胆，则身目发黄；热毒上壅，故口渴、咽颐肿痛；湿热下注，则小便短赤，甚或泄泻、淋浊；舌苔白或厚腻或干黄，为湿热稽留气分之征。治宜利湿化浊，清热解毒。方中重用滑石、茵陈、黄芩。其中，滑石利水渗湿，清热解暑，两擅其功；茵陈善清利湿热而退黄；黄芩清热燥湿，泻火解毒。三药相合，正合湿热并重之病机，共为君药。湿热留滞，易阻气机，故臣以石菖蒲、藿香、白豆蔻行气化湿，悦脾和中，令气畅湿行；木通清热利湿通淋，导湿热从小便而去，以益其清热利湿之力。热毒上攻，颐肿咽痛，故佐以连翘、射干、贝母、薄荷，合以清热解毒，散结消肿而利咽止痛。

（4）病案举例：湿热中阻证。

王某，男，40岁。1个月前曾因急性阑尾炎行手术切除术，术后创口感染，局部脓肿形成，又经切开引流等外科治疗。现创口已愈合，但低热（38℃上下）持续，旬月未退。四肢无力，胃纳呆滞，稍食即感恶心，尿黄，便溏不爽，脉濡细而数，苔薄腻色白，舌质暗红夹青。证属湿热中阻，气血郁滞。拟化湿清热，理气活血法。方予杏仁10g，豆蔻仁10g，薏苡仁20g，厚朴10g，法半夏10g，竹茹9g，通草5g，砂仁10g，红花6g，广木通6g，生甘草3g。服1剂后，觉腹中舒适，胃纳增进，恶心减轻，体温降至正常。再服2剂，精神食欲继续改善，但夜间兴奋难眠，苔渐净化。上方加茯神15g、建菖蒲6g，续服3剂，症状消失。

2. 附子理中汤

（1）来源：《太平惠民和剂局方》。由大附子（炮，去皮、脐）、人参、干姜（炮）、甘草（炙）、白术各等分组成。原方有温中祛寒、补气健脾之功。主治脾胃虚寒，脾肾阳虚，五脏中寒，口噤，四肢强直，失音不语，下焦虚寒，火不生土，脘腹冷痛，呕逆泄泻。

（2）临床应用：中寒胃痛，加丁香、小茴香；中寒腹中拘急疼痛，加桂枝、白芍；寒湿腹泻，加苍术、厚朴；肝胃虚寒，浊阴上逆之呕吐，加吴茱萸、陈皮。

（3）方解：方中附子、干姜温运中焦，以散寒邪为君；人参补气健脾，协助干姜以振奋脾阳为臣；佐以白术健脾燥湿，以促进脾阳健运；使以炙甘草调和诸药，而兼补脾和中。诸药合用，使中焦重振，脾胃健运，升清降浊功能得以恢复，则吐泻腹痛可愈。

（4）病案举例：胃脘痛。

杨某，男，56岁。诉上腹疼痛2个月余，经治未见好转。现感胃脘持续性隐痛，并向肩背部放射，常发恶心，不思饮食，唾泪俱多，有时自闻腹内振水音，大便稀溏，小便清长，尿液难禁，一有便意则需迅速登厕。脉沉迟，两尺无力，舌质淡，苔白腻多津。西医诊断：慢性浅表性胃炎，自主神经功能紊乱，副交感神经偏亢。中医辨证：脾肾阳虚，胃失和降。法当温补脾肾，和胃降逆。方予附子理中汤加味。川附片30g，炒白术12g，潞党参12g，上肉桂5g，吴茱萸6g，香附10g，天台乌药10g，砂仁6g，炙甘草6g，法半夏9g。服3剂后，胃脘痛迅速减轻，食欲增加，唾液及泪液明显减少，已无恶心现象，唯小便尚难控制。前方去香附、吴茱萸，加巴戟天10g、桑螵蛸6g，续服4剂，诸症消失，正常工作生活。

3. 生脉散

（1）来源：《医学启源》。本方主"补肺中元气不足"。生脉散有益气生津、敛阴止汗之功。主治温热、暑热、耗气伤阴证，见汗多神疲，体倦乏力，气短懒言，咽干口渴，舌干红少苔，脉细数；久咳伤肺，气阴两虚证，见干咳少痰，短气自汗，口干舌燥，脉细。

（2）临床应用：咳嗽、心烦失眠，加百合、酸枣仁；心悸怔忡，脉结代，属气阴两虚者，加黄芪、生地黄。生脉散经剂型改革，制成注射液，用于治疗休克、急性心肌梗死、冠心病、心肌炎及其后遗症等，获得良效。

（3）方解：本方所治为温热、暑热之邪，耗气伤阴；或久咳伤肺，气阴两虚之证。温暑之邪袭人，热蒸汗泄，最易耗气伤津，导致气阴两伤之证。肺主皮毛，暑伤肺气，卫外失固，津液外泄，故汗多；肺主气，肺气受损，故气短懒言、神疲乏力；阴伤而津液不足以上承，则咽干口渴。舌干红少苔，脉虚数或虚细，乃气阴两伤之象。咳嗽日久伤肺，气阴不足者，亦可见上述征象。治宜益气养阴生津。方中人参甘温，益元气，补肺气，生津液，是为君药。麦门冬甘寒，养阴清热，润肺生津，用以为臣。人参、麦冬合用，则益气养阴之功益彰。五味子酸温，敛肺止汗，生津止渴，为佐药。三药合用，一补一润一敛，益气养阴，生津止渴，敛阴止汗，使气复津生，汗止阴存，气充脉复，故名"生脉"。《医方集解》说："人有将死脉绝者，服此能复生之，其功甚大。"至于久咳肺伤，气阴两虚证，取其益气养阴、敛肺止咳，令气阴两复，肺润津生，诸症可平。

（4）病案举例：内伤发热。

邓某，男，45岁。诉长期低热已半年多，久治未愈。曾住某大医院做全面体检，结论仍为发热待查。现觉头晕肢软，两胁隐痛发胀。每当集中精力看书或阅读文件时，则易昏昏入睡。尿短黄，大便干结，饮食睡眠无明显改变，舌质淡红，苔薄白少津。脉濡细，两尺弱。西医诊断为发热待查、自主神经功能紊乱。中医辨证：按肢软无力，嗜睡，乃罹病日久，神气不足之候；溺黄便结，舌上津少，显系阴液匮乏，热自内生使然。气液既亏，阴火失其戡敛，故低热持续难已。迭经中西药物长期治疗而不应，情志势难舒展，肝气焉能不郁，因觉两胁不适。证属气阴两虚，肝失疏泄。法当益气育阴，疏肝除热。方用黄芪20g，太子参15g，麦冬

15g，五味子 15g，生地黄 15g，地骨皮 12g，柴胡 9g，淡竹叶 3g，山茱萸 10g，佛手 9g，大枣 4 枚，生甘草 6g。连服 6 剂后，体温恢复正常，腋温读数已未超过 37℃，仅觉胁肋尚隐痛，工作时神气稍差。上方去淡竹叶，加黄精 15g、生酸枣仁 10g，续服 4 剂遂愈。

（供稿人：田春洪　王莉　田原　指导：张震）

参考文献

1. 田春洪，田原，张莹洁，等 . "疏调气机" 学术思想和临床经验整理与研究 [J]. 云南中医中药杂志，2013，34（12）：3-5.

2. 张震 . 张震中医实践领悟与研究心得 [M]. 北京：人民卫生出版社，2013：193-194.

3. 张震 . 辨证论治新理念与临床应用 [M]. 上海：上海科学技术出版社，2014：102-103.

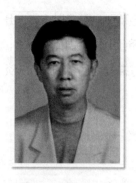

李永康

一、医事小传

李永康（1935—2004），云南省昆明市人，云南省中医医院教授、主任医师。第二、第三批全国老中医药专家学术经验继承工作指导老师，云南省名中医，云南省著名中西医结合骨伤科专家，享受云南省政府特殊津贴专家。

曾任全国高等中医院校骨伤教育研究会委员，中国中西医结合学会骨伤科分会第四届委员，《中国疼痛医学杂志》编委，《云南中医中药杂志》编委，云南省卫生技术高级职称评审委员会委员。

从事骨伤科医、教、研工作45载，治学严谨，发皇古义，学贯中西，博采众长，兼收并蓄，医德高尚。擅长以中西医结合诊疗模式诊治骨伤科疑难杂病，对颈椎病、骨质疏松症、退行性骨关节病、腰椎间盘突出症等有其独到的见解，并获效显著。立法方药独到，集多年临床经验研制的系列方药如颈椎Ⅱ号方、骨痹Ⅰ号方、四妙五苓汤、补肾壮筋汤等，均获肯定的临床疗效。先后公开发表学术论著20余篇，出版专著4部，开展科研工作7项，其中"拱桥复位器治疗单纯性腰椎压缩骨折"项目获云南省卫生厅科学技术进步奖二等奖。在临床实践中深受广大医务工作者及患者好评。

二、医方

（一）自拟方

1. 颈椎Ⅱ号方

（1）组成：丹参15g，红花9g，黄芪20g，续断15g，当归15g，威灵仙 12g，茯苓 15g，枸杞 15g，杜仲 15g，细辛 9g，天麻 12g，远志 12g，全蝎 9g，蜈蚣 2 条，甘草 6g。

（2）功效：补益肝肾，强筋健骨，活血化瘀，通络止痛。

（3）主治：用于颈椎病所致的颈部肌肉僵硬疼痛，手臂麻木，头晕耳鸣，下肢行走无力如踩棉花感，舌质暗红苔白腻，脉弦。

（4）方解：本方所治病证，乃肝肾亏虚，瘀血阻络，风寒湿邪侵袭所致，病位在筋骨，治宜补益肝肾，祛风除湿，活血化瘀。方中以丹参活血祛瘀，凉血安神；红花活血祛瘀止痛，为君药。黄芪补中益气，益卫固表；杜仲补益肝肾，强筋健骨；续断补肝肾，行血脉，续筋骨；枸杞滋补肝肾之阴；茯苓渗湿利水，健脾安神；远志宁心安神，祛痰开窍；天麻息风止痉，平肝潜阳，为臣药。威灵仙祛风湿，通经络，止痹痛；细辛祛风散寒止痛；全蝎息风止痉，通络止痛；蜈蚣息风止痉，通络止痛，解毒散结，为佐药。凡颈椎病迁延难愈者，因病邪深入经髓骨骱，气血凝涩，痰瘀互结，经络闭塞不通，麻木不仁者，非草木药物所能通达，必须借虫蚁类药物搜剔窜透，方能奏效。甘草调和诸药，为使药。本方随证加减运用于各型颈椎病，具有扶正祛邪、攻中有补、补中有攻、攻补兼施的作用，在祛风的同时不忘活血，充分体现了中医"治风先治血，血行风自灭"的治疗原则。重用虫类药物取"透骨搜风"之效是本方又一大用药特色。全方既不燥热，亦不滋腻，具有祛邪不伤正、补益不留邪的特点。现代研究表明，本方能使无菌性炎症迅速消除，有扩张外周血管和改善微循环的作用，加快新陈代谢，使病变组织得以修复。

（5）用法用量：先用冷水浸泡 30 分钟，煨涨 20 分钟后将药液倒出，然后把已准备好的蜈蚣粉末放入药液中一起服用。1 剂药服 2 天，每天 2 次，饭后服用。

蜈蚣粉制法：首先将药袋中所有蜈蚣一起用温火焙干，碾成粉末，等分后每次 1 份。如：3 剂中药，共 6 条蜈蚣，碾成粉末后分为 12 等份，每次 1 份。

（6）注意事项：服药前后 1 小时忌食酸冷之品。感冒患者、孕妇、哺乳期妇女、儿童禁用。肝病、肾病患者慎用。

（7）临床应用

1）痹病型：以肩颈、上肢的疼痛、麻木为主。治宜温经活血止痛，

李永康

在原方基础上加桂枝、葛根，重用丹参、红花、威灵仙。

2）眩晕型：以发作性眩晕，头痛，目眩，转动头颈即发眩晕或猝倒为主症。属气虚下陷者，宜补中益气，在原方基础上加党参、升麻、葛根，重用黄芪、茯苓。属痰瘀交阻者，宜祛湿化痰，散瘀通络，在原方基础上加泽泻、半夏、陈皮、白术，重用丹参、红花、茯苓、威灵仙。属肝肾不足，风阳上亢者，宜滋水涵木，调和气血，在原方基础上加熟地黄、山茱萸、白芍、山药，重用续断、杜仲、枸杞。

3）痿病型：以下肢运动障碍、发抖，起病缓慢、间歇性发作为主，治宜活血化瘀，疏通经络，在原方基础上加桃仁、川芎、地龙、赤芍，重用黄芪、丹参、红花。

（8）验案举例：椎动脉型颈椎病。

许某，女，50岁，1997年4月18日初诊。颈肩部疼痛伴头晕10余年，加重1年。患者头晕，头昏，颈肩背疼痛，颈部旋转后头晕头昏症状加重，经按摩治疗效果不佳，急速旋转颈部时曾有过昏倒病史。查：颈部活动度前屈20°，后伸10°，左侧偏15°，右侧偏10°，左右旋转受限，$C_{4\sim7}$棘突压痛，冈上肌压痛，旋颈试验阳性。X线片示$C_{5\sim7}$钩椎关节骨质增生。

诊断：颈性眩晕。

证型：气滞血瘀，肝肾不足，经络不通。

治则：活血通络，补益肝肾，祛风止痛。

处方：丹参15g，红花9g，当归15g，威灵仙12g，茯苓15g，枸杞15g，杜仲15g，细辛9g，天麻12g，远志12g，全蝎9g，蜈蚣2条，甘草6g。

用法：水煎服，每日服2次，每剂服2日，饭后服，3剂为1个疗程。

二诊：头晕、头昏、颈肩痛症状稍有缓解。加泽泻15g，重用蜈蚣3条，6剂。

三诊：头晕、头昏、颈肩痛症状有明显缓解。连续服药24天，症状完全消除，随访10个月未见复发。

（按语）颈椎Ⅱ号方是李永康在长期临床中总结出来的经验方，用于治疗颈性眩晕，疗效显著，深受患者好评。尤其是对头晕、颈肩痛改善明显，大部分患者1个疗程后症状基本消除。李永康认为，颈椎病多为风、寒、湿、瘀诸邪夹杂致病，在辨证论治该病时应充分考虑到其复杂性，标本兼治方能起效。方中攻补兼施、阴阳并重、标本兼顾，充分体现了中医治疗的"整体观"，因而能在临床治疗中取得良好疗效。方中虫类药物的运用亦是该方的"点睛"之笔，取其"透骨搜风"之奇效，起到了"事半功倍"的效果。

2. 骨痹Ⅰ号方

（1）组成：独活 10g，羌活 10g，桑寄生 15g，当归 15g，细辛 9g，丹参 15g，红花 10g，杜仲 12g，茯苓 15g，续断 12g，威灵仙 10g，枸杞 15g，制全蝎 9g，蜈蚣 2 条，甘草 6g。

（2）功效：补肝肾，通经络，祛风湿，止痹痛。

（3）主治：肝肾亏虚，筋骨失养，风寒湿邪阻于经络所致的腰部疼痛、活动受限，下肢放射性疼痛难以久立，舌质暗红苔白腻，脉弦。

（4）方解：本方所治病证，乃肝肾亏虚，筋骨失养，风寒湿邪阻于经络所致。病位在筋骨，病性属标实本虚，治宜补肝肾，通经络，祛风湿，止痹痛。方中以独活祛风湿，止痹痛；桑寄生祛风湿，补肝肾，强筋骨，为君药。杜仲补益肝肾，强筋健骨；续断补肝肾，行血脉，续筋骨；枸杞滋补肝肾之阴；茯苓渗湿利水，健脾安神；丹参活血祛瘀，凉血安神；红花活血祛瘀止痛；当归补血活血止痛，为臣药。羌活祛风湿，止痹痛；威灵仙祛风湿，止痹痛，通经络；细辛祛风散寒，温经止痛；全蝎息风止痉，通络止痛；蜈蚣息风止痉，通络止痛，解毒散结，为佐药。甘草调和诸药，为使药。本方随证加减运用于各种中医"腰腿痛"范畴的疾病，具有标本兼治、攻补兼施、扶正祛邪的作用，在祛风除湿、通络止痛的同时，不忘补益肝肾，强筋健骨，活血补血；寓补于攻而不伤正，诸药合用，共奏补肝肾、通经络、祛风湿、止痹痛之功效；选用虫类药物，取"透骨搜风"之效，亦是本方又一大用药特色。

（5）用法用量：同颈椎Ⅱ号方。

（6）注意事项：同颈椎Ⅱ号方。

（7）临床应用

1）血瘀作痛：有闪挫扭伤病史，症见腰腿部刺痛如锥，痛有定处，转侧俯仰困难，深呼吸或咳嗽时疼痛加重，舌质有瘀斑、瘀点，苔白，脉弦。治以活血化瘀，通络止痛。本方基础上加苏木，重用丹参、红花、当归。

2）风、寒、湿痹作痛：多因素体虚弱，卫外不固，汗出当风，风、寒、湿邪乘虚侵袭所致。症见腰腿酸困疼痛，膝、髋关节屈伸不利，其痛遇寒则剧，得温则舒，或伴下肢肿胀。舌质淡，舌体胖，苔白或腻，脉沉缓。治以祛风散寒，除湿通络。本方重用独活、羌活、威灵仙、全蝎、蜈蚣、茯苓。

3）湿热作痹：多因著痹日久，湿蕴化热或感受湿热之邪所致。症见腰腿疼痛较剧，夜间尤甚，灼热疼痛，屈伸不利，四肢困重，得凉稍舒，口干苦，小便黄浊，大便溏秽，舌红，苔黄腻，脉滑数。治以清热利湿，通络止痛。本方基础上加苍术、薏苡仁、知母、黄柏。

4）肝肾亏虚作痛：多因年老体弱，肾气亏虚，或痹病日久，或强力劳作伤及肝肾所致。症见筋脉弛缓或拘急疼痛，喜按喜揉，腰膝酸软无力，头晕目眩，遇劳则甚，休息则减，脉多沉细。治以滋养肝肾，缓急止痛。本方加巴戟天、淡苁蓉、淫羊藿，重用桑寄生、续断、杜仲、枸杞。

5）气虚作痛：气虚者症见少气懒言、精神萎靡不振，此时应重用黄芪。

（8）验案举例：腰椎间盘突出症。

李某，男，56 岁，2003 年 5 月 16 日初诊。自诉腰骶部及右下肢串麻痛 3 年，加重 3 天，放射至右臀、右小腿外侧及足背，剧痛时腰部活动受限，行走困难。咳嗽、喷嚏、腹部加压时，疼痛加剧。卧床时疼痛稍有缓解。腰部有外伤史。体征为下腰段有不同程度侧凸，向患侧凸者为多。腰椎前屈功能受限。$L_4 \sim S_1$ 棘突右侧旁 1～2cm 处有明显压痛点。右直腿抬高试验 45°（＋）、加强试验（＋），右小腿外侧及足背有感觉障碍区，右跟腱反射减弱，右小腿肌肉轻度萎缩。屈颈及踇趾背屈检查均为阳性。舌苔淡白，脉沉细。X 线检查：①腰椎轻度侧凸，生理前凸消失；②椎间隙变窄；③椎体后缘有骨质增生；④椎间盘上缘可有凹陷。CT 检查示：① L_{4-5} 椎间盘右侧突出；② L_5-S_1 椎间盘膨出。

中医诊断：腰腿痛（肝肾亏虚，筋骨失养）。

西医诊断：腰椎间盘突出症（L_{4-5}）。

治则：补益肝肾，强筋壮骨，活血化瘀，散寒止痛。

方药：以骨痹 I 号方加减。

处方：独活 15g，羌活 10g，桑寄生 15g，续断 12g，当归 15g，杜仲 12g，威灵仙 15g，丹参 15g，红花 9g，枸杞 15g，秦艽 10g，茯苓 15g，防风 15g，细辛 9g，制全蝎 9g，蜈蚣 2 条，怀牛膝 15g，甘草 6g。每日服 2 次，每剂服 2 日，水煎服，6 剂为 1 个疗程。

二诊：2 周后，疼痛症状减轻，体征改善，右小腿外侧有麻痛不适。前方加乌梢蛇 10g、白芷 15g。每日服 2 次，每剂服 2 日，水煎服，6 剂为 1 个疗程。

三诊：疼痛症状减轻，体征改善，功能基本恢复正常，过劳稍有不适。

按语 对于腰腿痛，应从瘀、虚、损三方面进行分析。一是瘀，邪气留连，病久入深，或着于筋脉，或着于肌骨，荣卫凝涩不通，气血运行不畅而气血瘀滞。瘀是一切痛症的根本，无论新伤还是旧伤、关节僵硬还是关节不利，均是由瘀所致。二是虚，瘀而久之，肝肾失养，气血失荣，致使气血不畅，经脉壅滞，邪滞经络及筋，形成痹病，出现腰酸背痛、腰膝软弱无力，甚则屈伸不利等症状，缠绵难解。三是损，腰腿部是机体活动最频繁的部位，因而极易在劳动中损伤，局部组织积劳成伤，血脉经络阻滞，即不通则痛，不通则痹。常因气候突变，加重病情，致使急性发作。由此可见，老年病的病因病机特点是气虚血瘀，这是治疗腰腿痛的立法依据，治宜补益肝肾、养血生精、强筋壮骨、活血化瘀、散寒除湿止痹痛。

（二）成方应用

1. 四妙五苓汤加味

（1）来源：二妙散用苍术、黄柏最早见于危亦林《世医得效方》，名苍术散；《丹溪心法》取此二味名为二妙散；明代虞抟《医学正传》加入牛膝一味，取名三妙丸；清代张秉成《成方便读》加薏苡仁成为四妙丸，治湿热痿证。五苓散出自张仲景《伤寒论》。本方是将四妙丸与五苓散合二为一，在原方五苓散基础上去桂枝、白术，加萆薢、防己、知母、独活、羌活、丹参、甘草而成。

原方四妙丸具有清热利湿、舒筋壮骨功效；五苓散治疗由于气化失常所致的蓄水诸证。

（2）临床应用：①骨折和关节损伤后的肿胀，如瘀血残留者，可加红花、泽兰叶、三七以活血化瘀；气血亏损者，可加黄芪、当归、鸡血藤补气行血，取血行水则行之意。②治痛风性关节炎，加生石膏、淡竹叶、海风藤、土茯苓。③治滑膜炎，加车前子、萹蓄、虎杖、络石藤。

（3）方解：茯苓、猪苓为君，具有利水渗湿、益脾和胃之功。苍术燥湿健脾，祛风散寒；黄柏清热燥湿，泻火解毒，除骨蒸，清虚热；生薏苡仁健脾渗湿，清热排脓，除痹止痛；萆薢利湿去浊，祛风通痹；牛膝补肝肾，强筋骨，活血通经，引药下行；防己利水消肿，祛风止痛；独活祛风胜湿，散寒止痛；羌活散表寒，祛风湿，利关节，止痹痛；丹参活血凉血，祛瘀止痛；上药为臣，共奏健脾利水、活血通络之效。甘草和中缓急，调和诸药为使。

（4）验案举例：痛风性关节炎。

袁某，男，25岁。2002年6月21日初诊。患者左足趾、足背反复性肿痛6年。患者6年前在一次饮酒后，突然发生左足背、左踇趾肿痛，难以入睡，局部灼热红肿。在当地服用消炎镇痛药，1周后疼痛缓解。以后，每遇饮酒或感冒即易发作，每遇发作，自服秋水仙碱等药。近1年来服用上药效果不佳。疼痛固定于左足背及左踇趾。于2周前又因酒后卧睡受凉而引起本病发作，局部红肿热痛，功能受限，故来我处诊治。查体：面红，跛行，左足踝部及踇趾红肿、压痛、功能受限。舌质红，苔黄腻，脉弦滑数。血尿酸520μmol/L。X线检查示左足第1跖骨头处出现溶骨性缺损。

诊断：痛风性关节炎（湿热痹阻证）。

治则：清热解毒，祛湿通络，消肿止痛。

四妙五苓汤加减：茯苓20g，猪苓15g，泽泻15g，苍术20g，黄柏10g，薏苡仁30g，牛膝10g，萆薢15g，防己10g，知母10g，独活10g，羌活10g，丹参15g，生石膏30g，淡竹叶10g，海风藤10g，甘草6g。

用法：每日服2次，每剂服2日，水煎服，3剂为1个疗程。

二诊：服药2个疗程后，症状消失，行走自如，无跛行。上方去生石膏、淡竹叶，为巩固疗效，加土茯苓15g、赤白芍各30g、威灵仙15g。服用2个疗程，并嘱调理饮食。随访2年，未复发。

按语 中医认为痛风一病，虽属痹病，但其疼痛剧烈，反复发作，缠绵不愈，以致关节畸形，且有多种并发症，故又有别于一般痹病。中医认为，本病多由外感湿热之邪或风寒之邪郁久化热，或内伤肝肾不足，或痹病日久，血瘀痰阻而致。痹病初起属实证，久则正虚邪实，虚实夹杂。痹病容易出现下述3种病理变化。一是痹病日久不愈，气血津液运行不畅，血脉瘀阻，津液凝聚，以致瘀血痰浊痹阻经络，出现关节肿大，关节周围瘀斑、结节，屈伸不利等；二是病久气血耗伤，呈现气血双亏或肝肾亏损的证候；三是痹病不愈，由经络传及脏腑，出现脏腑痹。

急性痛风性关节炎多在春、秋季发病，与高嘌呤饮食有关，常有家族遗传史。发病前可无任何先兆。诱发因素有饱餐饮酒、过度疲劳、紧张、关节局部损伤、手术、受冷受潮等。常在夜间发作，凌晨关节疼痛惊醒，进行性加重，剧痛如刀割样或咬噬样。体征类似急性感染，有局部发热、红肿及明显钝痛。多于数天或数周内自行缓解。首次发作多为单关节炎，60%～70%首发于第1跖趾关节，在以后病程中，90%患者反复该部受累。足弓、踝关节、膝关节、腕关节和肘关节等也是常见发病部位。全身表现为发热、头痛、恶心、心悸、寒战不适，以及白细胞计数升高，血沉增快。

本病病理基础为高尿酸，治疗以控制血尿酸水平、缓解症状、预防再次发作为主。日常调理宜食用低热能膳食，保持理想体重，避免高嘌呤食物。含嘌呤较多的食物有动物内脏、沙丁鱼、蛤、蚝等海味及浓肉汤，其次为鱼虾类、肉类、豌豆等；各种谷类制品、水果、蔬菜、牛奶及奶制品、鸡蛋等含嘌呤较少。严格戒酒，每日饮水应在2000ml以上。避免暴食酗酒、受凉受潮、过度疲劳、精神紧张，穿鞋要舒适、防止关节损伤。慎用影响尿酸排泄的药物，如某些利尿剂、小剂量阿司匹林等。

2. 补肾壮筋汤

（1）来源：此方在《伤科补要》所载补肾壮筋汤（熟地黄、当归、牛膝、山茱萸、茯苓、川断、杜仲、白芍、青皮、五加皮）的基础上加独活、山药、威灵仙、枸杞、巴戟天、淡苁蓉、甘草。

原方具有补益肝肾、强壮筋骨之功效，主治损伤后期，肝肾亏损，症见筋骨痿软，腰膝无力，步履艰难，头目眩晕，形体消瘦，舌淡脉弱者。

（2）临床应用：①损伤后期累及上肢，选用片姜黄、羌活、秦艽、贝母。累及颈椎，选用葛根、伸筋草、桂枝、羌活。累及腰部，选用桑寄生、淫羊藿、骨碎补、土鳖虫、乌梢蛇。②骨关节炎，双膝肿胀、积液，选用土茯苓、车前子、薏苡仁、木瓜、防己。关节肿胀甚，选用泽泻、白术、泽兰、白芥子、炙麻黄、炒枳壳。关节冷痛甚，选用川附片、桂枝、干姜、老鹳草、海桐皮、千年健、仙茅。关节麻木、重着疼痛，皮下结节者，选用胆南星、天竺黄、法半夏、薏苡仁、桃仁、红花。③骨质疏松症：并发围绝经期综合征引起的骨痛或关节酸痛，若伴月经或迟闭或提前，周期不定，加醋柴胡、益母草、女贞子、墨旱莲；若伴烘热汗出，面红易怒者，加栀子、黄芩、石决明以清热潜降；若伴心悸少寐多梦者，加酸枣仁、远志、生龙骨、牡蛎、珍珠母、合欢花、首乌藤。并发压缩性骨折，疼痛固定，起卧疼痛显著，选用制延胡索、刘寄奴、乳香、没药、桃仁、红花。阳虚者，面色白，手足不温，舌淡，脉沉迟，加附子、肉桂、淫羊藿、鹿角胶、锁阳。脾肾两虚者，面色萎黄，食少，神疲乏力，舌淡，苔白，脉虚弱，加党参、焦白术、白豆蔻、砂仁、焦三仙、鸡内金。

（3）方解：方中熟地黄、当归、白芍、山茱萸补益肝肾之精血，精血充旺，则筋骨强壮；配以杜仲、牛膝、五加皮、枸杞、巴戟天、淡苁蓉补益肝肾，强壮筋骨；独活、威灵仙祛风湿，止痹痛；茯苓、山药、青皮理气益脾，以助运化；甘草调和诸药。诸药合用，共奏补肝肾、强筋骨之效。

（4）验案举例：膝骨关节炎。

徐某，女，67岁，2002年3月23日初诊。双膝关节肿胀疼痛僵硬，活动受限7年，加重1个月。双膝关节肿胀疼痛，右膝较重，腰膝酸软，腰腿不利，俯仰转侧不利。活动时可闻及摩擦音，能够自行独立行走，但是较为缓慢，腰椎活动自如，饮食尚可，伴头晕，耳鸣，二便无异常。舌淡红，苔薄白，脉细。摄X线平片示双膝退行性改变。

中医诊断：痹病（肾虚髓亏证）。

西医诊断：双膝骨关节炎。

治法：滋补肝肾，强壮筋骨。

方药：补肾壮筋汤加减。熟地黄20g，杜仲15g，白芍10g，青皮10g，山茱萸10g，五加皮10g，独活15g，当归15g，山药15g，茯苓20g，续断15g，威灵仙10g，枸杞10g，巴戟天15g，淡苁蓉10g，甘草6g。每日服2次，每剂服2日，水煎服，6剂为1个疗程。

二诊：2 周后，肿胀疼痛症状减轻，体征改善，仍感腰膝酸软无力，腰腿不利。上方加桑寄生、党参、千年健、仙茅。每日服 2 次，每剂服 2 日，水煎服，6 剂为 1 个疗程。服药后酸软无力明显减轻，腿足轻便。

按语 骨关节炎是骨伤科最常见的一种退行性病变，表现为局限性进行性关节软骨破坏及关节边缘骨赘形成，分为原发性和继发性。

骨关节炎的诊断主要是根据临床表现和 X 线检查来确定。X 线摄片检查主要用来直观地反映关节力线和骨结构的变化。磁共振成像（MRI）检查被认为是可以全面反映骨、软骨、韧带、滑膜、关节囊、半月板等关节各组织情况的检查手段。关节镜检查被认为是诊断软骨损伤的金标准。

（供稿人：唐镇江）

参考文献

李永康，唐镇江.衷中参西巧治疑难骨伤病症：李永康学术思想与临床经验集 [M].
北京：中国中医药出版社，2015.

李永康

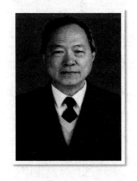

吴生元

一、医事小传

吴生元（1937—2016），教授、主任医师，吴佩衡扶阳学术流派代表性传承人。第二、第五批全国老中医药专家学术经验继承工作指导老师，首批云南省国医名师，云南省首批中医药师带徒工作指导老师，中华中医药学会首届中医药传承特别贡献奖获得者。

曾先后担任云南中医学院中医系主任、科研处处长、教务处处长等职。1985年2月—1993年12月，任云南中医学院第一附属医院暨云南省中医医院院长。曾当选中共云南省第四次代表大会代表，昆明市盘龙区第九、第十届人民代表大会代表。曾任中华中医药学会理事、云南省科学技术协会常务委员、云南省中医药学会副会长及内科专业委员会主任委员、云南省名中医学术继承考评委员会主任委员、昆明市中西医结合学会副会长等。

吴生元祖籍四川会理县，1937年3月出生于昆明，自幼随父亲——云南著名中医学家吴佩衡学习中医，耳濡目染，深受熏陶。1960年10月，昆明医学院医疗系本科毕业后分配至云南中医学院工作。1960—1970年，作为学术继承人跟师吴佩衡期间，又在云南中医学院系统进修中医3年。

吴生元重经典，精"伤寒"，衷中参西，治学严谨，擅长诊治外感病、风湿痹病、脾胃病及高血压。用经方、用附子治疗疑难杂症有其独到之处。学术上继承了吴佩衡的学术专长及实践经验，对保存"元气"的重要意义有深刻的体会。实践中，重视温扶阳气，主张抓住先天心肾阳气这一关键环节治疗阳虚阴寒证。临床上善于运用仲景"四逆辈"扶阳抑阴，回阳救逆，力挽沉疴，对吴佩衡应用附子的胆识一脉相承并有所发挥。其学秉承《黄帝内经》重"阳气"及仲景温阳存津思想，发扬了郑寿全、吴佩衡扶阳学说之精华，拓展了扶阳适应证。

从事中医临床、教学、科研工作 56 年，以振兴中医、培育桃李为己任，一生著述颇丰，整理编印了吴佩衡许多学术文稿。主编、参编《伤寒论讲义》《吴佩衡医案》《中医痹病学》《吴佩衡中药十大主帅古今用》《扶阳理论与临床实践》等专著 20 部，发表论文 30 余篇，使吴佩衡的学术思想及经验得以流芳后世。先后主持和指导省部级科研课题 10 余项。获国家发明专利 1 项，云南省科学技术进步奖一等奖 1 项（温阳通络法治疗类风湿关节炎的研究及临床应用）、三等奖 2 项，云南省科学技术杰出贡献奖 2 项，云南省卫生科技成果奖二等奖 1 项。研制"风寒感冒冲剂""风热感冒冲剂""痛风消颗粒""痛风清洗剂""蠲痹颗粒"等医院制剂，疗效显著。2011 年，成功申报并建立国家中医药管理局名老中医吴生元工作室。2014 年建立全国首批中医学术流派工作室"云南吴佩衡扶阳学术流派传承工作室"，先后在省内外建立了 8 个吴氏扶阳学术流派二级工作站，传承弟子 63 名，培养出 6 位国家级学术继承人，一大批省内中医学科带头人，为中医药事业的传承和发展作出了重要贡献。

二、医方

（一）自拟方

1. 柴葛桂枝二陈汤

（1）组成：柴胡 15g，葛根 20g，桂枝 20g，杭芍 18g，炙麻黄 6g，细辛 8g，防风 6g，陈皮 6g，法半夏 6g，茯苓 6g，桔梗 6g，炙远志 6g，生姜 6g，大枣 6g，甘草 6g。

（2）功效：祛风散寒，化痰解表。

（3）主治：太阳病发热恶寒，热多寒少，头身痛，咳嗽，身困乏力等。

（4）方解：麻黄辛温发汗解表，桂枝汤解肌发表、调和营卫，配伍葛根升提阳明经气，防止邪传阳明，同时又能生津养液，虽发汗解表但不伤正。加入细辛、防风辛温散寒而解表。加入二陈汤燥湿化痰而止咳。此方既解太阳之表，又防伤津化燥，转入阳明，亦杜绝了邪气内传，陷入三阴之疾，可谓治防同功，三经并治。

（5）用法用量：冷水煎服，一日2次，一剂2日。

（6）注意事项：服药后覆被而卧，以小发其汗。汗出热退，中病即止。

（7）临床应用：可用于治疗感冒、支气管炎、肺炎等。外感表证的治疗，贵在早治、急治，把握住"太阳"这一关，以免病邪传变入里。根据人体正气的强弱、感邪的轻重，采用麻黄汤、桂枝汤、柴葛桂枝汤等分别施治，在方药配伍及剂量增减上灵活掌握，使之能多发汗、少发汗、微似汗出，方能一"汗"而解，奏效而不伤正。

（8）病案举例：外感发热（上呼吸道感染）。

白某，男，47岁。因寒冬季节到北方出差，感受风寒而致恶寒发热、头痛、咳嗽，自服"康泰克""感冒清"无好转。回昆后即到昆明医科大学第二附属医院就诊，经静脉滴注青霉素2天后，上症仍未缓解。今日发热加剧，体温38.8℃，遂到我院就诊。现发病已5日，症见恶寒发热，头身疼痛，鼻阻、流清涕，口干，无汗，咳嗽咽痒，痰清色白呈泡沫状，纳少，舌质淡，苔薄白，脉浮紧。诊为太阳经气阻遏、经输不利。治宜祛风散寒，舒经解表。拟柴葛桂枝二陈汤：柴胡15g，葛根20g，桂枝20g，杭芍18g，炙麻黄6g，细辛8g，防风6g，陈皮6g，法半夏6g，茯苓6g，桔梗6g，炙远志6g，生姜6g，大枣6g，甘草6g。患者当晚服药后汗出热退，次日霍然，2剂诸症痊愈。

按语 此方是吴生元本《伤寒论》的学术思想及组方原则拟订的经验方。《伤寒论》中原本以三阳为表，其中又分为太阳、阳明、少阳三经表证。而临床常见之外感病，多从太阳起始，继而阳明而少阳，本应依据所病何经再分别施治，但由于临床常因病情的变化，难免邪未离太阳之表，又易传入他经，故拟上方。一是解太阳表证，二是解阳明肌表，三是借少阳之药柴胡枢转达邪，以防邪留三阴。方中麻黄辛温发汗解表，桂枝汤解肌发表、调和营卫，配伍葛根升提阳明经气，防止邪传阳明，同时又能生津养液，虽发汗解表但不伤正。加入细辛、防风辛温散寒而解表。加入二陈汤和远志燥湿化痰而止咳。此方既解太阳之表，又防伤津化燥，转入阳明，亦杜绝了邪气内传，陷入三阴之虞，可谓治防同功，三经并治，体现了在前人经验基础上的一种创新和发挥。

2. 玉屏风桂枝汤

（1）组成：黄芪 30g，白术 15g，防风 15g，桂枝 20g，白芍 15g，生姜 15g，大枣 5 枚，甘草 10g。

（2）功效：益气固表，调营和卫，解肌止汗。

（3）主治：表虚之人，感受风寒，恶风汗出，身楚倦怠，流涕，咳嗽，咳痰无力，关节疼痛，皮肤瘙痒，舌淡苔白，脉缓或沉细。

（4）方解：方中以黄芪益气固表，合白术补脾而助气血之源，使气充血旺，则卫外固、汗可止；防风走表而去风邪，黄芪得防风，固表而不留邪，防风得黄芪，祛邪而不伤正。桂枝散风寒以解肌表；白芍敛阴和营，使桂枝辛散而不致伤阴。生姜助桂枝以散表邪，大枣助白芍合营卫，甘草调和诸药。诸药配伍，补中有疏，散中寓补。

（5）用法用量：冷水煎服，一日 3 次，一剂 2 日。

（6）注意事项：桂枝汤原方中，桂枝与白芍等量，但目前市场上桂枝的质量大不如以前，故其用量稍大于白芍。

（7）临床应用：可用于感冒、支气管炎、鼻窦炎、鼻黏膜炎、风疹、瘾疹、痹痛等。伴咳嗽咳痰者，加二陈汤；肩臂疼痛，加羌活 10g、川芎 10g、秦艽 10g；皮肤瘙痒者，加刺蒺藜 10g、地肤子 10g、蝉花 10g，皮损处渗出明显者再加五加皮 10g、薏苡仁 15g；卡他症状明显者，加细辛 8g、辛夷花 10g。

（8）病案举例：瘾疹。

胡某，女，30 岁，1998 年 4 月 7 日首诊。患者全身皮肤起疹、瘙痒 2 个月余。皮疹色红，时隐时现，多见于午后晚间，常在吃鸡蛋、鱼虾、糖类时发作加重，伴腹痛，双下肢疼痛，饮食及二便可，舌淡苔薄白，脉沉细。患者产后 5 个月，月经未至，既往无特殊。中医诊断：瘾疹（气虚营卫不调证）。治宜益气固表，调和营卫，祛风止痒。方用玉屏风桂枝汤加减。

处方：黄芪 30g，防风 15g，白术 15g，桂枝 15g，白芍 15g，刺蒺藜 10g，广蛇床子 10g，地肤子 10g，蝉花 10g，五加皮 10g，薏苡仁 15g，生姜 10g，大枣 10g，甘草 10g。连服 2 剂。

4 月 9 日二诊：全身皮肤瘙痒减轻，皮疹减少，大便稀薄，一日 2 行，腹痛，饭后明显，饮食可，二便正常，舌红苔白，脉沉细。效不更方。上方加荆芥 10g、炒黄芩 10g，继服 5 剂。

4月 14 日三诊：全身皮肤瘙痒缓解，皮疹消失。

按语 皮肤瘙痒是瘾疹的常见症状，其发病是由于患者禀赋薄弱，气血不足，外感风寒湿热之邪客于肌肤所致。气虚则卫外功能减弱，营卫不调，外邪易侵。本固而标自立，故投玉屏风桂枝汤益气固表，调和营卫，配伍刺蒺藜、蝉花、蛇床子、地肤子祛风止痒，除湿托毒；薏苡仁健脾利湿。补中有疏，散中寓补，一散一收，而达益气固表、调和营卫、祛风止痒、除湿托毒之功，故获良效。

3. 麻杏蒌贝汤

（1）组成：炙麻黄 15g，杏仁 10g，全瓜蒌 10g，川贝母 10g，百部 10g，紫菀 10g，百合 15g，陈皮 10g，苏子 10g，炙桑白皮 15g，黄芩 10g，桔梗 10g，炙远志 10g，石菖蒲 10g，白豆蔻 10g，甘草 10g，大枣 10g，生姜 10g。

（2）功效：宣肺除痰，润肺止咳。

（3）主治：风寒咳嗽数日，虽已解表宣肺，但肺寒未净，又因咳久而伤及肺气肺阴之证，或风寒入里化热所引起咳嗽之证。症见咳嗽日久或反复发作，痰多或难咳，色白或色黄黏稠，伴气喘胸闷，脘痞纳少，咽痒或咽痛，时有恶寒，神疲体倦，口干不喜饮，舌淡，苔白或黄腻，脉弦滑或沉细。

（4）方解：方中麻黄宣肺发表，宣散未尽之寒邪；杏仁化痰止咳，与麻黄、甘草组成三拗汤，具有宣肺平喘止咳之效；瓜蒌、贝母、紫菀化痰止咳，清热散结；百部、百合、桔梗润肺止咳；陈皮理气化痰，健胃消食；炙桑白皮泻肺平喘止咳；炙远志安神祛痰；石菖蒲、白豆蔻健脾除湿；甘草调和诸药。全方配伍，宣肺化痰，止咳平喘，随症加减，使肺气宣畅，痰湿得化，咳喘自平。

（5）用法用量：冷水煎汤，取汁内服，每 2 日 1 剂，分 3 次温服。

（6）注意事项：服药期间戒烟，清淡饮食。

（7）临床应用：咳甚者，加炙款冬花、枇杷叶；伴气喘者，加葶苈子；咽痛，加板蓝根、射干；痰黄稠，加鱼腥草；咳嗽日久，加麦冬、五味子、罂粟壳等。

（8）病案举例：咳嗽（慢性支气管炎）。

冯某，男，56岁，1998年12月15日初诊。半年前因感受风寒出现咳嗽，咳痰半年余，曾多次静脉滴注"青霉素、先锋5号、氧氟沙星"多种抗生素，口服止咳药治疗，病情无明显好转。近日咳嗽加剧，胸片示"慢性支气管炎"。症见咳嗽，痰少色白难咳，咽痒，咳甚则喘息，胸闷，口不干，纳少，二便调。舌质淡青，苔白，脉沉细。中医诊断：咳嗽（风寒犯肺，肺气不宣）。治以杏苏二陈汤加减，以疏风散寒，宣肺止咳。

二诊：2剂后，咳嗽较前有所好转，但咳声重，反复不止，痰白黏稠，较前易咳，咽痒，口干思饮，纳少，神疲，胸闷气短，咳甚则喘息，二便调，舌质淡夹青，苔白，脉沉细。患者咳嗽日久，肺气失宣，痰湿不净，气阴不足，治宜宣肺化痰、润肺止咳。方改予麻杏蒌贝汤加减。

处方：炙麻黄15g，杏仁10g，全瓜蒌10g，川贝母10g，百部10g，百合15g，陈皮10g，苏子10g，炙桑白皮15g，黄芩10g，桔梗10g，炙远志10g，甘草10g，大枣10g，生姜10g。

三诊：患者服上方5剂后，咳嗽明显好转，但痰黄而稠，咽痒，口干苦而思饮，胸闷气短减轻，纳眠及二便可，舌淡夹青，苔薄白，脉沉细。守方再服5剂。

12月31日四诊：患者咳嗽减轻，痰少易咳，已无胸闷气短等症，精神转佳，纳眠可，二便调，舌质淡，苔薄白，脉沉细。守方加五味子5g，敛肺止咳。

1999年1月5日五诊：患者咳嗽明显缓解，偶有咳嗽，痰白清稀易咳，精神饮食及二便正常。

按语 《景岳全书·杂证谟·咳嗽》曰："外感之咳，其本在肺，故必由肺以及他脏，此肺为本他脏为标也。"明确指出，外感咳嗽之发生，必须在肺脏受累之后才能出现。风寒咳嗽的治疗，吴生元曾拟定为"解表散寒，宣肺除痰，邪去正虚、参麦收场"三步疗法。但临床上的病情变化常常是错综复杂，相互间难以截然断开。相当一部分患者就诊时并非表现为单纯的外感或内伤咳嗽，而是虚实并见，常呈现出痰湿为主、寒热兼夹的临床表现。若肺气尚未全然宣通，痰湿未能除净，而肺的气阴已偏虚，用杏苏麻辛二陈汤又不利于益气润肺，若用沙参麦冬汤又恐恋邪，故用麻杏蒌贝汤邪正两解较为适宜。麻杏蒌贝汤看似温凉混杂，实为针对咳嗽之发病机理而治。

（二）成方应用

加味香砂六君子汤

（1）来源：在《张氏医通》"香砂六君子汤"基础上去乌梅，加公丁香、肉桂而成。

（2）临床应用：治脾胃虚寒，胃脘痛，食少作呕，或脾虚不思饮食，食后胀饱，或气虚痰食气滞，倦怠，咳嗽多痰，吐泻，反酸。兼有食滞不化，再加入焦山楂、麦芽、槟榔、鸡内金之类；若气滞不行，又可加入香樟子、甘草、高良姜之类；若泛酸，可加入吴茱萸、煅瓦楞子。

（3）方解：党参益气健脾，促其运化；茯苓、白术、砂仁健脾燥湿，杜其生湿之源；陈皮、法半夏行气健胃；木香疏调气机；公丁香、肉桂温中散寒止痛。全方合用，温中健脾，理气和胃，顺脾胃之性，升降相协，虚实兼顾。

（4）病案举例：胃脘痛（慢性胃炎）。

朱某，男，42岁。1997年6月28日初诊。患者胃脘疼痛1年余，加重1个月，喜温喜按，畏酸冷饮食，大便常稀溏，一日1～3次，神疲乏力，舌淡，苔白根腻，脉缓。胃镜提示慢性萎缩性胃炎。经多种中西药治疗，效果不明显（具体用药不详）。诊为胃脘痛（脾胃虚寒）。用加味香砂六君子汤加减，以益气和胃，温中止痛。

处方：党参30g，白术15g，茯苓15g，法半夏15g，肉桂15g，焦山楂15g，炒麦芽15g，陈皮10g，木香8g，砂仁10g，香樟子10g，石菖蒲10g，高良姜10g，甘草10g，公丁香8g。

服药5剂，患者胃脘疼痛减轻，大便已成形，一日1～2次，自觉漱口时恶心欲呕，哕气，出汗多，饮食少，舌淡苔根白腻，脉细弦。上方去香樟子、高良姜，加鸡内金10g。继服10剂。

服10剂后，胃脘疼痛消失，哕气减轻，多矢气，胃中冷，大便正常，饮食增加，舌淡苔根腻，脉细弦。原方去焦山楂、炒麦芽，加炮姜15g、乌药10g、炒小茴香10g，再服10剂而愈。

(按语) 胃痛为脾胃病常见症状。虚寒胃痛，临床尤为多见。《黄帝内经》所云"太阴之上，湿气主之……阳明之上，燥气主之"，是指脾胃燥湿相济的生理功能而言。病理情况下，饮食不节，过食生冷，或先天禀赋不足，中焦阳虚，燥不化湿，中阳不足，湿从寒化，以致脾不运化，胃失和降，气机郁滞而成胃痛。故予加味香砂六君子汤，既温中健脾，又理气和胃，治之易见其效。

（供稿人：彭江云　赵常国）

参考文献

吴生元.扶阳存津　擅用温通大法：吴生元学术思想与临床经验集 [M]. 北京：中国中医药出版社，2015.

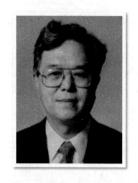

管遵信

一、医事小传

　　管遵信（1938—2020），教授，博士后导师，主任医师。第二、第五批全国老中医药专家学术经验继承工作指导老师，云南省国医名师，云南省有突出贡献的专家。"管氏特殊针法学术流派"第四代主要传承人。2016 年 5 月，昆明市政府审批同意"管氏针灸疗法"为市级"非物质文化遗产保护名录"，管遵信为代表性传承人，"管遵信医馆"为市级非物质文化遗产保护单位。

　　管遵信自幼随父学习中医针灸，18 岁即获得医师资格。从事中医临床、科研工作 60 余年。60 多年来一直致力于针灸、耳针的临床及科研工作，擅长用针灸、中药和耳针治疗疑难杂症和常见病、多发病，对许多中西医难治之病有独到之处。

　　1973 年发明"玉卫 22 型袖珍穴位探测仪"。1981 年发明"管氏耳穴染色"的活体染色方法。1985 年"耳穴染色进行疾病诊断"获卫生部乙级科学技术成果奖，香港国际中医学院一等奖。1992 年"耳穴诊治疾病的原理研究"获云南省科学技术进步奖三等奖，加拿大中医药针灸学院一等奖。1982 年主持制定世界卫生组织西太平洋区域委托我国拟定的《耳穴国际标准化方案（草案）》，于 1987 年获得通过。此后又参加了耳穴国家标准化的拟定（中华人民共和国国家标准《耳穴名称与部位》于 1993 年 5 月 1 日颁布执行）。1988 年创办"中华耳针函授部"。在国内办过 51 期耳针、针灸、科研方法培训班，在加拿大主讲过 4 期耳针培训班。为国内外培养针灸、耳针、科研方法人才 3000 余人。

　　2000 年退休，2001 年开办"管遵信医馆"。2002 年在家传针灸中医药技术的基础上，经过反复研究实践，治愈了自己的慢性肾衰竭，创立

"管遵信肾病五联疗法"（隔药饼灸、耳针、穴位注射、中药、乐疗5种方法联合治疗）。2007年基于自己对慢性肾衰竭的临床研究，大胆提出"肾衰能治愈，肾单位可以再生"的观点，并撰写文章《肾衰能治愈——肾单位可以再生》在"滇港学术交流大会"上进行重点交流，同时发表在国家级医药卫生综合类科技期刊《中外健康文摘》上。到2016年已经治疗慢性肾脏疾病上千例，治疗肾衰竭获得临床治愈率9.6%、显效率50%、有效率80%左右的效果，为治疗世界难治之病——慢性肾衰竭，找到了有效的治疗方法。

编写出版《中国耳针学》（1995年上海科学技术出版社出版）、《实用医学科研方法学》（1990年上海中医学院出版社出版）、《快乐老人健康枕边书》（2017年中国医药科技出版社出版）等专著12本；在学术会议和学术刊物上发表论文120余篇；博客文章600多篇，其中肾病文章和病案260多篇。另有《管遵信肾病五联疗法》一书，于2019年由中国医药科技出版社出版。

二、医方

1. 呃逆方

（1）处方：耳中穴、中脘、足三里、公孙、内关。

（2）功效：和胃止呃。

（3）主治：呃逆。

（4）方解：呃逆即膈肌痉挛。中医认为脾胃虚寒、胃火上逆、气郁不畅、饮食停滞都可以引发此病。本病总与脾胃虚实寒热和气机相关，尤其与胃的关系密切。耳中穴曾用名"膈"及"神经丛点"，相当于横膈在耳郭上的投影，能降逆和胃、利膈祛风。中脘为胃之募穴、八会穴之腑会，足三里为胃经之合土穴，两穴相伍，有健脾和胃之功，并可以针后加灸，取温中散寒之效。公孙、内关均是八脉交会穴之一。公孙调气机、健脾胃，内关疏利包络、宽胸理气，两穴相伍，上下相应，疏理气机，治疗胃、心、胸部病症。诸穴相配，共奏降逆止呃之功。

（5）操作：针刺或针后加灸。实证、热证用强刺激泻法，虚证、寒证用弱刺激补法。耳中穴在其穴区内找到敏感点针刺效果更佳。每日治疗

1次，直至呃逆停止。

（6）注意事项：耳穴针刺要严格消毒，以防感染。

（7）临床应用：呃逆甚者，加耳穴神门；脾胃虚寒者，加脾俞、胃俞；食滞，加天枢、承满；肝气郁结，加太冲；胃火上逆，加内庭。

（8）病案举例：呃逆。

杨某，女，60岁。2015年5月20日初诊。呃逆5天。5天前进食冷物后致呃逆，自行服"温胃舒"后呃逆不减。刻下症见：呃逆频作，呃声不断，神倦，纳差，大便稀，舌淡苔白润，脉细弱。诊断：呃逆。中医辨证：脾胃虚寒。治则：温中散寒，补益脾胃。取穴：耳中穴、中脘、足三里、公孙、内关。操作：在一侧耳郭的耳中穴上寻找到针尖状红色阳性反应点，用13mm毫针向耳屏方向平刺此反应点，进针后持续捻针1分钟，再针中脘、内关、足三里、公孙，用捻转补法，足三里加温灸，留针40分钟，中间捻转行针2次后出针，呃逆减轻。用此法连续治疗3天，呃逆停止。

按语 患者进食冷物，致寒邪直中胃腑，胃失和降，脾胃虚寒，胃气上逆动膈，上冲喉间而发出呃逆响声。耳中穴有和胃降逆、利膈止呃之功，在耳中穴上针刺其反应点，能迅速平降胃气。加用体穴中脘、内关、公孙、足三里并加灸，协同耳穴共奏温中散寒、补益脾胃、和胃止呃之功，故收效快捷。

2. 风热喉痹方

（1）处方：耳尖穴、扁桃体穴、少商。

（2）功效：清热利咽。

（3）主治：风热喉痹，如急性咽炎、扁桃体炎、喉炎。

（4）方解：喉痹即咽喉肿痛，有风热犯肺、胃火上蒸的实热之证，也有肾阴不足、虚火上炎的阴虚之证。本处方主要用于实热证。方中耳尖穴，曾用名扁桃体，有清热息风、解痉止痛之功；耳扁桃体穴在耳垂正面下部，能清利咽喉；少商是肺经的井木穴，能通利肺气、输布津液、通窍利咽。

（5）操作：耳尖穴或扁桃体穴配少商点刺放血，放血量依病情轻重而定。耳尖穴、扁桃体穴交替使用，每日一侧耳穴，每天治疗1次。

（6）注意事项：本方适应证是实热证之喉痹，虚热之证不宜使用。

（7）临床应用：咽痛甚者，加针刺耳咽喉穴，在咽喉穴区找到敏感点，行捻转手法；外感风热，加针尺泽、外关；胃经热盛，加针合谷、内庭。

（8）病案举例：咽喉肿痛。

李某，男，6岁。2015年3月7日初诊。发热咽痛1周。平素体虚易感冒，本次病发缘于进食过多的香燥物品。曾在某医院诊为急性扁桃体炎，给予静脉滴注"氨苄青霉素"1周，疗效不显，到针灸科求治。刻下症见：咽痛剧烈，汤水难以下咽，发热，便秘尿黄。查：咽红，双侧扁桃体肿大，其上有多个白色脓点，体温38.7℃，舌红苔黄燥，脉浮数。诊断：喉痹。中医辨证：热毒内壅，上犯喉嗌。治则：清热解毒，利咽止痛。取穴：耳尖穴、少商。操作：当即给予双侧耳尖点刺放血约4ml，再配合双侧少商放血约3ml。术毕患儿出汗，咽痛减轻，热退。依此法每天治疗1次，连续治疗5天而愈。

按语 本例患儿体质素弱，进食香燥之品，致胃腑积热，热邪上壅喉嗌，络脉不畅而致咽喉肿痛。双耳尖放血有清热解毒之功，少商为手太阴肺经的井穴，放血能泻热开窍，是治疗咽喉肿痛的经验效穴。两穴相配，加强了清热解毒、通络利咽之功。放血量较多，使热毒随血而出。

3. 落枕方

（1）处方：颈穴或颈椎穴、肩井。

（2）功效：解痉止痛。

（3）主治：落枕。

（4）方解：落枕是指急性单纯性的颈项强痛、活动受限的一种病症，多因患者睡眠姿势不当或感受风寒所致。颈穴、颈椎穴是相应部位取穴，为颈部在耳郭上的反应点，针刺之，可以解除局部痉挛疼痛；肩井是手足少阳经、阳维脉交会穴，能舒筋活络，主治肩背痹痛、颈项强痛。《通玄指要赋》有"肩井除两胂难任"之言。

（5）操作：针刺，风寒证可加灸。耳穴在所选穴区寻找敏感点进针或压丸，行捻转手法，同时嘱患者慢慢活动颈部，至疼痛有所缓解。每日治疗1次，直至症状解除。

（6）注意事项：本方主要针对单纯性落枕而设，如系颈椎病所致颈项强痛，还当在本方基础上辨病、辨证取穴。另外，肩井穴针刺时应注意针刺深度，以防刺伤肺脏。

（7）临床应用：痛甚者，可加刺耳穴神门；痛在少阳经者，加风池、翳风、外关、悬钟；痛在太阳经者，加天柱、膏肓、后溪。

（8）病案举例：落枕。

肖某，男，19岁。2015年11月20日初诊。颈部疼痛半天。患者晚上睡觉时受凉，加之姿势不当，清晨起床后颈部疼痛剧烈，不能转动。自服"芬必得"疼痛未缓解，下午到针灸科就诊。查：颈部不能左右转动，前屈后伸明显受限。左侧天柱、肩井穴有明显压痛，舌淡苔薄白，脉弦紧。诊断：落枕。辨证：寒邪阻络。治则：温散寒邪，通络止痛。取穴：耳颈椎穴、天柱、肩井、外关。操作：用0.3mm×13mm毫针刺入左侧耳颈椎穴的敏感点，针尖到达耳郭软骨，频频捻动针柄，同时让患者慢慢活动颈部，行针约10秒后，颈部疼痛减轻。同时针刺天柱、肩井、外关穴，用泻法，颈部加用TDP灯照射，留针半小时左右，中间行针2次，出针后颈部活动基本正常。

按语 本患者因颈部受凉、睡姿不当而致寒邪入络，经络痹阻不通而发落枕。针颈椎穴、天柱穴、肩井穴直接疏通局部经络气血，循经远取外关穴疏通手少阳三焦经之气，加用TDP灯照射有温散寒邪之功。耳穴取准敏感点并采用动体穴针刺法，体穴远近结合，巧用手法，加之TDP灯照射温散寒邪，故效如桴鼓。

4. 管遵信肾病五联疗法

（1）组成

1）耳针或耳压：主要取穴交感、肾、皮质下、肾上腺。

2）穴位注射或穴位埋线：取穴以肺俞、肝俞、脾俞、肾俞、京门、章门、中脘、关元、足三里、阴陵泉、三阴交为主。穴位注射常用的注射液有黄芪注射液、香丹注射液、当归注射液、参麦注射液、复合维生素B注射液、核酪注射液等。

3）隔药饼灸：取穴，一组脾俞或肝俞、肾俞、命门，二组中脘、关元、足三里。

4）中药：辨证辨病施方。有是证，用是药，用是方。

5）乐疗：健康心理疏导。

（2）主治：慢性肾衰竭、慢性肾小球肾炎、肾病综合征、IgA肾病、糖尿病肾病、高血压肾病、痛风肾病、狼疮性肾炎、过敏性紫癜性肾炎等。

（3）方解：管遵信研究耳穴疗法多年，20世纪70年代初发明了耳穴探测仪，80年代发明了耳穴染色法。通过20余年的临床和实验研究，得出耳穴的诊治疾病原理：通过多条途径（经络、神经、体液、内分泌、免疫等多个系统和途径），在多个层次上（组织学、形态学、分子生物学、基因学……从宏观到微观）进行多方面调整，使失去了阴阳平衡、生理平衡的机体获得调整，在新的情况下，得到新的平衡，从而治愈疾病。把耳穴疗法引入治疗肾病，加强了五联疗法中其他疗法的作用，提高了疗效。肾穴是相应部位取穴，以使治疗效果直达病所；交感穴滋阴潜阳，可以调节自主神经功能，是治疗内脏疾病的要穴；肾上腺、皮质下有抗过敏、抗感染、调整免疫功能的作用，为针对病因而设。

穴位注射是把中药注射液注射到针灸穴位里，达到针灸和药物双重治疗疾病的作用。穴位埋线是在穴位里埋入蛋白质线（或羊肠线），让线在穴位里慢慢地融化吸收，起到对穴位缓慢、长时间、良性的刺激，从而达到疏通气血、平衡阴阳、祛病除邪的治疗作用。穴位和中药注射液的选取是临证时根据经络辨证、脏腑辨证而来。穴位注射和穴位埋线的治病原理，是以针刺治病机理为基础，与针刺治病原理一致。

管遵信少年时期患肾病综合征，用家传的隔药饼灸获得有效治疗。2000年又不幸被诊断为慢性肾衰竭，在家传隔药饼灸的基础上，参阅数百篇文献资料，并在自己身上进行了无数次的实验，获得了现行有效的隔药饼灸的方法和方药。隔药饼灸是利用燃烧艾绒产生的热将药饼药物的有效成分（其中也包含艾绒的药性）渗透到穴位中，从而达到治病的作用。肾衰药饼主要由益气温肾养血的中药组成，肾炎药饼主要由清热凉血的中药组成。十多年的临床实践表明，隔药饼灸确能促进肾单位修复与再生，恢复肾功能。

用中药治疗肾病，已经有数千年历史。历代医书中记载的理论、方药、病例多不胜举。现在的所有肾病，从肾炎到肾衰竭，在中医书籍中都能找到相应的中医病症，并且有相应的症状描述、处方和病案。中医书籍中记载的肾衰竭病案也多不胜举，并且是治愈的病例。管遵信从辨证识病的角度审视慢性肾衰竭，总体判定为虚实夹杂，寒热交错。邪实是诊断慢性肾衰竭所必备的，只有代谢毒物不能排出体外，氮质潴留才能形成本病，无邪则病难以成。而邪实以湿证、瘀证多见。正虚的演变，管遵信认为一般遵循"气虚—血虚—阳虚—阴虚—气血阴阳俱虚"的规律，病变脏腑除肾外，多在脾肺。由于肾脏疾病临证复杂多变，临床中管遵信强调处方用药要依据辨证灵活使用，"有是证，用是药，用是方"。

心理健康是身体健康的前提和保证。心理不健康，必然导致各种疾病，同时会加重已有的疾病。肾病患者往往都有不同程度的心理问题，尤其是慢性肾衰竭的患者。乐疗是 20 世纪 80 年代姜宗坤提出的，后得到潘朝东的完善与发展。它通过"脸上微笑，心里念谢"来化解修正不良情绪，"一谢了（疗）之，一笑了（疗）之。笑谢一切，化解一切"。通过乐疗可以有效改善患者的心理状态，甚至获得心理健康。

（4）操作：肾病患者多用耳穴针刺法，用 0.25mm×13mm 毫针，于耳郭常规消毒后，刺入所选耳穴，深度以刺入耳软骨而不刺透耳软骨为度。每次一侧耳穴，每日治疗 1 次，两耳交替使用。留针 30 分钟以上。少数特别怕痛的患者，可用耳穴压丸法。经验证明，耳穴压丸法的疗效不如耳针法。

穴位注射，每次取背部腧穴 2～3 个，腹部穴位 1～2 个，四肢穴位 2 个；中药注射液辨证选取，如气虚者选用黄芪注射液，气阴两虚者选用参麦注射液，气滞血瘀者选用香丹注射液等。穴位碘伏消毒，每穴注射药液 0.5ml，每天治疗 1 次。穴位埋线，取背腹部穴 10 个，四肢穴 1～2 个，一次埋线后，根据患者对埋线吸收的情况，间隔 10～15 天做下一次埋线治疗。

隔药饼灸，每次取一组穴位，两组穴位交替使用，每穴灸 5 壮，每天治疗 1 次。急症、重症每天灸前后两组穴位，每穴灸 5 壮。水肿患者加灸水分。病情显著好转后，可以根据情况隔日治疗 1 次。病愈后尚需隔保健药饼灸半年到 1 年，以巩固疗效。

中药，煎服，每日 1 剂。病情好转稳定时，可以每周服 5 剂中药。饮食禁忌依据所患肾病具体定夺。

乐疗，随诊实施。同时根据一段时间门诊患者的情况，开展定期或不定期的集体心理疏导工作。

（5）注意事项：耳针、穴位注射、穴位埋线时局部需要严格消毒，以防感染。穴位注射和埋线于背部腧穴时，要注意进针深度，以防伤及脏器。对于隔药饼灸，经过多年的临床实践总结出发疱灸的疗效要优于非发疱灸，但因为发疱灸会留瘢痕，施灸之前要向患者说明，以取得患者的同意。尿毒症期的肾衰竭患者，化验显示血钾高者，可以考虑暂停内服中药。

（6）病案举例

病例一：慢性肾功能不全（尿毒症期）。

董某，男，20岁。2014年5月14日初诊。发现肌酐升高3年。患者自述于2011年8月体检时发现"先天性独肾"，当时肌酐161.4μmol/L，尿素氮7.35mmol/L，尿酸597μmol/L，胆固醇6.24mmol/L，甘油三酯4.18mmol/L，尿蛋白（＋＋），曾服"黄葵胶囊""尿毒清颗粒""海昆肾喜胶囊"等药治疗。双下肢反复浮肿，又因参加高考学习压力大，3年来肾功能各项指标逐渐上升。刻下症见：全身酸痛，肩背酸痛尤为明显，饮食睡眠好，夜尿1次，大便畅，精神欠佳，乏力倦怠明显。舌质暗淡，苔薄白，脉沉细数。辅助检查：2014年5月12日，肌酐750.8μmol/L，尿素氮17.96mmol/L，尿酸736μmol/L，胆固醇7.24mmol/L，甘油三酯2.35mmol/L。诊断：慢性肾功能不全（尿毒症期）。中医辨证：脾肾气虚，湿瘀内阻。治以补脾益肾，温阳化湿，化瘀通络。用管遵信肾病五联疗法治疗：①隔肾衰药饼灸：肝俞、肾俞、命门；中脘、关元、足三里；每天灸1次，每次灸一组穴，每穴灸5壮，两组穴位交替施灸。②穴位注射：取穴肝俞、脾俞、肾俞、志室、京门、曲池、足三里、三阴交，每次取3～4穴，每穴注射药液0.5ml；香丹注射液、参脉注射液、黄芪注射液，随症选用。③耳针：取穴交感、肝、肾、皮质下、肾上腺，每天治疗1次。④中药：黄芪50g，党参50g，茯苓20g，白术20g，山茱萸30g，金樱子20g，芡实20g，当归10g，丹参20g，益母草20g，蝉蜕10g，苏叶10g，白花蛇舌草20g。

二诊：2014年6月12日。治疗1个月后检查肌酐619.4μmol/L，尿素氮21.66mmol/L，尿酸365μmol/L，胆固醇6.33mmol/L，甘油三酯4.6mmol/L。双下肢无浮肿，精神好转，仍有全身酸痛，但其肩背酸痛缓解明显，纳可眠安，大便通畅，舌质暗淡，苔薄白，脉细滑数。治宜补脾益肾，燥湿化瘀。隔肾衰药饼灸、穴位注射、耳针同前。中药：黄芪

50g，党参 50g，茯苓 20g，白术 20g，山茱萸 30g，金樱子 20g，芡实 20g，蝉蜕 10g，苏叶 10g，白花蛇舌草 20g，当归 10g，丹参 20g，益母草 20g，苍术 15g，黄柏 15g，牛膝 20g，车前子 30g，薏苡仁 30g，生山楂 15g。

三诊：2014 年 7 月 11 日。治疗 2 个月后检查肌酐 480μmol/L，尿素氮 24.82mmol/L，尿酸 499.5μmol/L，胆固醇 4.36mmol/L，甘油三酯 4.0mmol/L。指标下降，自觉症状明显好转，但出现咽干痒不适，偶咳，喉中有痰，口干欲饮，咽部异物感。在与患者的交流中发现，患者因学业和疾病心理负担较重。查：舌质暗淡，苔薄白，脉细弦稍数。治守上法的同时，依据病症，中药以小柴胡汤加减：柴胡 10g，白芍 20g，黄芩 10g，法半夏 15g，党参 30g，金樱子 15g，芡实 15g，黄芪 50g，当归 20g，苏叶 10g，白花蛇舌草 20g，生姜 3 片，大枣 15g，甘草 6g。

四诊：2014 年 8 月 16 日。治疗 3 个月后检查肌酐 425μmol/L，尿素氮 23.12mmol/L，尿酸 361μmol/L。精神明显好转。喉中有痰、口干欲饮、咽部异物感消失。

按语 慢性肾衰竭病变涉及多个脏腑，虚实并见，病机复杂。在慢性肾衰竭发展过程中，瘀和湿是实邪的突出表现，也是肾功能恶化的主要因素。管遵信在方中常用蝉蜕、苏叶疏风胜湿，苍术、黄柏、牛膝、薏苡仁清热化湿，丹参、益母草活血化瘀。又因慢性肾衰竭患者常伴血虚贫血之症，故在活血的同时常常加熟地黄、当归、白芍以养血。本例患者因精神压力大，日久则气机不畅，出现少阳之证，故用小柴胡汤加减，疏肝解郁，调畅气机，药后病症大减。这说明在肾衰竭中依据病症灵活运用方药的重要性。

病例二：肾病综合征。

李某，男，20 岁。2008 年 11 月 15 日初诊。反复颜面及下肢浮肿 2 年。患者 2006 年 7 月出现颜面及下肢浮肿，小便量少。在医院诊断为"肾病综合征"，给予"泼尼松"50mg/d 治疗，浮肿消退，但停服"泼尼松"则病情反复。2 年中病情反复 6 次。就诊时症见：患者下肢轻度凹陷性水肿，满月脸，肥胖体型，仍在服用"泼尼松"30mg/d。脉滑数，舌暗红，苔白腻。心率 104 次 /min。化验检查：尿蛋白 0.3g/L，肌酐 198μmol/L，尿素氮 9.3mmol/L，尿酸 391μmol/L。西医诊断：肾病综合征，慢性肾衰竭（失代偿期）。中医诊断：水肿（脾肾气虚，湿热羁留，水湿内停）。治以益气、清热、利水。用管遵信肾病四联疗法治疗：①隔肾炎药饼灸：穴位：一组，肾俞、脾俞；二组，足三里、关元。每天灸1次，每次灸一组穴位，每穴灸3壮，两组交替施灸。②穴位注射：药用黄芪注射液2ml、香丹注射液2ml、利多卡因注射液1ml，混合备用。取穴：脾俞、肾俞、关元、足三里、肝俞、三焦俞、气海俞、曲池、三阴交、志室、太溪、手三里，随症加减，如有过敏加曲池、血海。每次取背部穴位2~4个，四肢穴位1~2个，每天治疗1次。③耳针：穴取肾、交感、肾上腺、皮质下。每天治疗1次，每次一侧耳穴，留针30分钟以上，两耳交替。④中药：以黄芪50g、党参50g、金银花10g、连翘10g、蒲公英20g、紫花地丁20g、野菊花6g为基本方，随症加减。

治疗2次后，嘱逐渐减服"泼尼松"，隔2天减少1片。在减服期间，水肿、尿蛋白、肾功能等均没有反弹，反而有所好转。至12月7日停服"泼尼松"，尿蛋白0.1g/L，水肿明显减轻，满月脸有所好转。面部稍感刺痛，触之皮肤粗糙。继续治疗。2009年1月19日检查：尿蛋白阴性，肌酐168μmol/L，尿素氮8.9mmol/L，尿酸389μmol/L。体型恢复正常，满月脸消退，恢复正常脸型，无水肿，面部皮肤恢复正常。坚持治疗到2009年2月。自2009年3月7日—4月7日，先后化验检查3次，各项指标均正常。患者全面恢复。

第2次就诊，2010年5月15日。患者因为春节期间感冒，致尿蛋白1.0g/L。感冒治愈后因为尿蛋白未减，看广告自行买"益肾胶囊"服用，导致浮肿日渐加重。就诊时症见面色蜡黄，下肢浮肿，按压没指，双眼睑浮肿，眼裂如缝。恶心纳少，无力，小便少于200ml，色黄，泡沫多。脉细虚数，舌淡红，苔薄白。化验检查：尿蛋白>5g/L，肌酐50μmol/L，尿酸533μmol/L，总蛋白33.7g/L，白蛋白15g/L，总胆固醇18.21mmol/L，甘油三酯2.7mmol/L。诊断：肾病综合征。中医辨证：风寒犯肺，脾肾阳虚，水气泛滥。治宜宣肺、益气、温肾、利水。用管遵信肾病四联疗法治疗：①隔水肿药饼灸：穴位：一组，脾俞、肾俞；二组，水分、关元、足三里。每天灸1次，每次灸一组穴位，每穴灸3壮，两组交替施灸。嘱患者重灸水分穴。②穴位注射：药用黄芪注射液2ml、香丹注射液2ml、利多卡因注射液1ml，混合备用。取穴：风池、肺俞、脾俞、三焦俞、气海俞、曲池、阴陵泉；肺俞、风池、肝俞、肾俞、志室、阴陵泉、三阴交、尺泽。在这两组穴位的基础上，随症加减。每天治疗1次。③耳针：穴取肾、交感、肾上腺、皮质下。每天一侧耳穴，两耳交替，留针30分钟以上。④中药基本方：黄芪50g，党参50g，白术20g，防风10g，附片30g（先煎），干姜15g，山茱萸30g，茯苓30g，猪苓30g，车前子30g，泽泻20g，桂枝10g，土茯苓30g，砂仁15g（后下）。随症加减。每日1剂。后根据病情，附片渐加至120g，干姜加至20g，并加肉桂6g。同时告知灸水分穴的好处和作用，让患者重灸水分穴。至6月5日，小便量明显增加，每日2000ml以上。下肢水肿渐消退，精力和饮食明显好转。到7月19日，水肿全消，化验检查尿蛋白仍然＞5g/L，伴轻微头昏乏力。中药改为：黄芪50g，党参50g，山茱萸30g，麦冬20g，五味子10g，生地黄20g，熟地黄20g，巴戟天10g，金樱子10g，芡实10g，随症加减。灸法减去水分穴，改为隔天治疗1次。至8月21日，尿蛋白0.15g/L，无不适症状。治疗到2010年9月27日，化验检查肾功能、尿常规均正常。共治疗4个月痊愈。

第3次就诊，2011年8月30日。这次患者因为近1个多月来反复感冒，久治不愈，出现手和下肢胀，但不肿。脉细弦数，舌暗红，苔薄黄。化验检查：尿蛋白500mg/L，尿隐血25个/μl。诊断：急性肾炎。中医辨证：下焦郁热。治以清热化瘀。用管遵信肾病四联疗法治疗：隔药肾炎饼灸、穴位注射、耳针同以往。中药予五味消毒饮加减，治疗后水肿不减，反日渐加重。9月14日，下肢高度水肿，化验检查显示高蛋白尿、高血脂、低蛋白血症。随即改诊断为肾病综合征，中医辨证为脾肾阳虚，治以温阳利水，方以四逆汤为主加减，仍无效。至11月4日，患者水肿明显，伴腹水、胸水，依病症辨证为阴阳两虚，水湿泛滥，瘀阻脉络。治宜滋阴补阳，祛湿化瘀。治疗方案：隔药饼灸、穴位注射、耳针同前。中药方改为黄芪50g，党参50g，山茱萸30g，熟地黄40g，淫羊藿20g，巴戟天20g，金樱子20g，芡实20g，白花蛇舌草20g，石韦20g，炙甘草6g，薏苡仁20g，茯苓30g，猪苓20g，泽泻30g，牛膝20g，车前子30g。随症加减。同时加服保元汤（鲫鱼1条，净牛肉500g，猪蹄1只，枸杞40g，生山楂30g。加水6000ml，武火烧开，文火煨4小时。每日早晚喝汤，每次1小碗，约240ml）。治疗1个多月后，患者小便量增至3000ml/d。

如此 6 天后，12 月 16 日，患者水肿全消，饮食、睡眠、大小便均正常。又巩固治疗 1 个月，2012 年 1 月 13 日化验检查均正常。患者再次恢复健康。后随访 2 年未再复发。

（按语）第 1 次就诊，患者已服用激素 2 年。激素是强阳之物，久服则内伤阴津，必出现虚热之象，症见脉数或细数。此阶段管遵信强调见热当泄热，治以清热解毒为主，方用五味消毒饮加减。热毒清后，患者表现出阴虚之证时，方可滋阴。

第 2 次就诊，患者水肿明显，脉虚细，是脾肾阳虚之证。水为阴邪，水湿泛滥常因命门火衰、脾阳虚寒不能制水所致。阴寒内盛，非附子大温辛散之品不能温阳化气行水。管遵信善用四逆汤加减。方中附子、干姜温补命门，温阳利水；加参、芪、苓、术益气健脾，补土制水。本病案附子开始用 30g 初见效，后加到 120g 时，患者尿量迅速增加，水肿很快消失。重灸水分穴，是很好的利水消肿的方法。《行针指要歌》述："或针水，水分夹脐上边取。"针、灸、药共行温补脾肾阳之势，所以患者治疗 4 个月而愈。

第 3 次就诊，患者病程迁延，终致阴阳两虚。阴虚则阳无以生，治疗以滋阴为主，辅以扶阳。方以六味地黄汤为主补肝肾阴，加淫羊藿、巴戟天非峻烈之品温补肾阳。患者久病必虚，并兼夹瘀热，故用黄芪、党参健脾益气，牛膝活血化瘀，白花蛇舌草清热。

这个病例再次提醒我们，哪怕是同一病在同一人身上，不同阶段也完全不同。辨证施治是中医的核心，临证用药切记"有是证，用是药，用是方"。

（供稿人：管钟浚）

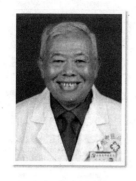

刘复兴

一、医事小传

刘复兴（1939—2009），云南省中医医院教授、主任医师。第三批全国老中医药专家学术经验继承工作指导老师，云南省首批中医药师带徒工作指导老师，云南省荣誉名中医。

1939年4月出生于印度尼西亚雅加达，祖籍广东梅县。1966年于云南中医学院医疗系本科毕业，从事中医临床工作40余年。曾任云南省中医医院皮肤科主任。曾当选云南省科学技术协会第三、第四届常务委员，中国人民政治协商会议云南省第六、第七、第八届委员会委员，云南省归国华侨联合会委员、常务委员。曾任中华中医药学会美容分会常务委员，中国中西医结合学会疡科分会委员，云南省中医药学会常务理事，云南省中医药学会皮肤、外科专业委员会主任委员，云南省中西医结合学会皮肤性病专业委员会副主任委员，云南省民族民间医药研究会常务理事，云南省医学会皮肤性病学分会顾问，《皮肤病与性病》杂志编委，云南省干部医疗保健会诊专家组成员等。

刘复兴精于外科，尤擅长皮肤疮疡疾病的诊治。强调"外病实从内发"，提出"气血、脏腑"是外科皮肤疮疡疾病的主因；"湿、热、痰、瘀"是外科皮肤疮疡疾病的根本；"风、寒、湿、热、燥、火、虫、毒"是外科皮肤疮疡疾病的外因。临证重辨证论治，用药在精不在多。擅用虫类药如蜈蚣、乌梢蛇、全蝎、僵蚕、水蛭、地龙、土鳖虫（地鳖虫）、壁虎（守宫）、九香虫等，以及云南地区草药，以治顽疾。

研制有皮肤病内服方1~14号方药，治损容性皮肤病（如痤疮）、痒证、银屑病、痰核、性传播疾病等各种外科皮肤疮疡疑难疾病。皮肤外洗方1~6号方药，治渗出、溃烂、瘙痒、红、肿、热、痛，以及损容性皮肤病、性传播疾病、各种疣等。外用"消核膏"治各种肿块，如乳癖、甲状腺腺瘤、脂肪瘤、皮脂腺囊肿等。外用"消肿膏"治各种红、肿、热、痛症状明显者，如乳腺炎、丹毒、蜂窝织炎、痛风等。还有"祛斑面膜粉""痤疮膏"等。以上方药均由可内服的中草药组成，毒副作用小，且"简、便、廉、效"，享誉省内外。

刘复兴业医治学，勤奋刻苦，孜孜不倦，不仅勤于临床，而且重视自身经验的积累、整理和医学理论的发挥。编写出版西班牙中医系列教材《外科学》（主编）、《擅用虫药　攻克皮肤疮疡顽症——刘复兴学术思想与临床经验集》（主编）、《难治病中医证治精华》（副主编）、《中医基础与临床证治》（编委）、《长江医话》（撰稿）等6部教材与著作。发表《荨麻疹辨治一得》《消、托、补三法运用举隅》等学术论文20余篇。

二、医方

（一）自拟方

1. 枇清饮

（1）组成：生枇杷叶15g，生桑白皮30g，生地黄30g，牡丹皮15g，黄芩15g，黄连10g，蒲公英30g，滇重楼15g，皂角刺30g，蜈蚣2条。

（2）功效：清热解毒，凉血消肿。

（3）主治：各种类型痤疮，毛囊炎。

（4）方解：痤疮、毛囊炎的病机与火热有密切关系。方中用性味苦寒的黄芩、黄连为君药，以泻火解毒，清热燥湿，泻肺、心之火；用既能泻降肺热又可清降胃热的生枇杷叶、生桑白皮，和清热解毒、消肿散结的蒲公英，以及清郁热、消痈肿的滇重楼为臣药，以协助和加强君药的功效；佐以滋阴清热、凉血散瘀的生地黄、牡丹皮，可减缓君药伤阴之弊。辛散温通、性锐力利的皂角刺能攻走血脉、直达经络，蜈蚣性善走窜，凡气血凝聚之处，皆能开之，可引药直达病所，共为使药；此二药性温，可缓解君药苦寒峻烈之性，另有反佐之意。

（5）用法用量：冷水浸药1小时，文火煮沸5分钟，饭后温服150ml，日2次，每剂服2日。

（6）注意事项：本方主要为"肺胃火热"证而设，疗效确切，毒副作用小。但方中苦寒药较多，脾胃虚寒者慎用。临床应用本方时，患者饮食应清淡，忌食辛辣刺激及腥膻发物。

（7）临床应用：热毒炽盛者，加栀子、黄柏；湿热重者，加忍冬藤、连翘、土茯苓；囊肿多者，加海藻、生甘草；结节多者，加三棱、莪术或贯众、水蛭；大便干结者，加生何首乌、秦艽或生大黄；月经期用药加炒栀子、益母草；经期腹痛者，加马蹄香、制香附；药后胃痛者，加郁金、丁香；咽痛红肿者，加马勃、青黛。

（8）病案举例：肺风粉刺（痤疮）。

卢某，男，20岁，2004年10月22日初诊。患者因面部起粉刺、丘疹、脓疱5年来诊。自诉从青春期开始，面部出现粉刺、炎性丘疹，伴有脓疱，时轻时重。刻下症见面部散在粉刺、炎性丘疹，间见脓疱，时有痒痛，口干，自觉口臭，大便干；舌质红，苔薄白，脉滑数。西医诊断：痤疮（寻常型）；中医诊断：肺风粉刺（肺胃火热证）。属以实为主之证。治以清热解毒，凉血消肿。方以枇清饮加赤芍30g、白芷15g、丹参30g、栀子15g、连翘15g、生大黄10g。3剂，内服，1日2次。并予院内痤疮膏（生栀子、黄芩、黄连、三棱、莪术等）外用，1日2次。

二诊（2004年10月28日）：患者经上述治疗后，皮疹变暗，脓疱逐渐干瘪消退，无新发皮疹，仍感口干，纳眠可，二便调；舌质红，苔薄白，脉滑数。方继以枇清饮加炒知母15g、石膏30g。5剂，内服，院内痤疮膏外用。

10天后复诊，患者病情好转，无新起皮疹，原皮疹变暗，逐渐消退，口干好转，纳眠可，二便调。继予枇清饮加减以善其后，并嘱患者清淡饮食，忌挤压和抓抠。

（按语）痤疮为皮肤科常见病，中医病名肺风粉刺，初起有粟米样脓头、粉刺、丘疹、脓疱。平素嗜食辛辣刺激食物，易损伤脾胃，致运化失常，湿热内生。脾为肺之母，母病及子，肺合皮毛。湿热上蒸于面，出现粉刺、丘疹；湿热上蒸，浊气上泛，则口臭；湿热内蕴，津不上承，则口干；大便干也为湿热下注，煎灼津液，大肠传导失司所致；舌质红，脉滑数，为湿热之象。故用枇清饮清热解毒，凉血消肿。加栀子、连翘、白芷清热解毒，大黄通便，丹参、赤芍凉血。并用痤疮膏外用促进皮损的愈合。

2. 荆芩汤

（1）组成：荆芥 15g，黄芩 15g，生地黄 30g，牡丹皮 15g，赤芍 30g，紫草 30g，刺蒺藜 30g，制首乌 30g，生黄芪 30g，九里光 15g，昆明山海棠 30g，僵蚕 15g。

（2）功效：清热凉血，祛风止痒。

（3）主治：血热型皮肤病，如荨麻疹、湿疹、神经性皮炎、日光性皮炎、药疹（药物性皮炎）、色素性紫癜性苔藓样皮炎、银屑病、玫瑰糠疹、瘙痒症、脂溢性皮炎等。

（4）方解：热为阳邪，易灼津伤血，伤阴化燥；火热内盛，必致津液消耗，而出现皮肤潮红、灼热、红斑；肌肤失养，则干燥、脱屑、肥厚，甚则瘙痒无度。治宜清热凉血，祛风止痒。

方中紫草专入血分，长于凉血活血，解血分热毒，以治血热、热毒所致的红斑、灼热、瘙痒；生地黄清热凉血，养阴滋液，一助紫草清血分之热，二可滋阴，以复热邪所伤之阴，此二药为君。牡丹皮泻血中伏火，赤芍清热凉血，活血行瘀，有凉血不留滞、活血不妄行之特点，合用则增强君药凉血之力，又配苦寒泻火解毒之黄芩，三药为臣药。君、臣相伍，清热凉血，澄本清源，去除病因。"风盛则痒""痒必兼风"，故止痒必先疏风。方中荆芥，温而不燥，尤其善祛血中之风，透达在表风邪；刺蒺藜祛风止痒，风去痒自止；首乌养血益精，滋阴润燥；黄芪生用，益气实卫固表，托毒润肤；九里光、昆明山海棠清热解毒，祛风除湿；僵蚕祛风止痒，解毒散结。上述七味为佐使药。诸药合用，清热凉血，祛风止痒，标本同治，共为凉血祛风止痒之良方。

（5）用法用量：冷水浸泡 1 小时，文火煮沸 5 分钟，饭后温服 150ml，日 2 次，每剂服 2 日。

（6）注意事项：本方主要为"血热风燥"证而设，临床上非"血热风燥"者则非本方所宜。临床应用本方时，患者饮食应清淡，忌食辛辣刺激及腥膻发物。

（7）临床应用：痒甚者，加苦参、乌梢蛇；血热甚者，加生地榆、生槐角或栀子、黄柏、生大黄；清热，可加大青叶、滇重楼、白花蛇舌草；疏肝行气，加青皮、枳壳、炒柴胡；阴虚有热，加秦艽、银柴胡、白薇；通便泄热，加生大黄、芒硝或生首乌、秦艽；治银屑病，加水牛角、小红参。

（8）病案举例：白疕（银屑病）。

马某，女，48岁，2003年12月18日初诊。患者因全身泛发红斑、丘疹、鳞屑伴瘙痒3年，加重半月来诊。自诉3年前染发后，头部出现红斑、丘疹、鳞屑伴瘙痒，半年后躯干、四肢皮肤相继出现红斑、丘疹、鳞屑，伴轻微瘙痒。半月前皮疹发作加重，泛发至全身，皮肤干燥皲裂，灼热痒痛。刻下症见头皮、躯干、四肢泛发甲盖大小至钱币大小浸润性红斑，部分融合成大片，上覆多层银白色鳞屑，瘙痒明显，伴灼热疼痛，口干思冷饮，纳少眠可，二便调；舌质红，苔薄白，脉滑数。西医诊断：银屑病（寻常型）；中医诊断：白疕（血热风燥证）。属以实为主之证。治以清热凉血，祛风止痒。方用荆芩汤加土茯苓30g、杏仁15g、乌梅30g、乌梢蛇30g，冰糖1块为引。5剂，内服，1日2次。并予自拟润肤止痒散加减（藿香30g，香薷30g，茵陈30g，透骨草30g，杏仁30g，桃仁30g，昆明山海棠30g，地榆30g），5剂，外洗，1日1次。

二诊（2003年12月28日）：患者经上述治疗后，瘙痒灼热疼痛减轻，皮疹变淡变薄，鳞屑减少，无新发皮疹，纳眠可，二便调；舌质红，苔薄白，脉滑。守上述内服外用方，各5剂，续用。

10天后复诊，患者病情好转，无新起皮疹，原皮损颜色变暗变薄，部分中央消退，鳞屑减少，时有瘙痒，纳眠可，二便调。继予荆芩汤加减，3剂，善其后。

【按语】 寻常型银屑病按病程分为进行期、静止期、消退期。本病病因不明，焦虑、劳累可诱发。刘复兴认为，本病活动期多以热毒炽盛或血分蕴热之标实为主，治疗根据皮疹颜色及舌质辨证用药。舌质红绛为热毒炽盛；舌红者为血分蕴热，以荆芩汤加减内服。中青年女性患者尚应根据月经周期特点辅以疏肝解郁、调理冲任之法，以达固本疗疾之效。正所谓"热郁化瘀，凉血活血""内外合治，脏腑经络同调"而验。另外，云南茜草根（小红参）是刘复兴治疗银屑病的专病用药。

3. 龙胆汤

（1）组成：龙胆10g，黄芩15g，车前子30g，川木通12g，苦参15g，土茯苓30g，九里光15g，昆明山海棠30g，土茯苓30g，乌梢蛇20g。

（2）功效：清热利湿，解毒止痒。

（3）主治：湿热型皮肤病，如急性湿疹、接触性皮炎、药疹、天疱疮、带状疱疹、水痘样疹、脓疱疮、糜烂性龟头炎等。

（4）方解：湿为阴邪，黏腻而滞，故不易速去，常经久不愈，郁久而易化热。另，胃热之人易从热化，妄加温燥，更易于热化，故湿热因之而成。湿热浸淫肌肤，皮损多见红斑、丘疹、水疱、糜烂、流滋、结痂、瘙痒无度等。治宜清热利湿，解毒止痒。

方中龙胆，大苦大寒，既能泻肝胆实火，又能清利下焦湿热，泻火除湿，两擅其功，切中病机，故为君药。黄芩苦寒，清热燥湿，泻火解毒，以加强君药清热泻火燥湿之功。宋代《三因极一病证方论》云："治湿不利小便，非其治也。"湿热壅滞，故用渗湿泻热之车前子、川木通，清热利湿，导湿热下行，使其从小便而去，即邪有去路，则湿热不留。方中黄芩、车前子、川木通共为臣药，与君药合用，共奏清热利湿之效。湿热蕴结，则皮肤瘙痒难忍。苦参清热燥湿，祛风杀虫，通利小便，解毒止痒，可治湿热疮毒、疥癣诸证；九里光清热解毒止痒，祛风除湿；昆明山海棠祛风除湿活络，清热解毒；土茯苓性味淡平，渗利导泄，能利湿清热，清血解毒，对湿热蕴结之无名毒气、红赤痛痒等皮肤病有独特疗效；乌梢蛇性善走窜，祛风通络，内走脏腑，外达肌肤，透骨搜风，故内外风邪所致诸证，皆可用之，因其为截风要药，故治顽癣皮痒，用之达祛风止痒之效。上述五味药，共为佐使药。

统观全方，既能清热泻火，渗利湿热，又可解毒止痒，标本兼治，是治疗湿热型皮肤病的有效方。

（5）用法用量：淘米水泡药（车前子纱布包）1小时，文火煮沸5分钟，饭后温服150ml，1日2次，每剂服2日。

（6）注意事项：本方主要为"湿热内盛"证而设，临床上非"湿热内盛"者则非本方所宜。方中苦寒药多，故口感差，部分患者对药物的依从性差。长期服用，部分患者可出现口干等阴伤症状，或纳少便溏之伤脾症状。对脓水淋漓者，加用萹蓄、泽泻则疗效更佳。临床应用时，患者应注意调节情志、戒怒息愤，饮食应清淡，忌食辛辣刺激及腥膻发物。

（7）临床应用：热毒炽盛者，可加入生石膏、生地榆；湿重者，可加入茵陈、泽泻、滑石，或苍术、厚朴、藿香、佩兰；热结便秘者，加生大黄、秦艽、生首乌；风盛痒剧者，加入蜈蚣或全蝎。

（8）病案举例：湿疮（泛发性湿疹）。

陈某，男，48岁，2003年7月10日初诊。患者因四肢红斑、丘疹伴痒反复发作6个月，加重半月来诊。自诉平素喜食辛辣食物，时有饮酒，6个月前，躯干、四肢皮肤出现红斑、丘疹，伴瘙痒，自搽"皮炎平软膏"，皮疹可消退，停药后又发，皮疹逐渐增多，外院给西药抗过敏治疗，症状时发时止。半月前，饮食不慎，症状发作加重而来诊。证见：躯干、四肢伸侧泛发红斑、斑块、丘疹、抓痕，伴瘙痒，口干苦，纳眠可，二便调；舌质红，苔黄腻，脉弦。西医诊断：泛发性湿疹；中医诊断：湿疮，证属湿热内蕴。治法：清热利湿，祛风止痒。

方药：龙胆汤加减。龙胆10g，川木通12g，车前子15g（另包），炒黄芩15g，苦参15g，土茯苓30g，九里光30g，昆明山海棠30g，白鲜皮30g，地肤子30g，蜈蚣2条。3剂，日服2次，2日1剂。

外洗自拟润肤止痒散加减：香薷30g，藿香30g，茵陈30g，透骨草30g，九里光30g，昆明山海棠30g，海桐皮30g，生地榆30g，紫草30g。3剂，煎汁冷敷局部，日2次，1剂2天。忌腥臭发物，避免搔抓、烫洗。

二诊（2003年7月17日）：躯干、四肢红斑、丘疹大部分消退，颜色变淡，瘙痒减轻，口干苦改善；舌质红，苔黄腻，脉弦。内服外洗守方续用，各3剂。

三诊（2003年7月24日）：躯干、四肢皮疹消退，偶有瘙痒，局部皮肤稍干燥，口微苦；舌质红，苔薄黄，脉弦。内服方去白鲜皮、地肤子，加刺蒺藜30g、生黄芪30g。3剂。停用外洗药，局部外搽院内制剂黄金万红膏，日2次。

1个月后随访，诸症已消。

按语 湿疹属中医"湿疮""湿毒疮"范畴，是由多种内外因素引起的一种具有明显渗出倾向的皮肤炎症反应，表现为皮疹多样性，易复发，瘙痒剧烈，慢性期则局部有浸润、肥厚。从发病机制来看，主要是由复杂的内外激发因子引起的一种迟发型变态反应。

本病多因湿热内蕴，疏泄不畅，郁于肌肤而发。清热利湿为治疗本病的首要方法。辨证要点为病程缠绵，反复发作，病位以下部居多，舌质红，苔黄腻。"舌质有一分红则有一分热，苔有一分黄即有一分热，苔有一分腻即有一分湿。"辨证伍用中药外洗常是起效的关键环节，因外用药能直达病灶。病情好转稳定后，应注意配伍平补肝肾、益气之品以增强机体抗病能力。饮食禁忌，以及局部避免搔抓、烫洗是防止病情加重或复发的重要因素。

4. 白疕方

（1）组成：川黄连 10g，黄芩 15g，黄柏 15g，栀子 15g，水牛角 30g，小红参 30g，昆明山海棠 30g，紫草 30g，绞股蓝 30g，灵芝 30g，乌梢蛇 30g。

（2）功效：凉血解毒，标本兼治。

（3）主治：血热毒盛证皮肤病，如银屑病、重症药疹、系统性红斑狼疮、热毒型湿疹、淋病等。

（4）方解："诸痛痒疮，皆属于心。""痈疽原是火毒生，经络阻隔气血凝。"疮疡诸证，尤其是重症者，血热毒盛是其重要病机，治宜凉血解毒之法。方中黄芩泻肺火于上焦；黄连泻脾、胃之火于中焦；黄柏泻肾火于下焦；栀子通泻三焦之火从膀胱而出，适用于一切表里俱盛之证。此四味药大苦大寒，泻火解毒，共为方中君药。水牛角、紫草凉血清热，共为臣药，以助君药大清里热；昆明山海棠祛风通络，清热解毒，亦为臣药。为防止苦寒药物伤气，佐小红参温经益气，再佐绞股蓝、灵芝补气血。乌梢蛇辛散，长于祛风透络，一入肝经引药入气血之腑，二引药达肌肤病所，三可防苦寒药过伤脾肾阳气，是为使药。

综观全方，虽寒温并用但不失法度，虽以大苦大寒药为主却不失温散之意，故既可凉血解毒、通治表里俱实之证，又可达标本兼治、攻补兼施之目的。因此，针对血热毒盛证，实为良方。

（5）用法用量：冷水浸泡 1 小时，文火煮沸 5 分钟，饭后温服 150ml，日 2 次，每剂服 2 日。

（6）注意事项：辨证明晰，用本方可见桴鼓之效，但药味苦寒甚重，重证可服，但不可久服。曾用治红皮症银屑病父女俩，过剂后患者感乏力、头晕、心悸、多梦难寐。若长期服用者，可佐一二味益气养阴或温通气血之品，如生黄芪、潞党参、仙鹤草、赤芍等。

（7）临床应用：血热毒盛证适用。热毒炽盛合并湿热盛者，可合龙胆汤；热结便秘者，可加生大黄、厚朴；热盛阴伤者，可加秦艽、生地黄、石斛、白薇；热入气分者，可加生石膏、知母；血热妄行者，可加茜草、墨旱莲、白茅根、生地榆等；热入营血，神昏谵语者，可用本方煎汁送服安宫牛黄丸、至宝丹、紫雪丹之属。临床应用中，如有咽红不适或痛者，可酌加马勃、青黛，以清热利咽；为加强本方的凉血解毒作用，对热入营血的红皮病型重症，应酌用安宫牛黄丸或片仔癀，以加强疗效。

（8）病案举例：白疕（银屑病）。

阮某，女，81岁，2002年6月2日初诊。患者因全身皮肤红斑、鳞屑，伴瘙痒反复发作60余年，加重2周来诊。自诉60年前全身皮肤出现散在点滴状红斑、鳞屑，面积小，瘙痒不明显，某医院诊为"银屑病"。因服药效果不好（具体药物不详），皮损面积不大，故多年来未予重视，仅在感到瘙痒时外擦药膏。2周前因皮损处瘙痒，外擦某种酊剂后皮损泛发，躯干、四肢出现大片状红斑、鳞屑，瘙痒剧烈，寝食难安，二便尚调。既往有高血压病史，否认其他传染病及慢性病史。证见：躯干、四肢大片状红斑，基底浸润肥厚，表面覆有干燥银白色鳞屑，可见薄膜现象及点状出血现象；舌质红绛，苔薄黄，脉弦细。西医诊断：寻常型银屑病；中医诊断：白疕，证属热毒炽盛型。治法：清热解毒，凉血活血。

方药：白疕方加减。川黄连10g，黄芩15g，黄柏15g，炒栀子15g，生槐花30g，丹参30g，鸡血藤30g，九里光30g，杏仁15g，乌梅20g，乌梢蛇30g。6剂，日服2次，2日1剂。

二诊（2002年6月14日）：病情好转明显，四肢皮损已消退，躯干部皮损缩小，变薄，颜色淡红，痒感减轻。近1周来腹泻，稀水样便，伴肠鸣腹痛，纳呆食少；舌质红，苔腻微黄，脉细。热象渐除，患者年事已高，拟健脾除湿，清解余毒。

方药：除湿胃苓汤加味。陈皮10g，苍术15g，厚朴15g，茯苓30g，猪苓30g，泽泻15g，白术15g，滑石（布包）15g，焦楂15g，枳壳15g，生槐花30g，生地榆15g。3剂，日服2次，2日1剂。

三诊（2002年6月20日）：腹泻止，食欲渐增，睡眠好，躯干部皮损变淡变薄，表面鳞屑已消失；舌脉与二诊时无明显变化。按上方加减再服药。

至6月26日复诊，皮损已基本消退，未见新疹。

按语 患者躯干、四肢见大片状红斑，基底浸润肥厚，表面覆有干燥银白色鳞屑，符合中医"白疕"范畴。患者为老年女性，素体禀赋不强，素体热盛，外感风热之邪，入里化热，伏于血分，疏泄不畅，阻于肌肤，故见红斑、鳞屑泛发；舌质红绛，苔薄黄，脉弦细，均为热毒炽盛之征。治拟清热解毒，凉血活血。一诊使用黄连解毒汤，清上、中、下三焦之湿热毒邪。方中栀子大苦大寒，清心经热邪；生槐花、九里光清热凉血止痒。本案虽以火热毒邪为甚，但患者年老气衰，宜祛邪不忘扶正，故辅以丹参、鸡血藤活血养血。二诊、三诊热象渐除，以除湿胃苓汤加减健脾除湿，清解余毒，充分体现中病即止的学术思想。

辨治白疕，活动期多以热毒炽盛之标实为主，表现为起病急，皮疹广泛，色红或鲜红，鳞屑多，瘙痒甚，伴口干、咽痛，舌红或红绛，苔薄白。本例患者病程较长，皮损泛发，色红，迭起鳞屑，舌质红绛，苔黄，脉弦数，此乃热毒侵淫营血之征，证属血热毒盛。治疗开始以黄连解毒汤清热解毒，凉血活血为主；待标象已解，皮损缩小、变薄，痒感减轻，遂改用健脾除湿，佐以清解余毒之剂，以治本，用扶正与祛邪兼施之法，终获良效。即"观其脉证，知犯何逆，随证治之"。

5. 颜玉饮

（1）组成：女贞子 15g，墨旱莲 15g，明玉竹 10g，白芍 20g，肉苁蓉 15g，紫丹参 20g，冬瓜仁 15g，玫瑰花 10g，炒柴胡 15g，水蛭 3g。

（2）功效：滋补肝肾，疏肝解郁，化瘀祛斑。

（3）主治：黄褐斑。

（4）方解：大凡肾虚精血不足，肝郁气滞血瘀，颜面不得荣润者，易生面斑，中医学称之为"面尘""黧黑斑""肝斑""妊娠斑"等，与西医之黄褐斑相类似。治疗以滋补肝肾、疏肝解郁、活血化瘀为法。

方中女贞子、墨旱莲补肾养肝，为平补肝肾之品，主治肝肾阴虚，为君药。玉竹质柔而润，养阴润燥，"久服去面黑䵟，好颜色，润泽"（《神农本草经》）。白芍酸苦微寒，养血柔肝，滋阴养血润肤。肉苁蓉补肾阳，益精血，温而不燥，补而不峻，且可润肠通便，以治肾阳不足，精血亏虚，肠燥便秘，《药性论》谓其"益髓、悦颜色"，故有温养皮肤、悦泽面容之功。此三药共为臣药，加强君药滋补肝肾之力。丹参活血祛瘀，养血活血；柴胡疏调肝气，疏肝解郁，并可引药入肝经；玫瑰花性轻扬，

刘复兴

既可上行头面，又可理气解郁、和血散瘀，加强柴胡疏肝解郁之功；冬瓜仁利湿，有润泽肌肤、增白祛斑之效，如《日华子本草》所言"令人悦泽好颜色""去皮肤风剥黑皯，润肌肤"，故不论内服或外用，均能令人皮肤白净如玉。叶桂云"久病入络"。黄褐斑的发生与瘀血入络有关，故方中用水蛭入血分及经络，破血通络，逐瘀散结而化斑，且其活血不留瘀、破瘀血不伤新血之特性，加强了丹参活血祛瘀之力。全方组方精当，临证用之，效果显著。诸药合用，共奏滋补肝肾、疏肝解郁、化瘀祛斑之功，达到美容祛斑、润肤增白之效。

（5）用法用量：冷水浸泡 1 小时，文火煮沸 5 分钟，饭后温服 150ml，日 2 次，每剂服 2 日。

（6）注意事项：湿热内盛及实热证不宜。

（7）临床应用：肝肾不足、肝郁气滞、血瘀致斑者适用。若肝阴虚甚者，加菟丝子、桑椹子、乌梅；肾虚甚者，加枸杞、生地黄、制黄精、制首乌；肝郁气滞甚者，加炒香附、三棱、炒川楝子；血瘀甚者，加三棱、莪术、桃仁、红花；月经期间用药，加益母草、焦栀子、牡丹皮；黄褐斑伴痛经者，加大红袍、马蹄香、制香附；午后身热者，加青蒿、银柴胡、地骨皮。

（8）病案举例：鼆黑斑（黄褐斑）。

郑某，女，38 岁，2004 年 3 月 10 日就诊。患者因面部色素沉着斑 1 年来诊。自诉 1 年前因工作劳累后，于面部双颊出现小片状浅褐色斑，自用"祛斑化妆品"外擦（具体成分不详），皮疹无明显变化，近日因劳累，日晒后，皮损有所扩大。证见：面部双颊、鼻头见片状褐色斑，边界清楚，色晦暗，伴头晕，腰酸腿软，月经量少、时有痛经，纳眠可，二便调；舌质红，少苔，脉细。西医诊断：黄褐斑；中医诊断：鼆黑斑，证属肝肾阴虚型。治以滋补肝肾，化瘀祛斑。

方药：颜玉饮加减。女贞子 30g，墨旱莲 15g，明玉竹 45g，冬瓜仁 30g，炒柴胡 15g，白芍 30g，丹参 30g，肉苁蓉 15g，水蛭 10g，玫瑰花 6g，枸杞 15g，制首乌 15g。6 剂，日服 2 次，2 日 1 剂。

外用自拟祛斑面膜粉，每日 1 次外敷。

二诊（2004 年 3 月 24 日）：治疗 2 周后，患者诉面部色斑有所变淡，头晕、腰酸腿软较前好转。近日月经将至，原方加马蹄香 30g、大红袍

30g，以调经。继服 12 剂。外用祛斑面膜粉，每日 1 次外敷。

三诊（2004 年 4 月 22 日）：病情好转明显，色斑颜色变淡明显，月经量较前增多，颜色正常，头晕、腰膝酸软基本消失。患者要求继服 12 剂。

随访半年，色斑减轻明显。

按语 黄褐斑是指颜面皮肤出现局限性的淡褐色或褐色色素改变的一种皮肤病，无自觉症状，多发于女性，少数男性也可患病。本病多与日晒、长期服用避孕药、妊娠、化妆品及遗传等因素有关。中医认为，黄褐斑属"黧黑斑""肝斑"等范畴，多因肾气不足，肾水不能上承，或因肝郁气结，肝失条达，郁久化火，灼伤阴血，致使颜面气血失和而发病。

患者素体不强，肝肾不足，劳累后，气血失和，气血运行不畅，肌肤失养，故见面部褐色斑片；肝肾阴虚，则见头晕，腰膝酸软，月经量少，舌红，少苔，脉细等。故拟滋补肝肾、疏肝解郁之法，并予枸杞、制首乌加强补肝肾。黄褐斑是常见的难治性损容性皮肤病，单纯从肝、脾、肾来论治，尚显不足，所以除配合外治外，对患者进行面部护理的科学解释，也是非常必要的，这样有望缩短疗程。

6. 三豆饮

（1）组成：绿豆 30g，红饭豆 15g，黑豆 15g，白鲜皮 30g，土茯苓 30g，刺蒺藜 30g，乌梅 15g，槟榔 15g，蜈蚣 2 条，茵陈 30g。

（2）功效：健脾除湿，祛风止痒。

（3）主治：脾虚风湿证，如荨麻疹、皮肤瘙痒症、丘疹性荨麻疹、慢性湿疹等。证候：全身红斑、丘疹、风团、水疱、皮肤瘙痒，伴有食少纳呆，腹胀，消化不良。

（4）方解：绿豆甘寒，清热解毒。红饭豆（即赤小豆）甘酸平，利水消肿，解毒排脓。黑豆甘平，清热利湿。白鲜皮苦寒，清热解毒，除湿止痒。《本草纲目》云："白鲜皮气寒善行，味苦性燥，足太阴、阳明经去湿热药也。"土茯苓甘淡平，解毒、除湿、利关节，《本草纲目》谓其"健脾胃，强筋骨，去风湿，利关节，止泄泻"。乌梅酸平，敛肺、涩肠、生津、安蛔。《本经逢原》云："乌梅酸收，益津开胃。"槟榔辛苦温，杀虫，消积，行气，利水。蜈蚣辛温，有毒，息风止痉，解毒散结，通络止痛。茵陈苦、微寒，清利湿热，退黄疸。《本草正义》云："茵陈，味淡利水，乃治脾胃二家湿热之专药。……凡下焦湿热瘙痒，乃足胫跗肿，湿疮流水，并皆治之。"刺蒺藜苦辛平，平肝疏肝，祛风明目。方中"三豆"为君药；臣药为白鲜皮、土茯苓、茵陈、刺蒺藜；佐药为乌梅、槟榔；蜈蚣为使药。全方共奏健脾除湿、祛风止痒之效，实为健脾止痒之良剂。

（5）用法用量：冷水浸泡1小时，文火煮沸5分钟，饭后温服150ml，日2次，每剂服2日。

（6）注意事项：本方对于湿热较甚者不宜使用，有滋阴助湿之弊，同时蜈蚣使用量不宜过大。儿童用量酌减。

（7）临床应用：小儿药量酌减，佐冰糖少量频服。痒甚者，加地肤子；便干者，加秦艽；食积者，加神曲；纳呆者，加木香、砂仁。

（8）病案举例：瘾疹（慢性荨麻疹）。

曹某，女，24岁，2003年4月8日初诊。患者因全身风团伴瘙痒反复发作1年余，加重1周就诊。1年前因饮食不慎，全身出现红色风团，瘙痒剧烈，背部为甚，皮疹时起时消。至某医院就诊，诊断为"急性荨麻疹"，给予激素肌内注射，氯雷他定片口服，经治疗后病情缓解不明显。之后，间断治疗，症状时好时坏。1周前，因天气变化皮损再次加重，瘙痒加剧，口服西药后皮疹缓解不明显，为求中医治疗来诊。证见：全身散在淡红色风团，以背部为重，皮肤略干燥，皮肤划痕症阳性；饮食不佳，眠差，大便干、3日1行；舌质淡，苔薄白，脉濡数。西医诊断：慢性荨麻疹；中医诊断：瘾疹，属脾虚风湿、虚实夹杂之证。治以健脾除湿，祛风止痒。

方药：三豆饮加减。绿豆30g，红饭豆15g，黑豆15g，白鲜皮30g，土茯苓30g，乌梅15g，槟榔15g，蜈蚣2条，茵陈30g，木香10g，砂仁15g，秦艽30g，地肤子30g。3剂，日服2次，2日1剂。

嘱患者慎起居、避风寒；忌食鱼腥发物、牛羊肉、生冷食物。

二诊（2003年4月15日）：服药后，病情好转明显，皮疹大部分消退，瘙痒明显减轻，食量增加，大便正常；舌质淡，苔薄白，脉细数。健脾除湿，祛风止痒之法见效，效不更方。守原方续服6剂。

1个月后，电话随访：患者皮疹完全消退，食量明显增加。

【按语】荨麻疹是一种常见的过敏性疾病，临床表现为突发的局部或全身大小不等的风团，此起彼伏，消退后不留痕迹；根据发病时间的长短，分为急性荨麻疹（病程在 2 个月以内）和慢性荨麻疹（病程在 2 个月以上）。中医认为，荨麻疹属"瘾疹"范畴，发病多因素体禀赋不耐，加之风、湿、热诸邪侵犯皮肤；或饮食不节，伤及脾胃；或肺卫肌表不固，风邪乘虚而入；或体弱血虚，风从内生而致。

该患者素体禀赋不耐，脾胃功能不强，加之饮食不慎兼染风邪而发病，见风团泛发，纳眠不佳；脾失健运，气血生化不足，则皮肤干燥，舌质淡，苔薄白等。故以三豆饮健脾除湿、祛风止痒，加秦艽祛风养阴通便，加木香、砂仁醒脾开胃，合而用之以愈病。

7. 贯防汤

（1）组成：贯众 30g，防风 15g，粉葛 15g，滇重楼 30g，前胡 15g，蜈蚣 2 条。

（2）功效：辛凉解表，解毒通络。

（3）主治：风热犯表证，如单纯疱疹、带状疱疹、生殖器疱疹、传染性软疣、尖锐湿疣、水痘、风疹、幼儿急疹、手足口病等。

（4）方解：贯众苦、微寒，清热解毒；防风辛苦、微温，祛风解表，胜湿止痛，解痉；粉葛甘辛、凉，发表解肌，升阳透疹，解热生津。三药为君，辛凉解表。滇重楼苦、微寒，清热解毒，消肿止痛，息风定惊，为臣药，与君药相彰，辛开苦降。前胡苦辛、微寒，降气祛痰，宣散风热，为佐药；蜈蚣辛温，有毒，息风止痉，解毒散结，通络止痛，为使药，以防苦寒太过。本方为辛凉解表之平剂。

（5）用法用量：冷水浸泡 1 小时，文火煮沸 5 分钟，饭后温服 150ml，日 2 次，每剂服 2 日。

（6）注意事项：体质虚弱者不宜使用，脾胃虚寒者慎用。滇重楼、贯众易破气，使用量不宜过大，儿童酌减。

（7）临床应用：本方主要用于皮肤病属风热犯表证，广泛用于单纯疱疹、带状疱疹、生殖器疱疹、传染性软疣、水痘、风疹、幼儿急疹、手足口病等病毒感染性疾病。辨证要点：时感畏寒，或发热微汗，舌质红，薄黄苔，脉浮数等。痒甚，加乌梢蛇、全蝎；痛甚，加八角枫、豨莶草；热毒甚，加白花蛇舌草、蒲公英；虚者，加绞股蓝、灵芝，或仙鹤草、潞党参；高热者，加生石膏、炒知母、生柴胡。

（8）病案举例：蛇串疮（带状疱疹）。

李某，女，29岁，2003年1月14日初诊。患者因左颈肩、上肢疼痛伴水疱5天来诊。自诉5天前，不慎受凉，感左颈肩、上肢疼痛，自用芬必得乳膏外搽，痛不减，继之出现红斑、水疱而来诊。证见：左侧肩颈、上肢伸侧皮肤散在成簇水疱，周围色红，伴疼痛，口干，纳眠可，二便调；舌质红，苔薄白，脉浮数。西医诊断：带状疱疹；中医诊断：蛇串疮，证属外感风热。治法：辛凉解表，通络止痛。

方药：贯防汤加减。贯众30g，防风15g，前胡15g，滇重楼30g，粉葛根15g，桑枝15g，姜黄15g，炒柴胡15g，八角枫15g，昆明山海棠30g，蜈蚣2条。3剂，日服2次，2日1剂。

外洗方：自拟消炎止痒散（白头翁、龙胆、仙鹤草、苦参）加蒲公英、九里光、昆明山海棠各30g。3剂，煎汁冷敷局部，日2次，1剂2天。

二诊（2003年1月21日）：药后皮疹结痂，色变淡，疼痛明显减轻；舌质红，苔薄白，脉浮数。效不更方，守方续服3剂。外洗停用，局部外搽院内制剂黄金万红膏。

三诊（2003年1月28日）：皮疹消退见色沉，已无疼痛；舌质红，苔薄白，脉浮数。

按语 带状疱疹即中医"蛇串疮"，因其缠腰而发又称"缠腰火丹"，常沿神经分布的部位单侧发病，导致明显的神经痛，如不能及时正确的治疗，常遗留后遗神经痛。本病发于躯干、颈部者，多为外感风热，致气血不畅，郁于肌肤而发。故治疗以辛凉解表、通络止痛为法。以自拟贯防汤加减为要。方中贯众清热解毒；粉葛、前胡疏散风热；滇重楼解毒消痛；防风辛凉解表而入血分，以防他药过凉，影响气血运行；蜈蚣解毒、祛风通络止痛，引药达病所，共奏辛凉解表通络之功。

本案患者体健年轻，缘于起居不慎，风热外感，故病发于机体上部（颈肩、上肢见水疱、疼痛），施予贯防汤加减。方中贯防汤辛凉解表，解毒通络；炒柴胡辛凉解表，疏肝柔肝；八角枫、昆明山海棠祛风通络止痛；桑枝、姜黄辛温解表，引药达病所。配合局部消炎止痛治疗，使水疱干涸结痂，疼痛减轻。贯防汤药精量重，是刘复兴治疗病毒性皮肤病之专方，用之屡效。

8. 鹿蒲海甘散

（1）组成：鹿角霜 30g，蒲公英 30g，海藻 15g，生甘草 9g。

（2）功效：温阳解毒，软坚化结。

（3）主治：毒结痰凝证，如皮脂腺腺瘤、脂膜炎、多发性脂肪瘤、汗管瘤、毛周角化症、结节性痒疹、乳腺小叶增生、脉管炎、硬皮病等。

（4）方解：方中君药鹿角霜功能益肾助阳，补力虽弱，但不滋腻，且有收敛作用，其味甘咸，性温。为防其温燥太过，臣以蒲公英清热解毒、利湿，以制约鹿角霜，"解食毒，散滞气，化热毒，消恶肿、结核、疔肿"（朱震亨）。佐药海藻，性味咸寒，消痰软坚，利水，"主瘿瘤气，颈下核，破散结气，痈肿，癥瘕，坚气，腹中上下鸣，下十二水肿"（《神农本草经》），"疗皮间积聚、暴癀、瘤气、结热，利小便"（《名医别录》）。使药甘草，性味甘平，补脾益气，润肺止咳，缓急止痛，缓和药性。《用药法象》云："甘草……阳不足者，补之以甘。甘温能除大热……故热药得之缓其热，寒药得之缓其寒，寒热相杂者用之得其平。"古之"十八反"中，"甘草反甘遂、大戟、海藻、芫花"。刘复兴何以敢逆十八反而用之，且临床疗效好，未见毒副作用呢？刘复兴所言理由有三：第一，古方中亦有用的，如散肿溃坚汤（《薛氏医案》）、海藻玉壶汤（《医宗金鉴》）等均合用甘草与海藻；第二，有研究报道，海藻与甘草同用出现毒副反应者，乃海藻上黏附有河豚卵所致，而非与甘草同用之过；第三，毒副反应的有无取决于海藻与甘草之比例，一般海藻：甘草 ≥ 1.5：1，即是安全剂量。若外用可按 1：1 配入方中。现代研究表明，海藻与甘草同用，更能发挥疗效。海藻为钙性药物，一般不溶于水，而甘草中含有皂苷，起到能将不溶于水的钙性物质溶解于水的作用，因此海藻与甘草同用，确有相须、相使之效用。刘复兴谓之曰"有是病，用是药"，然还须"中病即止"。"临床用之得宜，非但无明显副作用，反而能产生异乎寻常的疗效。"全方药仅四味，法度严谨，相反相成，共奏温阳软坚之效。

（5）用法用量：冷水浸泡 1 小时，文火煮沸 5 分钟，饭后温服 150ml，日 2 次，每剂服 2 日。

（6）注意事项：本方主要为"痰瘀互结"证而设，临床上非"痰瘀互结"者则非本方所宜。临床应用时，患者应注意调节情志，戒怒息愤，饮食应以清淡、易消化为宜。

（7）临床应用：阳虚甚者，加川附片、干姜；痰多者，加苏子、葶苈子；血瘀甚者，加潞党参、水蛭；毒甚者，加滇重楼、皂角刺、蜈蚣。

（8）病案举例：蛇皮癣（鱼鳞病）。

缪某，男，21岁，2003年4月7日初诊。患者因躯干四肢干燥，鳞屑，少汗18年来诊。自诉3岁时皮肤出现干燥，伴鱼鳞状鳞屑，一直未经治疗，随着年龄增长，病情逐渐加重。证见：躯干、四肢皮肤干燥，角化，密集灰黑色鱼鳞状鳞屑，时有瘙痒伴少汗，纳眠可，二便调；舌质淡红，苔薄白，舌底脉络粗大迂曲，脉细涩。西医诊断：鱼鳞病；中医诊断：蛇皮癣，证属瘀血内阻。治法：活血化瘀通络，补气益精。内外合治。

内服方药：鹿蒲海甘散加减。鹿角霜30g，蒲公英30g，海藻15g，甘草9g，生黄芪45g，当归15g，川芎15g，赤芍30g，桃仁15g，红花10g，麻黄10g，蜈蚣2条。3剂，日服2次，2日1剂。

外洗：自拟润肤止痒散（藿香30g，香薷30g，茵陈30g，透骨草30g）加杏仁30g，桃仁30g，白及30g，石榴皮30g，昆明山海棠30g，贯众30g。3剂，煎水外洗，日1次，2日1剂。

二诊（2003年4月15日）：大部分灰黑色鱼鳞状鳞屑消退，变薄，色变淡，出汗较前增多，痒减轻，舌脉同前。内服外洗均守方，各3剂，续用。

三诊（2003年4月22日）：躯干、四肢皮肤原灰黑色鱼鳞状鳞屑全部消退，自觉皮肤稍干燥，出汗正常，瘙痒不明显，舌脉同前。内服守原方去麻黄，加防风20g；外洗方不变，各6剂。

（按语） 鱼鳞病是一种遗传性角化障碍性疾病，以皮肤干燥，伴有鱼鳞状鳞屑为特点，因类似“鱼”的皮肤而得名。西医对该病的治疗主要是抗角化（内服维A酸类药物），对症（局部外搽油脂类软膏）改善干燥症状。历代医家对该病的认识，也多以血虚、血燥、肌肤失养为主，而常选用滋阴养血润燥之法。

本案治疗特点如下：①清除病源，先识其因：“凡治病，先须识因，不知其因，病源无目。”（《三因极一病证方论》）对此病例，从问诊（病史18年）、望诊（肌肤甲错，舌底络脉迂曲）、切诊（脉细涩），推断内有瘀血是其因。②谨守病机,立法选方:久病致瘀,瘀久必虚,虚久又可致瘀,气血相互依存,彼此为用。病机为气虚血瘀,拟益气活血法,方用补阳还五汤。③整体治疗,统筹兼顾:肾藏精,精血同源,"精者,血之所成也"(《诸病源候论·虚劳病诸候下·虚劳精血出候》),又"精足则血足"(《类经·藏象类·藏象》)。使用自拟鹿蒲海甘汤,方中鹿角霜补肾阳,益精血;海藻、甘草软坚以助活血之力,此二药为十八反药物,临床按1.5∶1比例使用多年,未见不良反应;蒲公英清热解毒散结。"肺朝百脉,输精于皮毛",血液的运行要借助肺气的运动,故加用麻黄以宣肺,同时也取其"开鬼门,洁净府"之功。④虫类药蜈蚣的应用:取其开瘀通络的作用。⑤外用药:皮损面积广泛时多以中药煎水药浴,皮损局限者以外搽保湿剂为主,尤其在秋冬季节。

9. 四草汤

(1)组成:紫草、茜草、旱莲草、仙鹤草各30g。

(2)功效:凉血活血,止血消斑。

(3)主治:血热蕴肤证,如各型紫癜、网状青斑、毛细血管扩张症等。

(4)方解:以过敏性紫癜为例来说明发病机制及方解。

过敏性紫癜是一种常见的血管变态反应性出血性疾病,发病机制不明。其特点为皮肤黏膜均可出现瘀点,或伴有关节、腹部及肾脏症状。本病好发于儿童和青少年。临床症状可轻可重,轻者皮肤出现散在针尖大小的瘀点,不伴有内脏损害;重者往往合并紫癜性肾炎或有胃肠道出血。本病属于中医"血证""肌衄"等范畴。赵炳南将其归纳为《医宗金鉴·外科心法要诀》中所说的"血风疮"和"葡萄疫"范畴。中医多认为其是由于禀赋不耐,外感风寒风热之邪,内有脏腑积热之毒,热毒盛则脉络受损,血不循经,流溢脉外皮下而成。湿热毒重则流注关节,内攻脏腑,病久脾气衰弱,营血耗伤,累及于肾。

过敏性紫癜是由于血热蕴盛,兼感风邪,风热与血热相搏,蕴盛聚毒,迫血妄行,以致血溢脉外,瘀滞凝聚而成。因而自拟四草汤以凉血活血、止血消斑,切中病机。方中君药紫草,凉血活血,解毒透疹消斑;茜草为臣,凉血止血,活血祛瘀;佐以旱莲草,滋阴益肾,凉血止血;仙鹤草补气化瘀,收敛止血。全方性寒,正切中"血热"病机。方中既有凉血之品,又有益气之药,共奏凉血活血、止血消斑之效。

（5）用法用量：冷水浸泡1小时，文火煮沸5分钟，饭后温服150ml，日2次，每剂服2日。

（6）注意事项：本方主要为"血热蕴肤"证而设，临床上非"血热蕴肤"者则非本方所宜。临床应用时，患者应注意调节情志、戒怒息愤，饮食以清淡、易消化为宜。

（7）临床应用：用于各种血管炎型皮肤病，如各型紫癜、网状青斑、毛细血管扩张症等见血热蕴肤、迫血妄行证候者。临床加减：腹痛，因于热者加滇重楼、郁金，因于寒者加郁金、丁香，因于气虚者加潞党参、五灵脂；尿血者，加益母草、白茅根；气虚甚者，加潞党参、生黄芪；阴虚者，加生地黄、玄参或青蒿、银柴胡、地骨皮；肿胀甚者，加五加皮、茵陈、水蛭。病发于下肢夹湿者，合三妙散、忍冬藤、连翘、土茯苓；瘀血重者，加王不留行、水蛭；尿蛋白阳性者，加益母草、大蓟、小蓟。

（8）病案举例：葡萄疫（过敏性紫癜）。

欧某，女，51岁，2001年11月11日初诊。患者因四肢皮肤反复出现紫红色斑6个月来诊。6个月前，无明显诱因四肢皮肤出现紫红色斑点、斑片，压之不退色，曾到多家医院就诊，诊断为"过敏性紫癜"，给予"泼尼松""复方芦丁片""维生素C""克敏胶囊"等治疗，病情有所好转，停药后反复发作。证见：四肢皮肤泛发散在暗红色瘀点、瘀斑，压之不退色，双下肢尤明显，无痒痛，纳食少，神疲乏力，夜寐尚安，二便尚调；舌质红，苔黄厚腻，舌下脉络迂曲，脉细涩。实验室检查：血常规示白细胞计数6.85×10^9/L，中性粒细胞百分比62%，血小板计数195×10^9/L。尿常规示尿蛋白、红细胞均阴性。西医诊断：过敏性紫癜；中医诊断：葡萄疫，证属湿热瘀滞。治以清热利湿，化瘀通络。

方药：三妙四草汤加减。焦柏15g，生薏苡仁30g，土牛膝15g，紫草30g，茜草15g，旱莲草30g，仙鹤草30g，茵陈30g，桑寄生30g，粉葛30g，乌梢蛇30g。5剂，日服2次，2日1剂。忌过劳，忌食鱼腥、海鲜、牛奶、鸡蛋等膏粱厚味之品。

二诊（2001年11月24日）：服药后，皮疹颜色明显变淡，仍时感乏力头昏，畏寒，纳可、眠可、二便调；舌质淡红，苔根黄腻，脉细涩。效不更方，考虑患者为老年女性，脾气不足，清阳不升，上方加生黄芪60g

以健脾益气。5剂，内服。

三诊（2001年12月3日）：服药后病情继续好转，皮疹颜色明显变淡，大部分皮疹消退，仅遗留少量褐色斑点。无新发皮疹，自觉纳少口淡，清涎多，稍畏寒；舌质淡红，苔黄根腻，脉细涩。考虑患者脾虚湿郁，改用《温病条辨》三仁汤加减：波蔻15g，杏仁15g，生薏苡仁30g，法半夏15g，厚朴15g，淡竹叶10g，川木通10g，滑石18g（另包），桑寄生30g，粉葛30g，潞党参30g，仙鹤草30g，乌梢蛇30g。5剂，水煎服，日服2次，3日1剂。

按语 "葡萄疫"（过敏性紫癜）多以素体禀赋不强，脾胃运化不足，气不摄血为本。同时感受热邪，热迫血妄行，故见四肢瘀点、瘀斑。病久热伤脉络，病情可反复发作。治疗上应遵循急则治其标、缓则治其本的原则。刘复兴针对过敏性紫癜的病机自创清热凉血、活血通络的四草汤。本案患者为中老年女性，素体禀赋不强，脾胃运化不足，水湿运化不利，瘀久化热，入里扰于血分，与湿邪相合，湿热之邪损伤脉络，迫血妄行。治以清热利湿、凉血化瘀通络，处方三妙散与四草汤合用，清热凉血止血的同时，兼顾健脾除湿，标本兼治。深得仲景"观其脉证，知犯何逆，随证治之"之旨趣，故顽疾得愈。

10. 消炎止痒散（外用方）

（1）组成：白头翁、龙胆、苦参、仙鹤草各等分。

（2）功效：消炎止痒。

（3）主治：各种感染引起的皮肤病，临床表现为红肿、渗液多者，如毛囊炎、丹毒、脓疱疮、溃疡、湿疹并感染、疖等。

（4）方解：白头翁清热，解毒，凉血；龙胆清热燥湿，泻肝火；仙鹤草收敛止血，杀虫；苦参清热燥湿，祛风杀虫。全方共奏清热燥湿、解毒止痒之功效。临证配合内服药共用，可起到事半功倍之效。

（5）用法用量：冷水浸泡1小时，煮沸5分钟，待温凉后，取药液适量，频频湿敷患处，每日1~2次，2日1剂。

（6）注意事项：本方所致病证以急性期、亚急性期，表现为红肿、热痛、糜烂者为佳；因方中以清热燥湿药为主，慢性期皮损使用会略显干燥。

（7）临床应用：红肿甚者，加生大黄、九里光；脓疱多者，加生地榆、昆明山海棠；痛甚者，加八角枫、昆明山海棠；痒甚者，加海桐皮、紫草、生地榆；渗出多者，加重苦参量，或加枯矾。

（8）病案举例：湿疮（急性湿疹）。

李某，女，42岁，2003年7月6日初诊。双小腿皮肤起疹伴痒5天。证见：双小腿中段伸侧见红斑、丘疹、丘疱疹，少许渗液结痂，对称分布。西医诊断：急性湿疹；中医诊断：湿疮，证属湿热蕴阻。治以清热燥湿，消炎止痒。

方药：消炎止痒散加减。白头翁30g，龙胆30g，苦参30g，仙鹤草30g，九里光30g，昆明山海棠30g，蒲公英30g。3剂，煎水，温凉后，取药液适量，局部湿敷，日1～2次，2日1剂。

二诊（2003年7月13日）：局部用药后红斑、丘疹、丘疱疹、渗液消退，痒止。守方续用，3剂。1周后痊愈。

按语 湿疹是由内外多种因素引起的一种具有明显渗出倾向的过敏性、炎症性皮肤病。《医宗金鉴》云："遍身生疮，形如粟米，瘙痒无度，搔破时，津脂水浸淫成片。"根据皮损特点，本病一般分为急性期、亚急性期和慢性期，局部治疗可使药物直达病灶。该患者皮损以红斑、丘疹、丘疱疹、少许渗液结痂为主，当属急性期，故拟清热燥湿、消炎止痒，用消炎止痒散加减，局部湿敷而向愈。

11. 润肤止痒散（外用方）

（1）组成：藿香、香薷、茵陈、透骨草各等分。

（2）功效：润肤止痒。

（3）主治：各种真菌引发的皮肤病及变态反应性皮肤病，表现为脱屑、干燥、瘙痒者，如体癣、手足癣、股癣、花斑癣、霉菌性龟头炎、脂溢性皮炎、银屑病、湿疹、皮肤瘙痒症等。

（4）方解：方中藿香化湿，解暑，止呕，为君药，《名医别录》载其"微温，疗风水毒肿，去恶气"。香薷为臣药，能发汗解表，和中化湿，利水消肿，加强藿香化湿作用。茵陈有清湿热、退黄疸之功，入方中起反佐之意。透骨草祛风通络，为使药。诸药合用，共奏润肤止痒之功效。

（5）用法用量：冷水浸泡1小时，煮沸5分钟，待温凉后，取药液适量，频频湿敷患处，每日1～2次，2日1剂。

（6）注意事项：本方药物温和，润肤作用明显，适用于亚急性期和慢性期的各种皮肤病,临床应用未见不良反应。

(7)临床应用:脱屑多者,加杏仁、桃仁;干燥甚者,加石榴皮、白及;痒甚者,加紫草、食盐;分泌物多者,加苦参、枯矾;红斑明显,加生大黄、荜澄茄。

(8)病案举例:脚湿气(足癣)。

余某,男,42岁,2004年7月5日初诊。左足皮疹伴痒反复发作月余。证见:左足3、4趾缝及足弓有淡红斑、丘疹,边缘呈领圈状脱屑。西医诊断:足癣;中医诊断:脚湿气,证属湿邪阻滞,肌肤失养。治以除湿解毒,润肤止痒。

方药:润肤止痒散加减。藿香30g,香薷30g,茵陈30g,透骨草30g,杏仁30g,桃仁30g。3剂,煎水,温凉后,取药液适量,局部湿敷,日1~2次,2日1剂。

10天后,诸症均除。

按语 足癣属皮肤浅部真菌感染,中医称"脚湿气",常表现为足弓、足侧缘及足趾缝的丘疹、丘疱疹,红斑,脱屑,甚至糜烂、渗液,伴瘙痒。临床治疗以局部外用药为主。该患者皮损为淡红斑、丘疹,边缘呈领圈状脱屑,当属湿邪阻滞,肌肤失养,故拟除湿解毒,润肤止痒,用润肤止痒散加减,局部湿敷而好转。

12. 祛风止痒散(外用方)

(1)组成:川椒、茵陈、苦参、透骨草各等分。

(2)功效:祛风止痒。

(3)主治:各种变态反应性(瘙痒性)皮肤病,如湿疹、皮炎、荨麻疹、瘙痒症、神经性皮炎、结节性痒疹等。

(4)方解:方中苦参为君药,有清热燥湿、祛风杀虫之功。《本草正义》云:"苦参之苦愈甚,其燥尤烈,故能杀湿热所生之虫……毒风恶癞,非此不除。"茵陈能清湿热,为方中臣药,以加强苦参之功效。川椒能温中止痛,杀虫止痒,逐骨节肌肤死肌,为方中佐药。透骨草祛风通络,为使药。诸药合用,共奏祛风止痒之功效。

(5)用法用量:冷水浸泡1小时,煮沸5分钟,待温凉后,取药液适量,频频湿敷患处,每日1~2次,2日1剂。

(6)注意事项:因方中川椒辛、热,透皮强,用于慢性期以皮损肥

刘复兴

厚、苔藓化明显伴瘙痒者为佳。急性期、亚急性期皮肤病应慎用或禁用。

（7）临床应用：痒剧者，再加昆明山海棠、海桐皮、生地榆、九里光、紫草；干燥痒甚者，减少苦参用量，入百部、女贞子、杏仁、桃仁；皮损增厚者，可加入等量陈醋浓煎，外搽可使皮疹变薄。

（8）病案举例：湿疮（慢性湿疹）。

王某，男，46岁，2003年9月7日初诊。双小腿皮疹，增厚伴瘙痒5个月余。证见：双小腿伸侧皮肤淡红斑块，浸润肥厚，苔藓化改变明显，对称分布。西医诊断：慢性湿疹；中医诊断：湿疮，证属血虚风燥，肤失濡养。治以祛风止痒，润燥。

方药：祛风止痒散加减。川椒30g，茵陈30g，苦参30g，透骨草30g，九里光30g，生地榆30g，杏仁30g，桃仁30g。3剂，煎水，温凉后，取药液适量，局部湿敷，日1~2次，2日1剂。

二诊（2003年9月14日）：局部用药后瘙痒明显减轻，肥厚皮损变软。守方续用，3剂。1周后，皮损缩小、变薄。

按语 湿疹是由多种内外因素引起的一种具有明显渗出倾向的过敏性、炎症性皮肤病。《医宗金鉴》云："遍身生疮，形如粟米，瘙痒无度，搔破时，津脂水浸淫成片。"根据皮损特点，本病一般分为急性期、亚急性期和慢性期，局部治疗可使药物直达病灶。该患者皮损以淡红斑块、浸润肥厚、苔藓化改变明显、对称分布为特点，当属慢性期，故拟祛风止痒、润燥，用祛风止痒散加减，局部湿敷而好转。

（二）成方应用

1. 丹栀逍遥散

（1）来源：此方在"逍遥散"（《太平惠民和剂局方》）的基础上去甘草、生姜，加牡丹皮、炒栀子、益母草。

原方具有调和肝脾，疏肝解郁，养血健脾之功。主治肝郁血虚脾弱证，见两胁作痛，头痛目眩，口燥咽干，神疲食少，或月经不调，乳房胀痛，脉弦而虚者。刘复兴常应用丹栀逍遥散治疗寻常型痤疮、黄褐斑等。月经期，加益母草；痛经，加大红袍、马蹄香、炙香附，以加强温经通络止痛作用。

（2）临床应用：①治白癜风，加刺蒺藜、煅自然铜、沙苑子、蜈蚣；②治斑秃，加炙黄精、制首乌、天麻、荷顶、蜈蚣；③治扁平疣，加贯众、板蓝根、生薏苡仁、虎杖、蜈蚣；④治黄褐斑，加明玉竹、冬瓜仁、玫瑰花、水蛭；⑤治皮肤瘙痒症，加刺蒺藜、制首乌、生黄芪、蜈蚣等。

（3）方解：方中柴胡疏肝解郁为君药；当归、白芍养血敛阴柔肝，白术、茯苓健脾利湿，共为臣药；牡丹皮泻血中伏火，栀子泻三焦郁火，益母草和血调经，共为佐药；薄荷辛散郁热，搜消肝风，疏郁调中，助柴胡散肝郁之热，为使药。全方配伍精当，用药周到，既疏肝健脾，又和血调经，临床用之，效极佳。（注：方中栀子须炒用，一者炒则入血分，二是恐其寒性伤脾而致泻，故宜炒后用）

（4）病案举例：粉刺（痤疮）。

黄某，女，33岁，1999年7月10日初诊。患者因面部起皮疹2个月余来诊。自诉素喜食辛辣食物，2个月前面部出现红丘疹，无痒痛，后皮疹逐渐增多，自购药膏外搽无效。证见：面部油腻，前额、双颊、下颏泛发散在粉刺、炎性丘疹，纳眠可，大便干；舌质红，苔薄白，脉数。西医诊断：痤疮；中医诊断：粉刺，证属肺胃蕴热。治以清泄肺胃之热。方用自拟枇杷清肺饮加减。

药用：生枇杷叶15g，生桑白皮30g，炒黄芩15g，黄连10g，生地黄30g，牡丹皮15g，野菊花30g，蒲公英30g，泽泻15g，焦楂15g，蜈蚣2条。3剂，日服2次，2日1剂。

外搽自制痤疮膏，保留20分钟后洗去，日1次。忌食辛辣、油腻、肥甘。不用滋养类护肤品。

二诊（1999年7月16日）：无新皮疹出现，原皮疹缩小。内服外用同前。

三诊（1999年7月23日）：经前1周，时有烦躁易怒，口苦，以丹栀逍遥散加减，清泄肝经郁热。

药用：牡丹皮15g，炒栀子15g，益母草15g，炒柴胡15g，当归15g，白芍30g，白术15g，茯苓30g，薄荷6g，野菊花30g，蒲公英30g。3剂，日服2次，2日1剂。外用及饮食宜忌同前。

如此治疗3个月，诸症消失。

按语 痤疮多因饮食不节，过食辛辣油腻之物，致脾胃湿热，复受风邪，蕴滞肌肤，搏结于面而成，治宜清泄肺胃，凉血化瘀。自创枇杷清肺饮，药用生枇杷叶、生桑白皮、炒黄芩、黄连、生地黄、牡丹皮、蜈蚣。临床以基本方随证加减，疗效肯定。外用自创痤疮膏，清热解毒，消炎祛脂，效果确切。

本例肺胃蕴热，治当清泄肺胃，凉血化瘀。患者面部炎性丘疹多，热毒较重，故加野菊花、蒲公英清热解毒；面部油腻较重，乃湿浊较重，故加泽泻、焦楂利湿活血而不伤阴。经前烦躁易怒、口苦，此因肝经郁热，以丹栀逍遥散加减，疏肝解郁泄热。据现代药理研究，该方有温和的类雌激素样作用，对30岁以后发病的痤疮患者尤为适宜。外用痤疮膏消炎祛脂，使药物直达病灶，加速皮损修复。同时应注意饮食宜忌及化妆品的选用，多环节配合而使病愈。

2. 三仁汤

（1）来源：《温病条辨》。原文："头痛恶寒，身重疼痛，舌白不渴，脉弦细而濡，面色淡黄，胸闷不饥，午后身热，状若阴虚，病难速已，名曰湿温。汗之则神昏耳聋，甚则目瞑不欲言；下之则洞泄；润之则病深不解。长夏深秋冬日同法，三仁汤主之。"

组成：杏仁、飞滑石、白通草、白蔻仁、竹叶、厚朴、生薏苡仁、半夏。

三仁汤是治疗湿温的代表方，不仅可用于邪在卫表，对于湿温邪在气分时，只要湿重于热，亦能用本方加减治疗。"肺主皮毛""肺主一身之气"，三仁汤轻开上焦肺气，气化则湿亦化，故此方用治皮肤病之湿邪为患者，效果极佳。

（2）临床应用：慢性顽固性、瘙痒性反复发作的皮肤病，如皮肤瘙痒症、天疱疮、湿疹、荨麻疹、带状疱疹、银屑病等

（3）方解：方中以杏仁宣利上焦肺气，盖肺主一身之气，气化则湿亦化；白蔻仁芳香化湿，行气宽中；薏苡仁甘淡性寒，渗利湿热而健脾；滑石、通草、竹叶甘寒淡渗，增强利湿清热之功；半夏、厚朴行气化湿，散结除痞。诸药相合，三仁相伍，宣上、畅中、渗下，使气畅湿行，暑解热清，脾气健旺，三焦通畅，诸症自除。因湿邪腻浊，易于胶结，湿热之偏重，化燥化热，变证最多，用药较难，治疗原则难以分解，选用淡渗之品通阳利湿，使湿去热孤则病易愈。而此处之通阳法，并非杂病中采用的温热药以温通阳气方法，乃应用渗利药化气利湿，通利小便，使气机宣通，腻化浊消，阳气因而得通，即叶桂在《外感温热篇》中说的"通阳不

在温，而在利小便"。

刘复兴常说："《素问·至真要大论》指出'湿淫于内，治以苦热，佐以酸淡，以苦燥之，以淡泄之'，而无'以甘补之、缓之'之说，这可以说是我在祛湿的治疗中不用甘草之因。"

（4）病案举例：风瘙痒（皮肤瘙痒症）。

白某，女，47岁，2000年8月3日初诊。患者因全身瘙痒2个月余来诊。自诉2个月前因"腰椎间盘滑脱伴骨质增生"行外科手术治疗，术后第3天，出现全身皮肤剧烈瘙痒，日夜难眠。曾经用"糖皮质激素""抗组胺药"以及"普鲁卡因"静脉封闭等治疗，药后瘙痒缓解，但停药又发。证见：全身抓痕，血痂，双手脱屑，双腿肌肉轻度萎缩，需由人扶持方可站立，眠差，大便干结、3~4日1行；舌质淡，苔白腻，脉细数。西医诊断：皮肤瘙痒症；中医诊断：风瘙痒，证属血虚湿热，气机不畅。治法：急则治标，缓则治本。先祛湿热、畅气机，再调补气血，养血祛风善其后。方用三仁汤加减。

药用：波蔻15g，杏仁15g，生薏苡仁30g，法半夏15g，厚朴15g，淡竹叶10g，川木通10g，滑石18g（另包），白鲜皮30g，地肤子30g，秦艽30g，蜈蚣2条，乌梢蛇30g。3剂，日服2次，2日1剂。忌食鱼腥发物。

二诊（2000年8月10日）：瘙痒减轻，肌萎同前，大便略干、2日1行；舌质淡，苔白滑，脉细沉。患者标象渐去，气血亏虚之本渐显，法当调理气血，予当归饮子加减。

药用：当归15g，生黄芪60g，生地黄30g，川芎15g，赤芍30g，制首乌30g，刺蒺藜30g，荆芥15g，防风15g，白鲜皮30g，地肤子30g，秦艽30g，蜈蚣2条，乌梢蛇30g。3剂，内服。

三诊（2000年8月17日）：上方3剂，痒感又减，夜卧得安，舌苔转薄白，双足较前有力，继予上方6剂，以善其后。

按语 风瘙痒（皮肤瘙痒症）多因素体不强，气血化生不足，不能濡养肌肤所致。肌肤失养，风邪乘虚袭表，郁于肌肤，疏泄不畅，则见全身皮肤瘙痒。治疗当以养血祛风为主。但本案据患者舌脉象，可知以湿邪为标，血虚风燥为本。故当急则治标，缓则治本，先除湿热之邪，后祛风养血。三仁汤用波蔻、杏仁、生薏苡仁健脾利湿，淡竹叶、川木通、滑石清热利小便，使邪气得出。疾病后期，湿邪已除，当治其本，所谓"治风先治血，血行风自灭"，故选用养血祛风的当归饮子，并重用黄芪补气生血，加入地肤子、白鲜皮、秦艽等加强祛风止痒之效。同时善用虫类药物蜈蚣、乌梢蛇，祛风通络，内走脏腑，外达肌肤，透骨搜风，用之达祛风止痒之效，并引药达肌肤病所。

3. 阳和汤

（1）来源：《外科证治全生集》。原书主治：鹤膝风，贴骨疽及一切阴疽。证候：患处漫肿无头，酸痛无热，皮色不变，舌淡苔白，脉沉细等。

组成：鹿角胶、熟地黄、麻黄、炮姜、白芥子、肉桂、生甘草。

功用：温阳补血，散寒通滞。主治：阴疽属于阳虚寒凝证。

（2）临床应用：辨证属于阳虚寒凝证者，如硬皮病、银屑病、湿疹、结节性痒疹、慢性溃疡、阴疽、脉管炎等。治疗硬皮病，配合自拟鹿蒲海甘散（鹿角霜、蒲公英、海藻、生甘草），以温阳化湿，软坚散结；治疗银屑病，加水牛角、小红参、昆明山海棠。

（3）方解：原方重用熟地黄温补营血。虑其滋腻太过，刘复兴以生地黄易熟地黄，功善滋阴养血，而无滋腻之弊。原方中用鹿角胶填精补髓，强壮筋骨，借血肉有情之品助熟地黄以养血。刘复兴以鹿角霜易之，功善补虚助阳，"主治虽同（鹿角胶），功力略缓"（《本草蒙筌》）。寒凝痰滞，非温通络脉不足以解散寒凝，故以炮姜、肉桂温中有通；麻黄开腠理以达表；白芥子祛皮里膜外之痰；与温补药共用，可使补而不腻。方中鹿角霜生精补血，肉桂、炮姜温阳散寒而通血脉，麻黄、白芥子协助姜桂以散寒凝而化痰滞，甘草解毒而调和诸药。全方能温阳气而化阴凝。

（4）病案举例：皮痹（局限性硬皮病）。

韩某，女，30岁，2002年3月20日初诊。患者因双手肿胀，皮肤发红变硬5个月，加重2个月来诊。自诉长期从事水产生意，双手时常接触凉水，5个月前无明显诱因，每到傍晚双手肿胀明显，受凉后出现苍白、变紫暗，几分钟后逐渐恢复。症状逐渐加重，2个月前左手小指及无名指伸侧面大片发红，略肿胀变硬伴有麻木感。遂至某医院就诊，病理诊断符合"硬皮病"改变，给予激素治疗，病情有所缓解，但自觉明显发胖，同时出现乏力，双下肢沉重，便溏、1日3次，月经后错，经量少，白带色白清稀量多。证见：四肢末梢不温，双手紫红，左手小指及无名指伸侧面触之较硬，皮肤难以提起，肿胀而光亮，无弹性；舌尖红，苔白，脉弦微数。西医诊断：局限性硬皮病。中医诊断：皮痹，证属寒湿痹阻，气血瘀滞。治法：温经散寒，活血通络。

方药：阳和汤加减。鹿角霜30g，麻黄15g，生黄芪30g，熟地黄15g，白术10g，茯苓15g，肉桂10g，白芥子10g，当归10g，丹参15g，蜈蚣2条，鸡血藤30g。3剂，水煎服，日服2次，2日1剂。

二诊（2002年3月27日）：症状有所好转，皮肤略软，白带减少，乏力消失，大便有所改善，1日2次，基本成形，手部温度渐转暖；舌尖红，苔白，脉弦微数。治疗有效，继服前方6剂。

三诊（2002年4月10日）：左手小指及无名指伸侧面触之较硬，但较前好转。患者诉症状继续好转，皮肤变软明显，白带减少，乏力消失，时感口干，喘气发热，大便偏干；舌质红，苔白，脉弦微数。考虑药性偏热，故前方去肉桂，熟地黄改为生地黄，加牡丹皮、赤芍、黄芩，守方坚持服药2个月余。随访半年，手部皮损已基本变软，可以捏起。

按语 皮痹（硬皮病）是一种自身免疫性疾病，临床上一般分为系统性硬皮病和局限性硬皮病，这里所讨论的是局限性硬皮病。本病的发生多为脾肾阳虚，气血不足，卫外不固，腠理不密，风寒湿之邪侵袭，阻于皮肤肌肉之间，以致营卫不和，气血凝滞，经络阻隔，痹塞不通。本例明显受到寒湿之邪，日久而造成气滞血瘀，经络阻隔。故方以阳和汤为基础，温阳化湿、散寒通经，加鸡血藤养血活血，加黄芪、白术、茯苓益气和中，使病情迅速得到改善。

4. 五苓散

（1）来源：《伤寒论》。原文如下："太阳病，发汗后，大汗出，胃中干，烦躁不得眠，欲得饮水者，少少与饮之，令胃气和则愈。若脉浮，小便不利，微热消渴者，五苓散主之。"主要药物有猪苓、茯苓、泽泻、白术、桂枝。可利水渗湿，温阳化气。原书主治：外有表证，内停水湿。证候：烦渴欲饮，水入即吐，水肿、泄泻、吐涎沫而头眩。

（2）临床应用：水湿内停之皮肤病，如湿疹、下肢紫癜，证见皮色不鲜，渗液，下肢肿胀，舌质淡胖苔白或白腻者。下肢肿胀甚者，加茵陈、五加皮；伴气虚者，加生黄芪、潞党参。

（3）方解：《医宗金鉴·删补名医方论》云："君泽泻之咸寒，咸走水府，寒胜热邪。佐二苓之淡渗，通调水道，下输膀胱，并泻水热也。用白术之燥湿，健脾助土，为之堤防以制水也。用桂之辛温，宣通阳气，蒸化三焦以行水也。泽泻得二苓下降，利水之功倍，小便利而水不蓄矣。白术须桂上升，通阳之效捷，气腾津化渴自止也。"

（4）病案举例：葡萄疫（进行性色素性紫癜性皮肤病）。

侯某，女，37 岁，2003 年 7 月 10 日初诊。患者因双小腿红斑、瘀点伴微痒反复发作 7 个月，加重半月来诊。素体偏胖，7 个月前双小腿皮肤出现小片状红斑、瘀点，伴微痒，当时未给予治疗，皮疹渐增多、扩大，呈大片状，遂到外院就诊，诊为"进行性色素性紫癜性皮肤病"，给予"氯雷他定片、复方丹参片、芦丁片"口服，外搽"复方肝素钠乳膏、维生素 E 乳膏"，症状好转不明显，为求中医药治疗而来诊。证见：双小腿伸侧为主泛发针尖至粟粒大瘀点，部分密集成片状，色淡红，对称分布，伴微痒，口干，纳眠可，二便调；舌质淡红，苔薄黄，脉弦。西医诊断：进行性色素性紫癜性皮肤病；中医诊断：葡萄疫，证属水湿内阻。治则：利水化湿，通络祛瘀。

方药：自拟三妙散四草汤加减。焦柏 15g，生薏苡仁 30g，土牛膝 15g，忍冬藤 30g，土茯苓 30g，紫草 30g，茜草 30g，仙鹤草 30g，旱莲草 15g，九里光 30g，昆明山海棠 30g，乌梢蛇 30g。3 剂，日服 2 次，2 日 1 剂。避免久站久行及过度刺激。

二诊（2003 年 7 月 17 日）：双小腿红斑、瘀点仍存，但颜色变淡，瘙痒消失，大便稀、日行 3 次；舌质淡，苔白，脉浮。考虑患者热象已消，素体偏胖，水湿内阻，拟化湿利水，更方五苓散加减。

药用：茯苓 30g，猪苓 15g，白术 15g，泽泻 30g，桂枝 15g，忍冬藤 30g，九里光 30g，昆明山海棠 30g，绞股蓝 30g，灵芝 30g，乌梢蛇 30g。3 剂。

三诊（2003 年 7 月 24 日）：双小腿红斑、瘀点大部分消退，无瘙痒，大便正常；舌质淡，苔薄白，脉细。守方续服 6 剂。

2 个月后随访，双小腿皮疹已消，仅外踝前隐约可见约小指甲盖大小的浅褐色色沉斑。

按语 进行性色素性紫癜性皮肤病的病因不明，属毛细血管炎（重力和静脉压升高是重要的局部诱发因素），相当于中医"葡萄疫""血风疮"。

该患者素体偏胖，胖人多水湿，湿性下趋，阻于经络，故见双小腿红斑、瘀点，微痒；舌质淡苔白，脉细。证属水湿内阻，治宜利湿化水，通络祛瘀，佐以清热。一诊以三妙散四草汤加减；待热退后，二、三诊拟五苓散外解风邪、内化水饮，忍冬藤通络、引药入经，九里光、昆明山海棠、乌梢蛇祛风除湿通络，绞股蓝、灵芝平补肝肾，以扶正祛邪。

（供稿人：黄虹）

参考文献

1. 刘复兴，秦国政.擅用虫药 攻克皮肤疮疡顽症：刘复兴学术思想与临床经验集 [M].北京：中国中医药出版社，2014.
2. 欧阳晓勇.当代中医皮肤科临床家丛书：第 2 辑：刘复兴 [M].北京：中国医药科技出版社，2015.

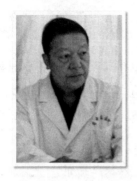

刘以敏

一、医事小传

刘以敏（1939—2018），云南省中医医院主任医师、教授，云南省中医医院原儿科主任。第三、第五批全国老中医药专家学术经验继承工作指导老师，云南省荣誉名中医。

历任中华中医药学会儿科分会学术顾问，全国中医药高等教育学会儿科教育研究会副理事长，中华人民共和国卫生部临床药理基地成员、儿科病类中药临床研究组组长，云南省中医药学会常务理事、儿科专业委员会主任委员等职。

1962年毕业于云南中医学院，毕业后响应国家号召到"五七干校"工作锻炼，其间接诊了大量内外妇儿等科各种疾病，探访了多位当地经验丰富的老药工，积累了丰富的中医药临床经验及知识，后回到云南省中医医院工作。自此，师承著名儿科学家康诚之先生4年，又得上海中医学院（现上海中医药大学）王玉润的指导，并在王玉润指导下参阅儿科泰斗徐筱圃的临床笔记，学业渐进。

从事中医儿科医、教、研工作50余年，曾担任"黄帝内经""伤寒论""中药学"等课程的教学工作。潜心研究中医经典、中医儿科古今医籍文献，汲取各家之长，不拘一格，熔儿科寒温两大学派于一炉，特别是在康诚之、王玉润学术体系基础上，结合大量临床案例，渐渐濡养出深厚的学术造诣以及丰富的临床经验。

在学术上，强调整体，注重望诊。因儿科古称"哑科"，切诊、问诊均有困难及局限，故在四诊合参的基础上，以望诊为要。一望形神动态，以获得整体印象；二望面色舌苔，兼视涕、痰、二便，以辨阴阳寒热虚实，通过患儿种种外在表现，初步诊察出小儿的内在变化。循证求因，治病求本，强调症状只是疾病的现象，医者必须进行详细的观察和综合分析，透过现象抓住疾病的本质，才能确立恰当的治疗方法。

刘以敏擅长活用动变思想分析证型，主张衷中参西，辨病辨证相结合，强调"百病以胃气为本"，"治病莫忘脾胃"；提出中医学治疗疾病，不仅注重积极的燮理阴阳、整体治疗，还应"治养结合"。刘以敏认为，无论是调乳母、节饮食，还是用药调理，都应始终不离脾胃，禀"以平为期、以和为贵"的宗旨；指出小儿不可滥用峻攻削伐之品，要注意中病即止，万不可妄攻而先败其元气，应以顾护脾胃为根本，达到"乳食能进，大小便调，肠胃之气足"的目的；拟方推崇钱乙，认为其制方法度严谨，方药审慎，师古不泥，故为方博达，善于化裁；用药重视地方药物的研究应用，取得良好的临床疗效。对小儿肺脾肾相关疾病与儿科疑难杂症颇具心得，尤其对紫癜、肾病、久咳、久泻、黄疸、抽动症、小儿虚弱证的诊治有独到之处。首次提出佝偻病应注意脾胃调理的观念；在性早熟的病因病机方面指出，除肾阴亏损致相火旺盛外，肝气郁结，肝经湿热也可导致患儿性早熟，治疗上不仅泻相火，还从肝论治，治以泻肝、平肝、柔肝之法。

著有《融合寒温 活用古方治儿疾——刘以敏学术思想与临床经验集》等4部专著；担任《儿科心鉴》顾问；研究整理民间运用"硫黄针"治疗多种疾病的经验，并使之上升为理论；发表或指导发表论文10余篇。主持的"全国佝偻病中医中药防治课题"获省级科学技术进步奖；总结个人系列方8首，已通过省级评审投产，在云南省中医医疗集团广泛使用；主持"童宝"等数十个品种的新药临床观察和开发。

多年来，除了承担日常教学和各类学习班教学外，还带教省内外及奥地利、新西兰、英国、美国等地的进修人员多批，为中医学的传承、发扬做出了积极贡献。

二、医方

（一）自拟方

1. 健脾祛浊方

（1）组成：生黄芪30g，太子参10g，芡实10g，莲子10g，怀山药

10g，仙鹤草 20g，白术 20g，补骨脂 10g，益母草 15g，甘草 6g，等。

（2）功效：温肾健脾，益气祛浊。

（3）主治：过敏性紫癜肾炎。

（4）方解：黄芪为君，能补气升阳，固表止汗，利水消肿，为补肺脾之气的要药，升举阳气的圣药。臣以治脾常用之太子参、白术、怀山药、莲子，健脾益气，恢复统摄功能。芡实具有固肾涩精、补脾气、止泻之功，且《本草纲目》谓其"止渴益肾，治小便不禁，遗精白浊带下"，故臣以该药治疗蛋白尿，取其具有封藏固摄人体精微物质之功，从而封藏固摄外泄于尿中的蛋白，减轻紫癜患儿的蛋白尿。益母草能活血祛瘀、利尿消肿。仙鹤草具有收敛止血、止痢杀虫之功，为传统的止血良药。刘以敏认为，仙鹤草除凉血止血外，还有较好的补虚作用，可调补气血，助体力恢复。补骨脂温补脾肾，既助君药健脾益气，又佐健脾利湿各药以制肾水，使水土合德，涵化万物。生甘草补脾益气、清热解毒，调和诸药，为佐使药。

（5）用法用量：冷水浸药半小时，文火煮沸 20 分钟，饭后温服，日3 次，每剂 1 日。

（6）注意事项：注意寻找引起本病发生的各种原因，去除过敏原，清除慢性感染灶，积极治疗上呼吸道感染。急性期或出血量多时，宜卧床休息，限制患儿活动，消除紧张情绪。密切观察腹痛、腹泻、黑便，以及关节肿痛、肿胀情况。发病期间饮食宜清淡，适当增加维生素 C 含量丰富的水果（菠萝除外）。

（7）临床应用：伴关节肿痛者，加木瓜、叶下花、川牛膝、伸筋草等。如有腹痛，加延胡索、甘松、刺猬皮、小茴香。紫癜久不消退，斑色暗者，可加用香附、郁金，加强行气活血之功。兼有风邪表证者，可酌加荆芥、防风、牛蒡子等疏风解表之品，但用量不宜大，以防化燥伤阴。

（8）病案举例：过敏性紫癜肾炎（肝肾阴虚，瘀血阻络）。

聂某，女，11 岁。2004 年 5 月 16 日初诊。双下肢瘀点反复出现两月余。双下肢瘀点反复出现，压之不退色，汗出多，曾伴腹痛和关节痛，小便混浊，大便干结，饮食一般，口渴饮水，舌质红，苔白腻。尿液分析：红细胞 10～20 个/HP，尿蛋白（＋＋）～（＋＋＋）。曾内服激素 2 个月，现激素每日内服 3 片，2 个月来尿蛋白波动在（＋＋）～（＋＋＋）。就诊时尿液分析示颜色混浊，尿蛋白（＋），红细胞 6～12 个/HP，白细胞 4～5 个/HP。血小板计数 320×10⁹/L。诊断：过敏性紫癜肾炎（肝肾阴虚，瘀血阻络）。治宜滋养肝肾，活血化瘀为主。药用：生黄芪 30g，茺蔚子、白茅根、茯苓各 15g，茜草 12g，花蕊石（煅）30g，仙鹤草、山茱萸各 10g，生地黄 15g，粉丹皮、墨旱莲各 10g，女贞子、蝉蜕、昆明山海棠各 15g。

服上方 6 剂后，汗出减少，小便较前清，泡沫少，大便调，饮食可；舌脉同前。尿液分析：红细胞 10～15 个/HP，尿蛋白（±）。效佳，在上方基础上，加大消蛋白药之剂量，以免前功尽弃。生黄芪 60g，茺蔚子 15g，茯苓、泽泻、山茱萸、熟地黄、粉丹皮、山楂各 10g，小叶石韦 15g，蝉蜕 10g，掉毛草 25g，怀山药、补骨脂各 15g。

三诊：服上方 3 剂后，小便清，无泡沫，大便调，饮食可，舌质红，苔薄白，脉细。尿液分析：红细胞 2～3 个/HP，尿蛋白（－）。效不更方，继投 3 剂。

四诊：双下肢无新的瘀点出现，无腹痛，无关节痛，小便清，无泡沫，大便一日一行，饮食一般，汗出不多，舌边红，苔薄白，脉细。尿液分析：红细胞 2～4 个/HP，尿蛋白阴性。上方加小蓟 9g、薏苡仁 10g，去昆明山海棠，继投 6 剂。嘱患儿注意休息，定期复查。

按语 "阳络伤则血外溢，血外溢则衄血；阴络伤则血内溢，血内溢则后血。"（《灵枢·百病始生》）络脉受损，血液不循常道而外溢是紫癜形成的主要病机。对于此病，首辨缓急虚实，辨表热里热，辨瘀斑色泽和大小，分清病因，伴随症状；病位在肺、脾、肝、肾，关键在风、热、湿、瘀。对于治疗思路，疾病后期脾肾两虚，须注意不要盲目地活血化瘀，以免伤正而加重病情；在恢复期应注意调整人体脏腑阴阳之偏胜，特别注意养阴清热、扶正达邪、温脾补肾，防止复发；另外，还要注意解毒化瘀，勿见血止血。故用黄芪为君药，重在益气祛瘀生新。仙鹤草收涩止血，强壮补虚。茜草凉血止血，行血散瘀。女贞子滋养肝肾、清虚热，墨旱莲养阴益肾、凉血止血；二药相须为用，增滋养肝肾、清虚热、凉血止血之功，滋养而不碍胃，清凉而不苦寒，常用于过敏性紫癜后期阴虚火旺血瘀者。对于上述反复发作的病例，可适当再加用昆明山海棠之类兼有抗炎及免疫抑制作用的药物。在缓解期，并非一味重视益气补益，仍应在紫癥消退后注意清解余热毒邪。

2. 止抽汤

（1）组成：山土瓜 15g，兰花参 15g，荠菜花 15g，全蝎 5g，蜈蚣 2 条，天麻 10g，钩藤 10g，乌梅 10g，白芍 30g，炙甘草 5g。

（2）功效：平肝潜阳，息风化痰。

（3）主治：抽动秽语综合征。

（4）方解：抽动秽语综合征的病机与风、痰有密切关系。方中以山土瓜（又名红土瓜）、兰花参、荠菜花为主药，其中山土瓜健脾化痰，兰花参补虚损、除虚热、平肝安神，荠菜花清热除湿，合用共奏平肝清心、健脾助运化痰之效。方中虫药全蝎、蜈蚣平肝祛风、息风豁痰；白芍既能养血柔肝，又可平肝潜阳，兼能制约风药伤阴之弊；乌梅具收敛之性，可入肝经，"下气，除热烦满，安心，止肢体痛，偏枯不仁"（《神农本草经》），还能"益津开胃"（《本经逢原》），可减轻患儿长期服药对食欲的影响；炙甘草补脾益气，配白芍有缓急之用，可控制肢体拘挛，同时调和诸药，减轻虫药的毒性。

（5）用法用量：冷水浸药半小时，文火煮沸 20 分钟，饭后温服，日 3 次，每剂 1 日。

（6）注意事项：在药物治疗的同时，还应注意减轻患儿的心理负担，保持心情愉快，饮食上忌食辛辣或肥甘厚腻的食物，少食含有色素及防腐剂的食品。少接触手机、电视机等电子产品，避免看紧张、惊险、刺激的影视节目。

（7）临床应用：伴有吸鼻，加辛夷花、苍耳子，宣肺通窍；眨眼，加菊花、蝉花（若无蝉花，可用蝉蜕代替），清热明目祛风；清嗓，加射干、僵蚕，祛风解痉、降火消痰；异常发声，则加石菖蒲、远志、胆南星、郁金，清心豁痰、安神开窍、益智解郁；如有摇头、点头、斜颈，重用天麻、钩藤，加伸筋草，以平肝息风定惊；肢体抽动，加葛根、木瓜、伸筋草、川牛膝，舒筋活络；腹部抽动，加大芍药、甘草用量，以缓挛急。

（8）病案举例：抽动秽语综合征（阴虚阳亢，风动痰扰）。

刘某，男，10 岁，2012 年 5 月 10 日初诊。患儿 3 个月来出现眨眼、耸肩、吸鼻、扭脖，学习紧张时加重，老师反映上课听讲不专心，注意力不集中，每因紧张焦虑或打电脑游戏时症状加重。在外院做脑电图、头颅CT、微量元素等检查，均未见异常，因家长不愿给患儿服西药，故求中医治疗。来诊时患儿上述症状明显，性急易怒，纳可，二便正常，舌尖红，苔中腻，脉弦细。辨证：阴虚阳亢，风动痰扰。治则：平肝潜阳，息风化痰。处方：红土瓜15g，兰花参15g，荠菜花15g，全蝎3g，蜈蚣2条，僵蚕9g，天麻9g，钩藤9g，白芍15g，郁金9g，石菖蒲9g，伸筋草12g，炙甘草6g。5剂，水煎服，每日1剂。并嘱家长不要过于关注其抽动症状，清淡饮食，禁止玩电脑游戏。

二诊：5月16日。服药后眨眼、耸肩、吸鼻、扭脖等症状明显减轻，发脾气减少，注意力改善，舌苔转薄。原方去全蝎、蜈蚣，再服5剂。

三诊：5月23日。患儿偶有眨眼、耸肩。以原方加减，继服1个月，抽动症状基本消失，情绪稳定，学习成绩上升。

〔按语〕 根据"诸风掉眩，皆属于肝"的理论，以及小儿"心肝常有余，肺脾常不足"的生理特点，本病属肝风范畴。小儿若因禀赋不足，感受外邪，五志过极等因素影响，气机不畅，郁久化火，阴血暗耗，皆可引动肝风。感受外邪犯肺，津液失于输布，凝而成痰，或饮食不节，脾失于运化而成痰，痰与风交结为患，痰随风动，无处不到，阻滞气机，扰乱心神，上扰清窍，横窜经络，患儿则在性情及行为方面表现出种种怪象。其舌尖红，苔中腻，脉弦细，为心肝火旺、痰浊内扰之象。故用止抽汤平肝潜阳、息风止痉，加僵蚕清利咽喉，加郁金、石菖蒲清心化痰、解郁宁神，加伸筋草解痉舒筋。

3. 疏肝泻火方

（1）组成：柴胡10g，杭白芍15g，夏枯草10g，当归10g，茯苓15g，白术10g，墨旱莲10g，女贞子15g，炒黄柏6g，佛手10g，荔枝核10g，甲珠6g，生甘草6g。

（2）功效：疏肝散结，泻火养阴。

（3）主治：特发性性早熟症，单纯性乳房过早发育。

（4）方解：本病多因肝郁化火，致相火妄动，而使天癸早至，乳房提前发育。方中柴胡、佛手疏肝解郁，使肝气条达；杭白芍、当归养血和血柔肝；墨旱莲、女贞子补肝肾、养阴血而不滋腻；少佐黄柏苦寒泻肾火；夏枯草清肝火，散郁结；荔枝核、甲珠软坚散结；茯苓、白术健脾益气，实土以御木侮，防苦寒药伤脾败胃；生甘草调和诸药。

（5）用法用量：冷水浸药半小时，文火煮沸 20 分钟，饭后温服，日 3 次，每剂 1 日。

（6）注意事项：在治疗过程中，患儿应慎用补品，禁止用含有雌激素的食品、补品及成人化妆品，不开灯睡觉。

（7）临床应用：乳房肿痛，加青皮、蒲公英、王不留行、路路通；乳核明显，加橘核、生牡蛎、重楼；阴道流血，加茜草、荆芥；阴道有分泌物，加猪鬃草、泽泻、莲须。

（8）病案举例：特发性性早熟症。

王某，女，8 岁，2003 年 5 月 6 日初诊。患儿脾气急躁，烘热，舌质红 2 个月。查：双乳腺组织 1.2cm×1.5cm，乳晕着色，外生殖器呈幼女型，未见分泌物；B 超显示子宫、卵巢轻度增大；左手 X 线摄片显示骨龄 10 岁。诊断：特发性性早熟症。治则：疏肝散结泻火。柴胡 9g，杭白芍 12g，蒲公英 6g，猪鬃草 15g，炙甲珠 6g，连翘 6g，白芷 10g，丝瓜络 15g，当归 15g，生甘草 9g，佛手 6g，荔枝核 9g，桔梗 6g，炒黄柏 6g。6 剂。

二诊：5 月 18 日。脾气急躁较前平和，仍烘热，舌质红，苔薄白。在上方基础上加大疏肝平肝之品，增加柴胡、杭白芍的剂量，加生地黄、牡丹皮、女贞子育阴滋水，怀牛膝引热下行，牡蛎潜阳软坚。具体药方：柴胡 12g，杭白芍 20g，知母 6g，炒黄柏 6g，炙甲珠 6g，连翘 9g，生地黄 15g，牡丹皮 10g，薄荷 6g，墨旱莲 10g，女贞子 15g，怀牛膝 10g，生甘草 5g，佛手 6g，生牡蛎 30g。6 剂。

三诊：5 月 26 日。乳房缩小，手心烘热不明显，性平，乳晕较前色淡，舌质红，苔薄白，阴毛、腋毛未见，阴道未见分泌物。处方：荔枝核 15g，桔梗 6g，柴胡 10g，炒黄柏 6g，当归 10g，赤芍 12g，生地黄 15g，牡丹皮 10g，泽泻 10g，白术 10g，茯苓 15g，甲珠 6g，王不留行 10g，路路通 10g，川芎 10g，当归 10g，生甘草 3g。6 剂。

（按语）肝肾同源。本例患儿肝郁化火，致相火妄动。肝气郁结则乳核长大，肝火偏旺则性急易怒，治宜疏肝泻火，软坚散结。

4. 银芍四君汤

（1）组成：银柴胡 10g，杭白芍 10g，苏条参 10g，炒白术 6g，云茯苓 10g，制黄精 6g，怀山药 6g，乌梅 6g，炒鸡内金 6g，蝉花 9g，红土瓜 9g。

（2）功效：健脾，养肝，柔肝，平肝。

（3）主治：脾弱肝旺引起的厌食、疳积、多动症、腹痛、腹泻。

（4）方解：小儿脾常不足，肝常有余。小儿为纯阳之体，阳常有余，精血等物质相对不足。阴不足则阳有余，阴虚则不能制阳，阳失制约，导致肝气横逆，乘克脾土，肝脾失和，而致脾弱肝旺，表现为容易发怒、烦躁好动、食欲不振、腹胀、腹痛、腹泻。治宜健脾，养肝，柔肝，平肝。

方中银柴胡疏肝开郁，理肝脾，退虚热，清疳热。白芍酸寒收敛，能敛津液而护营血，养血以柔肝，泻肝热以补脾阴。两药相伍而达疏肝柔肝、理脾养阴之功。苏条参、炒白术、云茯苓取四君子汤意，健脾，使脾胃之气健旺，运化复常，以资生气血。制黄精、怀山药、乌梅益气养阴。蝉花偏于平肝、镇静、定惊，如《小儿药证直诀》中就用蝉花散治疗小儿惊风、夜啼咬牙。红土瓜有补脾、解胃热之功效。鸡内金消食健胃。全方用药平和，疏肝平肝，健脾益气，行气而不耗气，补益而不壅中。

（5）用法用量：温水浸药半小时，文火煮沸 15 分钟，饭后温服，日三四次，每剂 1 日。

（6）注意事项：本方主要为"脾弱肝旺"证而设，疗效确切，毒副作用小。临床应用本方时，患儿饮食应清淡、忌食辛辣刺激之品。

（7）临床应用：夜寐不安，夜惊，多梦者，加茯神、酸枣仁、首乌藤、五味子，宁心安神。焦虑抑郁，加炒栀子、淡豆豉、合欢花，解郁除烦，宁心安神。盗汗者，加浮小麦、小枣、龙骨、牡蛎，敛汗固涩。易怒急躁者，加石决明、钩藤、黄连，抑木除烦，平肝潜阳。大便秘结者，加火麻仁、郁李仁、桑椹，润肠通便。食欲不振，腹胀，苔厚腻，去苏条参、白术，加苍术、厚朴，运脾化湿，消积除胀。大便稀溏，加炮姜、肉豆蔻，温运脾阳。大便秘结，加火麻仁、决明子，润肠通便。伴注意力不集中，加石菖蒲、远志、郁金，以清心安神，祛痰开窍。

（8）病案举例：疳病（营养不良）。

杨某，女，2 岁 1 个月，2006 年 2 月 25 日初诊。因"消瘦、纳呆年余"就诊。患儿近 1 年来出现饮食减少，腹胀，腹痛，夜寐不安，易惊，脾气怪，好动，夜间汗出，咬齿磨牙，大便稀溏，小便短少。家长予"肥儿疳积颗粒"口服，疗效不佳。来诊时查：面色萎黄，形体消瘦，舌光苔净，指纹红、在风关。中医诊断：疳病（脾弱肝旺）；西医诊断：营养不良。治以健脾柔肝为主。方以"银芍四君汤"加兰花参10g、煅龙骨10g、炒栀子4g、淡豆豉6g。3剂，内服，每日1剂，每日3～4次。

二诊：2006年2月28日。患者经上述治疗后，饮食增加，夜寐不安、脾气有所好转，夜间汗出，二便调。舌光苔净，指纹红、在风关。继以"银芍四君汤"加浮小麦10g、小枣9g以敛汗固涩，加茯神9g、首乌藤6g、五味子3g宁心安神。5剂内服，每日1剂，每日3～4次。

5天后复诊：患者病情明显好转，脾气明显好转，夜间汗出明显减少，纳眠可，二便调。继予"银芍四君汤"加减调理，5剂内服后，基本治愈。

按语 患儿"饮食减少，大便稀溏，面色萎黄，脾气怪，好动，夜间汗出，咬齿磨牙"均为脾弱肝旺之象。治疗时应培土抑木，健脾柔肝。银芍四君汤能使脾胃之气健旺，运化正常，资生气血。银柴胡疏肝开郁，理肝脾，退虚热，清疳热。白芍酸寒收敛，能敛津液而护营血，养血以柔肝，泻肝热，以补脾阴。两药配伍起到疏肝柔肝、理脾养阴的作用。制黄精、怀山药、乌梅益气养阴。炒栀子、淡豆豉仿《伤寒论》栀子豉汤"虚烦不得眠，若剧者，必反复颠倒，心中懊憹，栀子豉汤主之"之意。蝉花偏于平肝、镇静、定惊。鸡内金消食健胃。红土瓜、兰花参均在《滇南本草》中有记载。兰花参具有补虚损，止自汗，盗汗，除虚热之功。红土瓜具有补脾、解胃热之功效。浮小麦、小枣、龙骨敛汗固涩。全方用药平和，疏肝平肝，健脾益气，行气而不耗气，补益而不壅中。

5. 荆防三豆饮

（1）组成：荆芥10g，防风10g，金银花10g，连翘6g，绿豆10g，赤小豆10g，炒黑豆10g，赤芍6g，牡丹皮9g，紫草10g，白茅根10g，小蓟10g，甘草6g。

（2）功效：祛风清热，凉血止血。

（3）主治：风热型皮肤病，如紫癜、荨麻疹、风疹、猩红热、水痘、湿疹、玫瑰糠疹、瘙痒症等。

（4）方解：方中荆芥为血中风药，善祛血中之风，透达在表风邪，止血；防风疏风止痒；三豆饮具有清热解毒、祛风活血之效；金银花、连翘疏风清热解毒；紫草凉血活血、解毒透疹，以治血热、热毒所致的红斑、灼热、瘙痒；牡丹皮能清营分、血分之实热；赤芍善走血分，清热凉血，活血散瘀，具有凉血不留滞、活血不妄行的特点；小蓟、白茅根凉血止血。诸药合用，为祛风清热、凉血止血之良方。

（5）用法用量：温水浸药半小时，文火煮沸15分钟，饭后温服，每日3～4次，每剂1日。

（6）注意事项：本方主要为"风热证"而设。临床应用本方时，脾胃虚弱者不宜多吃；大便溏，或纳呆，或日排便次数多，或消化不好，或腹胀腹痛的患儿不宜使用。患者饮食应清淡、忌食辛辣刺激之品及腥膻发物。

（7）临床应用：痒甚者，加刺蒺藜、蝉蜕、地肤子；血热甚者，加生地黄、水牛角；腹痛，加延胡索、白芍；关节肿痛，加桑枝、木瓜、威灵仙、牛膝；尿血，加藕节炭；大便出血，加地榆炭、槐花；蛋白尿，加土茯苓、白术、山药、熟地黄。

（8）病案举例：过敏性紫癜。

赵某，女，6岁，2007年1月10日初诊。患者因"双下肢皮疹12天"来诊。患儿12天前无明显诱因双下肢出现紫红色斑疹伴瘙痒，伴腹痛、咽痛，无发热，在当地医院就诊，诊断为过敏性紫癜，予输"激素及止血药"、口服"氯雷他定"等药物治疗后，无明显效果。纳少眠可，二便调。舌质红，舌苔薄黄，脉浮数。查体：一般情况可，神清，咽充血（＋＋），心肺未见异常。腹软，剑突下轻压痛，肝脾未触及。双下肢皮肤瘀点密集，色红紫相间，伸侧尤多，斑疹高于皮肤，压之不退色。检验：血、尿常规均正常。出凝血时间及大便隐血弱阳性。中医诊断：紫癜（风热伤络）；西医诊断：过敏性紫癜。治以祛风清热、凉血止血为主。方用"荆防三豆饮"加地榆炭10g、白芍10g、炙延胡索10g、仙鹤草10g。5剂，内服，每日3～4次，每日1剂。

2007年1月21日复诊：服药10天，症状明显好转，腹痛消失，无新皮疹，原有皮疹逐渐消退。复查大便隐血阴性。继服上方，减白芍、炙延胡索，加刺蒺藜10g、墨旱莲10g、炒鸡内金6g。7剂，内服，每日3～4次，每日1剂。

上方连用 14 天，诸症平复。上方去三豆饮，继服 7 剂，水煎服。14 天后，继予扶正固本治疗。半年后随访，未再复发。

按语 小儿为稚阴稚阳之体，气血未充，卫外不固，若外感时令之邪，六气皆易从火化，蕴郁于皮毛肌肉之间。风热之邪与气血相搏，热伤血络，外泄于肌肤，故治以祛风清热、凉血止血为主。方中荆芥为血中风药，善祛血中之风，透达在表风邪，止血；防风疏风止痒；三豆饮具有清热解毒、祛风活血之效；金银花、连翘疏风清热解毒；紫草、墨旱莲凉血活血，以治血热、热毒所致的红斑、灼热、瘙痒；牡丹皮能清营分、血分之实热；赤芍善走血分，清热凉血，活血散瘀，具有凉血不留滞、活血不妄行的特点；地榆炭、仙鹤草收敛止血；炙延胡索、白芍、甘草缓急止痛；小蓟、白茅根凉血止血；刺蒺藜祛风止痒，抗过敏。诸药合用，为奏效良方。

（二）成方应用

1. 七味白术散

（1）来源：《小儿药证直诀》。原书"治脾胃久虚，呕吐泄泻，频作不止，精液苦竭，烦渴躁，但欲饮水，乳食不进，羸瘦困劣，因而失治，变成惊痫，不论阴阳虚实，并宜服"。七味白术散由人参、白茯苓、炒白术、藿香叶、木香、甘草、葛根组成。临床常用本方加减治疗小儿厌食、婴幼儿腹泻等。

本方由四君子汤加味而成，主以健脾，具有益气健脾、行气止痛、祛湿止泻的功效。现代药理研究表明，本方不但有增强免疫作用，而且可以调整胃肠运动功能，促进肠黏膜损伤修复，有利于正常菌群生长等。

（2）临床应用：久泻不止，内无积滞者，加诃子、石榴皮、赤石脂；胃纳呆滞，舌苔腻，加猪苓、薏苡仁、苍术；腹胀不舒，加木香、乌药、砂仁；腹冷舌淡，大便夹不消化物，加炮姜、肉桂；伴呕吐者，加丁香、吴茱萸，温中止呕；脾虚气滞者，加用厚朴、木香，行气；食欲欠佳者，加鸡内金；脾虚湿盛者，加苍术、薏苡仁、豆蔻、陈皮、茯苓、法半夏。

（3）方解：七味白术散由四君子汤加味而成。方中人参益气健脾，为君；白术健脾燥湿利水，茯苓健脾利水渗湿，为臣；葛根生津止泻止渴，藿香叶化湿和中、升发清阳，木香行气止痛，共为佐；甘草补中益气，调和诸药。全方融补、运、升、降为一体，补而不滞，祛邪而不伤正，共奏益气健脾、行气止痛、祛湿止泻之功。

（4）病案举例：泄泻。

杨某，女，1岁5个月。主因腹泻3天，于2014年9月11日就诊。患儿1个月前感冒时出现大便稀溏，黄色稀水样便，偶见黏液，无脓血，无排便前后哭闹，大便日行7～10余次，时轻时重，倦怠乏力，面色黄白无华。曾输液治疗10余天及口服多种西药，感冒症状好转，但腹泻仍不止。舌淡，苔白微腻，指纹淡紫、隐于风关之下。

此为脾胃气虚之腹泻，治以健脾止泻。

处方：葛根9g，苏条参9g，茯苓9g，白术9g，生甘草4g，木香2g，藿香6g，鸡内金4g，仙鹤草6g，炒黄连1.5g，苍术6g，神曲6g，诃子6g。3剂而愈。

按语 小儿"肺常不足""脾常不足"，肺脏娇嫩易感外邪，肺与大肠相表里，寒邪下注大肠，水谷不化，精微不布，脾胃升降失司，清阳不升，浊阴不降，水反为湿，谷反为滞，合污而下，终致泄泻。此方生胃中津液，少用甘寒滋润之药，却反投茯苓、白术、藿香、木香等辛温之品，与脾胃本身化气生津的特殊功能相合，使脾胃升清降浊功能恢复，清阳上升，浊阴下降，其泻自止。再配以解表清里之葛根，因其既可生发胃中津液，又能清热升阳止利，用为治泻主药；渴者宜重用葛根，酌减木香、藿香等辛温之药。鸡内金、神曲可健脾消食止泻，紧扣病机；少佐黄连、苍术清热利湿止泻；仙鹤草取其收敛止泻，调补气血之功；诃子涩肠止泻。全方共奏健脾止泻之效。

2. 桂枝加龙骨牡蛎汤

（1）来源：《金匮要略》。其载："夫失精家少腹弦急，阴头寒，目眩，发落，脉极虚芤迟，为清谷，亡血，失精。脉得诸芤动微紧，男子失精，女子梦交，桂枝加龙骨牡蛎汤主之。"药物组成由桂枝汤（桂枝、芍药、生姜、甘草、大枣）加龙骨、牡蛎而成。原方主治阴阳失调之男子失精、少腹弦急、目眩、发落及女子梦交等病证。

该方具有调和阴阳，潜阳入阴，收敛固涩的功效。在临床中活用本方治疗小儿诸证需把握疾病的4个特点：其一，由阴阳失调，营卫失和，体液精微失于固摄所致的病证，如汗证、遗尿等；其二，由营卫失和，神失所主所致病证，如夜惊、不寐、病毒性心肌炎、心悸等；其三，由阴阳失衡，肝阳偏亢，心神不宁所致之精神行为异常，如多动症、抽动秽语综合征；其四，因肺表不固、营卫失和所致之慢性肺系疾病，如迁延性肺炎、反复呼吸道感染等。

（2）临床应用：治病毒性心肌炎，加赤芍、丹参、党参、甘松、五味子等；治遗尿，加麻黄、五味子、桑螵蛸、益智仁等；治汗证，加浮小麦、糯稻根、黄芪等；治夜惊，加蝉花、钩藤、灯心草、茯神、石菖蒲、远志；治反复呼吸道感染，加党参、黄芪、白术、茯苓等。

（3）方解：方中桂枝汤能调补阴阳，正如《金匮要略心典》所云"桂枝汤外证得之，能解肌去邪气；内证得之，能补虚调阴阳"；加龙骨、牡蛎以潜阳入阴，平肝镇心，收敛固涩，摄液保精。全方具有调阴阳、和营卫、交通心肾、潜阳固表、镇摄阳气浮越之功效。

（4）病案举例：儿童多动症。

何某，男，7岁。2008年6月22日就诊。患儿从5岁起，家长便发现其多动多语，冲动易怒，行为不计后果，上学后症状更为突出，上课注意力不集中，小动作多，记性差，睡眠质量差，难入睡，眠中欠安，汗多，纳可，二便无异常。曾在外院行头颅CT及脑电图，未见异常，诊断为儿童多动症。查：面色偏黄，就诊时坐立不安，舌质偏红，苔薄稍干，脉弦细。

证属营卫失调，肾阴不足，肝阳偏亢；治拟调和营卫，滋阴潜阳。

处方：桂枝6g，白芍12g，生姜2片，甘草6g，大枣9g，生龙骨20g（先煎），生牡蛎20g（先煎），龟甲12g（先煎），珍珠母（先煎）15g，熟地黄12g，山茱萸12g，石菖蒲12g，远志6g。

服药7剂后，多动等症状明显改善。效不更方，继服药1个月后诸症基本消失。

按语 结合患儿的证候及舌脉，主要病机是营卫不调、肾虚肝亢，故用桂枝加龙骨牡蛎汤调和营卫，配以熟地黄、山茱萸、龟甲、珍珠母滋养肾阴、平潜肝阳，石菖蒲、远志宁心安神、开窍益智。诸药合用，方证对应，药效显著。

3. 升降散

（1）来源：《伤寒瘟疫条辨》。全方由蝉蜕、僵蚕、片姜黄、大黄4味组成，是杨璿治疗外感热病的基本方。原方具有升清降浊，散风清热之功。主治温热、瘟疫，邪热充斥内外，阻滞气机，清阳不升，浊阴不降，致头面肿大，咽喉肿痛，胸膈满闷，呕吐腹痛，发斑出血，丹毒，谵语狂乱，不省人事，吐泻不出，胸烦膈热，疙瘩瘟（红肿成块），大头瘟（头部赤肿），蛤蟆瘟（痄腮），以及丹毒、麻风。刘以敏常用于治疗感冒、乳蛾、痄腮、麻疹、丹痧、瘰疬。

（2）临床应用：①治感冒，加金银花、连翘、荆芥、桔梗、淡竹叶；②治乳蛾，加金银花、川牛膝、牛蒡子、玄参、浙贝母、白芍；③治痄腮，加柴胡、蒲公英、紫花地丁、玄参、黄芩、青黛、蛤壳、牡蛎；④治丹痧，加淡豆豉、薄荷、生地黄、赤芍、金银花、淡竹叶、天花粉；⑤治瘰疬，加夏枯草、玄参、牡蛎、浙贝母、皂角刺、重楼等。

（3）方解：方中僵蚕为君，味辛气薄，喜燥恶湿，具清化升阳之性，能引清气上朝于口，祛风化痰，解毒散结；蝉蜕为臣，为清虚之品，能祛风而胜湿，涤热而解毒；姜黄为佐，行气散郁，破血通经，可消肿散结；大黄为使，清热泻火，引热下行，且可凉血散瘀，以助消肿。全方相合，僵蚕、蝉蜕升阳中之清阳，姜黄、大黄降阴中之浊阴，一升一降，内外通和，而杂气之流毒顿消，故名升降散。

（4）病案举例：丹痧（猩红热）。

丁某，女，6岁10个月，2012年3月7日初诊。患儿因"发热4天，皮疹3天"就诊。患儿4天前出现发热，最高体温38.5℃左右，伴轻咳、喷嚏，流涕，常自己口服"感冒药"，效果不明显。第2日体温升高，体温高峰达39～39.5℃，伴咽痛，吞咽不利，颈部出现红色皮疹，遂到院外就诊，予"头孢噻肟钠"等静脉滴注，但病情无好转。今日皮疹增多，渐向腋下、腹股沟、胸背部蔓延，躯干部皮肤发红，仍发热，遂来我院就诊，症见：发热，咽痛明显，吞咽不利，胸腹、背部皮肤潮红，颈部、腋下、腹股沟、胸背部见细小红色皮疹，纳呆，大便干，小便黄。查体：体温38.6℃，一般情况稍差，神清，精神尚可，急性热病容，口周苍白，胸腹、背部皮肤潮红，颈部、腋下、腹股沟、胸背部、四肢见猩红色细小皮疹，尤以腋下、腹股沟、肘横纹、腘窝处较明显。压之退色，疹间皮肤充血。全身浅表淋巴结未触及肿大。口唇干红，咽充血（＋＋＋），双侧扁桃体Ⅱ度肿大，可见大量脓性分泌物。双肺、心率、腹部无特殊。舌质红，苔黄，舌面起刺，脉数。中医诊断：丹痧（邪侵肺卫）；西医诊断：

猩红热。治以辛凉宣透，清热解毒为主。方用升降散加石膏20g、牛蒡子6g、玄参9g、淡豆豉6g、葛根9g、甘草6g、桔梗6g、前胡9g、连翘6g、金银花9g。3剂，日服1剂，分3次温服。

二诊：服药后，皮疹已出透，无发热，心烦、口渴、口臭，大便难解，小便赤少。体温36.8℃，神清，口唇鼻梁仍苍白，咽充血（＋＋），双侧扁桃体Ⅱ度肿大，脓性分泌物较前减少。舌质红，苔黄，脉平。原方去石膏、葛根，加紫草9g、茜草9g、淡竹叶6g。3剂，日服1剂，分3次温服。

三诊：皮疹已退，部分脱屑，无发热，心烦、口渴、口臭缓解，大便已解，小便少黄，拟以养阴生津、兼去余邪之法。方用沙参麦冬汤加减。沙参9g，麦冬9g，玉竹6g，桑叶9g，杏仁6g，炒栀子3g，淡豆豉6g，浙贝母6g，甘草6g，天花粉9g，扁豆9g，神曲9g，麦芽9g。3剂，日服1剂，分3次温服。

四诊：皮肤脱屑已净，饮食、睡眠、二便如常，病已痊愈。

按语 该患儿病为"丹痧"，证为"邪侵肺卫"，主要病变在肺胃二经，病性属实。治以辛凉宣透、清热解毒为主，方用升降散加味。方中僵蚕味辛气薄，能升阳中之清阳，可祛风清热解毒；蝉蜕甘咸，能疏风清热，通散郁热；姜黄辛苦温，能行气散结，活血通络；大黄苦寒，能解毒祛火，攻里通下，活血化瘀，使热去毒解瘀化。总之，升降散既能宣畅卫、气、营、血，调理三焦，又能宣肺气、散郁火，使邪热去，腑气通。故诸药共奏辛凉宣透、清热解毒之功效。热毒渐泄，则及时加入养阴生津之药，最后仍以调理脾胃收功。

（供稿人：何平　苏艳）

参考文献

1. 刘以敏.融合寒温活用古方治儿疾：刘以敏学术思想与临床经验集[M].北京：中国中医药出版社，2015.

2. 何平，朱瑛，苏艳.刘以敏治疗小儿过敏性紫癜经验初探——附116例分析[J].中医药学刊，2006，24（3）：404-405.

3. 何平，钟涛，杨若俊.刘以敏治疗紫癜性肾炎蛋白尿经验拾萃[J].山东中医杂志，2013，32（8）：589-590.

4. 何平，赵彩霞，刘婧平，等.儿童过敏性紫癜中医证候特点与紫癜性肾损害的
   相关性研究 [J]. 中华中医药学刊，2016，34（4）：873-875.

5. 何平，钟涛，金莉花，等.刘以敏教授临床运用钱乙方经验撷菁 [J]. 中医药学
   报，2014，42（3）：133-134.

6. 唐彦，何平，朱瑛，等.刘以敏从风痰论治多发性抽动症的经验 [J]. 四川中医，
   2013，31（4）：11-12.

7. 何平，朱瑛.刘以敏主任治疗小儿性早熟经验 [J]. 云南中医中药杂志，2004，
   25（6）：1-2.

8. 唐彦，何平.刘以敏运用桂枝加龙骨牡蛎汤加减治疗小儿杂病验案举隅 [J]. 国
   医论坛，2012，27（6）：8-9.

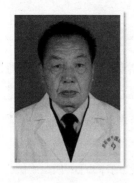

钟传华

一、医事小传

钟传华（1941—2017），昆明市中医医院教授、主任医师。第三、第五、第六批全国老中医药专家学术经验继承工作指导老师，云南省第二批中医药师带徒工作指导老师，云南省荣誉名中医，昆明市首批名老中医药师带徒工作指导老师，昆明市荣誉名中医。精于中医肛肠外科，尤擅长于痔、瘘、裂、脱的诊治。

1941 年 10 月生于昆明市，祖籍四川江安县。1956 年跟随父亲钟辅臣（云南省名老中医）学习肛肠外科；1963 年进入云南中医学院痔瘘专修班学习。1987 年主持昆明市中医医院"云南省中医肛肠病医疗培训中心"工作，为云南省培养了一批批中医肛肠外科技术人才，促进了中医肛肠外科的队伍建设。1989 年，冲破中医不能开腹除疾的禁区，更新中西医结合肛肠外科学术理论与应用技术，强调"上台能开腹除疾，下台能辨证论治"，对肛门大肠肿瘤、炎症性肠病、结肠功能性传导障碍三大类近60 种疾病开展了中西医结合诊治，疗效显著。

钟传华践行西术中用，充实中医诊治优势，临证时充分发扬中医药辨证论治，掌控外证治疗的特点，以"西法辨病诊断，中法辨证论治"，抉择内、外治则，严控辨证施术的手术指征，开展中医肛肠外科的诊治。以消、托、补为治则，以八法内治为主，施术多为会阴肛直肠的亚创治疗。对高于直肠以上的病证辅以腹会阴的术式外治，但必须严格掌握手术指征，首先辨证论治内科病证及并存疾病，控制稳定病情，扶正固本创造手术条件，保障辨证施术的安全，谨慎执行腹部手术的规范，谨防并发症与手术的副损伤。

钟传华不仅勤于临床，而且重视自身经验的积累，将钟氏两代的诊治经验、肛肠专科的基础理论与应用技术整理为系列丛书《钟氏名中医肛肠外科治疗经验集》《钟氏名中医肛肠外科诊断学经验集二》《钟氏名中医肛肠外科辨证调护经验集三》，由云南科技出版社出版。发表学术论文 30 余篇。

二、医方

（一）痔瘘疾病用方

1. 自拟消痔方

组成：当归 12g，黄柏 10g，丹参 10g，秦艽 9g，皂角刺 9g，苍术 9g，地榆 10g，槐花 10g，泽泻 9g，甘草 9g。

功效：清热祛湿，活血止痛。

主治：内痔、外痔、混合痔的炎症、出血、水肿、疼痛。

加减：便燥，加火麻仁 20g、郁李仁 15g；痛甚，加乳香、没药各 9g；肿硬，加甲珠 6g；便血，加炒荆芥 12g、炒侧柏 12g；水肿，加泽泻 9g、木通 9g；血栓形成，加桃仁、红花各 9g。

用法：一剂 3 次／d，1 次／4h。外以院制洗痔液坐浴，配以消痔栓或膏外涂应用。

2. 仙方活命饮（《医宗金鉴》）

组成：甲珠 9g，皂角刺 9g，当归尾 10g，乳香 9g，没药 9g，天花粉 9g，防风 10g，白芷 9g，浙贝母 9g，金银花 12g，赤芍 9g，陈皮 9g，甘草 6g。

功效：痈肿初起促消，脓成促溃渐生肌。

主治：肛门痈（直肠肛管周围脓肿）。

用法：一剂 3 次／d，1 次／4h，每次加白酒 1ml 兑服。外以洗痔液热敷，后涂以消肿止痛膏候效。

3. 自拟消毒饮

组成：当归 12g，金银花 12g，黑豆 12g，黄柏 12g，甲珠 5g，白芷 9g，赤芍 9g。

功效：消肿排毒，内消肛门疮疖。

主治：肛门疮疖（肛窦，肛门皮脂腺、汗腺炎）。

用法：一剂 3 次／d，1 次／4h。外以洗痔液热敷，并做吸肛运动排尽肛内外分泌物，涂以消肿止痛膏候效。

4. 自拟祛毒洗剂

组成：枯矾 5g，苦参 15g，黄柏 30g，土蛇床 12g，土茯苓 9g，川椒 10g，槟榔 9g。

功效：驱除虫淫，祛风利湿毒。

主治：肛门皮部痹等痒疮（肛门皮肤瘙痒症）。

用法：文火煎煨至沸腾 15 分钟，篦出 200ml 为 1 道，连续煎煨 5 道，收集为 1000ml，存入消毒的输液瓶。每日便后与睡前，各取 200ml 兑沸水 200ml 坐浴并轻揉肛周皮肤，洗净肛皱襞内的污垢，涂以复方黄连油。此为两天半的用药量，而每一疗程为 10 天，须煎制 4000ml，连续应用至无痒感后，经肛门皮肤细菌培养无致病菌，才告痊愈。

（二）炎症性结肠炎用方

自拟肠澼灌肠方

组成：

方 1：雷公藤 6g，白头翁 10g，白花蛇舌草 12g，半枝莲 6g，黄柏 12g，黄连 12g，杭芍 10g，木香 9g。

方 2：黄芪 30g，白术 9g，五倍子 12g，黄芩 10g，黄连 12g，秦皮 12g，牡丹皮 12g，生地黄 10g，白芍 10g。

功效：清化久痢之内蕴湿热，御邪调正，平秘卫气。

主治："肠澼"久痢病证（慢性非特异性结肠炎）。

外治：滴注灌肠为主，以方 1 清热除湿，方 2 御邪调正，先后应用。

配制：方 1 用冷水浸泡 20 分钟，煎煨至沸腾 15 分钟，篦出 200ml，后再加水至药全浸，煎煨至沸腾 15～20 分钟，又篦出 200ml，依此连续煨 6 道，用两层消毒纱布过滤后，收集 500ml 装入消毒的盐水瓶中，密封冷藏于冰箱的保鲜层备用。此为 5 天的用药量，1 个疗程需 1000ml，注意每 500ml 应分别配制，5 天用完再另配新剂续用，以防发霉、变质而降低灌肠药剂的效力。

方 2 的炮制、收藏与方 1 一样，1 个疗程也为 1000ml 的用药量。

用法：慢性非特异性结肠炎，以清热除湿为治则，方药用方 1，首先插入灌肠导管达直乙交界处，接上盛有已加温至 45℃的 50ml 药液。检查输液器通畅情况，以 60 滴 /min 的速度滴注灌肠。灌肠时取膝胸卧位 10 ~ 15 分钟，以利药物在结肠的均匀分布。每日早晚各 1 次，必要时可酌情增加 1 次。10 天为 1 个疗程。

经大便常规及潜血检测，各项均转为常数值，调整治则为祛肠余邪、调平正气，开始第 2 疗程的方 2 应用，用法用量与方 1 一样，仍以 10 天为 1 个疗程，复"大肠者，传道之官，变化出焉"之功。检测须加免疫组化或免疫球蛋白五项。若基本达正常值，为正气已平，调整治则为益气健脾、平秘卫气，方用六君子汤（成方）加雷公藤 5g、白花蛇舌草 9g 内服，以固后效。

（三）肛直肠肿瘤用方与药术联用

1. 自拟软坚化结方

组成：黄芪 30g，党参 30g，白花蛇舌草 15g，半枝莲 15g，皂角刺 15g，当归尾 10g，臭壳虫（新瓦焙黄）1 ~ 2g，紫杉树枝或叶 12g，甲珠 10g，丹参 20g，蜈蚣 6g，延胡索 30g，斑蝥 6g，浙贝母 20g。

功效：软坚化结。

主治：肛直肠肿瘤。

配制：以上用药为此方 1 剂的用量标准，配制 10 剂为 1 料，共研为细末混合均匀制为散剂，为围手术期与术后的预防用药。在腐脱封固局切术的 1 周前，预防给药每次 2g，日服 2 次；术后预防复发用药每次 1g，日服 2 次，并需连续服用半年，以癌胚抗原检测情况决定药量的调整。

2. 自拟腐脱封固注射液

功效：腐脱恶肉。

主治：肛直肠低位肿瘤。

配制：医用硫酸铝钾（明矾、钾铝矾）10g 加蒸馏水 90g，制为 10% 的枯脱坏死剂，经高压消毒后备用。

3. 自拟亚创术

手术指征：经病理诊断确诊的癌瘤，患者坚决拒绝腹会阴全切及腹部造肛的手术，取得患者及家属对本局切术利弊的理解或要求，一致同意，签字为据，方可施治。术前须经 CT、MRI 盆腔扫描或腹股沟淋巴结检测，符合 TNM 分期为 $T_3N_1M_0$ 的癌瘤。

手术操作：肿瘤限于腹膜返折以下，或直肠前壁 3cm 以下，才属于此亚创术的指征。在腰俞麻醉下分清癌与正常组织的边界（必须进行无瘤的操作程序），以8%以下的明矾硬化注射液于肿块基底外周0.5cm处及黏膜下层，做基底周围的围封注射，使癌瘤当场出现出血性凝固性坏死的外壳，严格区分正常组织与肿块坏死形成的外壳边界，于基底部边沿外0.2cm处结扎，阻断血供，防止癌细胞移动或出血。再调换自拟腐脱封固注射液，做瘤体三维结构的注射，待组织坏死呈灰黑色，于结扎线上1.0cm处完整切除病灶，以防滑脱并发出血。但对结扎切除的基底部周边创缘必须确认止血彻底，才能填塞、引流、压迫、包扎创口，术毕。

此中医药与术式联合应用的样本，经术后临床观察与随访，显示：肛直肠恶性黑色素瘤1例，存活9年后失访；黏液性腺癌1例，存活5年；腺癌、腺鳞癌、基底细胞癌、一穴肛癌共6例，分别存活5年及以上。

此中药与亚创封固局切术的联合治法，说明中医中药对锁肛痔（癌瘤）的枯脱治疗法则，仍不失为肛门直肠低位癌瘤的一种有效疗法。

（四）"便秘"用方与外治术式

传统的"便秘"并非一种病，仅是多种疾病继发的一个症状。现代医学研究认为，"便秘"原发于许多疾病，依据病因病理可分为结肠慢性传输型便秘与出口梗阻型便秘两大类。临床诊断又分为：Ⅰ型慢传输型便秘（STC）、Ⅱ型功能性出口梗阻型便秘（FOOC）、Ⅲ型混合型便秘（CSOC）、Ⅳ型肛门内括约肌功能障碍（IASD）、Ⅴ型盆底肌协调障碍（PFD）。深入分析上述每一型的病因病理，以及5型便秘原发的所属疾病，又可鉴别诊断为各不相同的疾病竟达30多种，严重者病情复杂，诊治困难，成为顽固性便秘，被列为当今的疑难病症。

本病多以内治为主论治，施术反为短板。少数专科探索自拟中药内治与亚创外治术、针灸联合应用的诊治方案，对顽固性便秘的诊治有所发展。

1. 自拟便秘内治方

组成：黄芪12g，广木香9g，莱菔子10g，枳壳10g，火麻仁30g，郁李仁20g，肉苁蓉10g。

功效：平秘大肠的传导失司，调控大肠主津的功能。

主治：便秘标症原发的本病（慢性功能性便秘与排便困难两类便秘所属的原发病）。

加减：气血虚秘，倍黄芪，加当归 15g、生地黄 12g、党参 12g；实秘，去黄芪，加黄芩、黄连、黄柏各 10g；湿热秘，去黄芪，加黄芩、黄柏各 10g，改枳壳为枳实 9g；寒秘，加附子、熟地黄、干姜为治。

2. 自拟外治术式 少数便秘病久致大肠形变，或治疗奏效较差的"本病"，如直肠前突、低位肠疝或憩室、黏膜内套、耻骨直肠肌肥厚、盆底肌与肛提肌功能障碍等，可在会阴肛直肠局部范围，选择中医亚创手术。①直肠前突：肠腔内口纵向缝合修补，于内口周缘注射 4% 明矾注射液注射以硬化加固。②黏膜内套：分部分套与全内套。前者局部缝扎以 10% 明矾注射液注射硬化加固，后者于直肠三间隙以 4% 明矾注射液注射硬化固脱。③低位肠疝与憩室：菱形纵切内口，沿切口边沿纵缝闭合，距缝线表面 0.3cm 以 4% 明矾注射液注射硬化加固。④耻骨直肠肌肥厚：骶尾部切开暴露耻骨直肠肌，切断 1/3，彻底止血缝合创口，覆盖缝合皮肤，包扎创面，术毕。⑤盆底肌与肛提肌功能障碍：针灸、热针联合治疗，取侧卧位，于坐骨结节水平线的起止端两侧内 1.0cm 处取穴，刺入针灸针 1.5cm（必须避开直肠壁），确认针尖在盆底肌层后，再于骶骨正中取"腰俞"刺针落空，调整针尖指向骶管继续进针 0.5cm（以 0.5cm 为限，以防刺伤终丝神经）。然后三针接上电针仪，启动热控开关至 38～40℃，以患者感热为度，留针 15～20 分钟，其间令患者自行做提肛运动 10～15 次，每周 2 次，3 周 1 个疗程。同时调整排便习惯，需适时排尽，不能强忍便意，多吃富含粗纤维的食品，从而养成良好的自主性排便习惯。

附一：中医肛肠外科的内外治则

对于中医肛肠外科的诊治，内治以验方与成方为主，扶正祛邪以控制或治疗本病或兼并症。若病证及腑传脏，形成脏腑之痼疾，药物不能达及，则为肛肠外科手术干预的主要治疗对象；或者内治不济，必用外治辨病施术。评估手术指征时，须辨证扶正固本，增强御抗能力，以防正气过损、正邪消长失调，影响辨证施术的效验及复愈。为此，必须内外兼治，扶正祛邪，固守脾胃的化源，保障抗损复伤的生机。外治必须定准病位、病形（病理形态的境界），对脏腑及腹会阴部皮、脉、肉、筋、骨的五体结构严格区分，才宜切除病灶，保护脏腑和五体的完整结构与功能。尤其是炎症性肠病、结肠传导功能障碍两大类疾病，均以中医药治疗为主，基本上避免了腹会阴切肠的应用，降低了腹部手术的应用率。肛门大肠肿瘤选择腹腔镜下手术，配合中医药、针灸的联合应用，降低了结肠全切与左右半结肠及直肠切除术的应用。

附二：中医药与外治的范例

对于肛肠外科疾病的论治，中医药内治适用于姑息治疗和缺乏手术条件的老弱幼患者。对于外证的治则，在围手术期，调理气血、增补津液、清泻肠腑脏毒等又为肛肠外科术前必要的准备。以肛肠外证施术治则为重点，钟传华自拟中医药、针灸、亚创术的联合应用。本文重点讨论了肛肠疾病诊治的范例，简要介绍了辨证内治与施术，以及相应术式的操作应用，仅供验证参考。

（供稿人：张志云）

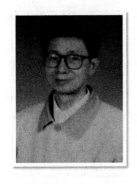

帅焘

一、医事小传

帅焘（1938—），云南省中医中药研究院主任医师。第五、第六批全国老中医药专家学术经验继承工作指导老师，云南省首批中医药师带徒工作指导老师，云南省首批名中医。

1962 年于云南中医学院医疗系大专毕业，同年被卫生厅遴选为抢救继承云南省 40 名名老中医学术经验继承人，跟随妇科、内科名医胡少五进修学习 3 年，出师后留云南省第一人民医院中医科。后又从师儿科名医廖濬泉学习儿科。曾筛选出民间草药灯盏花并制为针剂用于治疗中风后遗症偏瘫，青叶胆治疗甲肝，红根外擦治肋炎和急性乳腺炎，重楼抗肿瘤，滚山虫治疗骨折，并推广应用。1980 年由云南省卫生厅调派筹建云南省中医中药研究所（现云南省中医中药研究院）。曾任云南省中医中药研究所临床研究室主任、《云南中医中药杂志》编辑、中国中西医结合研究会云南分会妇产科专业委员会主任委员。

谨遵古训，孜孜不倦攻读岐黄仲景之术，以及历代中医名人之论著，尽得中医真谛，经 50 余年的临证诊疗工作，学术上有所感悟。认为：人的体力、脑力活动及对外邪的防御能力都是由阳气主宰的，而提供这些能量的是阴血。脏腑的功能活动亦是依靠气血的支持完成的，无病养生培补的也离不开气血。当六淫之邪侵袭人体，从肌肤经络而入，令经络循行不畅或阻滞，产生气滞血瘀；重则传至脏腑，令脏腑功能失常。故医者首当重视气血，气血二者间尤当重视先天之肾气和后天脾胃之气。

临证时遇六淫犯表损伤阳气者，应遵《伤寒论》六经辨证法辨治；外感热病多耗阴血津液，当从温病卫、气、营、血或三焦辨证法处理；内伤杂病（包括妇科、儿科）可用脏腑辨证法梳理，且脏腑辨治中尤应重视肝、脾、肾三脏的调治。肝为五脏六腑之贼，藏血而主疏泄，肝病则疏泄失常，气机不畅克土刑金变生他疾，治肝可借鉴朱震亨经验。治脾胃崇李杲之理法方药，令脾气升、胃气降，带动肝气左升、肺气右降，心火下温肾水，肾水上济心火（心肾相交，水火既济），脏腑气机升降出入恢复正常。治肾可分两种情况，寒湿盛耗伤肾阳者，仿郑寿全《医法圆通》《医理真传》或云南吴佩衡先生纯阳四逆汤辈祛除寒湿，保护肾阳；老年病、妇科病（女子以血为本），肾精、肾气不足者，崇介宾之主张（肾苦燥，当以辛补之），填精补髓。总之，当博采众长，随病种病证之不同，选适合病机，能解析完善者从之。

参与《医门肇要》的整理研究，主持《李幼昌临床经验选集》的编著出版。参与省卫生厅继续教育教材的编写及主持"胡少五医案"的整理。撰写《吴佩衡运用附子经验初探》《四物汤在调经中的运用》《止崩汤治疗崩漏 86 例临床观察》《气机升降出入理论的临床运用》等论文 21 篇。

二、医方

（一）自拟方

1. 调冲养任汤

（1）组成：生黄芪 30g，当归 15g，桂枝 10g，白芍 10g，赤芍 15g，白术 20g，茯苓 30g，淫羊藿 10g，仙茅 10g，枸杞 15g，巴戟天 15g，柴胡 10g，香附 10g，川牛膝 20g，法半夏 20g，益母草 10g，山楂 10g，桃仁 10g（便溏者改为红花 5g），焦柏 10g，砂仁 15g，炙甘草 20g。

（2）功效：益气养血，疏肝健脾，化痰，温通经脉。

（3）主治：气血双亏，脾肾两虚，寒邪痰饮阻滞胞脉之月经后期、闭经，多囊卵巢改变。

（4）方解：黄芪、当归益气养血；桂枝、赤芍、白芍温经调和营卫；白术、茯苓、法半夏、砂仁、甘草健脾除湿化痰；当归、香附养血疏肝；淫羊藿、仙茅、枸杞、巴戟天填精补肾气；川牛膝、益母草、山楂、桃仁活血通经脉；封髓丹（焦柏、砂仁、甘草）反佐，令补肾气温经而火不上浮。全方协调，具益气养血、疏肝健脾化痰、补肾温通经脉之效。

（5）用法：冷水浸泡 30 分钟，武火煮沸后，文火煎煮 25 分钟，饭后 30 分钟温服，日 2～3 次，每剂 2 日。

（6）注意事项：有外感时暂停服用。

（7）临床应用：寒邪盛，加吴茱萸或紫石英温肝（冲脉）；体重超标偏寒者加姜南星、白芥子涤痰通络，偏热者加胆南星、土鳖虫；停经时间长，活血药量可酌增。

（8）病案举例：月经后期（多囊卵巢综合征）。

何某，女，24 岁，2015 年 6 月 7 日初诊。诉结婚半年，未避孕，停经半月至某医院检查，尿及血人绒毛膜促性腺激素（hCG）水平不高。B超检查：子宫 7.2cm×5cm×3cm，内膜厚 0.5cm，双侧卵巢可见 10 个以上不成熟卵泡。结论：双侧卵巢呈多囊样改变。患者不愿服激素类药，选中医医治。患者体形肥硕，精神差，饮食少，大便溏薄、日 2 次，性情急躁，长期手脚冷，冬季须用电热毯才能入睡，弯腰洗衣服或洗碗则腰骶疼痛，夜尿 1～2 次，吃火锅易牙痛，舌淡红苔薄白腻，六脉沉细。西医诊断：多囊卵巢综合征。中医诊断：月经后期（冲任失调型）。拟益气养血，调养冲任，兼化痰之剂。予调冲养任汤加减：生黄芪 30g，当归 15g，桂枝 10g，白芍 10g，赤芍 15g，白术 20g，茯苓 20g，淫羊藿 15g，仙茅 15g，枸杞 20g，巴戟天 15g，柴胡 10g，香附 10g，川牛膝 20g，法半夏 30g，益母草 10g，山楂 10g，红花 5g，菟丝子 15g。服 4 剂，2 日 1 剂，每日服 2 次，剩下药渣再煎水每晚泡脚。

6 月 14 日二诊：诉昨日月经来潮，量少色暗不畅，伴少腹疼痛，下午疼痛消失，腰酸疼，疲乏无力，食少，大便溏，粘连便盆，手脚冷，夜尿 1～2 次，舌质淡苔薄白，脉沉细略弦。辨证同前，守上方去益母草，加熟地黄 15g、鹿角胶 10g（兑服），服 6 剂（2 周量）。

6 月 28 日三诊：服上方后精神好转，中午手脚已不冷，腰酸有改善，大便每日 1 次、仍溏薄，但不粘便盆，小便每晚 1 次，经晚饭控制食量，早上跑步，1 周后体重减轻 1kg，舌淡红苔薄白，脉沉细。效不更方，守方再服 2 周。

7 月 12 日四诊：今晨月经来潮，腰腹不疼，手脚少腹觉冷，精神较平时差，大便每日 1 次、已干燥成形，小便正常，经前胸部微胀，月经来则消失，舌淡红苔薄白，脉细弦。此乃血虚肝郁，肾精不足。予逍遥散合左归丸加减：生黄芪 30g，当归 15g，白术 20g，茯苓 20g，枸杞 20g，巴戟天 15g，香附 10g，怀牛膝 20g，法半夏 30g，川芎 10g，益母草 15g，山楂 10g，菟丝子 20g，炙甘草 20g。服 3 剂，每日 1 剂。月经第 7 天改服益气养血、调冲益精之品以促排卵：生黄芪 30g，当归 15g，肉桂 8g，白芍 16g，紫石英 20g，白术 20g，茯苓 30g，枸杞 20g，菟丝子 20g，炒黄柏 10g，巴戟天 20g，炒艾叶 5g，香附 10g，怀牛膝 20g，法半夏 30g，桑椹 20g，砂仁 15g，甘草 10g，柴胡 10g，鹿胎胶 10g（兑服）。服 4 剂，每剂服 2 天，每天 2 次。

7 月 25 日五诊：前天 B 超检查已有成熟卵泡，并及时同房，无不适，舌淡红润，脉细、尺部较前有力。拟益气养血、调补冲任之剂：生黄芪 30g，当归 15g，肉桂 8g，白芍 25g，白术 20g，茯苓 20g，紫石英 15g，香附 10g，枸杞 20g，桑椹 20g，巴戟天 20g，菟丝子 20g，续断 20g，砂仁 10g，焦柏 10g，炙甘草 10g。5 剂，每剂服 2 天，每天服 2 次。

8 月 20 日患者爱人来告知，昨天抽血确定已经怀孕，询问应注意些什么。嘱：3 个月内忌房事，鳝鱼、羊肉、狗肉、驴肉、桃、荔枝、桂圆肉、柿子、核桃肉少吃，不可搬重物，注意勿感冒。如感冒或呕吐剧烈可来服中药。

（按语）此案系气血不荣、冲任失调之"多囊卵巢综合征"，证属冲任不足、痰瘀互结阻络，影响女性正常生理（卵泡成熟不佳，难以按周期正常排卵）。在调养冲任、益气养血的基础上，兼通瘀祛痰，使经脉通，气血旺，而收卓效。可见审因论治，辨证准确，至关重要。

2. 温阳化癥汤

（1）组成：桂枝 10g，赤芍 15g，柴胡 10g，当归 15g，鹿角霜 30g，白芥子 15g，甲珠 5g，三棱 10g，莪术 20g，土鳖虫 5g，小茴香 10g，香附 10g，生黄芪 30g，鳖甲 30g，甘草 10g，白术 20g，茯苓 30g。

（2）功效：益气养血，化瘀消癥。

（3）主治：子宫肌瘤、卵巢囊肿、子宫腺肌病。

（4）方解：方中归、芪益气养血，桂、芍调和气血阴阳、温通行经络；香附、小茴香疏肝理气，引化瘀消癥药直入病所；桂、苓、术、甘健脾温中，脾健运则湿痰自消；赤芍、三棱、莪术、甲珠、土鳖虫、鳖甲化瘀消癥；鹿角霜、白芥子取阳和汤之意，阳气复则阴霾、癥瘕自消。

（5）用法：冷水浸泡 30 分钟，武火煮沸后，文火煎煮 25 分钟，饭后30分钟温服，日2～3次，每剂2日。

（6）注意事项：有外感、湿热等时暂停服用。

（7）临床应用：气虚，加党参；阳虚者，加川附片、干姜、细辛；血虚，加丹参、鸡血藤；痰湿重，加法半夏；虚火易浮者，加黄柏、砂仁、怀牛膝。

（8）病案举例：子宫肌瘤（癥瘕）。

某女，31岁，2015年5月7日初诊。患者检出前壁黏膜层3.5cm×3cm及2.5cm×3cm两个子宫肌瘤，因未生育，妇科建议找中医治疗。自检出后情绪烦躁易怒，饮食减少，睡眠多梦，月经后期旬余方至，少腹两胁疼痛，量少色暗带块状物，5～7天净，头昏精神差，怕冷，舌质淡苔薄白，脉沉细、关尺部略弦，末次月经4月28日。西医诊断：子宫肌瘤。中医诊断：癥瘕（气血两亏，瘀阻胞宫型）。拟益气养血，化瘀消癥为治。予温阳化癥汤化裁：生黄芪30g，当归15g，桂枝10g，赤芍10g，柴胡10g，香附10g，小茴香10g，茯神30g，菖蒲10g，远志10g，鹿角霜20g，白芥子15g，川芎15g，三棱10g，莪术20g，鳖甲20g，白术20g，砂仁15g，甲珠5g，炙甘草15g。4剂，每剂服2天。

5月15日复诊：服药后情绪改善，睡眠恢复正常，早晚怕冷，舌质淡苔薄白，脉沉细、沉候中带弦。阳气不足，血瘀凝为癥块，非短时可见功。守方加减，上方去菖蒲、远志，加土鳖虫5g。8剂，连服2周。

6月1日三诊：诉5月30日月经来潮，伴少腹疼痛，腰酸，皆较前减轻，不影响工作和生活，月经通畅，血块减少，饮食有改善，舌淡红苔薄白，脉沉弦。行经乃去旧生新之生理变化，顺势逐之。上方加五灵脂10g、生蒲黄10g，再服4剂。

6月8日四诊：月经4天净，经量增多，觉夜间口干，精神饮食恢复正常，手脚已温，舌淡红，脉细弦。气血渐复，有虚火上浮之兆。瘀阻癥瘕短时难以收效，当改为丸剂缓图：生黄芪30g，当归15g，桂枝10g，赤芍10g，柴胡10g，香附10g，小茴香10g，白术20g，茯苓20g，鹿角霜30g，白芥子20g，川牛膝20g，三棱10g，莪术20g，五灵脂10g，鳖甲30g，土鳖虫5g，甲珠5g，焦黄柏10g，砂仁10g。

9月10日五诊：昨日B超复查，肌瘤已缩至1.2cm×1cm及1.0cm×1cm，月经量正常，腰腹无疼痛，周期提前2天，有时耳鸣，舌淡红，脉细、关略强、尺部弱。患者问是否可以怀孕。癥瘕已消减，仅肝郁肾精不足，遂予养血疏肝填精之剂 4 剂，嘱每月月经第 6 天服此方（前后共服 4 剂），后得一女。

养血疏肝填精之剂：柴胡 10g，当归 15g，白芍 15g，白术 20g，茯苓 20g，菟丝子 15g，枸杞 15g，巴戟天 15g，菖蒲 10g，远志 10g，桑椹 20g，香附 10g，甘草 15g

按语 子宫肌瘤、卵巢囊肿、子宫腺肌病等，乃中医之"癥"。"癥"为气血久凝，阳气无法化解而成。气血运行不畅，妨碍"孕卵"着床。在养血、温通行气、化瘀之方中加入鹿角霜、白芥子，寓"阳和汤"之意，化阴凝而使阴霾自散、阳气自和也，因而收效甚捷。

3. 胃痛方

（1）组成：苏梗 10g，柴胡 10g，白芍 15g，枳壳 10g，木香 10g，香附 10g，半夏 20g，陈皮 20g，九香虫 5g，五灵脂 10g，台乌 10g，砂仁 15g，白及 10g，煅龙骨 30g，白术 20g，茯苓 30g，川楝子 10g，延胡索 10g，炙甘草 10g。痛剧或久痛，加沉香 5g。

（2）功效：健脾和胃，疏肝理气，活血止痛。

（3）主治：胃脘疼痛，嗳气，食少，恶心，便溏，相当于慢性浅表性胃炎、胃溃疡。

（4）方解：柴胡、白芍、香附疏肝，二陈和胃，白术、茯苓、炙甘草、砂仁健脾，白及保护胃黏膜，龙骨生肌帮助病灶修复，苏梗、木香、台乌、九香虫理气，川楝子、延胡索止痛。诸药合用，具健脾和胃、疏肝理气、活血止痛之效。

（5）用法：冷水浸泡 30 分钟，武火煮沸后，文火煎煮 20 分钟，饭前 30 分钟温服，日 2～3 次，每剂 2 日。

（6）注意事项：饮食避免寒凉，定时定量，生活规律。

（7）临床应用：吐酸明显、大便正常或偏干者加煅瓦楞子，大便偏溏者加海螵蛸；大便偏干、几日一行，加莱菔子、薤白；大便溏泻、日 1～3 次，加干姜、补骨脂、肉豆蔻。

（8）病案举例：慢性浅表性胃炎、十二指肠球炎（胃脘痛）。

唐某，男，40 岁，建筑装修工，2016 年 4 月 5 日来诊。诉胃脘疼痛半年，时轻时重，未予理会。上周聚餐饮酒后胃脘疼痛加重，脘腹持续胀满，嗳气后疼痛暂时缓解，饮食减少，大便溏薄、日2次，清晨起床时口干微苦，但不思饮，舌淡红苔白腻，关脉弦细。曾在昆明某医院做胃镜检查，诊为慢性浅表性胃炎、十二指肠球炎。中医诊断：胃脘痛（肝脾不调型）。治当健脾和胃，疏肝理气止痛。予胃痛方化裁：苏梗10g、柴胡10g、白芍15g、枳壳10g、木香10g、法半夏20g、陈皮20g、白术20g、茯苓20g、台乌10g、五灵脂10g、莪术10g、白及10g、煅龙骨30g、砂仁10g、川楝子10g、延胡索10g、甘草10g。4剂，每剂服2天，每天2次。

4月13日复诊：诉服药后胃脘胀满减轻，仅上午胀，清晨口已不干，大便溏薄如糊状、每日1行，饮食仍少。舌淡红苔薄白腻，脉两关弦。证属脾虚湿困，中焦气机壅塞不畅。续拟健脾和胃、调畅气机之剂。上方加藿香20g、厚朴30g、鸡屎藤20g。4剂，续治。

4月21日三诊：胃脘疼痛减轻，仅隐隐作痛，大便转干、每日1次，饮食增加，舌淡红苔薄白腻，脉缓略弦。患者嫌吃药麻烦，要求服成药。嘱用人参健脾丸与香砂养胃丸交替服，每日2丸。忌生气、饮酒、喝冷饮、食油腻之品。

按语 本病首当辨清病偏重于脾或偏重于胃，次审明正虚邪实的程度。偏重于脾者用药宜温、燥、升，偏重于胃者当润、降、通。邪盛而正气未大衰者，当祛邪为先，不可妄投参、芪壅塞气机，令湿邪难除，只可用白术、山药、扁豆类健脾燥湿。待湿邪渐退，脉不弦滑，舌苔不腻，再予参、芪扶正。胃肠病方中用苏梗，取苏梗降肺气，而柴胡、升麻、葛根、防风之类升脾气、肝气，厚朴、半夏、枳实之类降胃气，以脾升胃降，带动肝升肺降，气畅痛止病除。

4. 咳嗽方

（1）组成：苏梗10g，杏仁20g，僵蚕10g，射干20g，桔梗10g，枳实20g，浙贝母30g，桑白皮30g，知母10g，前胡20g，川贝母15g，麦冬20g，黄芩10g，枇杷叶10g，白芍25g，乌梅5g，牛蒡子10g，甘草30g。

（2）功效：清化痰热，润肺敛气止咳。

（3）主治：痰热伤津，肺失肃降之证。咳嗽日久，痰稠量少，咽痒，或咽微疼，大便偏干，舌尖略红，脉细弦。

（4）方解：杏、苏、桔、枳调节肺气之宣降；僵、射乃喉科要药，喉之痒、干、疼皆可调之；黄芩、枇杷叶清肺热，浙贝母、桑白皮、知母清化痰热，痰热除，津液肺阴得存，肺之宣降方可顺利；白芍、乌梅敛阴生津，收敛肺气，气不上逆咳自止；甘草清热和中，调和诸药。诸药共奏清化痰热、润肺敛气止咳之效。

（5）用法：冷水浸泡 30 分钟，武火煮沸后，文火煎煮 20 分钟，饭后 30 分钟温服，日 2～3 次，每剂 2 日。

（6）注意事项：服药期间饮食宜清淡，忌食辛辣寒凉及腥膻发物。

（7）临床应用：鼻阻，加辛夷花、苍耳子、荆芥；口干明显，加天冬、玉竹；大便干燥，二日一行，加玄参、郁李仁；痰中带血，加仙鹤草、白茅根、藕节之类；微喘，加地龙、芸香草。

（8）病案举例：支气管炎（咳嗽）。

陈某，男，45 岁，2016 年 12 月 5 日来诊。患者咳嗽月余，初为感冒，感冒后咳嗽未止，自买"清肺化痰丸、川贝枇杷糖浆"服用，咳嗽时轻时重，始终未愈。上周朋友聚会吃羊肉火锅，喝酒后咳嗽大作而来就诊。症见咳嗽痰少，色黄稠，咽痒气冲则咳嗽不止，口干微苦，大便每日 1 次、偏干，饮食睡眠正常。舌尖微红，脉细略弦数。西医诊断：支气管炎。中医诊断：咳嗽（痰热伤阴，肺失肃降型）。治当清化痰热，润敛肺气。予咳嗽方加减：苏梗 10g，杏仁 20g，僵蚕 10g，射干 20g，桔梗 10g，枳实 20g，浙贝母 30g，桑白皮 30g，知母 10g，前胡 20g，川贝母 15g，麦冬 20g，黄芩 10g，枇杷叶 10g，白芍 25g，乌梅 5g，牛蒡子 10g，甘草 30g，玄参 20g。4 剂。

12 月 10 日复诊：服第 1 剂咳嗽稍减，咽仍痒，4 剂服完，咳已减大半，偶清晨起床及入睡时稍咳几声，舌尖微红，脉细。痰热已清，肺燥气逆。改拟润肺降气之剂收尾：沙参 15g，苏梗 10g，杏仁 20g，麦冬 20g，玄参 20g，百合 20g，枳实 10g，五味子 5g，甘草 30g。2 剂。

（按语）病程月余，痰热不除，久则耗伤肺阴，再加羊肉、酒等辛辣燥热之物再次助热伤阴，致肺气不能肃降，上逆而大咳。方中黄芩、浙贝母、桑白皮、知母清化痰热；麦冬、玄参、川贝母润肺止咳；白芍、乌梅、甘草酸甘化阴，收敛肺气；枳实、牛蒡子、杏仁、甘草通降肺气，气降咳自平。

5. 痛经方

（1）组成：柴胡 10g，香附 10g，赤芍 15g，川芎 10g，怀牛膝 20g，小茴香 10g，肉桂 5g，紫石英 15g，艾叶 5g，白术 20g，法半夏 20g，川楝子 10g，延胡索 10g，大枣 10g，砂仁 10g，干姜 5g，茯苓 20g，莪术 20g，炙甘草 20g。

（2）功效：疏肝理气，温经活血，散寒止痛。

（3）主治：寒邪阻于冲任，气滞血瘀，经脉不通，行经前或行经时少腹疼痛，经色暗、带血块，胸胁胀，性情抑郁或急躁，舌淡红，脉弦。

（4）方解：方中柴胡、小茴香、香附疏肝理气；赤芍、川芎、莪术活血化瘀；肉桂温肾（任脉），紫石英温肝（冲脉），干姜温脾胃，艾叶温肝脾肾（冲脉隶于阳明）；白术、茯苓、大枣健脾；砂仁、甘草和胃（脾气升，胃气降，肝气升带动肺气降，升降有序，痛自消）。气通血畅，寒湿除，疼痛消，月经自然调和。

（5）用法：冷水浸泡 30 分钟，武火煮沸后，文火煎煮 20 分钟，饭后 30 分钟温服，日 2～3 次，每剂 2 日。

（6）注意事项：服药期间饮食宜清淡，忌食辛辣寒凉及腥膻发物。

（7）临床应用：性情急躁，加重香附用量，若兼见口苦加栀子清肝热，兼食少加佛手或香橼；四肢冷，肉桂改桂枝，加细辛；易上火之人，加焦柏。

（8）病案举例：痛经（气滞血瘀，寒阻冲任型）。

孙某，女，18 岁，2016 年 3 月 3 日初诊。诉 13 岁月经初潮，第 1 年月经后期，第 2 年后逐渐正常。初中毕业前练 800 米跑后则发痛经，至今每次经前性情急躁，乳房胀痛，行经时少腹胀痛发凉，腰酸，痛剧时伴呕吐，抱热水袋可暂时减轻疼痛。舌淡红苔薄白，脉细沉弦。诊断：痛经（气滞血瘀，寒阻冲任型）。治当疏肝活血，散寒温经止痛。投痛经方：柴胡 10g，香附 10g，赤芍 15g，川芎 10g，怀牛膝 20g，小茴香 10g，肉桂 10g，紫石英 15g，艾叶 5g，白术 20g，法半夏 20g，干姜 5g，茯苓 20g，砂仁 10g，莪术 20g，川楝子 10g，延胡索 10g，炙甘草 20g。4 剂。

3 月 10 日二诊：诉服药后乳房胀痛消失，性情变得温顺，月经 3 月 5 日顺利来潮，量中等，腹部隐隐作痛，腰酸，皆可以忍受，行经第 4 天净。舌淡红苔薄白腻，脉缓。守上方再用4剂，嘱月经第25天（下次月经前）服用。

按语 《素问·上古天真论》云："二七而天癸至，任脉通，太冲脉盛，月事以时下，故有子。"若任脉或冲脉受寒湿之邪，或其他因素影响，循行不通畅则产生疼痛。方中柴胡、赤芍疏肝理气，可令情绪好转，两胁不痛；加小茴香以疏通少腹之气；紫石英温冲脉（不用吴茱萸温冲脉，是因味苦气难闻，大多女性难接受）；配干姜、艾叶温冲护中焦（冲脉隶于阳明）；肉桂温肾；白术、茯苓、砂仁、甘草健脾护中，只要体质偏于虚寒者，均有止痛调经之效。

6. 消痤汤

（1）组成：防风10g，荆芥10g，千里光10g，僵蚕10g，蝉蜕5g，赤芍15g，牡丹皮30g，紫草20g，枇杷叶10g，黄芩10g，川芎10g，白芷20g，蜈蚣2条，枳实10g，牛蒡子10g，甘草30g。

（2）功效：祛风解毒，清热凉血。

（3）主治：痤疮（粉刺）。

（4）方解：方中防风、荆芥、僵蚕、蝉蜕祛风，使肌肤之热邪外出；川芎、赤芍、牡丹皮、紫草凉血活血；黄芩、枇杷叶清肺中气分之热；川芎、白芷、蜈蚣托疮毒外出；牛蒡子、枳实导肺及大肠中之热，使邪自下而出；甘草调和诸药，以防寒凉之品伤脾。诸药协调，共奏祛风凉血、清热解毒之效。

（5）用法：冷水浸泡30分钟，武火煮沸后，文火煎煮20分钟，饭后30分钟温服，日2~3次，每剂2日。

（6）注意事项：饮食宜清淡，忌食辛辣寒凉及腥膻发物。

（7）临床应用：粉刺多，色鲜红，舌尖红，或脉略快，示血热重，赤芍、牡丹皮、紫草量应增加，或可加生地黄、地骨皮；有口干、咽干或少许清涕之类，荆、防、僵、蝉、千里光量可略增；大便干燥，2日一行，加莱菔子、玄参；口干舌燥，可加麦冬、黄连，甚至金银花、连翘；粉刺高起不破，加皂角刺。

（8）病案举例：粉刺（痤疮）。

刘某，女，23岁，2016年5月20日初诊。患者因面部长粉刺3个月前来就医。症见唇周、颊部多处长红色丘疹，瘙痒，间见脓疮；伴咽干，大便秘、2日一行，小便黄，月经提前。舌尖红，脉数。西医诊断：痤疮。中医诊断：粉刺（属肺经郁热型）。治当清肺凉血解毒，透热外出，拟消痤汤加减：荆芥10g，防风10g，僵蚕10g，蝉蜕5g，赤芍20g，牡丹皮20g，紫草20g，白芷20g，皂角刺20g，玄参20g，黄芩10g，枇杷叶15g，牛蒡子15g，枳实10g，甘草30g，蜈蚣2条（吞服）。4剂。

2016年5月27日复诊：诉服药后面部皮疹大部分吸收、消退，口干咽燥缓解，小便转清，大便偏干、每日一行，舌红，脉数。药已对证，热势减而未平，上方去皂角刺，再服4剂而愈。

按语 热邪郁于肌肤，阻滞该处气血运行，故发为粉刺。因病位在肌肤，本《黄帝内经》"火郁发之"之意，取升降散中僵蚕、蝉蜕，配荆、防透热邪外出；赤芍、牡丹皮、紫草、玄参凉血活血，解血分之热毒；黄芩、枇杷叶清肺经气分之热；白芷、皂角刺透毒，令粉刺吸收或溃破收口；玄参、牛蒡子、枳实逐热于下；蜈蚣搜剔络脉，为治疗粉刺之要药。再配药汁外敷，故疗效快捷。

7. 蠲痹止痛汤

（1）组成：生黄芪30g，当归15g，桂枝10g，赤芍10g，羌活10g，独活15g，防风10g，细辛3g，威灵仙30g，葛根30g，淫羊藿10g，骨碎补10g，怀牛膝20g，乌梢蛇20g，焦柏10g，菟丝子20g，砂仁10g，蜈蚣2条，白术20g，茯苓30g，甘草20g。

（2）功效：益气养血，调和营卫，祛风除湿，散寒通络止痛。

（3）主治：气血两亏，风寒湿邪阻塞经络之痹病。症见疲乏气短、头昏，经常感冒，肩背上肢痛，腰腿疼痛，颈项疼痛，怕冷，食减，舌淡红苔薄白，脉沉细无力。

（4）方解：《黄帝内经》云："正气存内，邪不可干。""邪之所凑，其气必虚。"痹病患者大多因气虚腠理不固，风寒湿邪乘虚而入，伏于经络而致病。故以芪、归、桂、芍益气养血，调和营卫为君；佐以羌、独、防、辛、灵仙、葛根祛风除湿散寒，祛邪外出；葛根引药上行，祛上半身之邪；怀牛膝引药逐下半身之邪；桂枝、细辛横行，达双上肢；乌梢蛇、蜈蚣搜刮络脉之邪，逐邪务尽；白术、茯苓、砂仁、甘草健脾，脾健则气血生化不息；病久则及肾，即初病在经络，久病犯及筋骨，菟丝子、淫羊藿填补肾精，精能化气，气足则邪无处可藏；全方偏于温燥，恐伤阴血致虚火上浮，故用封髓丹、牛膝、骨碎补佐之。诸药协调，共奏益气养血、调和营卫、祛风除湿、散寒通络止痛之效。

（5）用法：冷水浸泡30分钟，武火煮沸后，文火煎煮25分钟，饭后30分钟，温服，日2～3次，每剂服2天。

（6）注意事项：湿热壅塞者忌服。

（7）临床运用：舌厚腻，食少，胃脘胀，加苍术、厚朴、木香；下肢关节红肿疼痛，加忍冬藤、土茯苓；阳虚，加附片、干姜，甚至可加制川乌。

（8）病案举例：痹病（腰椎间盘膨出）。

李某，女，58岁，2016年10月15日就诊。诉腰、背、下肢疼痛2年，经西医检查诊断为风湿性关节炎，颈、腰椎退行性改变，L_3～L_5椎间盘膨出。天气变化或弯腰劳作后则疼痛加重，需休息片刻才能伸直腰，精神疲乏，自汗出，食纳减小，胃脘隐痛（有慢性胃炎病史），大便溏薄、日1～2次，腰疼耳鸣，小便频，夜尿2～3次，傍晚手脚冷，舌淡红，脉沉细、右关弦尺部弱。西医诊断：腰椎间盘膨出。中医诊断：痹病。气血双亏，脾肾虚弱，风寒湿伏于经络。治拟益气养血、健脾固肾、祛风除湿散寒，予蠲痹止痛汤加减：生黄芪30g，当归15g，桂枝10g，赤芍10g，白术20g，茯苓30g，防风10g，羌活10g，独活15g，细辛3g，威灵仙20g，怀牛膝20g，葛根30g，淫羊藿15g，菟丝子20g，乌梢蛇20g，砂仁15g，焦柏10g，蜈蚣2条，益智仁20g。4剂，每剂服2天，每日2次。

10月22日复诊：服药后腰疼减轻，背部已不疼，精神好转，胃脘已不疼，但饮食仍少，大便溏薄，夜尿减少至1～2次，傍晚手脚冷，舌淡红，脉沉细。效不更方，嘱原方再服4剂，疼痛缓解。

今年患者感冒来诊，诉病发时只要服上方2剂疼痛便止。

按语 蠲痹止痛汤与独活寄生汤同为治疗痹病的常用方。蠲痹止痛汤适用于气血双亏，脾气不足，邪滞经络者；独活寄生汤适用于气血双亏，邪滞肝肾筋骨，邪陷较深者。

8. 平肝健脾方

（1）组成：柴胡 5g，白芍 5g，白术 6g，山药 6g，兰花参 5g，山土瓜 5g，茯苓 9g，陈皮 10g，法半夏 6g，砂仁 5g，鸡内金 5g，炒山楂 5g，炒谷麦芽各 5g，大枣 3g，甘草 10g，神曲 5g。

（2）功效：健脾消食，疏肝平肝。

（3）主治：小儿脾弱肝旺，食少纳呆或恶心嗳气，大便偏溏，脾气急躁，抓人咬人，面黄肌瘦。

（4）方解：方中白术、山药、茯苓、大枣、甘草健脾除湿；砂仁、鸡内金、山楂、谷麦芽消食开胃；脾气宜升，神曲、柴胡升脾气；柴胡、白芍疏肝柔肝；兰花参、山土瓜平肝，肝气疏畅条达不克脾土，则小儿性温和，饮食自增。

（5）用法：冷水浸泡 30 分钟，武火煮沸后，文火煎煮 20 分钟，饭前 30 分钟温服，日 2～3 次，每剂 2 日。

（6）注意事项：注意预防感冒，饮食宜平和。

（7）临床应用：苔厚腻，加藿香、防风、厚朴；感冒，加防风、葛根。

（8）病案举例：疳积。

甘某，女，3 岁，2015 年 7 月 3 日初诊。其母诉患儿足月顺产，体重 3500g，在 2 岁时因饮食失调，腹泻约半月，自此不思饮食，烦躁，稍不如意则啼哭不休，躺地打滚，抓人咬人，面黄肌瘦，唇周青黄，小便黄，大便日 1～2 次、溏薄。舌淡红苔薄白，脉细弱无力、关弦。身高体重均低于正常小儿。中医诊断：疳积（脾弱肝旺型）。拟健脾平肝、消食化积为治。予平肝健脾方加减：柴胡 5g，白芍 5g，白术 6g，山药 6g，兰花参 5g，山土瓜 5g，茯苓 9g，陈皮 10g，法半夏 6g，砂仁 5g，鸡内金 5g，山楂 5g，生姜 3g，大枣 3g，谷麦芽各 5g，甘草 12g。服 3 剂，每剂服 1 天，每天 5 次，每次 50ml。

7 月 7 日复诊：其母诉吃药后脾气明显改善，已温顺听话，会主动要食物吃，但食量仍少于正常，精神差，懒活动，大便同前。舌淡红，脉细弱无力。肝气已疏，脾虚仍旧，运化无力。上方去兰花参、山土瓜，加北沙参（苏条参）8g，再服 4 剂。

7 月 14 日第三诊：其母高兴地说患儿饮食已正常，大便每日 1 行，活动增加，外出游玩已不要人抱，问此方是否可以长服。嘱：如无感冒，每周煎服 1 剂。每晚仅可吃八成饱，睡前揉腹顺、逆时针各 100 次，以及捏脊 3 次。

按语 小儿为稚阴稚阳之体，过寒过热均对其不利，平调肝脾，脾旺气血生化不息，五脏得其滋养，病自除。

9. 湿热带下方

（1）组成：柴胡 10g，赤芍 15g，牡丹皮 20g，苍术 20g，白术 20g，怀牛膝 20g，苦参 5g，黄柏 5g，龙胆 5g，栀子 5g，砂仁 15g，公丁香 3g，续断 20g，大枣 20g，甘草 30g，香附 10g，茯苓 30g，薏苡仁 30g。

（2）功效：疏肝活血，清热除湿，止带。

（3）主治：湿热下注，白带黄稠，外阴瘙痒，小便黄赤，大便干，口干苦，少腹疼，腰酸等。相当于西医霉菌、滴虫及细菌感染所致的阴道炎。

（4）方解：足厥阴肝经上股环绕阴器。湿热下注肝经。故以柴胡、香附、赤芍、牡丹皮疏肝理气，凉血活血；苦参、黄柏、龙胆、栀子四药合用，扩大清热除湿范畴，增强清热之力；牛膝、续断引药下行，兼固带脉；茯苓、薏苡仁、苍术、白术健脾利湿；砂仁、公丁香、大枣、甘草、白术健脾温阳，以防苦寒伤脾。体弱者，加黄芪益气，以增强免疫力；年龄超过 45 岁，配葛根，补充雌激素。

（5）用法：冷水浸泡 30 分钟，武火煮沸后，文火煎煮 20 分钟，饭后 30 分钟温服，日 2～3 次，每剂 2 日。

（6）注意事项：饮食宜清淡，忌食辛辣、助湿之品。

（7）临床应用：免疫功能低下者，加生黄芪 30g；年龄超过 45 岁者，加葛根 30g、覆盆子 20g。

（8）病案举例：霉菌、滴虫性阴道炎（黄带、赤带）。

刘某，女，25 岁，已婚，曾生育一胎，2016 年 8 月 11 日初诊。诉病已 3 个月，带下量多色黄，兼见血丝、豆腐渣样块状物，阴痒，小便黄，大便偏干、每日一行，口干苦，饮食佳，月经正常。在某医院诊断为霉菌、滴虫性阴道炎。经西医治疗当时已好，吃牛羊肉或劳累则病又复发，经人介绍前来诊治。诊双脉弦滑稍快，舌红苔黄腻。西医诊断：霉菌、滴虫性阴道炎。中医诊断：黄带、赤带（湿热下注型）。治当清热除湿止带，予湿热带下方化裁：柴胡10g，赤芍10g，牡丹皮20g，苍术20g，白术20g，怀牛膝20g，苦参5g，黄柏5g，龙胆5g，栀子5g，藁本30g，砂仁15g，公丁香3g，续断20g，大枣15g，茯苓30g，薏苡仁30g，甘草30g。每日1剂，分3次饭后服，并用上方药液过滤后兑温水冲洗阴道，每日1次。连服4剂。

8月15日复诊：服上方4剂及冲洗后，带下色转变为白稠，量减不明显，已无豆腐渣样块状物，仍阴痒，小便微黄，口干，大便每日1次，舌红苔淡黄腻，脉弦滑。湿热之邪胶着缠绵，4剂岂能荡其根基。上方去公丁香，加厚朴30g，再服1周。

8月24日三诊：服药1周后带下减少，色清白，阴道已不痒，口中和，大便每日1~2次，质软。舌淡红苔薄白腻，脉细弦。知热退大半，而湿未净，拟益气健脾除湿之完带汤与上方交替续服，旬余而愈。

按语 足厥阴肝经上股环绕阴器，故阴道炎病位责之于肝。柴、芍、香附、牡丹皮引药入肝经；苦参、黄柏、栀子、龙胆四药联用，防治霉菌、滴虫，兼治其他菌群，抗菌谱广，相互协调以增强抗菌力；苦寒之品易伤脾阳，故予砂仁、公丁香、大枣、甘草健脾散寒反佐之，大剂甘草、大枣矫味健中；藁本有抗霉菌作用，且风能胜湿。由于用药有反佐，虽大量苦寒清热祛邪但不伤正，即李杲顾护脾胃之体现。

10. 扩冠止痛方

（1）组成：生黄芪30g，当归15g，赤芍15g，桂枝10g，丹参15g，檀香10g，砂仁10g，台乌10g，川芎20g，川楝子10g，延胡索10g，甘草10g，生姜5g，大枣10g。

（2）功效：益气养血，化瘀通络止痛。

（3）主治：胸闷，胸痛，冠心病，心绞痛。

（4）方解：归、芪益气养血；桂枝、生姜温通心脉；当归、赤芍、川芎、丹参养血活血，扩张冠脉；黄芪、檀香、砂仁、台乌理气宽胸，气行则血行更流畅；川楝子、延胡索行气止痛；桂枝、赤芍、生姜、大枣调和营卫，流畅气血。诸药合用，共奏益气养血、化瘀通络止痛之效。

（5）用法：冷水浸泡30分钟，武火煮沸后，文火煎煮20分钟，饭前30分钟温服，日2~3次，每剂2日。

（6）注意事项：保持情绪稳定，注意生活规律。

（7）临床应用：阳虚，加川附片、干姜；气阴两虚，加太子参、麦冬、五味子；痰湿重，加二陈。

（8）病案举例：胸痹（冠心病、心绞痛）。

关某，男，52岁，2015年3月6日来诊。患者在某医院已确诊为冠心病，并放支架2个，仍偶发左胸闷痛，气短。因精神差，疲乏无力，手脚冷，胃脘不适，睡眠差，不愿接受手术而来诊。舌淡红苔薄白腻，脉沉细略弦。西医诊断：冠心病，心绞痛。中医诊断：胸痹（气血双亏，胸阳不足，心血瘀阻型）。治当益气养血，温阳化瘀为治。予扩冠止痛方加减：生黄芪30g，当归15g，桂枝10g，赤芍10g，丹参30g，川芎20g，檀香10g，台乌10g，白术20g，茯神30g，菖蒲10g，紫石英20g，砂仁15g，山楂10g，生姜5g，大枣5g，川楝子10g，延胡索10g，甘草10g。服4剂，每剂1天，分3次服。

3月11日复诊：服药后精神好转，睡眠改善，胃脘已不痛，饮食仍偏少，心绞痛4天未发作，舌淡红苔薄白，脉沉细略弦。数年之疾非几剂可收效，药已对证，守方化裁续治：上方去紫石英，加水蛭、白豆蔻、鸡内金，嘱长期服用。服药2个月后心绞痛再未发作。

按语 经多年观察，扩冠止痛方是治疗胸痹的有效方。方中丹参能扩张冠脉，改善心肌供血；檀香能通上焦心胸之气，配丹参或降香则疗效更佳。以该方为基础，阳虚加姜、附，气阴两虚合参麦饮，兼湿痰合二陈，兼血虚合四物汤，疗效均佳。

（供稿人：龙渊 朱志 李晓燕 杨卫东 指导：帅焘）

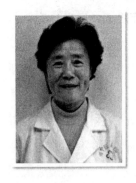

孟如

一、医事小传

孟如（1937— ），云南中医药大学教授，主任医师。全国名中医，第二批全国老中医药专家学术经验继承工作指导老师，云南省国医名师，云南省名中医。

1962年12月，孟如以优异成绩毕业于成都中医学院（现成都中医药大学），成为我国中医药院校首届优秀毕业生。毕业后放弃留校机会，主动要求到云南边疆工作。先后在云南省中医医院、云南中医学院工作。曾主编普通高等教育中医药类规划教材《金匮要略选读》（第6版），主审新世纪全国高等中医药院校规划教材《金匮要略》（第7版）、全国中医药行业高等教育"十一五""十二五"规划教材《金匮要略》（第8、第9版）。

从医近60年来，治学严谨，勤求古训，博采众长，注重理论与实践相结合，具有极为丰富的教学与临床经验。医术精湛，擅长中西医结合诊治阴阳毒（红斑狼疮）、皮痹（硬皮病）、肌痹（皮肌炎）、尪痹（类风湿关节炎）、痿病（重症肌无力）等自身免疫性疾病及其他疑难病症，具有独到的学术见解和丰富的诊疗经验，在国内外享有盛誉。孟如仁心仁术，无论贫富贵贱，一视同仁，精心诊治，博爱真情。多次前往高黎贡山、乌蒙山区、中越边境等老、少、边、穷地区，为群众诊病治病，教授民众就地取材，防病治病。

创新自身免疫性疾病的中医辨治理论和方法，构建"器官 - 系统 - 证候"方法辨治系统性红斑狼疮，以肾虚、热毒、痰瘀、风动等分层论治。创"益气养阴补肾方"既治已病，亦治未病；创"犀地化斑汤"清热凉血、存阴救急；创"益气养阴安神汤"重在病后调和；倡益气温阳、健脾补肾法主治重症肌无力，重用黄芪、桂、附救治重症肌无力危象；立补肾温阳活血法，从肾虚、寒凝、血瘀分期论治硬皮病。精研《金匮要略》，创新思路，突出"方论"特点，构建第6版《金匮要略选读》教材编写新体例，倡以病为纲、病证结合、辨证施治的杂病诊疗体系。注重脾肾，擅治杂病，把握病机，妙合经方，活用"方对"，兼蓄中西，救治疑难重症。自20世纪70年代即陆续报道系统性红斑狼疮等内科疑难病症的临床经验总结，先后在国内外专业期刊发表论文数十篇，获云南省科技成果奖和云南省卫生厅中医药科技成果奖等，并获国家发明专利1项。2007年成为"十一五"国家科技支撑计划项目"名老中医临床经验、学术思想传承研究"课题的被研究者之一。曾主编《难治病中医证治精华》，副主编《中医基础与临床》，参编《临床中医内科学》《长江医话》《内科学》等著作12部，主审著作6部。

孟如治学严谨，辛勤耕耘，影响了一批批中医学子；教书育人，诲人不倦，多次受邀到国外讲学，培养了众多中医、中西医结合高级人才，学生遍布国内外。同时，孟如非常重视学术传承和后继人才的培养，通过建立"国家中医药管理局孟如名医工作室""孟如名医工作室云南建水站""云南孟氏学术流派传承工作室"等项目，指导继承人开展"名老中医孟如临床经验、学术思想传承研究""国家级名老中医孟如教授病证结合思想及自身免疫病辨治规律研究"等传承研究课题，培养了一大批具有临床、教学、科研能力的高层次学术继承人和传承人。

担任中国民主同盟中央委员会委员、中国民主同盟云南省委员会常务副主任委员、中国人民政治协商会议云南省委员会常务委员等职期间，积极参政议政，建言献策，倡导制定的《云南省发展中医条例》被采纳，并由云南省第八届人民代表大会常务委员会第十四次会议于1995年7月21日审议通过，颁布实施，成为全国第一部地方性中医法规。

二、医方

（一）自拟方

1. 黄芪生脉二至饮

（1）组成：黄芪25~30g，太子参25~30g，麦冬12~15g，五味

子 6～10g，女贞子 12～15g，墨旱莲 12～15g。

（2）功效：益气养阴，滋补肝肾。

（3）主治：阴阳毒（系统性红斑狼疮，SLE）、腰痛（狼疮性肾炎，LN）、肌痹（皮肌炎）、痿病（重症肌无力）、消渴病（糖尿病）、血证（再生障碍性贫血、自身免疫性溶血性贫血、特发性血小板减少性紫癜）等。

（4）方解：本方为孟如临床最为常用的益气养阴补肾方，凡以上疾病属气阴两虚、肝肾不足，见心悸气短、神疲乏力、口咽干燥、失眠多梦、舌红少津、脉细弱者均可用之。方中黄芪、太子参益气为君；麦冬、五味子养阴敛汗为臣，合太子参加强益气养阴之力；女贞子、墨旱莲滋肝肾、益阴血为佐使，以增强麦冬、五味子的养阴之力。诸药合用，配伍精当，共奏益气养阴、滋补肝肾之功。

（5）用法用量：冷水浸药 1 小时，文火煮沸 30 分钟，连煎 2 次，药液和匀，分 3 次服，饭后温服，日服 1 剂。

（6）注意事项：本方主要为以上疾病属气阴两虚、肝肾不足证而设，疗效确切，毒副作用小。因方中均为补益药，故实证者忌用，虚实夹杂证者慎用。临床应用本方时，患者宜饮食清淡，忌食辛辣刺激及肥甘厚味。

（7）临床应用：心烦、失眠甚者，加酸枣仁、知母、首乌藤；盗汗明显者，加生龙骨、生牡蛎；双眼干涩者，加枸杞、菊花；脱发者，加制首乌、当归；尿血者，加小蓟、白茅根、侧柏叶。

（8）病案举例：腰痛（系统性红斑狼疮）。

席某，女，36 岁，1998 年 8 月 21 日初诊。主诉反复腰痛 8 年，再发加重 2 周，伴气短乏力。患者 1990 年 10 月因下肢浮肿、腰痛、蛋白尿住某医学院附属医院，经查确诊为"系统性红斑狼疮（SLE）"，曾服激素及注射环磷酰胺冲击治疗，并间断服用中药，临床症状曾有所缓解，尿蛋白波动于（＋）～（＋＋）。2 周前因外感发热后，出现腰痛、神疲肢软、胸闷气短等症状，化验尿蛋白（＋＋），西医予服泼尼松 30mg/d，遂来要求配合中药治疗。诉腰痛明显，神疲肢软，时感胸闷气短，咽干，纳少眠差，小便多泡沫，大便正常。察见：颜面及右上眼睑散在暗红色斑，舌红苔薄白，脉细。诊其为腰痛，证属气阴两虚、肝肾不足。治以益气养阴，滋补肝肾为主。方拟黄芪生脉二至饮加味：黄芪 25g，太子参 25g，麦冬 20g，五味子 10g，女贞子 15g，墨旱莲 15g，玄参 15g，生地黄

15g，大蓟 30g，葛根 30g，山茱萸 12g，茯苓 20g，山药 30g，益母草 30g，白茅根 15g，甘草 3g。嘱水煎服，每日 1 剂，日服 3 次，连服 2 个月。并嘱避免过度劳累，避免受紫外线照射，忌食辛辣香燥之品。

二诊（1998 年 10 月 23 日）：患者服药后腰痛、胸闷气短等症减轻，精神稍好，前额、右上眼睑暗红色斑已退，两颊暗红斑色变浅，时感腰酸，眠差多梦，纳可，二便调。舌脉如前，复查尿蛋白（＋）。仍以原治法为主治之，兼予潜阳安神。续上方，去玄参、茯苓、葛根，加酸枣仁 30g、知母 12g、茯神 15g、首乌藤 15g。煎服法同前，连服 3 个月以上，泼尼松减服为 20mg/d，余嘱同前。

三诊（1999 年 1 月 29 日）：患者服药后主症缓解，两颊暗红色斑全部消退，精神好转，睡眠稍安。时有口干思饮，饮食及二便正常。唇红，舌红苔黄，脉滑。复查尿蛋白（±）。继以滋补肝肾、潜阳安神为治，方拟酸枣仁汤合六味地黄丸加减：酸枣仁 30g，知母 12g，茯神 15g，川芎 12g，生地黄 15g，山茱萸 12g，山药 30g，牡丹皮 10g，青蒿 12g，甘草 3g。煎服法同前，连服 2 个月，泼尼松减服为 10mg/d，余嘱同前。随访半年，患者多次复查尿蛋白均为（±），病情稳定。

按语 本案病例系 SLE 患者，为中年女性，病程较长，反复迁延，运用"益气养阴补肾方""黄芪生脉二至饮"等辨治而获显效。由于本病是慢性难治性疾病，加之长期激素等治疗毒副作用较大，采用中医药辨证论治与激素联合治疗的方法，既可减轻激素的毒副作用，又可明显缓解患者的症状、体征，改善理化指标，提高患者的生存质量，较之单纯的中药或西药治疗更具有优势。

2. 六味二至丸

（1）组成：生地黄 12～15g，山茱萸 10～12g，山药 25～30g，茯苓 25～30g，泽泻 12～15g，牡丹皮 10～12g，女贞子 12～15g，墨旱莲 12～15g。

（2）功效：滋补肝肾。

（3）主治：阴阳毒（系统性红斑狼疮，SLE）、腰痛（狼疮性肾炎，LN）、消渴病（糖尿病）、血证（特发性血小板减少性紫癜）等。

（4）方解：凡以上疾病属肝肾阴虚，症见腰酸、腰痛，膝软无力，头晕耳鸣，口干咽燥，舌红少津少苔，脉沉细者均可用之。方中生地黄滋养肾阴、填精补髓为君；山茱萸固精敛气，山药补脾固肾，与女贞子、墨旱莲补肝肾、益精血共为臣；泽泻泻浊且防生地黄之滋腻，牡丹皮清肝泻火以制山茱萸之温，茯苓淡渗脾湿以助山药健脾，共为佐使。

（5）用法用量：冷水浸药 1 小时，文火煮沸 30 分钟，连煎 2 次，药液和匀，分 3 次服，饭后温服，日服 1 剂。

（6）注意事项：本方主要为以上疾病属肝肾阴虚证而设，疗效确切，毒副作用小。但因方中以滋阴补益药为主，故实证者忌用，脾虚便溏者慎用。临床应用本方时，患者宜饮食清淡，忌食肥甘厚味及辛辣刺激食物。

（7）临床应用：腰痛甚者，加桑寄生、续断；伴有浮肿者，加牛膝、车前子、大蓟；潮热盗汗、五心烦热者，加知母、焦黄柏、制龟甲；心烦少寐者，加酸枣仁、知母、首乌藤；两眼干涩，加枸杞、菊花；脱发甚者，加制首乌、当归、黑芝麻；尿血，加大蓟、侧柏叶、白茅根。

（8）病案举例：腰痛（系统性红斑狼疮、狼疮性肾炎）。

陆某，男，33 岁，1997 年 5 月 28 日初诊。主诉腰酸痛，头晕耳鸣 1 年。患者 1992 年 4 月因"发热、浮肿、腰痛、蛋白尿"入住省级某医院，经相关检查确诊为"系统性红斑狼疮（SLE），狼疮性肾炎（LN）"，西医予激素及环磷酰胺冲击治疗后，浮肿、腰痛缓解，尿蛋白转阴。1 年前因过劳后出现腰酸痛，头晕耳鸣，脱发，自服"六味地黄丸"，症状时轻时重，1 周前化验尿蛋白（＋＋），遂来求治。诉腰酸痛，遇劳加重，膝软无力，头晕耳鸣，神疲易累，脱发，双目干涩，烘热出汗，纳眠及二便正常。察见：双下肢无浮肿，舌质红，苔薄白，脉细数。诊其为腰痛（SLE、LN），证属肝肾阴虚。方拟六味二至丸加味：生地黄 15g，山药 15g，山茱萸 12g，茯苓 30g，泽泻 30g，牡丹皮 10g，女贞子 12g，墨旱莲 12g，枸杞 30g，生龙骨 30g，生牡蛎 30g，石决明 30g。水煎服，每日 1 剂，连服 2 周。

二诊（1997 年 6 月 12 日）：患者腰酸痛、膝软无力、双目干涩等症有所减轻，余症仍存，复查尿蛋白（＋＋），舌脉同前。原方基础上，去枸杞、生龙骨、生牡蛎、石决明，加桑寄生 30g、制首乌 15g、五味子 6g、磁石 30g。煎服法同前，连服 3 个月。

三诊（1997 年 9 月 16 日）：患者头晕、烘热出汗等症消失，腰酸痛明显减轻。偶感腰痛，时有耳鸣，脱发，口咽干燥，纳眠可，二便调。复查尿蛋白（＋），舌脉同前。在二诊处方基础上，去制首乌，加麦冬15g、北沙参25g、生龙骨30g、生牡蛎30g。煎服法同前，每日1剂，连服1个月。

按语 本案病例为狼疮性肾炎，男性患者，以腰痛为主症。因肝肾阴虚，肾府失养而病。患者初诊时尿蛋白（＋＋），经治3个月余，其临床症状基本缓解，尿蛋白也减为（＋），治疗显效。由于本病迁延难愈，即使患者临床症状消失，尿蛋白也难以在短时间内转阴，因此强调"效不更方"，注意守方治疗。

3. 犀地化斑汤

（1）组成：水牛角末（代替犀角）30～50g，生地黄12～15g，芍药12～15g，牡丹皮9～12g，青蒿8～12g，连翘15～25g，白茅根15～30g，甘草3～5g。

（2）功效：清热解毒，凉血消斑。

（3）主治：紫斑（盘状红斑狼疮，DLE；过敏性紫癜）、阴阳毒（系统性红斑狼疮，SLE）、肌痹（皮肌炎）等。

（4）方解：凡以上疾病属热毒炽盛，症见皮肤鲜红或暗红紫斑，身热，烦躁，舌红绛，脉数者可用之。方中水牛角（代替犀角）清热解毒、凉血止血为君；生地黄清热凉血、养阴生津为臣；芍药、牡丹皮清热凉血、活血散瘀为佐；青蒿助生地黄清热凉血、消斑，连翘、白茅根清热解毒、凉血止血，共为使。

（5）用法用量：冷水先煎水牛角末30分钟，余药冷水浸泡30分钟后，与水牛角末文火共煮沸30分钟，连煎2次，药液和匀，分3次服，饭后温服，日服1剂。

（6）注意事项：本方主要为以上疾病属热毒炽盛证而设，疗效确切。但方中苦寒药物较多，脾虚便溏者慎用。因此证的发生多与日晒、外感、精神刺激等有关，故应嘱其避日晒、慎起居、畅情志、勿劳累、少辛辣、适运动，以防止病情复发或加重。

（7）临床应用：有皮肤痒疹者，加桑叶、黄芩、荆芥；兼口苦、苔黄腻者，加黄柏、土茯苓、败酱草；盗汗、心烦者，加炒黄柏、黄连、制鳖甲。

（8）病案举例：阴阳毒（系统性红斑狼疮）。

周某，男，24 岁，1999 年 3 月 10 日初诊。主诉颜面皮肤红斑皮损 2 年余，加重 1 周。患者 1997 年 2 月起出现颜面皮肤红斑皮损，继而胸背部、手掌、指端等处皮肤亦出现点状红斑皮损，于 1998 年 4 月入住某医学院附属医院，经查确诊为"系统性红斑狼疮（SLE）"，予服泼尼松、双嘧达莫等药，及间断服中药治疗后症状有所减轻。1 周来自觉颜面、双耳皮肤红斑皮损明显加重，左手掌外部皮肤小片状红斑皮损，遂来求治。来诊时诉头面红斑皮损，咽干痛，时咳有痰，阵感心悸，少寐，时觉烦躁，大便偏干。察见：头额、两颊、双耳及左手掌外部皮肤散在小片状暗红斑皮损，舌质红绛少津，苔微黄腻，脉滑数，化验尿蛋白（−），服泼尼松 12.5mg/d，沙利度胺 2 片 / 次、日 3 次。诊其病为阴阳毒、紫斑，证属阴虚热盛，为本虚标实，以标实为主。宜清热解毒、凉血消斑为主，方拟犀地化斑汤加减：水牛角 50g（先煎 30 分钟），生地黄 10g，牡丹皮 10g，白芍 15g，知母 12g，焦黄柏 12g，青蒿 15g，黄芩 12g，连翘 30g，白茅根 15g，蒲公英 25g，紫花地丁 20g，玄参 15g，麦冬 20g，甘草 3g。水煎服，每日 1 剂，日服 3 次，连服 2 个月；并嘱避免日光及紫外线直接照射，忌食辛辣香燥之品，避免受风热邪毒侵袭，避免过度劳累。

二诊（1999 年 6 月 2 日）：患者服药后双耳及左手掌皮肤片状红斑皮损已愈，颜面红斑皮损明显减少，色变浅，咽痛、咳嗽症除，自行停服西药沙利度胺。现头额及面颊红斑隐现，额部痤疮多，自觉鼻燥咽干，面烘热，时感心悸气短，动则汗出，夜寐易醒，神疲肢软，纳少，舌暗红少津，苔薄黄，脉滑。宜标本同治，予清热解毒、凉血消斑，兼益气养阴。拟原方去连翘、白茅根、蒲公英、紫花地丁，加北沙参 25g、五味子 10g、生龙骨 30g、生牡蛎 30g。煎服法同前，连服 1 个月，泼尼松减服为 7.5mg/d，余嘱同前。

三诊（1999 年 7 月 2 日）：患者服药后颜面红斑皮损完全消退，鼻燥、声嘶等症缓解，额部痤疮明显减少，咽干症减，纳增，眠转安，精神稍好。仍觉面烘热，心悸气短，时感腰酸痛。舌淡红苔薄黄，脉滑。宜滋阴清热、益气生津以固本护阴，兼清余邪，巩固成效。拟知柏地黄丸合二至丸加味：知母 12g，焦黄柏 12g，生地黄 15g，山茱萸 12g，山药 30g，茯苓 25g，泽泻 15g，牡丹皮 10g，女贞子 12g，墨旱莲 12g，玄参 15g，麦冬 20g，北沙参 25g，五味子 10g，黄芩 12g，连翘 15g。煎服法同前，连服半年；泼尼松仍服 7.5mg/d，余嘱同前，病情基本稳定。

按语 本案病例为青年男性，SLE 病史 2 年余，初诊以颜面皮肤红斑、皮损为主症，属中医阴阳毒、紫斑范畴。此为素有阴虚火旺，外感（火）热毒，内外合邪，灼伤血络，迫血妄行所致。既有阴虚内热之候，又有热毒炽盛之征，虚实夹杂，本虚标实，初期以标实为主，予清热解毒、凉血消斑法为治，方拟"犀地化斑汤"加减而获显效，继予标本同治，拟"知柏地黄丸合二至丸"加味，固本护阴、兼清余邪，巩固疗效。

4. 益气养阴安神汤

（1）组成：黄芪 25～30g，太子参（或党参、北沙参）25～30g，麦冬 12～15g，五味子 6～10g，酸枣仁 25～30g，知母 10～12g，茯神 25g，川芎 10～12g，甘草 3g。

（2）功效：益气养阴，养血安神。

（3）主治：阴阳毒（系统性红斑狼疮，SLE）、消渴（糖尿病）等，以及胸痹（冠心病）、脏躁（围绝经期综合征）等。

（4）方解：凡以上疾病属气阴两虚、肝血不足，症见心悸、神疲乏力、心烦失眠、多梦，舌红少津，脉细者均可用之。方中黄芪、太子参益气为君；酸枣仁、茯神养血安神为臣；麦冬、五味子助太子参益气养阴、助茯神宁心安神，知母清热除烦、助酸枣仁安神除烦，共为佐；川芎调肝理气，甘草和中缓急、调和诸药，共为使。全方共奏益气养阴、养血安神、清热除烦之功。

（5）用法用量：冷水浸药 1 小时，文火煮沸 30 分钟，连煎 2 次，药液和匀，分 3 次服，饭后温服，日服 1 剂。

（6）注意事项：本方主要为以上疾病属气阴两虚、肝血不足证而设，疗效确切。因方中以补益、安神药为主，故临床应根据病情变化加减化裁；同时应开导患者调畅情志，适当运动，保持心情舒畅。

（7）临床应用：伴出汗多者，加生龙骨、生牡蛎；双眼干涩者，加枸杞、菊花；脱发者，加制首乌、当归；闭经者，加益母草、泽兰、桃仁、红花；尿血者，加大蓟、小蓟、白茅根。

（8）病案举例：阴阳毒（系统性红斑狼疮）。

余某，女，34 岁，1997 年 10 月 20 日初诊。主诉全身关节肌肉疼痛，心悸、失眠半年，伴乏力，多汗。患者1993年10月因"全身关节肌肉疼痛，心悸气短，神疲乏力，烘热多汗，不规则发热3个月"在昆明某医院住院治疗，经相关检查确诊为"系统性红斑狼疮（SLE）"，经激素治疗1个月后，全身关节肌肉疼痛消失，热退，病情好转出院，之后病情一直较稳定。半年前因劳累后出现心悸，失眠，神疲乏力，烘热多汗，尿蛋白（＋＋），遂来求治。刻见：心悸，心烦，眠差多梦，神疲乏力，烘热多汗，月经量少，纳可，小便正常，面红，舌红少津，苔薄白，脉细；血常规（－），尿蛋白（＋＋）。诊其为心悸、不寐，证属气阴两虚，肝血不足。治以益气养阴，养血安神。方拟益气养阴安神汤加味：黄芪30g，太子参25g，麦冬15g，五味子10g，酸枣仁30g，知母12g，茯神25g，川芎12g，益母草15g，小蓟15g，生龙骨30g，生牡蛎30g，甘草3g。水煎服，每日1剂，连服1个月。

二诊（1997年12月9日）：患者服药后精神稍好，余症减轻。劳累后仍感心悸气短，失眠多梦，神疲易累，烘热多汗，月经于12月3日至，量少，3天净，纳可，二便正常，舌脉同前。继予原方，再服1个月。

三诊（1998年1月24日）：患者服上方至今，烘热多汗诸症缓解，余症减轻，偶感心悸气短，经行前时心烦，眠差，饮食及二便正常。复查尿蛋白（＋），临床免疫学检查（－）。续予益气养阴、养血安神为治，原方去生龙骨、生牡蛎，加鸡血藤30g。水煎服，每日1剂，连服半月。

接语 本病例为SLE患者。该病多发于女性。因女子以血为本，以肝为先天，女子的多种生理活动，如经、带、胎、产、乳均易耗损阴血，而成阴血不足、阴虚内热之体，并易受热毒之邪侵袭。而热毒之邪入侵机体后，既可伤阴又能耗气，以致气阴两伤，后期多为气阴两虚，肝血不足，虚热扰神，心神失养，故多见虚烦不寐。故辨证运用"益气养阴安神汤"治疗气阴两虚、肝血不足所致的虚烦不寐，效果甚佳。

（二）成方应用

1. 补中益气汤

（1）来源：此方在"补中益气汤"（《内外伤辨惑论》）的基础上，加茯苓而成。原方具有补中益气，升阳举陷之功。主治因饮食劳倦，损伤脾胃，以致脾胃气虚、清阳下陷之脾虚气陷证和气虚发热证。

（2）临床应用：痿病（重症肌无力）属中气不足者，以上睑下垂、复视、乏力、脉虚弱为辨证要点。加减：①头晕头痛、耳鸣者，加葛根、川芎、蔓荆子、石菖蒲；②纳呆食少、便溏者，加山药、砂仁、黄精等；③腰膝酸软、畏寒肢冷者，加菟丝子、淫羊藿、肉苁蓉、灵芝；④双眼干涩、畏光流泪者，加枸杞、桑叶、菊花；⑤唇舌紫暗或有瘀斑，脉细涩者，加桃仁、红花、赤芍、川芎、丹参。

（3）方解：本方为补中益气、升阳健脾的代表方。方中重用黄芪、党参升阳益气、健脾，为君；血为气之母，气虚日久，营血亦亏虚，故用当归养血补血，白术、炙甘草补气健脾为臣，助黄芪、太子参以补气养血；陈皮理气和胃，茯苓益气健脾、淡渗利湿，升麻、柴胡升阳举陷，协助君药升阳益气，共为佐使。诸药合用，使气虚得补，气陷得升，则诸症自愈，临床用之疗效明显。

注：根据病情需要，方中党参可用太子参替换，必要时用人参或西洋参。

（4）病案举例：痿病（重症肌无力）。

孙某，女，36岁。1997年12月8日初诊。反复上睑下垂7年，加重3个月。患者1990年底因上睑下垂、乏力住某医学院附属第一医院，入院后出现吞咽困难、饮水呛咳等症状，经查确诊为"重症肌无力（延髓肌型）"，予"胆碱酯酶抑制药"，治疗后症状缓解出院。以后常因劳累、感冒及经期出现上睑下垂症状，加服中药后症状减轻，病情基本稳定，于1994年停服西药。自9月以来因劳累后上睑下垂症状加重，复视，乏力肢软，无明显吞咽困难，构音正常。就诊时见右上睑下垂，双眼视物昏花，看地面有凹凸不平感，乏力肢软，夜眠多梦，经期颈部皮肤起痒疹，经后痒疹消失，纳可，大便正常，小便黄；舌红苔薄白，脉细。诊其病为痿病、上胞下垂，证属中气不足。此为素体脾胃虚弱，气血不足、肌肉筋脉失濡，兼肝目失养、风热外袭所致。治宜补中益气、升阳健脾，兼疏散风热。拟补中益气汤加味：黄芪30g，太子参30g，白术15g，茯苓25g，陈皮12g，当归15g，柴胡12g，炙升麻12g，炙甘草5g，枸杞30g，荆芥12g，防风12g。水煎服，每日1剂，日服3次，连服2个月。嘱注意休息，避免过度劳累；注意起居，避免受凉感冒；注意饮食，加强营养。

二诊（1998年1月26日）：服上药后，右上睑下垂症状好转，视物已无凹凸不平感，精神好转，经期颈部皮肤起痒疹症状消失；仅劳累后右上眼睑有重坠感，近感右眼白睛发红、流泪及干涩发痒，纳眠及二便正常。此为脾气虚弱，日久难复，湿热内蕴，且风热未尽，上犯气轮所致。宜在原治则基础上加减调治，续拟上方去荆芥、防风，加菊花10g、桑叶15g调治。煎服法同前，连服2个月，余嘱不变。

三诊（1998年3月24日）：服上方药后，右上睑下垂症状消失，睁闭眼基本正常，仅经期右上睑有轻微沉重感，双目流泪、发痒症除，目涩减，眼花，时腰痛及足跟痛，心烦易怒，夜寐易醒，纳可，大便干，小便利，舌尖红苔薄黄，脉细。此为脾虚日久，肝肾亏虚所致。治宜益气健脾、滋养肝肾，故拟补中益气汤加味：黄芪15g，太子参30g，麦冬12g，五味子6g，白术15g，茯苓25g，当归15g，柴胡15g，炙升麻12g，陈皮12g，女贞子12g，墨旱莲12g，郁金15g，枳实15g，首乌藤15g，甘草3g。煎服法同前，并送服杞菊地黄丸，每次1丸，日服2次，连服半年以上。

随访10年余，病情未反复。

(按语) 本案为女性患者，病程长，见右上睑下垂，劳累、经期和感冒时症状加重，双眼视物昏花，看地面有凹凸不平感，乏力肢软，夜眠多梦，舌红苔薄白，脉细等，系因素体脾胃虚弱，气血不足、肌肉筋脉失濡，兼肝目失养所致。病位在脾，属虚证，中医辨证为中气不足证。治以补中益气、升阳健脾，予"补中益气汤加味"治之获效。

2. 黄芪桂枝五物汤

（1）来源：此方在"黄芪桂枝五物汤"（《金匮要略》）基础上，加桃仁、红花、当归、川芎、甘草而成。原方具有益气温经，和血通痹之功。主治素体虚弱，微受风邪，邪滞血脉，凝涩不通，致肌肤麻木不仁之血痹。孟如在原方基础上加强活血通痹作用，常应用于皮痹（局限性和系统性硬皮病）的辨治。

（2）临床应用：皮痹（硬皮病）属阳气不足、寒凝血瘀证。①局限性硬皮病，加鸡血藤、丹参；②系统性硬皮病，加丹参、淫羊藿、鸡血藤膏；③肩臂、手指关节冷痛者，加羌活、防风、姜黄、桑枝等；④手指紧胀疼痛者，加泽兰、茯苓。

（3）方解：方中黄芪、桂枝益气固表，温经散寒为君；桃仁、红花、川芎活血化瘀为臣；当归、芍药和营理血，助活血化瘀之力为佐；大枣、甘草调和营卫为使药。诸药合用，温、补、通、活、调并用，共奏益气温阳、通经和营、活血行痹之效。

（4）病案举例：皮痹（系统性硬皮病）。

李某，女，34岁。1997年11月6日初诊。全身皮肤发硬、色素沉着3个月。患者诉当年8月无明显诱因出现面部、颈部、四肢及躯干皮肤逐渐发硬，广泛性色素沉着，继而皮肤出现蜡样增厚、张口困难、轻度吞咽困难等，遂入住某医学院附属第一医院。经查确诊为"系统性硬皮病"，曾予服西药及静脉滴注"丹参注射液"等治疗，病情稍有减轻而出院。近感全身皮肤发硬及色素沉着症状明显，遂来要求配合中药治疗。来诊时服泼尼松10mg，每日2次；维生素E胶丸300mg，每日3次。诉面颈部、四肢及躯干皮肤发硬，广泛性色素沉着，自觉面、颈、胸部皮肤有紧绷感，张口伸舌不利，手指屈伸不灵，双下肢肌肉酸痛，双踝及胫骨疼痛，下蹲困难，纳眠及二便正常。察见面颈部、四肢及躯干皮肤发硬及蜡样增厚，色素沉着，舌暗淡苔薄白，脉细涩。诊其为皮痹，证属阳气不足、寒凝血瘀。治宜益气散寒、活血通络，兼祛风除湿。方拟黄芪桂枝五物汤加味：黄芪30g，桂枝12g，桃仁12g，红花12g，当归尾15g，赤芍15g，川芎12g，生地黄15g，细辛3g，羌活12g，防风12g，姜黄15g，鸡血藤膏30g，丹参15g，甘草3g。嘱水煎服，每日1剂，日服3次，连服1个月。并嘱注意保暖，避免受外邪侵袭，防止过劳，勿过食生冷油腻之物。

二诊（1997年12月1日）：服药后双下肢肌肉酸痛症除，四肢近端皮肤较前稍变软，左侧改善明显，稍能张口伸舌；仍面、颈、胸部皮肤有紧绷感，广泛性色素沉着。1周来感双手指关节疼痛明显，屈伸不利，纳眠及二便正常，舌脉同前。宜益气散寒、理气活血、通络止痛。续拟原方去细辛、鸡血藤膏、丹参，加泽兰15g、柴胡12g、枳壳12g。煎服法同前，连服2个月，泼尼松服法同前，维生素E胶丸改服200mg、每日2次。余嘱同前。

三诊（1998年2月5日）：服药后患者双手指关节疼痛缓解，鼻旁及口周皮肤较前变软，面部色素沉着及紧绷感稍有改善。颈胸皮肤仍有紧绷感，头颈部转侧不利，双膝、踝关节及右上肢肌肉酸痛，神疲肢软，纳眠及二便正常，舌象同前，脉细。续拟二诊方去柴胡、枳壳，加茯苓 30g、生蒲黄 15g，以加强益气健脾、活血化瘀之力。连服 2 个月以上，泼尼松减为 10mg、每日 1 次，维生素 E 胶丸改服 100mg、每日 3 次，余嘱同前。

四诊（1998 年 4 月 21 日）：服药后面部及四肢皮肤发硬进一步好转，颈部皮肤较前变软，头颈转动较前灵活，精神稍好，关节肌肉疼痛症减，舌脉同前。在三诊处方基础上去泽兰，加丹参 15g、鸡血藤膏 30g。水煎服，日服 1 剂，连服半年，余嘱同前，病情基本稳定。

【按语】系统性硬皮病是一种以皮肤硬化、萎缩，多发性关节痛或关节炎，肺纤维化等为主要临床表现的结缔组织疾病。本案患者有广泛性皮肤硬化、色素沉着、关节痛等症状，符合本病特征，归属中医"皮痹"范畴，系因虚邪客、脉络痹阻所致。其主要病机为气虚寒凝、血瘀痹阻，故以益气散寒、活血通络为主要治则，方用"黄芪桂枝五物汤"加味辨治，处方用药得当，故获良效。因本病系慢性难治性疾病，只有长期坚持治疗方能使病情得以完全缓解。

3. 当归芍药散

（1）来源：《金匮要略》。具有养血疏肝，健脾利湿之功。原方主治因肝脾失调、气血郁滞所致的妊娠腹中拘急，绵绵作痛，小便不利，足跗浮肿，胎动不安。孟如常应用于腰痛（狼疮性肾炎，LN；肾病综合征）、血证（特发性血小板减少性紫癜、再生障碍性贫血）、眩晕（高血压）等，以及女性月经不调（继发性闭经或月经量少，多囊卵巢综合征）、痛经、盆腔炎、附件炎等。

（2）临床应用：①治 LN 及其他慢性肾炎所致水肿、眩晕者，加牛膝、车前子、大蓟、白茅根；②治特发性血小板减少性紫癜、再生障碍性贫血，加黄芪、生地黄、女贞子、墨旱莲；③治高血压伴头晕头痛，加天麻、钩藤、葛根；④治女性继发性闭经、月经量少、痛经者，加炒柴胡、制香附、牛膝；⑤治盆腔炎、附件炎者，加连翘、黄柏、败酱草。

（3）方解：本方为治肝脾失调的常用效方。方中重用芍药养血柔肝、缓急止痛，为君药；当归、川芎调肝和血，为臣药；白术、茯苓、泽泻健脾利湿，共为佐使。全方配伍精当，用药周到，既养血疏肝，又健脾利湿。诸药合用，使肝血足而气条达，脾运健而湿邪除，肝脾调和则诸证自愈。

孟如

（4）病案举例：血证（特发性血小板减少性紫癜）。

李某，男，1岁1个月。2004年8月26日初诊。其母代诉：反复全身皮下出血点3个月余。患儿2004年4月底因"颜面、胸前皮肤点状出血点，伴发热"，住省某医院儿科，经做骨穿等检查诊为"特发性血小板减少性紫癜"，予服泼尼松5mg/次，3次/d等治疗后，仍皮下反复出现瘀斑、瘀点，遂自行停服激素而来求治于中医。来诊时见患儿双下肢胫前、胸背皮肤散在暗红色针尖大小出血点，压之不退色，纳可眠安，二便正常；舌质淡红，指纹粗紫；化验血小板计数35×10^9/L。诊其为血证（紫斑），证属阴虚血热。治宜滋阴清热、养血止血、凉血消斑。方拟当归芍药散加味：当归12g，白芍12g，川芎10g，白术10g，茯苓15g，泽泻12g，女贞子12g，墨旱莲12g，白茅根15g，芦根15g，连翘15g，生地黄12g，牡丹皮10g，大蓟15g，仙鹤草15g。嘱水煎服，2日1剂，日服4次，连服1个月。并嘱多喂食易消化营养之品，避免外邪侵袭。

二诊（2004年9月23日）：患儿父亲诉服药后主症无明显变化，患儿近来饮食减少，睡眠可，二便调。察其双下肢胫前、胸背皮肤仍见散在暗红色针尖大小出血点，压之不退色，舌淡苔白，指纹淡紫，复查血小板计数为64×10^9/L。原方去连翘、白茅根、大蓟寒凉碍胃之品，加入神曲15g、山楂10g、枳实5g、地榆12g，以消食健胃、理气止血、固护胃气。煎服法如前，连服2个月。另嘱喂食易消化营养之品。

三诊（2004年11月30日）：患儿父亲诉服药后胸背部皮下小出血点消退，双胫前皮下小出血点较前减少，纳增，眠可，二便调。察见双侧眼眶周围皮肤有少许皮下小出血点，舌质淡，苔白，指纹淡紫，脉滑。复查血小板计数为55×10^9/L（手工46×10^9/L）。此证治疗有效，胃气已复。原胸背皮下小出血点消退，又见眼眶周围皮下小出血点，此为阴血不足，兼有风热夹瘀之象。故上方去山楂、神曲、枳实、芦根，加大蓟15g、荆芥10g清热凉血疏风；白茅根15g易仙鹤草，以滋阴清热、凉血止血。煎服法如前。

连服上药共7个月，患儿病情明显好转，全身皮下小出血点已完全消退，未见新的皮下出血点出现，复查血小板计数为207×10^9/L。

随访3年余，患儿病情未复发。

按语 本案系幼儿患病，精气未充，复感外邪引动而发；又因小儿为"纯阳之体"，阴精不足而阳热偏旺，内外热邪交炽，迫血妄行，故发为紫斑。本案抓住阴血亏虚，兼有热邪的主要病机，治疗予滋阴清热、养血活血、凉血消斑之法为主，运用"当归芍药散"加味治之，临床取得显著疗效。"当归芍药散"为调养气血之剂，在辨证准确的基础上，灵活配伍，适当加入清热凉血药，并注意兼顾脾胃，加减用药得当，故获效验。

4. 四妙丸

（1）来源：《成方便读》。具有清热利湿、舒筋壮骨之功。原方主治因湿热下注所致的痿病。孟如常用此方治疗尪痹（类风湿关节炎）诸证。

（2）临床应用：①治尪痹属肝肾不足、湿热痹阻证，见关节肿痛，有灼热感，或关节僵硬畸形，活动不利，筋脉拘急，昼轻夜重，腰膝酸软者，加生地黄、骨碎补、鸡血藤、鹿衔草、肉苁蓉、淫羊藿；②治尪痹属肝肾不足、湿热夹瘀痹阻证，见关节肿胀变形或有硬结，活动受限，局部刺痛拒按，有灼热感，入夜尤甚，面色暗黧，肌肤甲错，口干不欲饮者，加当归、丹参、制乳香、制没药；③治尪痹属气血不足、风湿热痹证，见关节疼痛或肿胀，有灼热感，游走不定，活动不利，或肢体麻木，以上肢、肩臂关节疼痛为主者，加黄芪、当归、赤芍、羌活、防风、姜黄；④治尪痹属气血不足、风湿痹阻、寒热错杂证，见关节肿胀冷痛，游走不定，局部触之有热感，筋脉拘急，身体羸瘦，头晕气短者，加桂枝、芍药、知母、防风、白术。

（3）方解：方中黄柏苦寒，清热燥湿，入肝肾清下焦湿热，为君；苍术辛苦而温，健脾燥湿，为臣；薏苡仁入阳明经，祛湿热而利筋络，为佐，助君臣之药加强利湿作用；牛膝性平不助热邪，既补肝肾强筋骨，又通血脉利关节，引领诸药入下焦而清湿热，为使。全方配伍精当，用药周到，体现了标本兼治原则，与尪痹（类风湿关节炎）本虚标实的基本病机特点相符合。

（4）病案举例：尪痹（类风湿关节炎）。

廖某，女，65岁，1997年4月21日初诊。主诉反复关节肿痛15年，加重1个月，伴手指关节变形。患者有"类风湿关节炎"已15年，四肢关节肿痛反复发作，与天气变化有关，手指、足趾关节变形，活动不利，曾服中西药物治疗，症状时有减轻。近1个月来自觉四肢大小关节肿痛、灼热感明显，尤以双肘及踝关节尤甚，晨僵，活动不利，行走困难，颈肩及腰背酸痛，头项转动不灵活，遂来求治于中医。除上述症状外，右足跟部亦感灼热肿痛，手指、足趾关节变形，晨起口干苦，纳呆食少，大便日一行，小便短黄。素有"颈椎骨质增生"病史10余年。察见：形体偏瘦，面色少华，双侧肘、踝关节及右足跟部红肿，局部皮温升高，压痛明显，双手指、足趾关节变形，活动受限，舌质暗红，苔薄黄，脉细滑。诊其为尪痹，证属肝肾不足、湿热夹瘀痹阻，为本虚标实证。予清热利湿，化瘀通络，滋补肝肾为治。方拟四妙丸加味：焦黄柏12g，苍术15g，薏苡仁30g，牛膝15g，丹参15g，制乳香10g，制没药10g，当归尾15g，赤芍15g，连翘30g，汉防己12g，石枫丹15g，忍冬藤15g，泽泻30g，桑寄生30g。嘱水煎服，日服1剂，连服1个月。并嘱慎起居，避外邪，调饮食，宜清淡，勿劳倦，适锻炼。

二诊（1997年5月26日）：患者服药后左肘、踝关节肿痛灼热症状明显减轻，活动稍灵活，口干苦症状减轻。仍感右肘、踝关节及右足跟肿痛灼热感明显，颈肩及腰背酸痛，头项转侧不灵活，纳呆食少，二便正常。舌脉同前。仍守原方，去汉防己、石枫丹、泽泻，加豨莶草15g、威灵仙15g、知母15g，以加强清热除湿、舒筋通络之力。煎服法同前，连服1个月。余嘱同前。

三诊（1997年6月26日）：患者服药后左肘、踝关节灼热肿痛症状基本缓解，右踝关节及足跟灼热肿痛明显减轻。仍感右肘关节灼热肿痛，颈肩、腰背酸痛，头部转侧欠灵活，时感头痛头晕，乏力肢软，纳眠及二便正常。舌淡红，苔薄白，脉滑。证属肝肾不足、湿热夹风痹阻，以清热利湿、祛风宣痹、强筋壮骨为治。续拟四妙丸加味：焦黄柏12g，苍术15g，薏苡仁30g，牛膝15g，羌活12g，防风12g，姜黄15g，赤芍15g，当归尾15g，川芎12g，伸筋草12g，忍冬藤15g，威灵仙15g，独活12g，桑寄生30g。煎服法同前，连服2个月。余嘱同前。

按语 本案患者系老年妇女，患病于绝经后，病史长达15年；以关节灼热、肿痛为主症；肝肾不足、久病入络，湿热夹瘀痹阻为基本病机。孟如运用"四妙丸"为主，加活血化瘀和舒筋、壮骨药物以清热利湿、化瘀通络、强筋壮骨，标本同治。经治2个月后，患者主症明显减轻，病情好转，而获良效。

（供稿人：林丽 曹惠芬 詹青 指导：孟如）

参考文献

1. 孟如.金匮要略选读 [M].上海：上海科学技术出版社，1997.

2. 林丽，曹惠芬.类风湿性关节炎中医方对运用经验总结 [J].云南中医中药杂志，1999，20（6）：4-5.

3. 詹青，孟如.系统性红斑狼疮中西医结合临床诊疗新思路初探 [J].中国中西医结合杂志，2006，26（8）：743-745.

4. 曹惠芬，林丽，詹青.孟如教授临床经验方介绍 [J].云南中医中药杂志，2012，33（12）：1-4.

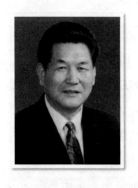

陈乔林

一、医事小传

陈乔林（1937—），云南省中医医院教授、主任医师。第二、第六批全国老中医药专家学术经验继承工作指导老师，云南省名中医。1996年被云南省政府授予"云南省有突出贡献科技工作者"荣誉称号。

曾任云南中医学院教务处处长、云南省中医医院院长，云南省中医药学会常务理事、中医急症专业委员会及中医基础理论研究专业委员会主任委员等职。

出身于中医世家，幼承家学，1962年毕业于广州中医学院（现广州中医药大学），行医50余年，学验俱丰。由于熟读经书，精研医典，精于用药，学贯中西，兼容并蓄各家所长，故临证思路开阔，善治内、妇、儿、五官等常见及疑难杂症，精于诊治外感热病、呼吸系统疾病、内科急症和老年病，尤潜心于对咳喘、咽喉肿痛、心脑血管病等病证的研究，疗效显著，卓然成家。博学广闻，勤于思考，不仅潜心于中医学术之研究，而且十分关注其发展，认真总结历史经验，注重在继承前人学术思想基础上不断拓新，尊重客观实际，广征博引有效经验，在长期临床实践中验证提高。其学术思想主要表现在以下三方面：

（一）重视中医与古代文化的关系

陈乔林认为，中医学的形成与发展不是孤立的，它与中国古代文化的发展与生产力的发展，包括科学技术的发展密切相关，中医学是丰富的医疗经验与古代文化相结合的产物。因此，要学习和掌握好中医学，必须对中国古代文化有所了解。

（二）对流派学说兼容并蓄，适病而从，注重创新

陈乔林认为，不同的学派在理论上的立论不尽相同，应用中不能存门

户之见，当适病为用。彼此间的争鸣、驳难，甚至排异，其结果是相反相成、互相渗透、融会贯通。在某一特定历史条件下，有可能出现与以往不同的疾病，因循守旧的诊疗方法就不足以解决新的问题，甚至造成误治和死亡。此时旧的理论和方法显得软弱无力，需要新的理论和方法来补充代替，这就是新学说和新的学术观点应运而生的好时机。历史的经验也证明，中医要发展、创新，守旧的思想观念是最大障碍。

（三）既崇尚辨证论治体系，又重视专病专药研究

陈乔林十分重视学习历代医学名著，总结历史经验，撷采各派各家之长，做到辨病识证及时准确，治疗抓住关键环节。陈乔林认为，学医者应博采众长，融汇诸家，吸取新知，衷中参西，辨证与辨病相结合，把握病、证、症关系，收集各类专方专药，并且善于分析，灵活应用，切实提高临床疗效。

代表作有《172 例少阳证回顾分析》《寒凉药与温热药配伍初探》《内科急症之病机与治疗》《老年危急重症病机与辨证救治要点初探》等论文20 多篇，主编了《实用中医内科急症》《兼容并蓄　精于诊治热病、急症——陈乔林学术思想与临床经验集》等专著。

二、医方

（一）自拟方

1. 加减柴葛解肌汤

（1）组成：柴胡 15g，葛根 20g，麻黄 10g，蝉蜕 10g，杏仁 10g，知母 15g，生石膏 20g，玄参 10g，黄芩 10g，金银花 10g，鱼腥草 15g，生甘草 6g。

（2）功效：透表清热。

（3）主治：邪郁三阳，肺胃蕴热。症见寒战热炽，或壮热面赤，无汗或汗难出，或有汗不多，肌肉骨节疼痛，咳喘烦渴，口干苦，咽痛，舌质红苔黄，脉浮洪数。

（4）方解：本方脱胎于明代陶华所创柴葛解肌汤（柴胡、干葛、芍药、甘草、黄芩、羌活、白芷、桔梗、生石膏、生姜、大枣）（《伤寒六书》）。不用羌活、白芷，改用麻黄发表宣肺，柴胡疏达腠理，葛根透解

肌肉，增蝉蜕借其轻扬升浮，四者相协以透发三阳表郁。全方中已含麻杏甘石汤辛凉宣肺、清热平喘，小柴胡汤疏达少阳郁火，白虎汤清泄肺胃火邪。加鱼腥草、金银花以增强清热解毒药力，且二味性寒微辛，入肺经，清凉中又能疏散，不致寒凉冰伏。玄参既降火解毒又滋阴除烦，与知母、石膏合用泻火毒又防伤阴。

（5）临床应用：火毒甚、心烦口苦甚，溲赤，舌红脉数有力，合入黄连解毒汤；大肠热结，腹胀满，便秘或旁流，躁扰，加大黄、芒硝；咽喉肿痛，或腮肿、颊肿，加牛蒡子、马勃、重楼，以升麻、僵蚕易麻黄，加服玉枢丹1.5g，每日2~3次；黄疸深重，胁腹痛，苔黄腻，溲赤，脉弦数，以蒲公英、茵陈、虎杖、大黄易金银花、鱼腥草、玄参，以升麻、藿香易麻黄、蝉蜕，加大剂赤芍、莪术、枳实；气热逼营，若表郁尚存，舌见红赤加深，去葛根、柴胡、杏仁、麻黄、蝉蜕，加豆豉、竹叶、生地黄、升麻、牡丹皮。

（6）病案举例：咳嗽（肺炎）。

王某，女，36岁，1998年4月22日初诊。诉发热3日，体温达39℃，时恶寒，头胀痛，咽痛，咳吐黄黏痰，无汗，烦躁，小便短赤，大便秘结，舌质红，苔黄少津，脉浮数。曾静脉滴注青霉素、利巴韦林治疗2日，症状无缓解。证属外感风热，肺气闭郁。治拟宣散郁闭，清热解毒。方用加减柴葛解肌汤加味。

处方：柴胡15g，葛根20g，黄芩15g，蝉蜕10g，玄参15g，板蓝根20g，鱼腥草45g，麻黄10g，石膏20g，桔梗10g，甘草10g，苍耳子15g。

患者服2剂后体温已降至正常，无恶寒头痛，但仍感口干，咳黄黏痰，咽痛。守方加芦根20g、土茯苓20g、桑寄生20g，继服2剂而愈。

按语 此为宣肺并清泄同施治疗咳嗽。对于风热壅盛、郁滞肌表、表里郁热之证，如症见壮热无汗或少汗、面红目赤、鼻干口渴、咳吐黄痰、小便短赤、大便干结、脉浮数或滑数者，治疗应予清降，伍以宣散。辛温宣散之品使表郁宣发，邪热透达于外，合用寒凉清泄热毒之品从内清泄。宣就是使闭郁之营卫通达，郁热随汗而泄，肺闭开而郁热除；清就是使邪热清解。加减柴葛解肌汤增强宣散和清热解毒之力，为外感高热证属风热郁闭肺卫而设，有较好的退热效果。风热不及早宣散，同样郁遏肺气，更易发生肺热壅盛变证。若肺气闭束较甚，鼻塞胸闷显著者，应用麻黄开闭。不借麻黄不足以开闭。麻黄与石膏等清热药相伍不致变生燥热之患。

2. 加味千金生地大黄汤

（1）组成：生大黄粉10g，生地黄15g，玄参10g，麦冬15g，白芍15g，黄芩10g，白茅根20g，醋淬花蕊石15g，藕节10g。

（2）功效：滋阴泻火，凉血止血。

（3）主治：咯血。症见出血较急骤，血色鲜红，口苦，咽干口燥，烦热，溲赤，便结，或有潮热盗汗，舌质红，苔黄少津，脉弦滑数或细弦数。常见于出血性支气管炎、支气管扩张、支气管内膜结核、肺结核等病。

（4）方解：咯血一证，多有咳嗽、肺痨等宿疾，且反复发作。绝大多数患者积渐成损，营阴耗损，虚火内蕴，血液已有轻躁不宁之势。每因冲冒燥热火邪，或嗜啖辛燥，或情志郁极，以致肺胃肝胆气逆火升，实火与虚火相助肆虐，灼伤肺络，迫血离经，奔轶而为咯血。是证非徒用苦寒直折能平戢其冲，亦非单投甘寒柔润可宁静其躁动。故取苦寒、甘寒相合，补阴抑阳，滋水泻火，方可使火清气降。《千金翼方》卷十八取生地汁、大黄末治"吐血百治不差"，正合此病机。本方即溯源于此，以大黄为主将，配以黄芩苦寒泻火凉血，用生地黄滋肾水、凉血热。尤恐柔润不足，加玄参滋阴降火，麦冬养阴润肺。玄参，张锡纯赞其为清补肾经之药，又能入肺以清肺家燥热，平逆下气之珍品。生地黄、玄参、麦冬三者甘寒相合，能清能润能降，相协相须。再配以白芍苦酸微寒，柔肝缓急，收敛逆气；白茅根、花蕊石、藕节凉血化瘀止血。全方刚柔相济，而奏滋阴泻火、凉血止血之功。

（5）注意事项：本方集苦寒、甘寒、咸寒、泄降滋养之剂，对实火虚火交相逼迫的血证适宜。不只用于治咯血，亦用于衄血、吐血、尿血、崩漏，结合病位之不同，加减用药，也有显著疗效。但不适用于脾虚气弱之证。

（6）临床应用：心烦不眠，舌尖红赤者，加黄连泻心火，童便引火下泻；烦躁易怒、胸胁引痛者，加栀子、青黛清泻肝火，或更加乌梅酸收敛肝。

（7）病案举例：咯血（支气管扩张）。

蒋某，女，35岁。素有支气管扩张病史。产后10个月，劳碌过度，4日前背小孩上楼时，咯出鲜血约1小碗，次日又咯血大半小碗。用西药止血剂（用药不明），第3日咯血略减，今日又咯血百余毫升。其咯血均发于午后，喉内有灼热感，口干索饮，大便干，小便黄，面赤形瘦，舌质红，脉细弦数。

证属产后劳碌，营阴耗损，内热由生，火迫血升，肺络破伤。拟补阴抑阳，凉血止血。

处方：生地黄20g，墨旱莲20g，桑叶15g，醋炒大黄10g，童便1盅，牡蛎20g，白茅根15g，藕节15g，橘络10g，粉丹皮10g。

2剂后，咯血减少，然胸中有热痛感，夜咳。生地黄加为30g，加白芍15g，以增强滋水柔肝、凉血止血之力。再连服4剂而血止，复以麦味地黄汤加牡蛎、杭芍善后。

按语 生地大黄汁汤见《千金翼方》，已故中医名宿冉雪峰极为赞赏，称"甘寒苦寒化合，能制热淫所胜，既免过苦化燥之嫌，又无过腻滞邪之弊"。本案处方由此方加味组成。全方除取生地黄、大黄君臣药外，加墨旱莲既擅长滋养肝肾又凉血止血，童便滋阴降火。方中桑叶一味滋肾凉肝止血，在《傅青主女科》治老年血崩和血海太热、血崩方中，桑叶都占一席之地。白茅根、藕节、牡丹皮、牡蛎俱止血而不留瘀；橘络一味治胸痛、咳嗽、痰中带血，于大队滋润入血分药中，纳入苦辛平归肝肺经之橘络行气通络，有助于引领诸药入肺络取效。

3. 加味通脉四逆加猪胆汁汤

（1）组成：川附片45g（先煎），干姜25g，炙甘草20～25g，桃仁10g，红花10g，猪胆汁1个量，童便1盅，人参15～20g（另炖）。

（2）功效：回阳通脉，扶阳抑阴。

（3）主治：阴盛格阳、少阴虚寒下利阳脱证与厥心痛阳脱证。症见大汗淋漓，烦躁不安，干呕，手足厥冷或挛急，呼吸微弱或心痛，面色苍白，脉微细欲绝。

（4）方解：通脉四逆汤是治疗阴盛格阳、真阳欲脱之危象之方。加桃仁、红花以活血逐瘀；童便咸寒，协力苦寒之胆汁，既复阴救液，又引阳复归于阴中；恐猪胆汁一味救阴力不足，特加一人参护持津液，并助力附子回阳。

（5）注意事项：取备用之去毒附子煎出液，纳其他药物于其中再煎，合入另炖的人参液，每剂得汤液 500ml，每次温服 100ml，1～2 小时 1 次，视病情急迫程度决定用药剂量。

（6）临床应用：临床若见阴寒内盛，格阳于外证情，治当寒热反佐，以辛热散其阴寒，少佐咸寒苦降以纳阳。若阳盛拒阴之证，乃于大剂寒凉苦泄药中，少佐温热之品以调其格拒。如仿仲景白通加猪胆汁汤、通脉四逆汤意。

（7）病案举例：脱证（感染性休克）。

赵某，男，88 岁。中风卧床近十载，反复发作肺部感染、泌尿系感染以及长期褥疮。数次住院，虽经精心护理，积极治疗，病情越来越难以控制。反复出现严重二重感染、低蛋白血症、免疫功能低下，心、肺、肝、肾、脑各脏器损伤，心律不齐，血压依靠药物调节，神识早两年已由模糊而陷入昏不知人。近半月又发生严重感染，整体衰竭。经积极抢救，不能控制病情，医院已告知家属，无特殊手段挽留生命。症见：昏迷，喉中有痰声，发热，汗出，肢厥体凉，上肢时有微小抽动，在大量输液情况下，小便量尚可，但呈混浊脓性，大便呈稀水样，舌质绛而干，苔黄腻，脉沉微细数而不整。

证属阳气大衰，阴盛格阳，阴液枯竭，痰浊阻窍。治以大剂通脉四逆加猪胆汁汤加人参，送服安宫牛黄丸。

处方：川附片（开水先煎 4 小时）100g，干姜 30g，炙甘草 40g，吉林红参 20g，猪胆汁 1 盅。安宫牛黄丸早晚各 1 丸。

上方连续服用 3 日（每日 1 剂）后，汗收厥回，热退，喉中已涌痰声响，脉沉细微，续不绝。证情转向稳定。

按语 此为中风后久病耗衰正气，精气神失守之重症。发热，昏不识人，汗出而厥，手有小的抽动，舌绛而干，脉沉微细数不整，与《伤寒论》第 390 条"吐已下断，汗出而厥，四肢拘急不解，脉微欲绝者，通脉四逆加猪胆汁汤主之"的病机一致。此非"吐已下断"，但久病"舌绛而干"是阴精枯竭，尤为重笃。喉间痰涌，昏不识人，示痰浊秽毒闭阻清窍，是阴阳大虚中夹实邪。故以通脉四逆加猪胆汁汤加人参，以阴阳两救，借安宫牛黄丸祛秽解毒、化痰开闭。这类虚实寒热错杂重症，临床屡

陈乔林

见不鲜，救治不离乎仲景所提示的原则。

（二）成方应用

1. 杏仁滑石汤

（1）来源：《温病条辨》。由杏仁、滑石、黄连、黄芩、橘红、半夏、厚朴、通草、郁金等药组成。原方具有宣畅气机，清利三焦湿热的功效。主治湿热弥漫三焦，胸脘痞闷，潮热呕恶，烦渴自利，汗出溺短，舌灰白。

（2）临床应用：若三焦湿邪较重，胸闷脘痞、大便稀溏、小便不利，舌苔白腻，可加用白蔻仁、薏苡仁、石菖蒲；热邪较重，身热不扬，口渴，小便黄赤，舌苔黄腻，加用金银花、连翘、芦根、木通等；咽痛明显，咽喉不利，加用射干、山豆根等。

（3）方解：《温病条辨》："热处湿中，湿蕴生热，湿热交混，非偏寒偏热可治，故以杏仁、滑石、通草先宣肺气，由肺而达膀胱以利湿；厚朴苦温而泻湿满；芩、连清里而止湿热之利；郁金芳香走窍而开闭结；橘、半强胃而宣湿化痰，以止呕恶，俾三焦混处之邪，各得分解矣。"

（4）病案举例：时行感冒。

王某，男，37 岁。1964 年 3 月 6 日初诊。恶寒，发热，咳嗽，身痛 3 日。证见恶寒发热，微汗出，咳嗽胸闷，口苦燥，所饮不多，溲黄，便溏，舌苔淡黄厚腻，脉数。辨证为风温犯肺夹湿。以银花连翘合三仁汤加减。当夜，热势升至 39℃，恶热，咳嗽，痰中带血，浑身重疼，唇干索饮，溲赤，舌苔仍黄糙腻。即以清宣肺热为主，用麻杏甘石汤加金银花、连翘、瓜蒌、栀子、白茅根，急煎服。

二诊：发热不降（39℃），微恶寒，头两侧及阙上疼痛，咳引胸痛，咳黄稠痰夹血丝，胸脘室闷，口干苦，所饮不多，小便短黄，大便黏稠、一日 4 次，但无腹痛。辨证为邪入少阳兼痰热结胸，予柴胡陷胸汤。是日午后，转为高热（39.5℃），面赤，阙上痛，咳嗽胸痛，痰中带血，小便黄，大便黏稠难解，舌苔黄糙腻。辨证认为病入阳明里热，但痰热互结未解，转用陷胸承气汤。

三诊：药后频下臭秽泡沫状稀粪，体温渐次下降，从 39.5℃ 降至 38.7℃，再降至 37.8℃，但口苦口干，咳嗽胸痛，痰中带血，阙上痛，头沉重，舌苔仍黄糙厚腻，脉弦数，再予小陷胸汤合千金苇茎汤加牛蒡子、浙贝母、连翘、大黄。其后体温复升至 39.2℃，药后大便达 10 次之多，为稀粪，仍口苦口干，但并无索饮，余症无变化，舌苔黄厚腻，中间带灰白色，脉滑数。转而辨证为三焦湿热交混证。从展运三焦气机，清热化湿施治。用杏仁滑石汤加味：杏仁、波蔻、薏苡仁、厚朴、黄芩、黄连、法半夏、陈皮、木通、滑石、金银花、藕节、芦根、石菖蒲。早晚各 1 剂。服药后 24 小时内体温递降，2 日内降至正常，各症逐渐解除。

按语 时值春季，时行感冒局部发作。患者起病急骤，以全身症状和肺部症状突显，以当时的西医检测手段检查，已排除伤寒、肠道感染及大叶性肺炎等疾病，难以排除时行感冒继发混合性肺炎。一诊辨为风温犯肺夹湿，治以辛凉兼芳化，继又以清宣肺热；二诊辨为邪入少阳兼痰热结胸，治以和解兼苦泄开胸，继又转眼于阳明里热，予小陷胸汤与承气为伍，得数下臭秽，身热下降，以为收效；三诊遂固守原意，以小陷胸汤合千金苇茎汤加大黄；但四诊身热复扬，诸证未解，始醒悟为湿热交混三焦，气化阻遏，转以杏仁滑石汤展运三焦气化，清热化湿收效。反思在辨病辨证上若能仔细留意舌上黄厚腻苔始终未见松解，且有胸脘窒闷、头身沉重、溲短便溏等症，当不会忽视湿热交混三焦，气化受遏这个症结，从"和解表里之半，分消上下之势"，疏泄湿热施治，或不至如此一波三折。

2. 生脉散

（1）来源：《医学启源》。由人参、麦门冬、五味子 3 味中药组成。此方是补益气阴的经典方剂，具有益气生津、敛汗救阴的功效。主治症见：汗多神疲，体倦乏力，气短懒言，咽干口渴，或久咳伤肺，干咳少痰，舌干红少苔，脉虚数。

（2）临床应用：本方当中的人参，多以党参替代，但若遇到气阴大亏，元气衰败，病情危重，则当重用人参另久煎兑服；若气虚明显，可在本方基础上加用黄芪；阴虚明显加用玉竹，或可将人参替换为西洋参；肾虚明显者，可合用六味地黄丸。

（3）方解：本方所治为温热、暑热之邪，耗气伤阴，或久咳伤肺，气阴两虚之证。方中人参甘温，益元气，补肺气，生津液，是为君药。麦门冬甘寒，养阴清热，润肺生津，用以为臣。人参、麦冬合用，则益气养阴之功益彰。五味子酸温，敛肺止汗，生津止渴，为佐药。三药合用，一补一润一敛，益气养阴，生津止渴，敛阴止汗，使气复津生，汗止阴存，

陈乔林

175

气充脉复，故名"生脉"。至于久咳肺伤，气阴两虚证，取其益气养阴，敛肺止咳，令气阴两复，肺润津生，诸症可平。

（4）病案举例：喘证（肺栓塞）。

杨某，男，84岁。2010年9月3日初诊。既往有慢性支气管炎、慢性阻塞性肺疾病、高血压、2型糖尿病病史。2008年9月因"晕厥"住院抢救，诊为右肺动脉主干栓塞伴肺梗死。经溶栓、抗凝等治疗，病情好转后出院。长期口服"华法林"并监测凝血功能，2010年7月4日再次复查胸部CT，提示左肺动脉主干、右肺上叶后段、右肺下叶背段肺动脉可见多发充盈缺损征象。初诊时症见气短喘促，动则益甚，胸闷不舒，不咳，无痰，寝食二便均可，口唇发绀，舌质偏红，舌底络脉迂曲，少苔，脉细弦稍数。辨证为气阴两虚，血瘀胸痹。拟气阴两补，活血通瘀，宽胸宣痹为治。

方药：黄芪100g，党参60g，麦冬15g，五味子10g，玉竹15g，桃仁10g，水蛭10g，瓜蒌子15g，瓜蒌皮15g，红花10g，炒枳壳30g，甲珠10g，苏木20g，桔梗10g。

此后复诊，证情无明显变化，守方加减。1个月后复诊，症见气短喘促，动则益甚，乏力明显，胸闷不舒，不咳，无痰，寝食二便均可，口唇发绀，舌质偏红夹青，苔白，脉细弦重取不足。辨证为肺气大虚，血瘀胸痹。治以大补肺气，活血开胸通络为法。

方药：黄芪200g，党参50g，桃仁10g，水蛭15g，炒枳壳20g，红花10g，瓜蒌子15g，瓜蒌皮15g，甲珠10g，生鸡内金30g，法半夏7g，土鳖虫10g，桂枝20g。

此后证情稳定，守方治疗。2个月后复查胸部CT提示未见明显肺内栓塞。

按语　"肺栓塞"的重点应该是"血栓"，治疗主要应针对"瘀血"，应重用活血化瘀药。但陈乔林治疗慢性肺栓塞时却把重点放在"补肺气"上。他认为，在辨证论治时要注重脏腑的主要功能。于肺而言，特别强调肺主气，朝百脉，主治节。肺主气，不仅主呼吸之气，还主一身之气，对于全身的气机调节有重要作用，能够灌注心脉以助心行血。肺气充沛，气机调畅，则血运正常；肺气虚弱，不能助心行血，易致血行不畅，甚至瘀滞。在"肺气虚"的情况下单纯"化瘀"则难于取效。之所以注重补肺气，是强调肺气的推动作用，使之运行顺畅，加之适当活血化瘀，才能起到较好的作用。慢性肺栓塞时，瘀血时间长，则坚固难拔，必须用虫类药搜剔通瘀散结，而桃仁、红花、川芎之辈虽能行气活血，但破血逐瘀、消癥散积的功效却不能与之相提并论。虫类药物药性峻猛，走而不守，如水蛭、虻虫、地龙之辈，方剂中仅一两味即可，却能起到画龙点睛之效。

3. 加味凉膈煎

（1）来源：《重订通俗伤寒论》。由芒硝、甘遂、葶苈子、薄荷、大黄、白芥子、黄芩、焦栀子、连翘、枳实、鲜竹沥、生姜汁等药组成。此方有下痰通便，清热泄毒的作用。主治温热夹痰火壅肺，痰多咳嗽，喉中喘鸣，鼻翼扇张，气出入多热，胸膈痞胀，腹满便秘，甚则喘胀闷乱，胸腹坚硬，胀闷欲死。舌红苔燥，脉滑数有力。

（2）临床应用：若火毒炽盛，可合用黄连解毒汤；湿热较重，可加用半夏、黄连、瓜蒌、虎杖等；邪入营血，加用赤芍、牡丹皮、生地黄、紫草等；瘀血阻滞，加用桃仁、红花、丹参。

（3）方解：本方是在"凉膈散"的基础上加味而成。凉膈散具有泻火解毒、清上泄下的功效，主治由热毒火邪郁结于胸膈的上中焦邪郁生热证。以枳、葶、芥、遂，逐其痰而降其气；佐以竹沥、姜汁辛润通络，庶可转危为安。

（4）病案举例：暴喘，脏竭证（多器官功能衰竭）。

蒲某，男，37岁。因"外伤致腰背等多处疼痛，下半身截瘫5天"于2008年11月19日以"第5~7胸椎压缩骨折并截瘫"收住我院骨科。入院次日出现呼吸困难，咳痰困难，口唇极度发绀，急请ICU值班医生会诊。会诊查体：体温36.3℃，呼吸频率27~32次/min，血压103/85mmHg，心率124次/min。神志淡漠，查体合作。呼吸表浅，吸氧状态下口唇发绀明显。颈软，双肺呼吸音低，未闻及啰音。心律齐，各瓣膜听诊区未闻及杂音。腹平软，肝脾未触及，全腹无压痛，无反跳痛，移动性浊音阴性。双下肢截瘫。舌质淡，苔薄白，脉细数。查血常规：白细胞计数21.8×10^9/L，中性粒细胞百分比87.3%，Hb（血红蛋白）101g/L，血小板计数325×10^9/L。血气分析：pH 6.995，PCO_2（二氧化碳分压）32.8mmHg，PO_2（氧分压）48.8mmHg，BE（碱剩余）-22.1mmol/L，HCO_3^-（碳酸氢根）37.7mmol/L。血液生化：UREA（尿素）13.47mmol/L。

陈乔林

177

心电图示窦性心动过速，心率132次/min。胸片示肺心膈未见明显异常；右肩胛骨、左锁骨、左第5~8肋骨骨折；结合临床，考虑为第5、6胸椎骨折。患者既往有"梅毒，慢性乙型肝炎"病史。结合检查资料，诊断考虑存在"严重脓毒症，急性呼吸窘迫综合征"。即给气管插管，呼吸机辅助呼吸，并转入ICU加强监护治疗。患者于11月28日诉腹部胀痛，查体示全腹膨隆，压痛明显，无反跳痛，肠鸣音极弱，急查腹平片示肠管积气。考虑麻痹性肠梗阻。

中医诊断：暴喘，脏竭证，多发骨折。证型：阳气暴脱，痰热壅肺，瘀毒阻络，热毒内陷，肺热传腑。治法：回阳救逆，清热解毒，泻肺通腑，活血化瘀。方药：醋炒甘遂2g（打粉兑服），生大黄10g，桃仁15g，红花10g，甜葶苈子15g，全瓜蒌15g，法半夏15g，虎杖30g，黄连10g，枳实15g，赤芍25g，车前草20g。配合外用妇科如意散敷神阙穴，同时静脉滴注参附注射液、参麦注射液、痰热清注射液、血必净注射液。

西医治疗措施：及时气管插管，机械通气；消除肺水肿，纠正微循环；积极控制感染，采取"细菌/内毒素/炎症介质/器官损害并治"；痰液引流不畅时，及时进行支气管肺泡灌洗；注重支持疗法，注意水、盐、电解质平衡及血液制品的运用。

按语 中医对本病的治疗策略如下。中医病机是暴伤督脉，阳气剧损，水饮瘀血壅滞肺络，宗气重挫，肺失宣肃，大肠秽浊邪毒不能下趋，气化受阻，水道不利，二腑失于通降，邪毒不降反升，上攻扰及心神。中医治法予急救回阳，泻肺通腑，清热解毒，活血通络。中医方阵选用参附、参麦、血必净、痰热清注射液，方选俞根初的加味凉膈煎增损，加红花、赤芍活血，虎杖解毒，车前草利尿等，辅以如意散外敷神阙穴松解肠气，并以参附注射液、生脉注射液急救阴阳。

（供稿人：陈乔林）

参考文献

陈乔林.兼容并蓄 精于诊治热病、急症：陈乔林学术思想与临床经验集[M].北京：中国中医药出版社，2015.

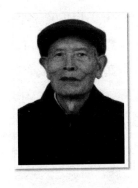

严继林

一、医事小传

严继林（1938—），云南中医药大学教授。第六批全国老中医药专家学术经验继承工作指导老师，云南省名中医。1962 年毕业于云南中医学院，师从名中医吕重安、云南四大名医之一戴丽三及国家级名中医戴慧芬，为戴氏经方医学学术流派主要学术继承人。

曾任云南中医学院金匮教研室主任、金匮学科学术带头人，第二届全国中医诊断学专业委员会委员等。其传略辑入《中国当代中医名人志》《云南专家学者辞典》《中国名医列传》《中国当代医药界名人录》。

从事中医教学临床工作近 60 年，精于中医内、妇、儿科，继承戴氏经方医学思想，广取经方医家所长，对经方及家传验方灵活运用，遣方用药精练，临床善用经方治疗疑难杂症，屡获奇效。

其学术特色为：突出整体思维，重视患病之"人"，临证重视人的整体性，尤重人体功能的调治，推崇"体功重于病邪"，在整个治疗过程中，用寒用热，悉以体气（人体正气）之盛衰为定，强调体功（人体功能）在邪正发病中所起的主导作用。治病首重辨证，尤赞喻昌所倡导的"先议病，后用药""病经议明，则有是病，即有是药，病千变，药亦千变"之说。望诊、脉诊均为中医临证重要依据，不可轻忽，须细心体察，若四诊所得不一致，应深思熟虑，以定取舍，处方用药才能精当效显。善于攻补兼施、寒温并用。随着社会的发展，疾病也有显著的时代特征。不少人肥甘不节，恣意烟酒，通宵娱乐，运动缺乏，殚心竭虑，心脾劳伤。疾病往往虚实互见，寒热并存。应不拘病名的束缚，根据病情，本着"有是证用是药"，攻补兼施，寒温并用，对于疑难杂症，方能取得较好的疗效。重视气化学说。"气化"指阴阳化生和气机的运行变化，概括了人的整个生理、病理。调顺气化即可达到"处百病，调虚实"之目的。中医调治须因势利导，扶偏救弊，使其气机条达，复其气化之常。注意顾护胃气，肝脾胃同治，推崇李杲"百病皆由脾胃衰而生"，以及张介宾"凡欲察病者，必须先察胃气；凡欲治病者，必须常顾胃气。胃气无损，诸可无虑"的论点。临证时无论外感内伤的治疗均须顾护胃气，并总结出一套治脾胃病的专方专药。重视人体正气，强调治病之要，贵在扶正。要把握正邪关系，重视人体正气强弱。要"留人治病"，病轻者，先治病，后调理；病重者，先救命，后治病。善用四逆汤和张锡纯来复汤（野台参改用红参）加减化裁，常常使病情转危为安。注意地域的特殊性，重视自然对人体的影响，强调"人与天地相应"。要因时因地立法、选方、遣药。云南省地处云贵高原，四季不分，气候多变，寒热不均，全年有风，昼夜及室内外温差大，加之群众喜吃酸冷辛辣，最易伤风受凉，病则多兼肠胃不适，故治疗应表里兼顾。

严继林治学严谨，勤于耕耘，继承经方，兼用时方，不泥古法，结合自己临证实践有所阐发，先后在省级以上刊物发表《吕重安老师学术经验简介》《吴佩衡治疗阳虚阴寒证的学术经验》《应用前人经验方治疗咳嗽的体会》《戴慧芬学术思想及医疗经验简介》《戴慧芬治崩漏九法》《痹证的辨证论治》《戴慧芬教授治疗痛经的经验》等 30 余篇论文。参与整理的《戴丽三医疗经验选》，获 1985 年度云南省科学技术进步奖三等奖、云南省卫生厅医药卫生二等奖。

二、医方

（一）自拟方

1. 桑叶连贝散

（1）组成：桑叶 10g，连翘 10g，浙贝母 10g，茯苓 10g，焦山楂 15g，陈皮 10g，淡豆豉 10g，甘草 6g，竹茹 6g。

（2）功效：疏散风热，清咽止咳，解散毒邪。

（3）主治：①风热或风温初起，见发热咳嗽、口渴、喉痛、胸闷、口鼻气热，舌边尖红赤，苔薄黄，脉浮数者；②上呼吸道发炎，症见发热、咳嗽、痰黄稠、咽干痛，喉痒者。

（4）方解：叶桂《温热论》指出："温邪上受，首先犯肺。"吴瑭《温病条辨·上焦篇》说："凡病温者，始于上焦，在手太阴。"手太阴肺经主卫，外合皮毛，统一身之表。风热或风温之邪，从口鼻而入，伤及肺经，以致出现"主治"条中所述症状。病因是风热或风温，病位在肺卫。方中桑叶、连翘、浙贝母苦甘寒，辛凉解表，清肺热、肺火，止咳化痰，三药相配，祛邪外出，用为君药。淡豆豉苦寒解表，消食除烦，表里双解；焦山楂消食化积，散瘀行滞；陈皮苦辛温，《本草害利》称其为"止嗽定呕清痰，理气和中妙品"；茯苓淡渗利湿，俾湿无聚，则痰无由生，配陈皮更能理气和中，此四药用为臣药。君臣相配，疏散风热，清咽止咳，解散毒邪，正本清源，消除病因。竹茹甘微寒，《本草备要》谓其"开胃土之郁，清肺金之燥，凉血除热，治上焦烦热，温气寒热，膈噎呕哕，吐血衄血"，用为佐药。方中温性的焦山楂、陈皮，可防君药苦寒伤胃，使治上不犯中，有反佐之意。甘草调和诸药。

（5）用法用量：冷水浸泡半小时以上，武火煮沸10分钟，饭后温服，每日2次，每日1剂。若系小儿，减量用之。

（6）注意事项：本方为外感风热、风温而设，是戴派几代人及其传人常用的有效方剂，经得起重复检验，无毒副作用。患者服药期间，饮食应清淡，忌食油腻辛辣及煎炸食物。病愈则停服。

（7）临床应用：感冒初起，鼻阻、鼻流清涕，但舌尖红赤，为内热外寒，所谓"寒包热"，加荆芥、葱白（连根须用）；发热加炒黄芩，咳痰黄稠或咳铁锈色痰，合千金苇茎汤（桃仁、薏苡仁、冬瓜仁、苇根），桃仁易杏仁；咽痛或扁桃体红肿，加僵蚕、桔梗、板蓝根；风寒过用温燥，寒邪化热，出现鼻衄，加白茅根、侧柏叶。

（8）病案举例：肺热咳嗽（咽炎、支气管炎）。

王某，女，5岁，2016年10月23日初诊。患儿感冒后，经治疗症状减轻。刻诊：咳嗽已20天，鼻涕黄稠，咽红，扁桃体Ⅱ度肿大。患儿不忌口，吃过香燥食品，饮食可，大便正常，小便黄少，舌尖红赤，脉浮数。西医诊断：咽炎，支气管炎。中医诊断：肺热咳嗽。予桑叶连贝散减量，加僵蚕8g、桔梗8g、杏仁6g、炙枇杷叶8g、荆芥10g、冬瓜仁10g。2剂，嘱连煎2次混匀，一日3次，每次半小碗。数日后，其母因病来诊，询之，患儿服上方1剂后，症状减轻，2剂痊愈。

按语　本例感冒病已 20 余日，但病邪仍停留在肺卫阶段，属风热郁肺，病的来路也就是病的去处，故方中用桑叶连贝散清肺散热，加荆芥配合淡豆豉鼓邪外出，所以病情迅速缓解。

2. 黄建六君汤

（1）组成：黄芪 30g，桂枝 10g，杭芍 20g，木香 3g，砂仁 6g，党参 15g，茯苓 15g，白术 12g，法半夏 10g，陈皮 6g，炙甘草 6g，大枣 5个，生姜 3 片，饴糖适量。

（2）功效：益气健脾，温中补虚。

（3）主治：脾不健运，气虚血弱，中焦虚寒，腹中隐痛诸症。临床可用于中医之虚劳、胃痛、失眠、心悸、脏躁，西医之胃及十二指肠溃疡、贫血、重症肌无力、神经衰弱、围绝经期综合征等病。

（4）方解：本方是黄芪建中汤与香砂六君子汤之合方。黄芪建中汤源于《金匮要略·血痹虚劳病脉证并治》，温中补虚，治疗气血亏虚之诸不足；与香砂六君子汤合方后，不仅补气血之亏损，又加强了健脾理气之力，使后天得健，生化有源。

（5）用法用量：冷水煎服，一日 3 次。

（6）注意事项：本方是一首治疗虚劳的补益之剂，以补气养血健脾为主，理气药（木香、砂仁、陈皮）在其中必不可少，但不能量大，因虚劳者气血阴阳均不足，大量的理气药反而耗气伤津。

（7）临床应用：虚寒胃痛者，加延胡索、吴茱萸、乌贼骨；心悸失眠者，加酸枣仁、龙眼肉、炙远志；重症肌无力者，加仙鹤草、熟地黄、鹿角胶；贫血者，加当归、制首乌、黄精；脏躁者，加合欢皮、炙远志、浮小麦；阳痿者，加补骨脂、淫羊藿、巴戟天。

（8）病案举例：虚劳（抑郁症）。

李某，男，30 岁，2012 年 6 月 15 日初诊。主诉乏力、出汗、便秘 6个月，加重半月求诊。患者为一名网球教练，半年前因急于减肥，在大量运动的情况下，每天只进食水煮青菜，1 个月内减重 15kg，但渐出现乏力、怕冷出汗，便秘。在医院多次体检，包括胃镜、肠镜均正常，最后诊为"抑郁症"。现症见：半年来体重减轻 25kg，毫无食欲，胃腹隐痛，怕冷出汗，盛夏仍穿羽绒服，头昏少眠，已 7 天未大便。舌质淡胖、边有齿痕，苔薄白，脉沉细。西医诊断：抑郁症。中医诊断：虚劳（脾肾气虚）。治以健脾益气，温中养血。方用"黄建六君汤"加炒鸡内金10g、火麻仁15g、生麦芽15g。5剂，内服，一日3次。药后稍有食欲，出汗稍减，仍怕冷神乏，无力排便。二诊时，守原方加入川附片30g（先煨4小时）、干姜10g、肉苁蓉15g，5剂。患者怕冷渐好转，每三五天可排少量细便。故守此方近20剂，其间随症稍作加减，1个月后患者才减去羽绒服，渐有食欲，后期去附片、干姜，加补骨脂15g、淫羊藿15g，肺脾肾同治。经调理近2个月，患者才饮食二便恢复如常，精神好转，体重增加。嘱其避免过劳，均衡饮食，近日回访，已恢复正常的工作和生活。

按语 本患者时值壮年，却因不当的减肥方法，戕伤脾胃之气，更使生化无源，而出现脾虚诸疾，故应大补中气，建中回阳，调和营卫。所以初诊以黄建六君汤加炒鸡内金增强健脾之力，生麦芽轻舒肝气，助脾气升发，因此一诊后患者饮食稍得改善。但脾虚累及肾阳，肾司二便，此时便秘因阳气不运，不能用攻下之品再伤中气，故用附子、干姜、肉苁蓉温阳化气，使脾阳得振，肾气得补，恢复司二便之功能，而便秘渐愈。虚劳之病，以健运中气最为稳妥，不可峻补，不可滋腻，不可攻伐，守住脾肾先后天之本缓缓图之方可见效。

3. 祛风败毒散

（1）组成：苏叶10g，防风10g，枳壳10g，桔梗10g，葛根15g，羌活10g，独活10g，茯苓15g，甘草6g，大枣3个，生姜3片。

（2）功效：疏风解表，祛湿通络。

（3）主治：风寒感冒，胃肠型感冒，风寒湿痹。

（4）方解：本方是一首以祛邪为主的方剂，其中苏叶、防风、羌活、独活祛风除湿，解表通络，共为君药；枳壳理中焦之气，茯苓渗中焦之湿，共为臣药；桔梗清热升清，葛根解肌败毒，共为佐药；甘草、生姜、大枣温中散寒，调和诸药，为使。

（5）用法用量：此方不宜久煎，用冷水浸泡30分钟，煮涨15分钟即可，一日3次，一日1剂。

（6）注意事项：本方为解表除湿通络而设，如果正气不足应注意扶正。脾虚患者，葛根宜炒用。

（7）临床应用：外感风寒湿邪者可用。气虚者，加黄芪、党参、太子参；阳虚者，加川附片；兼咳者，加杏仁、前胡、陈皮；兼呕者，加白豆蔻、藿香、香薷；痰多者，加法半夏、陈皮、化橘红；兼喘者，加苏子、白芥子、炒莱菔子；关节痛甚者，加细辛、乳香、没药。

（8）病案举例：感冒。

马某，男，60岁，2014年7月30日初诊。主诉：头身疼痛，咳嗽便溏半月。半月前患者骑车时突遇大雨，一身湿透，回家即服姜汤一大碗，捂被而卧，仍未见汗出，第2天头身疼痛，咽痛而咳，自服"四季抗病毒口服液"，病痛未解，反增腹泻，疲惫乏力，又去输液3天，未见好转，转求中医诊治。刻下症见：头身疼痛，怕冷，四肢关节酸痛无力，咽痛咳嗽，无痰，胃腹不适，不思饮食，大便稀溏、一日2次，小便短少，舌质淡边尖红，苔白腻，脉浮紧、沉取无力。中医诊断：感冒（寒湿束表证）；西医诊断：感冒。本病属风寒湿气杂至，宜治以祛风除湿，解表通络。方用祛风败毒散加党参15g、前胡10g、陈皮10g、白豆蔻6g、半夏曲10g。2剂，一日3次，一天1剂。药后，汗出，身痛大减，第1剂后大便次数增多，第2剂后胃腹舒适，大便成形，咽痛止，咳愈。

按语 本方由人参败毒散化裁而来，体质壮实者不加参，重在祛邪，所谓"邪去正安"也。本例患者年过六旬，病了半月已显正气虚乏之象，故可加参以扶正。方中党参、茯苓、甘草、生姜、大枣益气健脾，鼓邪外出；苏叶、防风、羌活、独活祛风除湿，使邪从体表汗出而解，谓"开门逐邪"；最妙葛根一味，辛甘性平，气质轻扬，具升散之性，既能解肌透邪，又能升阳止泻。诸药配合，2剂而愈。

（二）成方应用

1. 补中益气汤

（1）来源：《内外伤辨惑论》。组成：黄芪、人参（常以党参代用）、白术、当归、柴胡、升麻、陈皮、甘草。后世常加入大枣、生姜。具有补中益气、升阳举陷之功效。

（2）临床应用：①治疗脾气虚弱证，见饮食减少，体倦肢软，少气懒言，面色萎黄，大便稀溏，舌淡，脉虚；可重用黄芪至30～60g，加炒鸡内金、炒麦芽增强健脾运中之力。②治疗内脏下垂，如脱肛、子宫脱垂、胃下垂、肾下垂、疝气。黄芪用量可加大至60～100g，并加入相应引经之品，如脱肛者加入槐角、防风、炒枳壳，子宫脱垂者加入益母草、炒艾叶，肾下垂者加入熟地黄、山药、山茱萸。③治疗重症肌无力、眼睑下垂等，用炙黄芪 60～100g，还可加入红参、鹿胶、黄精等大补五脏、填补肾精之品。④治疗体虚外感。本方原意是治疗"身热而烦，其脉洪大而头痛，或渴不止，皮肤不任风寒而生寒热"，可见这是一首治疗外感病的方子，但目前临床用于治疗内伤病比较多，却忽略了在外感病中的应用。所以凡症见气虚外感，气短懒言、身困自汗、咳声无力、咳吐清稀白痰，可加入炮姜、细辛、五味子、炙枇杷叶、款冬花以培土生金、收敛肺气。若兼见身热烦渴，加入防风、麦冬、天花粉。⑤治疗习惯性流产、崩中漏下，加入炒荆芥、炒地榆、熟地黄、山药、杜仲、山茱萸，以升阳举陷，固摄下元。

（3）方解：方中黄芪味甘微温，入脾肺经，补中益气，升阳固表，故为君药。配伍人参、白术，补气健脾为臣药。当归养血和营，协人参、黄芪补气养血；陈皮理气和胃，使诸药补而不滞，共为佐药。少量升麻、柴胡升阳举陷，协助君药以升提下陷之中气；炙甘草调和诸药，共为佐使。严继林对此方的应用体会有两点：①用此方的目的是补益中气，掌握好君臣佐使的配比很重要，升麻、柴胡必用但只是少量，不能大量应用以喧宾夺主。②本方治疗的是中气虚乏诸证，需知脾胃为后天之本，气血生化乏源，五脏均会受累，这样的患者往往肾气失固，所以应用时要谨防"提脱"，凡尺脉无力、腰膝酸软、崩漏滑胎者一定要加入固摄肾气之品，如山茱萸、补骨脂之类。否则，服药后易出现头晕眩冒之症，甚至崩漏加重、胎滑不保。

（4）病案举例：气虚感冒。

江某，女，60岁，2015年4月27日初诊。自诉：感冒反复近3年，加重伴咳嗽1个月。3年前淋雨后发热恶寒，一身酸痛，咳嗽咳痰，曾诊为"右肺肺炎"，住院治疗半月，热退咳减后出院。但常感神乏无力，稍受寒则头昏身困，咳嗽喘促。本次发病缘于1个月前受凉后加重。刻下见：气短乏力、语音低微、怕冷出汗，四肢酸痛，腰下尤甚，咳嗽，自述"连咳嗽的力气都没有"，咳吐白痰、量不多，咽干思饮，不时烦躁，不思饮食，舌质淡，苔薄白，舌尖稍红，脉沉细无力。辨为气虚感冒。治以扶正祛邪、益气解表。方用补中益气汤加防风10g、桂枝10g、杭芍12g、独活10g、天花粉12g、砂仁6g、炒麦芽15g，2剂，内服，一日3次。药后遍身微汗出，身痛尽失，精神好转。

二诊：患者咽干咳嗽，大便不畅，效不更方，仍用补中益气汤加麦冬10g、炙款冬花10g、杏仁6g、炙紫菀10g，3剂，内服。

药后患者咽干好转，咳痰易出，咳嗽明显好转。但仍感不时乏力头昏，纳食不香，以异功散加黄芪30g、防风10g、砂仁6g、炒麦芽10g、大枣3个、炙甘草6g。又嘱其避免劳累，注意保暖，忌食生冷瓜果。渐收功而愈。

随访近2年，已很少感冒，体力增强，纳食香甜，常外出游玩。

（按语）气虚感冒临床很常见，多由素体羸弱或失治、误治导致。病程缠绵，往往气虚与邪实并见，很多人碍于黄芪甘温之性不敢进补，但需知"有是病用是方，有是症用是药"。补中益气汤配伍得当是扶正祛邪之良方。此例病案，初诊时不仅气虚明显还兼有表邪未解，故在补中的同时加入防风、独活解表散寒；桂枝汤调和营卫；天花粉一味微苦微寒，既可佐制黄芪之温，又与桂枝汤合为瓜蒌桂枝汤解肌舒筋，共奏扶正祛邪之功。二诊时精神好转，但咳嗽明显，这时仍守补中益气汤，因为黄芪入肺脾经，既大补肺气，又升脾津，肺金得助才行宣降之职，配合麦冬之甘寒清润，一补一清，一温一润，相互协同，又相互制约，相辅相成。这一配伍是严继林治疗顽咳的经验之一。

2. 四妙散

（1）来源：《成方便读》。由二妙散（苍术、黄柏）加怀牛膝、薏苡仁，共4味药组成。本方主治湿热下注之痿病、痹病。症见下肢无力，关节红肿热痛，腰膝酸软。严继林常用此方治疗风湿性关节炎、类风湿关节炎、痛风、鹤膝风、坐骨神经痛、腰椎病变、前列腺炎等等。

（2）临床应用：①治疗风湿性关节炎，偏于寒湿者，去黄柏，加细辛、乳香、白芥子；偏于湿热者，加银花藤、地骨皮。②治疗类风湿关节炎，偏湿热者加入虫类药蜈蚣、全蝎、地龙，以搜刮顽风瘀毒。③治疗腰椎病变，加强腰、补肾之品，如桑寄生、炒续断、杜仲。④治疗前列腺炎，加萆薢、土茯苓、败酱草。严继林对本方的应用体会：此方选药精当，通过调整黄柏的用量和川牛膝、怀牛膝的选择，可达到补肾强腰或清利湿热的不同目的。

（3）方解：苍术味苦而能燥湿，性辛温，可散寒除痹；黄柏味苦而性寒，善清湿热，且尤长于清下焦湿热；薏苡仁健脾除湿，舒筋缓急；怀牛膝补肝肾，强筋骨。四药合用以清热燥湿、通筋利痹，祛邪扶正。（注：方用牛膝可根据病情的不同而选择怀牛膝或川牛膝。怀牛膝补肝肾、强筋骨作用较强，川牛膝活血通淋、引药下行的作用较强）

（4）病案举例：鹤膝风（结核性关节炎）。

毛某，男，35岁，1982年5月24日初诊。主诉：右膝关节红肿热痛3个月，伴高热1周。3个月前患者负重时跌倒，致右膝受伤，当时肿痛，自行外贴膏药不效，寻"火针"治疗，治疗后病情加重，患处红肿热痛，行动不利。经云南省第一人民医院骨科穿刺活检，诊为髌骨滑膜结核，抗结核治疗无效，并出现高热，拟行截肢手术。患者疼痛难忍，忧愁不堪，而拄拐前来就诊，当时体温39℃，右膝红肿热痛、蜷缩难伸，尿黄便艰，舌质红苔黄腻，脉浮弦数。中医诊断：鹤膝风（湿热下注）。治以清利湿热、活血解毒、强膝健骨。方用四妙散加猪苓12g、茯苓15g、土茯苓15g、木通10g、丝瓜络10g、赤芍15g、桑枝15g、白薇10g。3剂，内服，一日3次。药后3天，高热全退，膝关节处开始发痒，第7天起水疱，病势大减。二诊守四妙散，加蜂房15g、骨碎补15g、透骨草15g、银花藤20g、土茯苓15g，5剂。红肿热痛明显减轻，膝关节可自由屈伸，但行走无力。三诊以阳和汤和四妙散加减交替服用，服药近80剂而愈。患者至今身体强壮，能爬山跑步，可负重上楼。

接语 本方虽以散命名，临床常作汤剂使用，效果也佳。但须把握本方的辨证要点——以小便短赤、身重无力（湿热阻滞气机所致，应与虚证鉴别），食欲不振，舌苔黄腻、舌质偏红等为主。此外，"脾主四肢"，湿热痹痛，除下肢常见外，也有发于上肢及手指关节的，所以要注意与风寒湿痹相鉴别，不可误用。还有，湿热下注，也可见于妇科病，如白带黄稠、外阴瘙痒、外阴湿疹等，也可用本方加减，内服外洗，疗效很好。

3. 大柴胡汤

（1）来源：《伤寒论》。为小柴胡汤去人参、甘草，加芍药、大黄、枳实而成。此方治疗邪由少阳入阳明，二经合病，表邪未解，里实已成。故宜和解少阳，内泻热结。主治之症可见往来寒热，胸胁苦满，心下痞硬，大便不解，舌苔黄，脉弦有力。严继林常用此方治疗胆囊炎、胆石症、急慢性胰腺炎、痢疾、急性肝炎等病。

（2）临床应用：①治胆囊炎，加川楝子、延胡索、金钱草；②治胆石症，加金钱草、海金沙、郁金；③治胰腺炎，加败酱草、延胡索、丝瓜络；④治痢疾，加黄连、白头翁、苍术；⑤治肝炎，加茵陈、虎杖、败酱草。

（3）方解：方中柴胡、黄芩解除往来寒热、胸胁苦满，主治少阳表证，是为君药。大黄、枳实解除热实里急而大便不通（或下痢）、心下急、郁郁微烦、腹中胀痛，主治阳明之里证，是为臣药。芍药一药，配合大黄、枳实，善治腹中实痛；配合黄芩、大枣，专治热性下利，是为佐药。生姜一味，配合半夏，功能止呕；配合大枣，便可和营卫，是为使药。严继林对此方的应用经验有两点：此方为表里双解剂，治疗急症时，当用则用，但应中病即止，不可久攻；用此方治疗慢性病时，要注意患者体质，配合扶正之法，方可见效。

（4）病案举例：肠痈（急性阑尾炎）。

戴某，男，50岁。2007年12月6日初诊。患者右下腹隐痛1周，加重3天求诊。患者自诉：1周前无明显诱因右下腹隐隐作痛，3天前疼痛明显加重，伴恶寒、恶心，右下腹拘急疼痛，自服藿香正气水、诺氟沙星未见好转。前往医院检查，白细胞计数 $17 \times 10^9/L$，麦氏点压痛、反跳痛明显，B超示阑尾区见低回声管状包块。诊为急性阑尾炎，建议立即手术治疗。但患者惧怕手术，坚持拒绝手术，转而求诊中医治疗。刻下症见：发热恶寒，体温38℃，恶心呕吐，右下腹疼痛，大便4日未通，舌暗红苔黄腻，脉浮弦数。中医诊断：肠痈（毒热型）。治以和解少阳，内泻热结。方用大柴胡汤加减：柴胡15g，法半夏12g，赤芍12g，大黄（后下）6g，枳实10g，大枣3枚，生姜5片，牡丹皮12g，当归尾6g，桃仁10g，乳香6g，没药6g，败酱草15g，薏苡仁20g。2剂，煎3次，混匀后频服。1剂药后，泻下大量腥臭黑便；2剂药后，汗出热退，右下腹疼痛减轻大半。但仍感恶心，不思饮食，疲乏无力，舌苔白腻，脉弦细。守原方作如下加减，柴胡减为10g，去大黄，枳实改为枳壳10g，加苍术10g、白豆蔻6g。2剂。药后恶心好转，腻苔退，右下腹仍隐隐作痛。以活络效灵丹加败酱草15g、薏苡仁20g、丝瓜络6g、白豆蔻6g，3剂。并嘱其饮食清淡，注意保暖和休息。治疗10天后，复查B超、血常规均正常，后以六君子汤调理，至今未再发作。

按语 本病初诊外有少阳之表证，内有阳明之热实，是典型的少阳阳明合病，病属肠痈，热毒已成，故选大柴胡汤加减。加牡丹皮、桃仁，与方中的大黄配伍有大黄牡丹皮汤之意，共奏泻热破瘀、散结消肿之效；加败酱草、薏苡仁，清热解毒排脓；加归尾、乳香、没药，活血理气止痛。故2剂后热退，便通，痛减，中病可减。二诊时去攻下药，加苍术、白豆蔻，芳香化湿，既祛湿浊又顾脾胃。肠痈之毒蕴结腹内，不易根治，易于复发，依除邪务尽之原则，三诊时用活络效灵丹加败酱草、薏苡仁，活血理气、通络止痛、解毒排脓，以绝后患。

（供稿人：夏丽　严园　胡亚光　指导：严继林）

参考文献

朱良春，缪正来.汤头歌诀详解[M].北京：中国中医药出版社，2013.

严继林

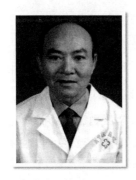

罗铨

罗铨（1938—），云南省中医医院教授、主任医师。第二、第三批全国老中医药专家学术经验继承工作指导老师，云南省首批中医药师带徒工作指导老师，云南省名中医。

1938年3月出生于江西省吉水县。1962年毕业于广州中医学院医疗系六年制本科，同年10月分配至云南省中医医院工作至今，从事中医临床工作50余年。历任云南省中医医院内科主任、副院长、学术委员会主任，云南中医学院中医系副主任兼内科教研室主任等职。曾任中华全国中医学会老年病心血管病组委员；云南省中医药学会理事、常务理事，内科专业委员会副主任委员、主任委员；国家中医药管理局"十二五"中医老年病重点学科学术带头人，国家中医药管理局老年病重点专科学术顾问。

罗铨大学期间曾得到邓铁涛等名师的教导，参加工作后师从云南省名中医吕重安先生学习3年，对中医药理论造诣深厚，根植中医经典医理，酌古参今，广采众家之长，传承邓铁涛、吕重安等名师学术思想，融会贯通。在继承的同时勇于创新，开创了"云南罗氏调气理血学术流派"，建立了国家级"罗铨名医工作室"。以治疗心脑血管病及老年病为专长，主张"补益脾肾，调理气血"，补肾注重"温阳护阴，阴阳互根"，补脾注重"健脾益气，升清降浊"。对胸痹（冠心病）的病机提出了"气阴两虚"论，常以"补益脾肾，益气养阴"为主，结合化痰、活血治疗，深化了对该病病机的认识，拓宽了治疗思路，得到了中医学术界的肯定。其学术思想已成文编入中国工程院院士张伯礼、天津中医药大学毛静远等主编的关于冠心病的著作，并受邀作为全国性有关冠心病科研课题的核心专家成员。

主持的课题"'强心胶囊'治疗充血性心力衰竭的临床及实验研究"获云南省卫生科技成果奖三等奖。主编、参编《调气行血 善治心脑疾病——罗铨学术思想与临床经验集》《中医疾病诊疗纂要》《中华临床药膳食疗学》《名中医真传》《方药传真——全国老中医药专家学术经验精选》《云南师承名老中医学术经验荟萃》等专著6部。总结临床经验，公开发表《温补肾阳法的临床运用——学习吕重按老医师经验的体会》《补肾法在治疗危难重证中的应用》《心律失常治疗体会》《温阳益气与老年心律失常的治疗》《吕重安老中医医疗经验介绍》等10余篇学术论文。根据其经验方生产的院内制剂"灵芝益寿丸""降糖丸""强心胶囊"，已在云南省中医医疗集团内的60多家中医医院使用20多年，取得良好社会效益及经济效益，为云南省中医药事业及产业发展做出了突出贡献。

二、医方

（一）自拟方

1. 心衰合剂

（1）组成：制附子15~30g，人参15g，黄芪30g，桂枝10~15g，葶苈子15g，五加皮15g，车前子15g，枳实10g，川红花10g，益母草30g。

（2）功效：补益心气，温通心阳，活血利水。

（3）主治：心水（慢性充血性心力衰竭）。见心悸、气短、乏力、喘促、胸闷、肢体浮肿、舌质紫暗、脉细涩结代等。

（4）方解：本方以人参、附子补益心气，温通心阳，为君药；黄芪、桂枝为臣药，益气升清，温通心阳，以助心气行血之效；葶苈子、枳实泻肺理气，益母草、五加皮、车前子活血利水，川红花活血化瘀，共为佐使药。

（5）用法用量：制附子开水先煎2小时，其他药温水浸泡1小时，混合后文火煮沸20分钟，饭后温服，每次150ml，日2次，每日1剂。

（6）注意事项：附子有毒，宜先煎1~2小时，至口尝无麻辣感为度。附子辛热燥烈，易伤阴动火，故热证、阴虚阳亢及孕妇忌用。

（7）临床应用：水肿较甚，加泽泻15g、白术15g、薏苡仁30g；兼腹胀食少者，加焦山楂、炒麦芽、神曲各 15g，砂仁 10g；兼咳嗽有痰者，加陈皮 10g、茯苓 15g、法半夏 15g。

（8）病案举例：心衰（冠心病，急性前壁心肌梗死 PCI 后，心功能Ⅲ级）。

陈某，男，68 岁，2012 年 3 月 14 日初诊。患者因"乏力、气促 2 周"就诊。症见神疲乏力，少气懒言，动则气短，咳嗽，痰白稀，食欲差，睡眠差，大便稀溏，可平卧，舌淡红，苔白腻，脉虚数。查体：血压 100/70mmHg，心率 100 次 /min，律齐，双下肺可闻及少许细湿啰音，双下肢轻微浮肿。患者 1 年前曾因急性前壁心肌梗死，行经皮冠脉介入术（PCI），植入支架 1 个。西医诊断：冠心病，急性前壁心肌梗死 PCI 后，心功能Ⅲ级。中医诊断：心衰（心阳不振、痰瘀阻络证）。中药治以心衰合剂加茯苓 15g、陈皮 10g、蒲公英 15g，每日 1 剂，水煎，分 2 次服。

二诊：3 月 21 日复诊，精神、食欲转好，缓步行走无明显气促，睡眠改善，咳痰减少，下肢肿消。舌淡暗，苔微腻，脉细。查体：血压 110/70mmHg，心率 85 次 /min，双肺湿啰音明显减少。原方加炒白术 15g，以加强健脾化湿之功。

患者定期随诊，随证加减，病情稳定。

按语 慢性心力衰竭属中医"心水""痰饮""水肿"等范畴。其病机以气虚、阳虚为本，痰浊、水饮、瘀血为标。在治疗中，要紧扣益气温阳、活血利水这个重要环节，不可一味攻伐，伤及正气。方中人参、附子、黄芪、桂枝补益心气，温通心阳；葶苈子、枳实泻肺理气；益母草、五加皮、车前子活血利水；川红花活血化瘀。全方补虚泻实，升清降浊，补虚而不留滞，祛邪而不伤正。

2. 消渴方

（1）组成：生黄芪 30g，生地黄 25g，沙参 15g，麦冬 15g，怀山药 15g，黄精 15g，桑白皮 15g，知母 15g，黄连 15g，葛根 30g，天花粉 15g。

（2）功效：益气养阴，清热生津。

（3）主治：消渴，见口渴、消瘦、乏力等症。

（4）方解：黄芪补肺脾、益气升清，生地黄滋补肾中真阴，二药益气养阴为君。怀山药、黄精健脾益肾，沙参、麦冬润肺生津，共为臣药，助君药益气生津。桑白皮、知母、黄连、天花粉清泻肺胃燥热，为佐药。葛根升清而清热生津，引津液上行为使。全方阴中有阳，降中有升，清热而不寒，滋阴而不损阳，补气而畅利，治及三焦。

（5）用法用量：冷水浸泡0.5～1小时，煮沸后文火煎半小时，温服，每次200ml，一日2次，每剂服2日。

（6）注意事项：本方为"气阴两虚，阴虚内热"而设，实热、阳虚、湿浊内盛者不宜用本方。配合饮食、运动。

（7）临床应用：头昏，肝阳上亢，加钩藤、桑寄生、夏枯草；肢麻，加丹参、乌梢蛇、水蛭。

（8）医案举例：消渴（2型糖尿病）。

李某，女，66岁，2003年9月3日初诊。2型糖尿病6年，口干、乏力，双下肢麻木疼痛半年来诊。患者6年来口干、乏力、汗出，头昏晕，饮食可，大便稀，小便可。刻下症见：口干、乏力、汗出，头昏晕，心悸，饮食可，大便稀，小便可，下肢麻木疼痛。舌红，苔薄黄，脉细数。西医诊断：2型糖尿病。中医诊断：消渴（气阴两虚）。治以益气养阴，清热生津。方以"消渴方"加钩藤15g、桑椹15g、桑寄生15g、乌梢蛇15g、水蛭6g、海风藤15g。3剂，内服，每次200ml，一日2次。

二诊：2003年9月12日。患者乏力、汗出、心悸减轻，大便调，口干，下肢疼痛麻木仍作。舌红，苔薄白，脉沉细数。上方去桑白皮、水蛭，加桑枝15g、牡丹皮15g、蜈蚣2条。5剂，内服。

患者后来定期随诊，随证加减，诸症消失，血糖平稳。

（按语）糖尿病以多饮、多食、多尿、尿甜为主要症状，属"消渴"范畴。病理为"气阴两虚，津涸热淫"。治以"益气养阴，清热生津"为法。久病阴虚内热，血虚生风挟瘀，虚实夹杂，易生变证。宜谨守病机，随证加减。

3. 益气活血汤

（1）组成：生黄芪30g，当归15g，川芎15g，地龙15g，钩藤15g，桂枝10g，葛根30g，丹参15g，三七粉6g（吞服），赤芍15g，益母草30g，甘草6g。

（2）功效：益气养血，活血通络。

（3）主治：缺血性心脑血管病，证属气虚血瘀者。

罗铨

193

（4）方解：黄芪补气升阳，当归配黄芪补气生血，为君药；丹参养血活血，三七散瘀活血，川芎理气活血，赤芍凉血祛瘀，四药助君药益气养血活血，共为臣药；桂枝温经通阳，葛根入脑通络，钩藤平肝息风解痉，地龙清热息风通络，益母草活血利水，共为佐药；甘草调和诸药，为使药。综观全方，通补结合，补中有通，通中有补，使气血条达，瘀去络通。

（5）用法用量：除三七粉外，冷水浸药1小时，煮沸20分钟，取汁200ml，冲服三七粉，一日2次，每剂服2日。

（6）注意事项：有外感者不宜服用，忌食肥甘厚味之品。

（7）临床应用：兼肝肾亏虚者，加熟地黄、枸杞、山茱萸、淫羊藿；气虚甚者，加党参、白术、茯苓、砂仁；痰浊壅盛者，加南星、半夏、白芥子、竹茹；血脂高者，加制首乌、山楂、草决明；血压偏高者，加夏枯草、菊花、杜仲、天麻、石决明；肢体偏瘫、麻木，加全蝎、蜈蚣；唇色青紫者，加水蛭、血竭、川红花；言语謇涩者，加石菖蒲、郁金、远志；心悸失眠者，加酸枣仁、柏子仁、五味子、琥珀末、珍珠母等。

（8）病案举例：中风—中经络（腔隙性脑梗死）。

黄某，男，60岁，2003年11月5日初诊。因眩晕反复发作近12年，伴双下肢行走无力1个月求诊。有"高血压"病史12年，平素自服"降压药"（具体不详），血压控制不佳。1个月前头颅CT检查示腔隙性脑梗死。刻下：头昏眩晕，神疲乏力，双下肢行走无力，舌面麻木，心悸眠差，舌质淡暗夹瘀，苔薄白，脉细弦。西医诊断：高血压3级（高危），腔隙性脑梗死；中医诊断：中风—中经络（气虚血瘀）。治法：益气活血通络。方以"益气活血汤"去桂枝，加红花10g、水蛭6g（药汤冲服）、血竭（药汤冲服）6g、豨莶草15g、千年健15g，水煎服，每次200ml，一日2次，服3剂。

二诊：症减，仍感双下肢行走无力，血压135～140/75～85mmHg，黄芪加至60g，上方续服3剂。

3剂后病情明显好转，自行续服10余剂后，症状消除，病愈。

按语 本病例属气虚血瘀重证，重用黄芪以补气；配以红花、水蛭、血竭等峻猛的活血化瘀药，以破血通瘀，达到气助血行、血行瘀消的目的；佐以豨莶草、千年健，以增强疏经通络之效。

（二）成方应用

1. 香砂六君子汤

（1）来源：《医方集解》，系《太平惠民和剂局方》四君子汤加陈皮、半夏、香附（或木香）、砂仁而成，药物有人参、茯苓、白术、甘草、陈皮、半夏、香附（或木香）、砂仁。功效为健脾和胃，理气止痛。主治脾胃气虚之胃痛、痞满、纳呆、嗳气、呕吐、泄泻等。

（2）临床应用：①气虚，加黄芪；②纳呆，加鸡内金、神曲；③嗳气，加苏梗、旋覆花、赭石；④胃脘痛，加煅瓦楞子、白及、炒延胡索；⑤胃冷痛，加吴茱萸、炮姜、肉桂；⑥痞满，加枳壳、厚朴；⑦呕吐，加公丁香、柿蒂；⑧泄泻，加山药、莲子、芡实。

（3）方解：人参为君药，大补元气，健脾胃；白术为臣，健脾除湿；茯苓甘淡渗湿健脾，陈皮、半夏行气化痰，和胃降逆，木香理气，砂仁健脾燥湿，共为佐药，与党参、白术合用，健脾除湿，促进运化；甘草甘温调中，调和诸药为使。全方补中有行，补而不滞，祛邪不伤正。

（4）医案举例：胃脘痛（慢性胃炎）。

程某，男，56岁，2003年8月27日初诊。胃胀痛2年来诊。患者2年来食油腻、劳累或饥饿后，感胃脘胀痛，嗳气，食后加重，纳差，矢气则舒。曾行胃镜检查，提示"慢性浅表性胃炎"。刻下症见：胃胀痛，嗳气，食后加重，纳差，矢气则舒，乏力恶寒，二便调。舌淡，苔薄白，脉细弦。西医诊断：慢性胃炎。中医诊断：胃脘痛（脾胃虚弱）。治以益气健脾，和胃止痛。方用"香砂六君子汤"加黄芪30g、炮姜15g、肉桂3g、炒鸡内金15g，5剂，水煎内服，一日1剂。

二诊：2003年9月5日。患者胃胀痛减轻，嗳气、矢气则舒，二便调，舌淡，苔薄白，脉细弦。上方去肉桂，加小枣10g、生山楂15g。7剂，继服症状消失。

2. 温胆汤

（1）来源：温胆汤始见于姚僧垣的《集验方》，经后世医家不断衍化，药物组成有所不同。现习用的温胆汤多为《三因极一病证方论》的药物组成，由半夏、竹茹、枳实、茯苓、陈皮、生姜、大枣、甘草组成。温胆汤具有燥湿化痰、清热除烦之功，应用此方治疗痰热内蕴之胸痹、心悸、眩晕、不寐、胃痛、发热等。

（2）临床应用：①治胸痹，加瓜蒌、薤白、丹参、赤芍；②治心悸，加黄连、灯心草；③治眩晕，加天麻、钩藤；④治不寐，加酸枣仁、远志；⑤治胃痛，加柴胡、白芍；⑥治感冒，加金银花、连翘；⑦治发热，加青蒿、黄芩等。

（3）方解：方中半夏燥湿化痰为君药；竹茹清热化痰为臣，半夏与竹茹相伍，温凉合用，清化痰热；佐以陈皮理气行滞，茯苓、大枣健运脾胃，枳实降气导滞、消痰除痞；以甘草为使，调和诸药。诸药合用，共奏燥湿化痰、清热除烦之功。

（4）病案举例：胸痹（冠心病）。

刘某，女，64岁，2001年9月25日初诊。因阵发性胸闷痛反复发作1年，加重1周就诊，有"冠心病"史。刻下：胸闷痛阵作，伴心悸失眠，腹胀嗳气，大便不爽，舌质淡，苔白腻，脉滑。西医诊断：冠心病（心律失常）；中医诊断：胸痹（痰浊内蕴）。治以化痰通络。拟方：半夏15g，竹茹10g，枳壳15g，茯苓15g，陈皮10g，大枣10g，瓜蒌15g，薤白15g，丹参15g，赤芍15g，甘草10g。内服3剂。1周后复诊，胸闷痛已明显减轻。上方再进3剂，随访3个月未复发。

3. 麻黄细辛附子汤

（1）来源：《伤寒论》。由麻黄、细辛、附子组成。原方具有助阳解表之功。主治阳虚外感，恶寒较甚，精神疲倦，脉象沉弱者。现常应用于痹病之痛痹。

（2）临床应用：①治痛痹，加白芍、地龙、蜈蚣、全当归、川芎；②治阳虚外感，加人参、黄芪，兼咳喘吐痰者加半夏、杏仁，兼寒滞经络之肢体酸痛者加苍术、独活；③治暴哑失音，或咽喉疼痛，或咽中如有物阻（慢性咽炎）等，加半夏、厚朴、郁金；④阳虚而致的缓慢性心律失常，加桂枝、丹参；⑤突发性耳聋属阳虚者，与耳聋左慈丸合用；⑥阳虚鼻衄者，加苍耳辛夷散。

（3）方解：方中麻黄解表散寒；附子温经助阳，鼓邪外出，两药合用扶正祛邪；细辛既能助麻黄解表，又能助附子温经散寒。三药合用，散中有补，补而不滞，共成助阳解表之功。

（4）病案举例：痹病—痛痹（肩关节炎）。

王某，男，46岁，2004年12月31日初诊。患者因右肩疼痛半年，伴活动受限 3 天求诊。半年前因受凉致右肩剧烈疼痛，经治疗，疼痛时有缓解。3 天前受凉后右肩疼痛且活动受限，疼痛遇寒则甚，得热痛缓，舌质淡，苔白腻，脉弦紧。西医诊断：右肩关节炎；中医诊断：痹病—痛痹（寒湿凝滞证）。治以散寒除湿，疏经通络。拟方：制附子 30g，麻黄 10g，细辛 5g，蜈蚣 2 条，姜黄 15g，独活 10g，白芍 15g，当归 15g，川芎 10g，苍术 15g，薏苡仁 20g，甘草 10g。服 3 剂。

二诊：右肩疼痛稍有缓解，仍活动不利，故在上方基础上加用桑枝 30g、桂枝 15g，再进 3 剂。嘱患者适当功能锻炼。

三诊：右肩疼痛明显减轻，右肩关节活动基本自如，又予 3 剂巩固疗效。

（供稿人：李晓　万启南　曹艳萍　刘芳　指导：罗铨）

参考文献

1. 陈潮祖. 中医治法与方剂 [M].5 版. 北京：人民卫生出版社，2009：141-142.

2. 邓中甲. 方剂学 [M].2 版. 北京：中国中医药出版社，2010：55-56.

3. 詹文涛，吴生元，杨万泽. 名中医真传 [M]. 昆明：云南科技出版社，2000：65-78.

4. 詹文涛，吴生元. 云南师承名老中医学术经验荟萃 [M]. 昆明：云南民族出版社，2004：105-138.

5. 罗铨. 调气行血　善治心脑疾病：罗铨学术思想与临床经验集 [M]. 北京：中国中医药出版社，2015：115-159.

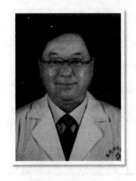

管遵惠

一、医事小传

管遵惠（1943—），昆明市中医医院教授、主任医师。第二、第三、第六批全国老中医药专家学术经验继承工作指导老师，云南省名中医，云南省首批、第三批中医药师带徒工作指导老师。出身于中医针灸世家，自幼随家父管正斋学医，后入云南中医学院、北京医学院（现北京大学医学部）学习深造。

从事中医针灸临床工作近 60 年。1991 年获"昆明市有突出贡献的优秀专家"称号，1994 年获"云南省有突出贡献优秀专业技术人才"称号；2011 年被国家中医药管理局确定为全国名老中医传承工作室建设项目专家；2012 年被确定为第一批全国中医药学术流派传承工作室"管氏特殊针法学术流派传承工作室"项目负责人。

历任加拿大中医药针灸学院客座教授，美国纽约传统中医学院客座教授，加拿大安大略省中医药针灸学院客座教授。中国针灸学会第四届理事会理事，云南省针灸学会第三、第四、第五届理事会副会长，云南省科学技术协会第五、第六届委员，加拿大中医药针灸学会名誉顾问等。

管遵惠针灸临床强调辨证论治，擅长经络辨证，对子午流注、灵龟八法等古法针灸及针刺手法等方面的研究，均有很深的造诣。先后带教 18 个国家的留学生、进修生 200 余人。编著出版学术专著 11 部。在国外医学杂志和国际学术会议发表论文 28 篇，在国家级和省级以上医学刊物上发表学术论文 139 篇。获卫生部、云南省、昆明市科学技术进步奖 13 项；获国家发明专利及优秀发明奖 5 项。

二、医方

（一）管氏集合穴的临床经验

1. 脊椎九宫穴

（1）组成：中宫、乾宫、坤宫、巽宫、兑宫、坎宫、离宫、艮宫、震宫。

（2）主治：各种脊柱病变，如颈椎病、腰椎间盘突出症、脊柱退行性骨关节病等。

（3）位置与刺灸法：位于脊柱及脊旁。沿脊柱自上而下寻找最明显的压痛点，确定病变椎节，以压痛最明显的病变椎节棘突间定为中宫，沿督脉在中宫上下棘突间各定一穴，分别称为乾宫、坤宫，然后在乾宫、中宫、坤宫旁开 0.5～0.8 寸，依次取巽、兑、坎、离、艮、震六宫穴。进针时采用俯卧位，使椎间隙加大。进针顺序为：先针中宫，次针乾宫、坤宫，直刺或略向上斜刺 0.8～1.2 寸，然后按巽、兑、坎、离、艮、震六宫依次进针，针尖斜向椎体，进针 1.5～2 寸，获得针感后，行捻转补泻手法。九宫穴的行针顺序与次数按"洛书九宫数"施行，即"戴九履一，左三右七，二四为肩，六八为足，而五居中"。

（4）病案举例：腰腿痛（腰椎间盘突出症）。

郝某，男，28 岁，研究生。2007 年 7 月 26 日初诊。患者腰部牵及右下肢疼痛 7 天。1 周前参加足球比赛，被撞倒挫伤腰部，出现右侧腰腿持续性疼痛，右侧臀部、大腿后侧、小腿后外侧及足部放射性针刺样疼痛，行动时加重。直腿抬高试验阳性，跟腱反射减弱。腘中络脉瘀血。腰部 CT 平扫示 L_5-S_1 椎间盘中央偏右突出，压迫硬膜囊及神经根。舌暗淡有瘀斑，脉紧。

辨证：闪挫撞击，经筋络脉受损，气血运行不畅，瘀血凝滞，经络闭阻，不通则痛。CT 显示 L_5-S_1 椎间盘突出，直腿抬高试验阳性，跟腱反射减弱。提示腰椎间盘突出，坐骨神经根受压。腘中络脉瘀血，舌暗淡有瘀斑，脉紧，是气滞血瘀、脉络闭阻之征象。证属：经脉损伤，气滞血瘀。

西医诊断：腰椎间盘突出症，根性坐骨神经痛。中医诊断：腰腿痛。

治则：行气活血，舒筋通络。针刺泻法，配合刺络出血。

治疗经过：①主穴：脊椎九宫穴，中宫为十七椎棘突间，坎、离宫热针；②配穴：大肠俞、肾俞、次髎、委中、秩边、殷门、承山、环跳、阳陵泉、悬钟、肝俞、膈俞、夹脊，每次3～5穴，针刺泻法，配合刺络出血。

针灸治疗3次后，疼痛明显减轻，治疗10次后，疼痛基本消失。

出院后，每周针灸治疗2次，休息调理月余，腰及右下肢疼痛痊愈。

1年后随访，疗效巩固，正常工作生活。

按语 撞击伤挫，脉络受损，致使督脉、足太阳、足少阳经气凝滞，经筋损伤，气滞血瘀。《灵枢·经脉》云："膀胱足太阳之脉……脊痛，腰似折，髀不可以曲，腘如结，踹如裂。""胆足少阳之脉……是主骨所生病者……髀膝外至胫绝骨外踝前及诸节皆痛。"主穴脊椎九宫穴，是管氏家传经验集合穴，主治督脉病证。热针九宫穴，对治疗腰椎间盘突出症有显效。配取大肠俞、肾俞、次髎、夹脊，疏调足太阳、少阳经脉；阳陵泉为筋之会穴，悬钟是髓之会穴，以强筋壮骨。"肝主筋、藏血"，取肝俞和血之会穴膈俞，以活血通络，濡养经筋。

2. 补肾九宫穴

（1）组成：命门、肾俞、腰阳关、腰眼、肾原（十九椎下）、次髎。

（2）主治：头晕、耳鸣、耳聋、腰酸等肾虚病证，慢性肾衰竭；遗尿、遗精、阳痿、早泄、不育等生殖泌尿系疾患；月经不调、带下、多囊卵巢综合征、不孕等妇科病证。

（3）位置与刺灸法：位于脊柱及脊旁。先针中宫腰阳关：后正中线上，第4腰椎棘突下凹陷中，约与髂嵴相平。次针乾宫命门穴：后正中线上，第2腰椎棘突下凹陷中。再针坤宫肾原穴：第2骶椎棘突下凹陷中，约当次髎穴之间的后正中线上。然后依次取：坎卦（腰眼）、离卦（腰眼），巽卦（肾俞）、兑卦（肾俞），艮卦（次髎）、震卦（次髎）。获得针感后，行捻转补泻手法。九宫穴的行针顺序与次数按"洛书九宫数"施行，即"戴九履一，左三右七，二四为肩，六八为足，而五居中"。

（4）病案举例：月经不调，闭经（多囊卵巢综合征）。

李某，女，31岁，2010年5月10初诊。患者于2008年10月流产后，出现月经不调，月经量少、淡红、夹有血块，经期延长，2～3个月行经1次，最长闭经4个月。服用药物等治疗1年余，无效。2010年3月24日实验室检查：人绒毛膜促性腺激素（－），黄体生成素（LH）/促卵泡激素（FSH）=3.35，尿孕酮（P）0.53ng/ml，催乳素（PRL）75.87ng/ml，雌二醇（E₂）45pg/ml。B超检查示后位子宫（6.86cm×5.13cm×6.32cm），子宫内膜（EM）0.4cm，左卵巢（LOV）28.3mm×16.4mm，右卵巢（ROV）40.3mm×32.2mm，双侧卵巢可见12个囊性暗区，最大者位于右侧卵巢，直径为1.42cm。

经络辨证：脉沉细，舌暗红夹瘀，少苔。流产后，肝肾不足，气血失和，经络阻滞，气滞血瘀，冲任失调，瘀阻胞宫。

诊断：月经不调，闭经；多囊卵巢综合征。

治疗经过：①主穴：补肾九宫穴、培元九宫穴，交替取穴；②配穴：筑宾、三阴交、血海、地机、太冲。平补平泻，或泻法，因穴而异。治疗1个月后，月经来潮，量少，色暗红，无血块。治疗3个月后，又闭经1个月。治疗8个月后，月经基本正常，分别间隔27天、28天来潮，量中，色暗红，无血块。患者自觉已恢复到患病前健康水平。2012年5月16日实验室检查：黄体生成素（LH）/促卵泡激素（FSH）=0.45，尿孕酮（P）0.1ng/ml，催乳素（PRL）22.85ng/ml，雌二醇（E₂）385pg/ml。B超检查示后位子宫（4.3cm×4.1cm×3.8cm），子宫内膜（EM）1.68cm，左卵巢（LOV）36.5mm×13mm，右卵巢（ROV）38mm×22.5mm。停止治疗。随访6个月，患者月经周期26~28天，行经5~6天，色暗红，无血块。

按语 培元九宫穴也是管氏家传经验穴。组成：气海、关元、中极、大巨、胞门、子户、子宫。乾宫（气海）、中宫（关元）、坤宫（中极），巽卦（大巨）、兑卦（大巨），坎卦（胞门）、离卦（子户），艮卦（子宫）、震卦（子宫）。位置与刺灸法：先针中宫关元（前正中线上，脐下3寸），次针乾宫气海（前正中线上，脐下1.5寸），再针坤宫中极（前正中线上，脐下4寸）。然后依次取：坎卦（胞门）、离卦（子户），巽卦（大巨）、兑卦（大巨），艮卦（子宫）、震卦（子宫）。获得针感后，行捻转补泻手法。九宫穴的行针顺序与次数按"洛书九宫数"施行，即"戴九履一，左三右七，二四为肩，六八为足，而五居中"。主治：虚脱、形体羸瘦、脏气衰惫、乏力等元气虚损病证；五淋、尿血、尿闭、尿频等泌尿系病证；遗精、阳痿、早泄、白浊等男科病证；月经不调、痛经、经闭、带下、阴挺、多囊卵巢综合征等妇科病证。

3. 益脑十六穴

（1）组成：囟门前三针、枕骨后三针、头颞左三针、头颞右三针、巅顶四神针。

（2）主治：小儿脑瘫、大脑发育不全、智力低下、小儿麻痹后遗症、阿尔茨海默病。

（3）位置与刺灸法：①囟门前三针：前发际上 1 寸，水平旁开 1.5 寸，计 3 穴，向下平刺 0.5～0.8 寸；②枕骨后三针：后发际上 2 寸，脑户穴下 0.5 寸，水平旁开 1.5 寸，计 3 穴，向下平刺 0.5～0.8 寸；③头颞左三针：头左侧，角孙上 2 寸，水平旁开 1.5 寸，计 3 穴，向下平刺 0.5～0.8 寸；④头颞右三针，头右侧，角孙上 2 寸，水平旁开 1.5 寸，计 3 穴，向下平刺 0.5～0.8 寸；⑤巅顶四神针：百会前后左右各 1.5 寸，计 4 穴，向百会方向平刺 0.5～0.8 寸。

（4）病案举例：五迟、五软（小儿脑瘫）。

杨某，女，5 岁，1999 年 10 月 11 日初诊。患儿足月剖宫产，出生后第 4 天出现溶血性黄疸、发热、角弓反张、抽搐，香港某医院诊断为"新生儿胆红素脑病"，采用二次换血疗法及对症处理，1 个月黄疸消退。8 个月后始偶发单音，双下肢痉挛瘫痪。1996 年经香港某医院检查确诊为"小儿脑瘫"。先后在英国、美国等多家医院医治无效；后赴广州、北京等地针灸治疗 3 个月余，收效不显。检查：表情痴呆，反应迟钝，听力减退，不会言语，仅能发单音"啊""妈"。双手臂不自主运动，持物不稳，膝、踝反射亢进，双足轻度下垂内翻，在大人牵拉下呈剪刀步态行走，多动不宁，智力明显低于同龄儿童。脉细滑，舌淡红，苔白腻。辨证：肝肾亏损，精乏髓涸，痰蒙心窍，筋骨失养。中医诊断：五迟，五软。西医诊断：小儿脑瘫（混合型）。治则：调补肝肾，填精益髓，醒脑开窍，强筋壮骨。采用头针益脑十六穴、舌针、体针综合治疗，36 次后，听力基本正常，会说"吃饭""再见"等简单语言，可单独行走，双手持物较灵活。治疗 8 个月后，会接电话，能分辨出亲人声音，可以准确辨认 20 以内数字。治疗 160 次后，患儿可以说简单言语，可读、写 100 多个字，能单独跑步和上下楼。生活能自理。智力测试检查明显好转，智力接近正常。

按语 小儿脑瘫属中医学"五迟""五软"范畴。其病机主要为先天禀赋不足，后天失养或感受邪毒，髓海受损，致肝肾亏损，心脾不足，气血亏虚，精乏髓涸，心窍蒙蔽，筋脉失养。肾为先天之本，主骨，生髓，藏精，通于脑。脑为髓之海，为精明之府，赖心气、脾气、肝阴、肾精所充养。病理改变涉及肾、肝、心、脾及脑、髓、骨、脉等多个脏腑器官，故中医临床常以调补肝肾、益精生髓、醒脑开窍、养心益智、疏经通络、强筋壮骨为基本治疗法则。

舌为心之苗，又为脾之外候。《灵枢·脉度》云："心气通于舌，心和则舌能知五味矣。"心为五脏六腑之大主，脾是"后天之本"。故《灵枢·邪气脏腑病形》说："十二经脉，三百六十五络，其血气皆上于面而走空窍……其浊气出于胃，走唇舌而为味。"从生理上说，脏腑精气必荣于舌；以病理而言，脏腑气血病变亦反映于舌。基于舌与全身脏腑器官的整体联系，故舌针具有醒脑益智、通关开窍、补益心脾、调和气血之功。

脑为元神之府，头为诸阳之会。益脑十六穴，通调督脉，振奋诸阳经气，起到充实髓海、健脑益智之效。兼以经络辨证，循经取穴，疏经通络，濡养经筋，调补肝肾，强筋壮骨。诸法合用，相辅相成，相得益彰，故能获得较好的临床疗效。

（二）灵龟八法的临床经验

灵龟八法又名"奇经纳卦法"，是运用古代哲学的九宫八卦学说，结合人体奇经八脉气血的会合，取其与奇经相通的 8 个经穴为基础，按照日时干支的数字变易，采用数学演绎，推算人体气血的盛衰，采取按时开穴施治的一种传统针刺方法。从狭义来说，灵龟八法是以八脉交会穴为主的一种按时配穴法。

灵龟八法的理论，是在人与自然相适应的整体观念下指导产生的，其精神实质着重强调人体本身的统一性、完整性以及人体与自然界密切相关的联系。灵龟八法根据阴阳、八卦、五行生成、天干地支、五运化合等理论，并运用数学计算，推演了经络腧穴气血开阖的变化规律。它比较广泛而灵活地运用了古代哲学和中医理论，并经过了千百年的临床实践和近代的科学验证。由此可见，灵龟八法不仅包含着深刻的哲理，而且具有较高的临床疗效和一定的科学价值。

管正斋先生及其传人，设计了"年干支查对表""月干支查对表""日干支查对表""时干支查对表""灵龟八法六十甲子逐时开穴表""飞腾八法开穴表"等，使繁复的灵龟八法开穴程序简化为简单易学的开穴方法，使深奥难学的古典择时针灸理论转化为简捷便利的现代针灸疗法，丰富了中医时间医学的理论，完善了灵龟八法、飞腾八法等时间治疗学的治疗方法。

病案举例

病例一：风寒感冒（上呼吸道感染）。

李某，女，35岁，1984年11月15日上午10时初诊。

头痛、咳嗽、寒热往来1周。1周前受凉，感冒发热，服药后热退。头痛，咳嗽，伴有眩晕，体倦乏力。查：体温38.5℃，脉象浮紧带数，舌红、苔白，舌边淡黄。

经络辨证：患者受凉，感冒发热，头痛、咳嗽，乃风寒袭肺之象；脉浮紧带数，舌红、苔白，舌边淡黄，乃风寒在表之征。证属：风寒束表，肺气不宣，阳维脉病。病位：手太阴经、阳维脉。

诊断：风寒感冒（上呼吸道感染）。

治则：祛风散寒，疏调阳维。

治疗：甲子年乙亥月癸丑日丁巳时初诊，开穴外关，同取足临泣，配取风池、头临泣，行泻法，留针20分钟，起针后头痛明显减轻。

甲寅日己巳时二诊：开穴足临泣，同取外关，配取风池、头维（均泻法）。针治2次，汗出热退，咳嗽亦除，病痛痊愈。

（按语）阳维脉维系诸阳经，主一身之表。《奇经八脉考》："卫为阳，主表，阳维受邪，为病在表，故苦寒热。"《经验特效穴歌诀》云："头痛发热外关安。"按灵龟八法开穴施治，首开通阳维脉之外关穴，按八法"男女"关系，同取足临泣，配取阳维脉交会穴风池、头临泣、头维，共奏疏调三阳、散邪固表之效。阳维脉和，邪去病愈。

病例二：痹病。

王某，男，54岁，1983年3月10日下午2时初诊。

患者左侧躯体疼痛，肢体活动不利半年余。10年前有外伤及受寒史，肩、膝、踝关节及腰部经常疼痛。近7个月，左侧上、下肢运动功能障碍，左侧躯体上至头项、下连背胁及股胫外侧酸困疼痛，夜间更甚，不能安寐。查：颈项活动时，左斜方肌、菱形肌牵引疼痛，左肩背肌肉板滞发凉，手臂后旋不能触及腰椎，上举手指尚可触及耳垂，外展平举40°，腰背强直，走路跛行，左足轻度外翻。身体左侧多处压痛，尤以风池、臑俞、阳陵泉、跗阳穴等部位明显。血压130/90mmHg，脑血流图报告正常。脉沉细，舌淡、尖红，苔白腻。

经络辨证：患者有外伤及受寒史，左侧上、下肢运动功能障碍，左侧背胁及股胫外侧疼痛发凉，脉沉细，舌淡、尖红，苔白腻，乃寒湿伏滞、经络痹阻之征。"阳跷者，足太阳之别脉"，经过股外侧，分布于胁肋，循行于肩膊。阳跷脉所过，寒湿羁于经筋，脉络郁闭，气血凝滞，久病邪留奇经。证属：寒湿凝滞，脉络痹阻。病位：阳跷脉。

诊断：痹病。

治则：祛湿散寒，舒经通络。

治疗：灵龟八法施治。癸亥年乙卯月丁酉日丁未时初诊，开穴申脉，后溪。热针配取左风池、臑俞、阳陵泉、跗阳（GZH型热针仪）。

戊戌日己未时二诊：开穴后溪，按"夫妻"关系，同取申脉，热针左风池、肩髃、阳陵泉、悬钟。配穴：环跳、风市、地机、复溜。

宗上法治疗4次，疼痛明显减轻，可以通夜安眠。治疗12次，左肩上举达140°、外展60°，旋后伸提拇指触及第12胸椎，左腿运动功能接近正常。治疗24次，颈项活动自如，左臂外展平举90°，后弯拇指抵达第7胸椎，左下肢屈伸自如，行走如常。

随访1年，疗效巩固，遇天气寒冷时，偶有关节酸痛，仍能坚持工作。

按语 阳跷脉主治病候为腰背强直，骨节疼痛，手足麻痹，拘挛。按阳跷脉病施治，灵龟八法首开通阳跷脉之申脉，通督脉后溪；配取风池，以应"根结"理论；臑俞、肩髃采用《黄帝内经》"合谷刺"，以疗肌痹；阳陵泉、跗阳采用"关刺"，以治筋痹；用热针直抵病所，更能温经散寒、舒筋通络。

病例三：疝气（寒疝）。

张某，男，38岁，1981年12月18日上午9时初诊。

睾丸阵发性抽痛，牵及小腹冷痛2个月余。患者夙体弱、易感冒，2个月前涉水感受寒湿，出现少腹痛引睾丸，逐渐加重。查：阴囊冰冷、发硬，睾丸抽痛，右侧显著。自觉少腹及下肢冷，早晚尤甚。神倦易感冒，阳痿。脉沉迟，舌紫暗，苔白。

205

经络辨证：《灵枢·经脉》云："肝足厥阴之脉，起于大指丛毛之际……循股阴，入毛中，过阴器，抵小腹。"《奇经八脉考》云："任为阴脉之海，其脉起于中极之下，少腹之内，会阴之分，上行而外出，循曲骨，上毛际，至中极。"患者感受寒湿，阴囊、少腹及下肢冷，脉沉迟，舌紫暗，苔白，此系寒湿之邪循肝经与任脉凝滞于阴器少腹所致。证属：寒凝任脉，肝经瘀滞。病位：足厥阴经、任脉、阴跷脉。

诊断：疝气（寒疝）。

治则：祛湿散寒，温经通络。

治疗：按灵龟八法开穴，辛酉年庚子月庚午日辛巳时初诊，开穴列缺、照海（补法），热针关元、中极，灸命门。针灸1次，睾丸抽痛减少。

辛未日癸巳时二诊：开穴照海、列缺（补法），热针急脉、交信、太冲，灸关元。

宗上法针灸4次，睾丸抽痛消失。共治疗12次，自觉少腹、阴囊温暖。

半年后随访，寒疝痊愈，阳痿好转。

按语 《素问·骨空论》云："任脉为病，男子内结七疝。"列缺通于任脉，故首开列缺，按八法"主客"关系，同取阴跷脉之照海。《奇经八脉考》云："阴跷为病……少腹痛……男子阴疝"。加用热针温补任脉关元、中极，足厥阴急脉、太冲，阴跷脉照海、交信等穴，起到温经散寒、疏肝理气、寒去痛止之效。

病例四：瘀血头痛（血管神经性头痛）。

马某，女，45岁，2003年3月17日上午10点20分初诊。

头痛3年余。患者于2000年1月头部、胸部、腰部被打伤，经门诊及住院治疗后，胸腰部外伤渐愈；后遗头痛头昏。2000年2月21日脑CT平扫示脑实质区未见异常密度表现，脑中线不偏，脑室、脑池及脑沟未见异常表现。脑电图基本正常。2001年3月脑血流图示脑血管轻度扩张，脑动脉血容量增加，波幅稍增高。自述头顶及左侧颞部痛如锥刺，睡眠不宁，耳鸣眩晕。舌质紫，苔薄黄，脉细涩。

经络辨证：头部外伤，脉络受损，经气凝滞，瘀血内停，久病入络，故痛有定处，疼痛如刺，头痛经久不愈。舌质紫，苔薄黄，脉细涩，为瘀血内阻之征。头痛部位在头顶及左颞部。《灵枢·经脉》云："肝足厥阴之脉……上入颃颡，连目系，上出额，与督脉会于巅。"足少阳胆经"起于目锐眦，上抵头角，下耳后，循颈行手少阳之前，至肩上，却交出手少阳之后，入缺盆。其支者，从耳后入耳中，出走耳前，至目锐眦后。"证属：瘀血阻络，清窍失荣。病位：足厥阴经、足少阳经、阳维脉。

诊断：瘀血头痛（血管神经性头痛）。

治则：活血化瘀，疏经通络，疏肝理气，濡养清窍。

治疗：初诊时间为癸未年乙卯月己丑日己巳时，按灵龟八法开穴，当开外关穴。外关属手少阳络穴，通于阳维脉。按震卦、巽卦相配关系，同取通带脉的足临泣。配取颔厌透曲鬓（左）、风池、百会。行"阴中隐阳"手法。开穴及头部腧穴电针，采用连续波，频率80～100次/min，以穴周皮肤轻度抽动，病人可耐受为度，留针20分钟。针刺2次，疼痛明显减轻。

癸巳日己未时三诊：开通阳跷脉之申脉，按"夫妻"关系，同取通督脉之后溪，配取太冲、风池、率谷、目窗、承灵。针后头痛若失。

针灸治疗2个月余，至2003年6月，头痛、耳鸣、眩晕等症状消失。复查脑血流图报告正常。随访1年，头痛无复发。

按语 《奇经八脉考》云："阳维起于诸阳之会……与手足少阳、阳明，五脉会于阳白，循头，入耳，上至本神而止。"《难经·二十八难》云："阳跷脉者，起于跟中，循外踝上行，入风池。"阳跷脉病候中，主治头痛。灵龟八法开穴，辅以阳跷、阳维之交会穴风池；按头痛部位，"以痛为腧"，取颔厌透曲鬓、率谷、目窗、承灵，活血化瘀；取肝经原穴太冲、百会，疏肝理气，通经活络。针法对症，故收效较佳。

（三）子午流注的临床经验

子午流注是我国古代医学理论中的一种学说。它基于"天人合一"的整体观点，认为人身气血是按一定的循行次序，有规律地如潮涨落，出现周期性的变化。依据子午流注理论，遵循经络气血盛衰与穴位开阖的规律，配合阴阳五行、天干、地支按时开穴的治疗方法，称为子午流注针法。

1. 管氏对子午流注针法的学术贡献

（1）管正斋先生创制了五环子午流注环周图，丰富了子午流注理论，拓宽了子午流注针法的临床运用范围。

（2）管氏创制了《子午流注逐日对时开穴和互用取穴表》，首创了子午流注表解法。

（3）管氏总结出"提高子午流注临床疗效五要素"：①提出了中医学的整体观、经络学说等9项内容是子午流注的理论基础，归纳了自然界周期变化的观点等子午流注的8个基本观点，总结了较为完善的子午流注的理论体系；必须通晓子午流注理论，才能掌握子午流注针法。②经络辨证是子午流注针法的主要辨证方法。③选择开穴、配穴是运用子午流注针法的关键。④恰当的补泻手法是子午流注针法获得疗效的重要条件。⑤子午流注针法，既要掌握基本原则，又要灵活运用。

"五要素"言简意赅地归纳了子午流注临床应用的指导思想和运用要点；澄清了对子午流注的误解和片面认识，对正确全面理解子午流注和指导针灸临床实践，具有理论意义和实用价值。

2. 病案举例

病例一：胃瘫（胃排空障碍）。

黄某，男，61岁，2012年2月28日上午10时会诊。

因"胃癌剖腹探查术后半年"，于2011年12月19日入院。患者于半年前因上腹隐痛伴呕吐入住云南省某医院普外二科，经检查诊断为胃癌，于2011年6月8日行剖腹探查术，术中因癌肿无法切除，仅行胃空肠吻合术。术后1个月开始进行化疗（卡培他滨每日2000mg/m²），共行化疗8个疗程（服药2周，休息1周）。其间行放疗1个疗程（共4400Gy），患者症状好转，饮食及精神好，现再次住院复查。

体格检查：体温（T）36.8℃，脉搏（P）90次/min，呼吸（R）20次/min，血压（BP）91/61mmHg。神清，一般情况可，浅表淋巴结未触及，心肺无异常发现。腹平，上腹部可见陈旧性手术瘢痕。腹软，肝脾未触及，亦未触及包块。移动性浊音阴性。肠鸣音正常。

入院检查：血常规示白细胞计数 2.25×10^9/L；血红蛋白108g/L。血液生化示白蛋白34g/L；电解质正常。甲胎蛋白（AFP）8.23ng/ml；癌胚抗原（CEA）1.62ng/ml。上消化道碘水造影示胃癌胃空肠吻合术后，吻合口未见狭窄，造影剂未见异常。CT示胃窦部近胃小弯处胃壁增厚，浆膜面光整，与周围组织分界尚清，腹腔内及腹膜后未见确切肿大淋巴结，考虑胃窦部占位。

评估病情后认为：患者对化疗敏感，治疗后肿瘤瘤体缩小，浸润控制，有望手术切除肿瘤。与患者及家属沟通病情后，患者及家属要求手术治疗。

于2011年12月30日在全麻下手术。术中探查肝、盆底未见转移灶，肿瘤位于胃窦部后壁，大小约3cm×2.5cm；已侵出浆膜层，侵犯胰头。原胃肠吻合口通畅。行远端胃癌 D₂ 根治术、毕 II 式吻合术（留用原胃肠吻合口，仅切断封闭胃残端）。术后病理检查示胃低分化腺癌，局部呈黏液腺癌，侵至浆膜层。淋巴结可见癌转移 2/8。

患者术后第 3 天排气通便，术后第 6 天进食流质。第 8 天出现呃逆，发热，无腹痛，无腹胀。大便检测出酵母样真菌孢子；胸片示双侧胸腔少量积液。腹部 B 超未见异常。予加强抗感染治疗，但仍反复发热，体温于术后第 10 天开始波动于 37～39℃，并有反复恶心呕吐。无腹痛，大便1～2 次 /d。CT 平扫示肺部感染；双肺不张；胃潴留。上消化道造影示胃排空障碍。考虑发热由肺部感染所致，加强抗感染治疗，并给予全肠外营养（TPN）支持、促进胃动力等治疗。术后第 18 天体温下降，但胃肠功能恢复欠佳，进食后呕吐，其间患者每天皆有排气或排便。1 月 29 日（术后 1 个月）CT 示双侧胸腔少量积液，并双肺下叶压迫性肺不张；术区及左肝周间隙包裹性积气积液，考虑为感染病灶。上消化道造影未见造影剂外渗，示胃蠕动差。拟行 CT 引导下脓肿穿刺引流，但数次检查时皆发现造影剂仍潴留于胃内，无法穿刺。

患者长期使用 TPN 支持，试用夹闭胃管后，患者每天呕吐数次，呕吐物为胃液，量约 400～700ml。为解决营养供给，逐渐过渡至肠内营养。于 2 月 9 日行胃镜下空肠营养管置入术，术中胃镜显示吻合口小溃疡。置管结束后造影示营养管置入输出袢，吻合口区狭窄。

置空肠营养管后，患者每天仍有低热，伴呕吐胃液数次，量约 700～900ml/d，故重新留置胃管，予胃肠减压。目前治疗上已停用抗生素，予全胃肠内营养支持。当前诊断：胃癌术后；胃排空障碍；腹腔残余感染。

会诊意见：

辨证：脾胃亏损，胃气不降，咽膈不通，胃失受纳传化功能。脉细涩，舌质紫暗，苔白腻。证属：胃癌术后，胃腑受纳传导功能失司。病位：足阳明经、足太阴经、手阳明经。

中医诊断：胃瘫。

治则：健脾和胃，理气散结。

治法：2012年2月28日上午10时，是农历二〇一二年二月初七。壬辰年壬寅月己未日己巳时。按子午流注纳子法，处方：大都、太白，针刺补法；足三里，平补平泻；中脘、下脘、天枢，电针，疏密波30次/min，留针20分钟。

3月1日上午8时30分复诊，处方：解溪、足三里，针刺补法；梁门、天枢，电针，疏密波30次/min，留针20分钟。

治疗2次后，胃液减少，胃出现蠕动。治疗6次后，胃已基本恢复蠕动排空功能，拔除胃管，可进流质、半流质饮食。治疗10次后，胃肠功能基本恢复，出院调养。

按语 《灵枢·四时气》云："饮食不下，膈塞不通，邪在胃脘。"患者胃癌术后，胃腑受纳传导功能失司，采用子午流注纳子法，初诊在己日巳时，按《十二经纳地支歌》："肺寅大卯胃辰宫，脾巳心午小未中，申胱酉肾心包戌，亥焦子胆丑肝通。"巳时是脾经气血流注旺盛之时，按"虚则补其母"的原则，故取脾经母穴大都、原穴太白，针刺补法；3月1日上午8时30分复诊，是在辛日辰时，是胃经气血流注旺盛之时，故补胃经母穴解溪、合穴足三里。中脘（腑会，胃募）、下脘、梁门、天枢（大肠募），加以电针疏密波，加强胃腑收缩蠕动，故胃肠功能得以较快恢复。

病例二：热淋（急性泌尿系感染）。

赵某，女，43岁。2012年7月27日下午3时初诊。

尿急、尿频、尿痛5天。患者因旅游劳累，过食辛辣厚味，突发尿急、尿痛、尿黄赤，伴发热，腰痛。经中、西药物治疗后，热退，仍感尿频、尿急、尿痛，小便不畅。脉滑数，舌苔黄腻。

经络辨证：旅游劳累，耗气肾虚；湿热之邪，下注膀胱，膀胱气化功能失常，致尿急、尿频、尿痛；湿热损伤血络，故尿赤。肾与膀胱相表里，腰为肾府，故腰痛。脉滑数，舌苔黄腻，乃湿热之征象。证属：湿热下注，膀胱气化失司。病位：足太阳经、足少阴经。

中医诊断：热淋。西医诊断：急性泌尿系感染。

治则：清热利湿，通淋止痛。

治法：2012年7月27日下午3时，是农历六月初九，壬辰年丁未月己丑日壬申时。处方：束骨、京骨、中极、三阴交；针刺泻法。

复诊在8月1日下午3时，是甲日申时。处方：束骨、中极、水道，针刺泻法；阴谷，补法。

针治2次后，尿急、尿痛症状明显好转。又针灸治疗3次，症状消失，临床治愈。

（按语）《素问·灵兰秘典论》云："膀胱者，州都之官，津液藏焉，气化则能出矣。"按子午流注纳子法，申时正值膀胱经气血运行旺盛之时，"迎而夺之""实则泻其子"，故泻膀胱经子穴束骨。"五脏有疾，当取之十二原"，故取膀胱经原穴京骨；中极是膀胱经募穴。三阴交、水道清热利湿，阴谷补肾。

病例三：腰背软组织挫伤。

吴某，男，17岁，2003年4月28日16时初诊。

患者春游活动，2003年4月26日下午4时左右，从山坡跌下，腰背及下肢多处外伤。经X线、CT检查，未见骨折及内脏器官损伤。内服中药及外搽云南白药酊、肿痛搽剂等，仍感腰背疼痛，不能转侧活动。癸未年丙辰月辛未日丙申时初诊，查：大杼穴以下沿膀胱经压痛，右膏肓、谚谩、肾俞、大肠俞、中髎、下髎可扪及条索状阳性物。右侧斜方肌、背阔肌、腰髂肋肌均明显压痛。脉弦，舌红夹瘀，苔薄黄。

经络辨证：气滞血瘀，脉络痹阻，膀胱经经筋瘀损。病位：足太阳经。

诊断：腰背软组织挫伤；背肌筋膜炎。

治则：行气活血，舒筋通络。

治法：辛日申时，膀胱经气血运行正值旺时。处方：委中、昆仑，泻法；大肠俞透肾俞、谚谩透膏肓，捻转泻法配合凤凰展翅手法，加用电针20分钟。起针后，疼痛明显减轻，即可俯仰、转侧。当晚安睡，次晨疼痛消失。

（按语）患者跌伤时间是己日申时，病痛部位主要在膀胱经，按子午流注纳支法，申时正值气血流注膀胱经之时，气血正旺，突受跌挫，以致气滞血瘀，经络不通则痛。治疗时，适逢申时，故取膀胱经穴，迎而夺之。"腰背痛相连，委中昆仑穴"（《千金十一穴歌》），故泻之；背部腧穴采用逆经透刺法，捻转泻法配合凤凰展翅手法，并加用电针，加强了疏调经气、通经活络的治疗效应，故收效快捷。

（供稿人：管遵惠）

参考文献

1. 管遵惠，管薇薇.管氏针灸：经络辨证针灸法［M］.北京：中国中医药出版社，2013：256.

2. 管遵惠，管傲然，管薇薇.管氏特殊针法集萃［M］.北京：中国中医药出版社，2014：191.

3. 管遵惠.管氏针灸经验集［M］.2版.北京：人民卫生出版社，2016：215.

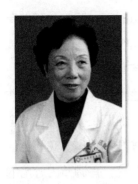

张良英

一、医事小传

张良英（1935—），云南中医药大学教授、主任医师。第二、第四、第五、第六批全国老中医药专家学术经验继承工作指导老师，第一批中医药传承博士后合作导师，云南省国医名师，云南省荣誉名中医。

1935 年出生于江西省南昌市，1962 年于广州中医学院中医学（六年制）本科毕业，从事中医临床工作近 60 年。曾任云南中医学院妇科教研室主任，云南中医学院第一附属医院妇科副主任，《云南中医杂志》编委会委员，云南省中医药学会中医妇科专业委员会名誉主任委员，云南省中西医结合学会妇产科专业委员会副主任委员。2006 年赴美国加州参加美中第二届中医药国际学术研讨会，并被美国加州中医学研究院聘为顾问。建立了国家级、省级"张良英名医工作室"，开创了"云南张氏助孕安胎学术流派"。

张良英跻身医林近 60 载，基于继承，立足发展，科学求证，博采众长，学贯中西，推陈出新，医名卓著。她数十载坚持奋斗在教学、科研、临床第一线，勤勤恳恳为广大女性的健康默默奉献，治愈数以万计的妇科患者。临证中，望神切脉四诊通达，理法方药切中病要；尤其对不孕症、妇科血证有较深的研究，成就了无数幸福家庭，被患者誉为"送子观音"。

不孕症是妇科疑难病之一。中医认为，本病的发生多因肾虚肝郁，或病邪影响冲任胞宫，使冲任气血胞宫功能失调而致。临床上，不孕症以三大类型最为多见，一类为排卵功能障碍，一类为输卵管阻塞，一类为免疫功能障碍。

排卵功能障碍患者常有月经失调，宜用补肾调理冲任的治法，用验方补肾调经促卵方为主方治疗。肾及冲任与女子月经、妊娠的关系最密切。

肾气盛则天癸成熟，促使任脉通，太冲脉盛，月事以时下，阴阳和而能有子。因而受孕必须经调，这是基本条件之一。"冲为血海""任主胞胎"，冲任二脉功能正常，就能维持月经和妊娠的正常，若肾和冲任功能失调，则不能摄精成孕。补肾中药对下丘脑 - 垂体 - 卵巢性腺轴的功能有调节作用。调理冲任主要通过调补气血来实现，因十二经气血汇集于冲脉，是全身气血运行的要冲，而任脉主司一身之阴精，为人体妊养之本。实验也证实，补气养血能使黄体期的基础体温上升，孕二醇升高，有调节内分泌的作用，故用补肾调理冲任法治疗排卵功能障碍不孕，不仅是长期临床经验的结晶，也具有理论和实验研究基础。

另一类不孕由输卵管阻塞引起，临床较为常见且多为继发性。造成输卵管阻塞的主要原因为炎症，故患者可有术后、产后、经期感染史，亦有部分由子宫内膜异位症引起。其病机特点主要是"瘀血阻络"。外邪久伏冲任胞宫，阻碍气机，气滞血瘀，脉络阻滞，致两精不能相结合而不孕。治疗应采用活血理气通络法。验方通管助孕方就是针对此类不孕的主方，于月经干净 3 天后服用，每个月经周期服药 3 剂即可，因为此时尚未排卵，不会影响患者妊娠。有研究证明，活血化瘀药具有改善盆腔血液流变学和微循环的作用，使卵巢和子宫的供血增加，功能改善，并有增强纤溶作用，有利于宫腔或输卵管粘连的松解和吸收。此外，其还具有抑菌或杀菌等作用，所以活血理气通络法有较好的助孕作用。

对于免疫功能障碍导致的不孕，张良英常用补肾健脾、扶正固本法治疗，拟扶正固本助孕方。

大量相关病例证实，月经周期的前半期用通管助孕方、后半期用补肾调经促卵方，免疫功能障碍或原因不明的不孕症患者用扶正固本助孕方，疗效显著。

先后在省级以上医药卫生期刊发表《浅谈妇科血证的诊断与治疗》《产后发热及其证治》《异位妊娠误诊三例分析》等 10 余篇学术论文，指导学生发表学术论文几十篇。主审《张良英妇科效验方精解》；主编《推崇景岳 善治经孕诸疾——张良英学术思想与临床经验集》《张良英妇科经验集粹》等。事迹传略编入《云岭巾帼名人录》《中国名医列传》《当代名老中医图集》等书中。

二、医方

自拟方

1. 补肾调经促卵方

（1）组成：当归15g，熟地黄15g，白术10g，菟丝子15g，续断15g，党参15g，制首乌15g，甘草6g，覆盆子12g，补骨脂12g，紫石英15g，女贞子15g，沙参15g。

（2）功效：温肾扶阳，益冲任。

（3）主治：排卵障碍性不孕。如卵巢发育不良或早衰引起的不排卵等。

（4）方解：方中菟丝子、紫石英、续断、覆盆子、补骨脂为君药，补肾暖宫促排卵；制首乌、女贞子、当归、熟地黄养血和血，为臣药；党参、白术、沙参健脾养血，资生化之源，为佐药；女贞子强阴益精以抑制诸阳药之偏温，以使阴阳平衡而相得益彰；甘草调和诸药，为使药。全方补肾助阳，健全黄体，以利孕育。

（5）用法用量：温水泡20分钟，涨开后小火煮15～20分钟，饭后温服，日2次，每剂2日，每次约200ml。

（6）注意事项：服中药前后半小时忌吃酸冷辛辣等刺激性食物。

（7）临床应用：肾阳虚，加仙茅、淫羊藿、巴戟天、肉苁蓉；肾阴虚，加枸杞、金樱子、墨旱莲、紫河车；兼血虚者，加黄芪；兼阴虚者，加炙龟甲；痰湿重，加苍术、制半夏、胆南星、生薏苡仁；若子宫发育不良，可加巴戟天、淫羊藿，以温补肾阳；若基础体温不升，加丹参活血促排卵；排卵障碍者，可加黄精、杜仲、肉苁蓉、淫羊藿，补肾促排卵；高催乳素血症，加浮小麦、小茴香；多囊卵巢综合征（PCOS），加健脾祛痰药，如法半夏、浙贝母、胆南星；若神疲乏力明显，加炙黄芪、太子参，以益气健脾；腰酸者，加杜仲，择用狗脊；目眩者，加枸杞；大便不爽者，可加肉苁蓉、火麻仁；白带较多者，加蛇床子、海螵蛸；小腹冷，加艾叶、小茴香、桂心；乳胀，加炙香附、柴胡、陈皮、青皮、郁金。

（8）病案举例：不孕症（排卵功能障碍）。

刘某，女，31岁，已婚，2012年9月9日初诊。患者结婚4年，近2年未避孕未怀孕，曾做试管婴儿失败来诊。2011年10月外院输卵管造

张良英

215

影示双侧输卵管欠通畅。平素月经：2 天 /30 天，量少，色暗，痛经不剧，经前乳房胀痛。白带：（－）。末次月经（LMP）2012 年 8 月 31 日。1-0-2-1，2 次人流。望其神志清楚，精神尚可，面色如常，舌淡红苔薄；时值月经第 10 天，时感腰膝酸软，下腹隐痛，胸闷不舒，烦躁易怒；诊其脉细弱。此乃先天肾气不足，复因情志不畅，肝气郁结，疏泄失常，气血不足，冲任不能相资，胞脉阻滞，两精不能结合，以致不孕，病性属实。诊为不孕症，即为继发不孕，证属肝郁血瘀。法当疏肝滋肾，化瘀通络。方用：①通管助孕方，3 剂，水煎服，每日服 2 次，每剂药服 2 天。月经干净后 3 天服 3 剂。②补肾调经促卵方，4 剂，水煎服，每日服 2 次，每剂药服 2 天。服助孕 II 号（组成：路路通 12g，丹参 15g，当归 15g，台乌 10g，川芎 10g，桂枝 12g，丝瓜络 10g，枳壳 10g，皂角刺 9g，王不留行 15g，甘草 6g）加甲珠粉 2g（兑服），每日 2 次，服 4 剂。

二诊：2012 年 11 月 22 日。服上药无不适，现停经 40 天，呕吐，查尿 hCG（＋）。患者多年不孕，肾虚胎元不固，脾胃不和，胃气上逆，故见呕吐。治则补肾固胎元，和胃降逆。方用：①张良英保胎 I 号方：当归 15g，党参 15g，炙黄芪 30g，熟地黄 20g，桑寄生 15g，补骨脂 12g，续断 15g，怀山药 15g，白术 10g，白芍 15g，女贞子 15g，墨旱莲 15g，艾叶炭 10g，菟丝子 12g。5 剂，水煎服，每日服 2 次，每剂药服 2 天。②黄体酮胶丸 100mg×4 盒。每日 2 次，每次 1 粒。

三诊：2013 年 1 月 17 日。现停经 95 天，无阴道流血及腹痛。今日 B 超提示宫内妊娠 6 周，可见胎心搏动。诊断：停经 95 天（早孕）。方用：①保胎 I 号，5 剂，水煎服，每日服 2 次，每剂药服 2 天。②黄体酮胶丸 100mg×3 盒，每日 2 次，每次 1 粒。

按语 该病例属"不孕症"范畴。患者先天肾气不足，复因情志不畅，肝气郁结，疏泄失常，气血不足，冲任不能相资，胞脉阻滞，两精不能结合，以致不孕；且输卵管不通畅，属脏腑不和，气机阻滞，瘀血内停所致。张良英先用补肾调经促卵方促进排卵，助孕 II 号加甲珠粉 2g（兑服），每日 2 次，以甲珠疏经活络，活血行气，消癥通管，帮助输卵管通畅而受孕；怀孕后，因胃气上逆，肾虚胎元不固，故用保胎 I 号补肾固胎气，加用黄体酮胶丸以补充孕激素获效。

2. 通管助孕方

（1）组成：丹参 15g，当归 15g，赤芍 12g，川芎 10g，桂枝 12g，丝瓜络 10g，路路通 12g，枳壳 10g，台乌 10g，王不留行 15g，甲珠（另包）10g，皂角刺 9g，甘草 6g。

（2）功效：调畅气机，活血化瘀，通络助孕。

（3）主治：输卵管阻塞性不孕，或盆腔炎性引起的不孕。经输卵管检查，一侧或双侧不通，或通而不畅。

（4）方解：方中甲珠咸凉，性善走窜，具有行气活血破瘀、疏通经络、直达病所之功效，为君药；当归、川芎、丹参活血化瘀，促进瘀滞消散，助甲珠疏通经络，枳壳、台乌调畅气机，使气行则血行，共为臣药；丝瓜络、路路通宣通经络，直达病所，桂枝通利血脉，共为佐药；甘草调和诸药，为使药。

（5）用法用量：温水泡 20 分钟，涨开后小火煮 15～20 分钟，饭后温服，日 2 次，每剂 2 日，每次约 200ml。甲珠粉冲服。本方于月经干净后 3 天服用，每剂药服 2 天，连服 3 剂。

（6）注意事项：服中药前后半小时忌吃酸冷辛辣等刺激性食物。

（7）临床应用：夹湿热者，去桂枝，加苍术、黄柏、连翘、薏苡仁，以清热利湿；输卵管积水者，加泽泻、通草、薏苡仁，以利湿通络；炎症明显者，加蒲公英、紫花地丁、虎杖，以清热解毒；若为子宫内膜异位症而导致输卵管阻塞，加三棱、莪术、橘核，以活血化瘀通络；若为输卵管结核而导致输卵管阻塞，加地骨皮、银柴胡，以清虚热。

（8）病案举例：不孕症（输卵管阻塞性不孕）。

吴某，女，31 岁，已婚，2012 年 8 月 1 日初诊。主诉：药物流产术后 2 年，近 1 年未避孕未怀孕。患者 2005 年结婚，夫妇同居，性生活正常，婚后曾怀孕 2 次，人工流产 1 次，药物流产 1 次，最后一次药物流产是 2010 年。术后恢复良好，无不适反应。近 1 年未避孕亦未怀孕。配偶未行精液常规检查。平时患者无不适主诉，食纳二便正常。自测基础体温（BBT）呈不典型双相；今年 8 月行子宫输卵管通液术，示双侧输卵管不通。月经：初潮 13 岁，3～4 天 / 25～26 天，近 1 年量偏少，色、质正常，无痛经。白带正常。末次月经（LMP）2012 年 7 月 22 日。0-0-2-0，流产 2 次。望其神志清楚，精神尚可，面色如常，舌质暗，舌苔薄白；时值月经干净 4 天，饮食睡眠可，二便调；诊其脉沉细。此乃流产 2 次，损伤冲任胞脉，致使肾气虚弱，久虚而致气血运行不畅，瘀血阻于冲任胞络，导致胞脉闭阻，两精不能相合，而难以成孕。患者近 1 年来月经量少亦为肾虚血瘀之证候。诊为不孕症，证属肾虚血瘀。法当理气活血，祛瘀通络，兼补肾气。方用：①通管助孕方，嘱月经后 3 天服 3 剂，水煎服，2 日 1 剂，一日 2 次；②补肾调经促卵方，4 剂，水煎服，在排卵前服完。经期服暖宫孕子丸，每次 8 粒，每天 2 次。连服 3 个月为 1 个疗程。

二诊：服上方后，患者无不适主诉，效不更方，继续以上方案治疗 3 个月经周期，患者于同年 11 月行输卵管碘油造影示右侧通畅、左侧通而不畅。2013 年 1 月妊娠。

【按语】输卵管阻塞或粘连是由于机体抵抗力低下、引产、人工流产术、经期性生活等致病菌、病原体入侵，引起输卵管炎、输卵管水肿，使管腔变窄而阻塞。患者平素多下腹部疼痛，腰骶部坠痛，经前或经期或在劳累、久站、性交后疼痛加重，身体倦怠易疲劳，白带量较多。常见的疾病有输卵管炎、输卵管结核、子宫内膜异位症、盆腔手术后粘连等。病机特点主要是"瘀血阻络"。外邪久伏冲任胞宫，阻碍气机，气滞血瘀，胞脉阻塞，并影响冲任功能，导致不孕。流产及产后是造成输卵管阻塞性不孕的主要原因。由于流产及产后血室正开，湿热易于内侵，湿热瘀血互结，壅遏胞脉、胞络，使冲任不通，两精不能相搏，从而导致不孕。

该患者为输卵管阻塞性不孕。治疗当辨证与辨病相结合，以理气活血、祛瘀通络立法。通管助孕方理气活血，同时重用活血祛瘀通络之品，如丹参、甲珠等。经理气活血补肾治疗后，患者瘀去络通。补肾调经促卵方可使肾气充实，肝气疏畅，冲任条达，则两精易于相合而受孕。

3. 扶正固本助孕方

（1）组成：炙黄芪 30g，党参 15g，菟丝子 15g，女贞子 15g，熟地黄 20g，当归 15g，白芍 12g，制何首乌 15g，制黄精 15g，炙甘草 6g。

（2）功效：补肾固本，扶正祛邪，增强免疫力。

（3）主治：免疫性不孕，尤其对抗精子抗体阳性者效佳。

（4）方解：方中黄芪、党参健脾益气，为君；菟丝子、女贞子补肾滋阴，为臣，协同君药脾肾双补，扶正固本；佐以熟地黄、当归、白芍、何首乌、黄精养血填精；炙甘草调和诸药，益气和中，为使药。全方合用，有补肾固本、扶正祛邪、增强免疫力之效。

（5）用法用量：温水泡20分钟，涨开后小火煮15～20分钟，饭后温服，日2次，每剂2日，每次约200ml。

（6）注意事项：服中药前后半小时忌吃酸冷辛辣等刺激性食物。

（7）临床应用：肾阳虚，加仙茅、淫羊藿、巴戟天、肉苁蓉；肾阴虚，加枸杞、金樱子、墨旱莲、紫河车；兼血虚者，加黄芪；兼阴虚者，加炙龟甲；痰湿重，加苍术、制半夏、胆南星、生薏苡仁。

（8）病案举例：不孕症（免疫性不孕）。

蒋某，女，29岁，已婚，2012年12月28日初诊。主诉：未避孕未怀孕1年。患者结婚5年，一直工具避孕。今年1月夫妇同居，未避孕亦未怀孕。患者今年9月输卵管通液检查示输卵管通畅；测基础体温（BBT）为典型双相；查抗精子抗体（＋）；丈夫在鼓楼医院查各项指标正常。月经：初潮13岁，5天/28～35天，色、质正常，无痛经。白带正常。末次月经（LMP）2012年11月26日。0-0-0-0，未产未孕。望其神志清楚，精神尚可，面色如常，舌淡苔薄白；时值月经将至，乳房胀，饮食二便正常；诊其脉沉细。肾为先天之本，主藏精，主生殖。肝主疏泄，主藏血，调畅气机。肝肾同源，精血互化。患者无证可辨，仅抗精子抗体阳性，据此辨为肝郁肾虚。诊为不孕症，即为原发性不孕症，证属肝郁肾虚。法当疏肝解郁，补气益肾。方用：扶正固本助孕方，7剂，水煎服，日1剂，每日服3次。

二诊：服中药后，患者食欲稍减，腹胀，考虑为脾虚失于健运所致。上方党参增至25g，加砂仁8g，健脾理气，兼顾后天，以养先天。服上方3个月为1个疗程。

2013年2月8日查尿妊娠（＋）。3月17日盆腔B超示宫内孕，活胎，符合孕周。

（按语）本病的发病机制是肾气亏虚，冲任不足，不能摄精成孕，或孕而不育。抗精子抗体阳性患者多因先天禀赋不足，或房事不节，或因流产引起冲任损伤，或起居不慎，感受外邪，损伤肾气，冲任虚衰，以致不孕。在临床中发现，本病初期多偏于肾阴虚，即肾精亏损，以致冲任血少，胞脉失养，不能凝精成孕；日久阴损及阳，则肾阳亏虚，冲任失于温煦，不能摄精成孕；或阴阳俱虚而致不孕。抗精子抗体阳性患者多有腰膝

张良英

酸软、头晕乏力、耳鸣等肾虚表现，或偏于肾阴虚，或偏于肾阳虚，或阴阳俱虚。根据"虚则补之"的原则，着重补肾气、调冲任，治疗本病可取得良好疗效。对该类患者，多无证从病，结合西医的诊断指标，结合其病变特征，从肝肾着手，调补肝肾气血。

（供稿人：姜丽娟　王敏江　指导：张良英）

参考文献

1. 姜丽娟，卜德艳，赵文方.云南名中医张良英学术思想及临证经验荟萃 [M].昆明：云南科技出版社，2011.

2. 姜丽娟.张良英妇科效验方精解 [M].北京：人民军医出版社，2014.

3. 张良英，姜丽娟.张良英妇科经验集粹 [M].郑州：中原农民出版社，2015.

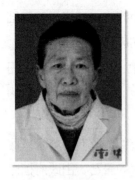

姚克敏

一、医事小传

姚克敏（1935—），女，中国共产党党员，主任医师。首届全国继承老中医药专家学术经验指导老师，云南省国医名师。出身于中医世家，为云南四大名医之一姚贞白先生的女儿，云南姚氏医学流派第六代传人，国家中医药管理局"云南昆明姚氏妇科流派传承工作室"代表性传承人，从医近70年。

曾任昆明市中医医院院长，中华医学会妇产科学分会委员，云南省中医药学会副会长，昆明市中医学会会长。首届全国优秀医院院长。多次被授予省、市劳动模范，全国三八红旗手，全国卫生文明建设先进工作者等称号。云南省有突出贡献优秀专业技术人才，享受国务院政府特殊津贴专家。首届中国中医药研究促进会妇科流派分会顾问。

自幼聪明睿智，启蒙即随父习读医书，研读经典，白日未荒学业，傍晚聆听祖父辈逐条讲解所读医经典籍，兼习书法，抄录读本，至晚陪侍祖父看病开方。深得祖父辈之教诲，日有所悟，渐入中医门道。1949年通过考试备案，于14岁便独立应诊。悬壶问诊后，白天在昆明师范大学附属中学学习，晚上在"姚济医药室"看病诊疗。凭借着深厚的基础功底，又得祖父辈解难释疑，临床诊治水平迅速提高。除家学外，曾向多位名老中医学习，如跟随儿科专家张鹿仙先生，除临床门诊外，协助张先生整理了《儿科学术经验》一册；云南著名妇科专家郭汉章先生传授其二至丸的临床运用秘诀，至今仍在临床得心应手；云南四大名医之一戴丽三的亲授弟子吕雪君先生，为内科著名专家，将其诊疗经验倾囊相授；专治小儿惊风并自制"小儿惊风丸"的林玉凤女士、在云南名声大噪的时病专家李继昌先生、温病专家尹承之先生、内科专家陆巨卿先生等都是她仰慕的前

221

辈，并逐一得到他们的临床指点。她广而采之，博而约之，在家学的基础上，尽得各家精华，潜心研究，博采广聚，丰富了临床经验。从医之初，广泛临证于内科、妇科、儿科，打下了坚实的基础。中年以后，专攻妇科，在长期医疗实践中积累了丰富的理论及临床经验，逐渐形成了自己的学术主张和临床特色。

1956 年正式参加工作，悬壶于正义联合诊所（今昆明市盘龙区人民医院）。1962 年，响应国家继承和发扬名老中医学术的号召，由政府指派作为云南省四大名医之一、时任昆明市卫生局副局长、昆明市中医医院院长姚贞白先生的学术继承人，调入昆明市中医医院工作。1965 年到云南省文山县，同时在县人民医院、县卫生学校工作，临证治病，教书育人，培养出一批批学生，都成为了当地中医界的栋梁之材。1982 年任昆明市中医医院副院长，后继任院长，使昆明市中医医院一跃成为全国改革开放的试点医院，并获得了"全国首届优秀医院院长"的称号。1990 年被评为首届全国继承老中医药专家学术经验指导老师，遂辞去院长职务，专职带徒，肩负起任重而道远、意义非凡的中医传承教学工作，所带徒弟林莉、徐涟均被评为"云南省荣誉名中医"。退休后，受聘于昆明市中医医院和昆明圣爱中医馆，出诊至今。

秉承姚氏医学"以阴阳气血为整体，以气化原理为辨证线索，因人、因地、因时制宜"的学术思想，并重视三焦气化的演变过程。认为"女子以血为本，以气为动"；治疗妇科疾病"首重肝脾冲任"；临证中注重调畅情志，疏导气机；提出妇科"三期治肝法""三期补肾法"；认为女子多瘀，气虚、气滞、寒凝、热灼、出血，均能形成瘀血阻滞，常以五法辨治；提出"女子多郁火"等学术思想。处方用药以轻灵见长。

创研经验方姚氏新加五子汤，填精益髓、滋养肝肾，用于治疗月经后期、闭经、月经量少、不孕症、卵巢早衰等；姚氏新加当归补血汤，益气生血、健脾调经，治疗月经不调、月经过多、崩漏、月经后期、产后气血亏虚等；姚氏新加清热固经汤，滋阴润燥、养血凉血、清泄郁热，治疗月经不调之血热证、阴虚郁热证等；增液四物汤，建立在"女子多郁火"的论点上，滋阴润燥、柔肝健脾、清热止血，治疗月经先期、经期延长、崩漏、月经过多、经间期出血等；阴克宁系列方，分为内服方和外治方，补益气血、滋补肾阴、化浊止痒，用于治疗老年性阴道炎；蛇床子散，补益脾肾、清热解毒、祛风除湿、杀虫止痒，是治疗带下病的常用经验方。

姚克敏积累数十年的理论学习和临床实践，撰写、发表论文 30 余篇。这些论文内容广泛，以妇科为主，旁及内科、儿科、基础研究各科，多次获得各级优秀论文奖。主持及参与科研项目"姚氏保产达生丸临床研究""姚氏电脑专家诊断之研制""舌象分析"等，获多项省、市科学技术进步奖。参与编写《姚贞白医案》，主编《姚氏妇科流派医文集萃》，主审《姚克敏妇科经验研究》等学术专著。2012 年成为第一批全国中医药学术流派传承工作室"云南昆明姚氏妇科流派传承工作室"代表性传承人。

二、医方

（一）自拟方

1. 姚氏新加五子汤

（1）组成：女贞子 15g，菟丝子 15g，茺蔚子 15g，覆盆子 10g，车前子 10g。

（2）功效：滋助冲任，益阴填精。

（3）主治：适用于冲任不足、精血亏虚而致之月经后期、月经过少、经期延长、崩漏、闭经、不孕、带下过少等病证。

（4）方解：本方是姚克敏根据"女子以血为本""精血同源""冲为血海，任主胞胎"等理论而创制，以滋助冲任为目的，主要用于女子虚证。

全方充益精气助冲任，濡润滋养主疏利。药虽五味，皆入肝肾经，均为植物种仁，轻扬流动，味厚质润，既能滋补精血，又蕴含萌动之气。女贞子安五脏，养精神，滋而有通，补益兼清。菟丝子质多脂液，秉辛润之性，添精益髓，阴阳皆补，温脾助胃。茺蔚子流散滋润，补阴益精，辛温下降，直达下焦。覆盆子助阳固精，益气轻身，强壮收敛，悦泽肌肤。车前子质重下降，味淡性滑，甘寒而润下，清肝滋肝，渗热利浊，引药下行，虽性滑利而能降泄，但因其小补之性，故可补可利，利水道而不走气。五子相合，君臣佐使之职均施，于濡润滋养之中，皆具宣通脉络、温运和阳之意；以补益冲任为主，交通三焦，活血分利。全方温中有清，温寒皆备，但性质平和；阴中有阳，阴阳皆补，故不腻不燥；守而能走，有收有利，便于气机升降开合；糅姚氏倡导的气化学说，运转机枢之学术思想于其中。全方旨在滋助冲任、滋水涵木、益阴填精，兼疏导气机、通络调经、活血清利。本方与古方"五子衍宗丸"相比较，后者滋腻固涩之性过强，清通之力不足。姚氏新加五子汤无枸杞子、五味子腻、敛之性，取女贞子补中有清，茺蔚子动中有补之功效，弥补了古方之不足，更符合女子之阴血不足、气机不疏、郁热内蕴、血滞生瘀的常见病机病理。

（5）用法用量：冷水浸泡 30 分钟，武火煮沸，换成文火煎煮 15 分钟即可，饭后 1 小时温服，每日 2 次，每剂服 2 日。

（6）注意事项：本方为治疗妇科虚证所立，非虚证者慎用，燥热者忌服。患者应注意休息调养，食物宜营养均衡，保持心情舒畅。

（7）临床应用：兼气血不足者，配合四物汤，增其养血填精疏利之功；兼肝郁脾弱者，配逍遥散，可加强其养肝柔肝、健脾助冲之力；兼有郁热者，加生地黄、地骨皮、白芍、牡丹皮，清热养阴，养血凉血。

（8）病案举例：月经后期。

岳某，27 岁，教师。1992 年 12 月 10 日初诊。停经 2 个月余。16 岁初潮，生一胎，周期正常，经量中等，色红无块，轻微腰酸腹痛。近 2 年因避孕失败，行人工流产术 2 次，2 次手术间隔 5 个月。末次人工流产术行于 1992 年 9 月 17 日，月经至今未潮，曾注射"孕酮"未效，并排除早孕可能。刻诊：面色少华，头昏乏力，眠差寐浅，纳食尚可，带下、二便正常。舌红润，苔薄白，脉沉细。

此系连续 2 次人工流产，胞脉横遭戕伐，冲任二脉损伤，气血受扰，血海空虚而无经血溢泄。辨病：月经后期。辨证：冲任受损，气血不足。治则：补益气血，调助冲任。方药：姚氏新加五子汤合八珍汤加减。太子参 15g，茯苓 15g，白术 10g，当归 15g，川芎 10g，炒白芍 10g，熟地黄 15g，女贞子 15g，菟丝子 15g，茺蔚子 15g，覆盆子 10g，车前子 10g，炙香附 15g，炒续断 15g，桑寄生 15g，炙甘草 3g。5 剂。

二诊：1992 年 12 月 21 日。月经仍未来潮，但面色转佳，头昏减轻，睡眠好转，带下增加，少腹两侧时有隐痛。舌红润，苔薄白，脉细滑。乃为冲任气血渐复之兆，续以调理气血冲任治之，予姚氏新加五子汤合逍遥散加减，养血柔肝健脾，疏调气机，因势利导，以求血海盈泄。炒柴胡

10g，当归 15g，炒白芍 10g，炒白术 10g，茯苓 15g，薄荷 6g，女贞子 15g，菟丝子 15g，茺蔚子 15g，炙香附 10g，桑寄生 15g，炒续断 12g，甘草 3g。3 剂。

三诊：1992 年 12 月 28 日。于 12 月 23 日经行，经量偏少，色红偏暗，有小块，无腰腹痛，4 日净，时而眠差易醒，余无不适。舌红润，苔薄白，脉细滑。仍为气血冲任不足之象，拟补血助冲之剂，方用姚氏新加五子汤合四物汤加减。当归 15g，熟地黄 15g，川芎 10g，炒白芍 15g，女贞子 15g，菟丝子 15g，茺蔚子 15g，覆盆子 10g，车前子 10g，炙香附 10g，炒续断 15g，桑寄生 15g，甘草 3g。10 剂。

四诊：1993 年 1 月 25 日。末次月经 1 月 20 日，经量中等，5 日净，纳眠、二便、带下正常。舌红润，苔薄白，脉细滑。气血渐调，冲任渐复，拟四物汤、姚氏新加五子汤、逍遥散合二至丸加减，于经后经前分别服用，调治 3 个月，经汛正常，如期潮止。

按语 本案为新病。因调适不宜，两番人工流产，屡遭创损，重伤气血冲任，累及肝脾，血海之源，致月经不能如期而至，虽用"孕酮"促之，仍未行汛。女子以血为本，经孕产乳无血不行，必先充盈精血，濡养胞宫，继之养肝健脾，滋助冲任，化生精血，疏导气机，则涓流自行。治疗以"和"为主，未取猛攻之策，以免强行攻下而成虚虚之弊，酿成顽疾。所用药物，平淡温润，皆为和调之剂，以稳健之步调，使患者肝柔脾健，化源充足，受损之冲任胞宫渐得修复，空乏之血海渐得充填，及时得到康复。

2. 姚氏新加当归补血汤

（1）组成：黄芪 30g，当归 15g，白术 15g，茯苓 18g，白芍 15g，川芎 6g，甘草 3g。

（2）功效：益气生血，健脾调经。

（3）主治：血虚气虚之月经不调、月经过多、漏下、崩漏、月经后期，以及产后气血亏虚等。

（4）方解：本方立意于《内外伤辨惑论》当归补血汤之旨。姚克敏认为，此方用于劳倦内伤，重用黄芪大补元气，升阳固上，然所伤之物实为有形之精血，亦当重视兼顾。所以经多年临床实践，并按姚氏治疗妇科诸疾"以气血为主，首重肝脾冲任"之要旨，组成新加当归补血汤，仍宗李杲"阴生阳长，气旺血生""扶阳存阴，补气生血"之本意，故方名不变，而冠以"新加"以喻遵古而延伸之意。姚氏医学重视三焦气化的演变过程，故方中加入白术、茯苓、白芍、川芎、甘草。盖因血为女子之本，有形之血生于无形之气。女子动辄伤血耗血，诸病均源于劳伤，不独伤血，亦伤损于气。值此气弱血虚之际，亟当着重益气养营，以求速生无形之气，急补、固摄有形之血。

方中黄芪、当归为君，偏于补气。黄芪大补元气，温三焦，壮脾胃，补五脏诸虚。当归气味俱厚，为阴中之阴，养血养营，和血补益，又为血分之引，从之而生血矣。调整了原方剂量后，呈补气为先而补血继之之势，亦可制约黄芪升动之性。臣以白术、茯苓，助黄芪和中益气生血之力。白术强健脾胃，燥湿和中，暖胃消谷。茯苓渗湿利水，益脾和胃，宁心安神。脾气得健，中焦运转，化生中气，输布精微，脾土旺盛，统摄有度，使因脾虚而生之湿得以渗利。臣以白芍，助当归养血和营，柔肝缓中，且其柔润之性兼抑芪、术温燥动血之弊。三味臣药入于方中，大大增强了益气补虚之力度以斡旋三焦。稍佐川芎，此血中之气药，味辛气温，少用和血，减其燥烈之性，而能顺畅血中之气，助血自生，非取其活血祛瘀之功，寓动中求和，导引气血，补而不滞之意。甘草协白术、茯苓甘温健中，调和之而为使。全方重补元气兼强化源，调血养血，动中求和。本方临床运用近 50 年，是姚氏妇科常用经验方。

（5）用法用量：冷水浸泡 30 分钟，武火煮沸，换成文火煎煮 15 分钟即可，饭后 1 小时温服，每日 2 次，每剂服 2 日。

（6）注意事项：阴虚火旺，燥热盛者忌服。

（7）临床应用：气虚下陷者，加炙太子参、升麻、荷叶顶，益气升阳；脾虚失运者，加砂仁、薏苡仁、炒扁豆，健脾和胃；肝郁气滞者，加炒柴胡、炙香附、川楝子；郁热内蕴者，加炒黄芩、牡丹皮、地骨皮、生地黄；胞宫虚寒者，加吴茱萸、官桂、炒艾叶；心神不宁者，加莲子、大枣、浮小麦。

（8）病案举例：崩漏。

余某，26 岁，干部，1993 年 9 月 12 日初诊。经行量多不止，近 2 个月。未婚，否认性生活史。平素月经正常，周期 29 日，经量可，4～5 日干净。末次月经 1993 年 7 月 19 日，持续至今 50 余日未止。每日量多，色偏暗红，有血块少许，经中西医治疗效果不佳。刻诊：面色萎黄，神疲乏力，头晕目眩，恶心泛呕，口干，纳少，少腹隐痛，眠差。查血红蛋白58g/L。舌淡，苔薄白，脉细数无力。详细询问病因，其喜爱运动，因比赛需要，曾口服避孕药3次，每次1片，服药后即流血不止至今。此系冲任受扰，气血失调，血不归经所致，治宜引血归经。辨病：崩漏。辨证：冲任受扰，气血失固。治则：补气摄血，调理冲任。方药：姚氏新加当归补血汤加减。黄芪30g，当归15g，茯苓15g，白术10g，川芎6g，白芍15g，炒续断12g，炙升麻10g，烊阿胶15g，仙鹤草10g，炒荆芥10g，炒藕节15g，砂仁10g，陈皮10g，炙甘草3g。

二诊：1993年9月19日。服上方2剂后，血量减少，复又增多，色红，有小血块，腹痛后出血，余症同前。舌淡红，苔薄白少津，脉弦微数。审查症状，腹痛后下血，有小块，为正常行经可能。经色红，口干，脉弦数，舌红少津，为内有郁热之象。原方加减，助冲调经，清化郁热。黄芪30g，当归10g，白术15g，茯苓20g，白芍10g，川芎6g，烊阿胶15g，炒艾叶10g，生地黄10g，地骨皮10g，生藕节15g，炒枯芩6g，桑寄生15g，炒续断12g，砂仁10g，甘草3g。

三诊：1993年9月28日。服上方5剂后，流血渐少，药尽血止，诸症缓解，面色转佳，纳睡正常。舌红润，苔薄白，脉细弦。复查血红蛋白96g/L。拟姚氏新加当归补血汤合香砂六君子汤加减，补益脾胃，助气生血，兼调冲任。木香10g，砂仁10g，太子参15g，白术12g，茯苓15g，陈皮10g，法半夏10g，黄芪30g，当归15g，茯苓20g，白术15g，川芎6g，白芍15g，桑寄生15g，炒续断12g，炙甘草3g。

服10剂后，月经周期、颜色、经量均正常，经期4～5日，诸恙尽愈。

按语 经详细审查病因，乃知患者服用避孕药不当，而使冲任阴脉血海正常盈泄受扰，不能制约经血，血不归经而崩。姚克敏认为应塞流止血，拟姚氏新加当归补血汤加味，益气摄血，调助冲任为主，俾气旺血生，冲任得固，达到引血归经之目的。经乱无期，失血伤阴，阴虚生热，故又于养营补血之际，佐以清化郁热之品，如炒黄芩、生地黄、藕节、地骨皮等清热凉血，固冲止血。后施六君子汤合姚氏新加当归补血汤加减，补益后天，滋助气血生化之源，使其顺其自然，恢复生机。

姚克敏

3. 姚氏新加清热固经汤

（1）组成：生地黄 15g，炒黄芩 6g，地骨皮 10g，牡丹皮 10g，炙龟甲 12g，桑寄生 10g，炒续断 12g，千张纸 10g，茺蔚子 15g，当归 10g，炒白芍 10g，乌梅炭 10g，藕节 15g，仙鹤草 10g，甘草 3g。

（2）功效：滋阴润燥，养血凉血，清泄郁热。

（3）主治：月经不调之血热证或阴虚郁热证。

（4）方解：方中生地黄、炒黄芩、地骨皮、牡丹皮为君。生地黄滋阴养血，润燥生津，凉血止血；黄芩泻实火，解烦热，除湿热，治女子血热，可调经清热，止血安胎；地骨皮清热凉血，去肝肾郁热，解虚热烦躁，治虚劳潮热；牡丹皮生血养血，清热凉血，和血消瘀，泻血中伏火，除虚热烦热，治热入血分。四味君药气清而辛，凉而不峻，入气分、血分，泻火下行。龟甲、桑寄生、续断、千张纸、茺蔚子、当归、白芍、乌梅为臣。龟甲滋阴潜阳，补水制火，降阴火，去瘀血，止新血；桑寄生、续断、千张纸、茺蔚子补益肝肾，滋助冲任，固摄止血；当归、白芍、乌梅酸甘敛阴，养血柔肝，除烦解郁，收涩止血。藕节、仙鹤草清热凉血，化瘀止血，为佐。甘草调和诸药，为使。本方滋阴润燥，益肾育肝，养血凉血，清泄郁热，固冲止血。

（5）用法用量：冷水浸泡 30 分钟，武火煮沸，换成文火煎煮 15 分钟即可，饭后 1 小时温服，每日 2 次，每剂服 2 日。

（6）注意事项：里虚寒证或脾胃虚寒者不宜使用。

（7）临床应用：兼有血虚阴伤者，加熟地黄、川芎，养血和血；湿浊下注者，加苍术、薏苡仁、茯苓、泽泻，健脾利湿；湿热伤筋者，加伸筋草、忍冬藤，舒筋通络；冲任不调、肾精不足者，加女贞子、菟丝子。

（8）病案举例：月经过多。

王某，46 岁，职员，1991 年 8 月 6 日初诊。月经过多数年。13 岁初潮，生育 1 胎，顺产，人工流产 1 次。月经周期 24 天，数年来经量偏多，色鲜红，无块，质黏，经期 8 日左右。轻度贫血，血红蛋白 96.5g/L，疲乏无力，头昏，肢软困倦，多梦，纳差，带下量多，色偏黄，二便调。近 2 个月下肢皮下触之有硬结，灼热胀痛，双足跟痛。末次月经 8 月 5 日。舌红，苔薄白，脉细弦滑。西医检查无明确诊断。患者年届七七，阴精渐亏，又素体热盛，或肝郁化火，热扰冲任，导致月经周期偏短，色红质稠，量多绵长。病程日久，气随血耗，阴随血伤，而郁热未解，湿浊下注，损伤脉络，迫血外溢，故成此虚实夹杂之证。辨病：月经过多。辨证：阴虚血热，湿热阻络。治则：养阴凉血和血，清热化湿通络。方药：姚氏新加清热固经汤加减。生地黄 15g，炒黄芩 6g，地骨皮 10g，牡丹皮 10g，炙龟甲 12g，桑寄牛 10g，炒续断 12g，千张纸 10g，茺蔚子 15g，当归 10g，炒白芍 10g，乌梅炭 10g，藕节 15g，仙鹤草 10g，炒苍术 10g，薏苡仁 15g，伸筋草 10g，甘草 3g。

二诊：1991 年 8 月 20 日。上方连进 6 剂，经量较前稍减，8 日净。硬结未消，足跟仍痛，肤温稍退，胀痛缓解。舌红，苔薄白腻，脉细弦。已见疗效，阴津仍未复，湿热未清，继以前法，偏重清热化湿，兼以活血通络。生地黄 15g，炒黄芩 6g，地骨皮 10g，牡丹皮 10g，炙龟甲 12g，桑寄生 10g，炒续断 12g，千张纸 10g，茺蔚子 15g，当归 10g，炒白芍 10g，赤芍 10g，藕节 15g，仙鹤草 10g，茯苓 15g，泽泻 10g，炒苍术 10g，甘草 3g。5 剂。

三诊：1991 年 9 月 11 日。服药 1 周后，硬结渐软，足跟疼痛明显减轻。9 月 1 日月经来潮，经量较前减少，7 日净，经后略感足跟疼痛，皮下硬结明显缩小。舌红润，苔薄白微腻，脉细弦。疗效已显，效不更法，前方再进 10 剂，皮下硬结消失，无足跟痛。又服上方 2 周，以巩固疗效。

按语 该案素有经量过多，轻度贫血病史。本已阴血亏虚，经络失养，复有湿热内生入络，至络伤不疏，结为硬块。故未拘泥于常法，在养血益阴治本的基础上，加入清热化湿之剂，兼以疏通经络，消瘀化滞，使阴血得复，气血调畅，脉络疏通，症消而气血平复。

4. 增液四物汤

（1）组成：生地黄 15g，地骨皮 10g，牡丹皮 10g，白芍 10g，炙首乌 15g，炙黄精 15g，玉竹 10g，藕节 15g，荷叶顶 10g，竹茹 10g，益母草 10g，仙鹤草 15g，白豆蔻 10g，苏梗 10g，甘草 3g。

（2）功效：滋阴润燥，柔肝助脾，清热止血。

（3）主治：虚中夹热之月经先期、月经先后无定期、月经过多、经期延长、崩漏、经间期出血、胎漏等病证。

（4）方解：增液四物汤方义建立在姚克敏提出的"女子多郁火"论点上。因女子"以肝为先天"，肝易热易亢；又因女子经、孕、产、乳之生理特点，"有余于气而不足于血"，常处于阴血不足、肝虚气郁之状态。郁则气机不畅，肝风浮动，久而化火，郁、火相合结为郁火。郁热之邪上扰神明，下迫血海，灼精动血，伤气耗津，使血海不足，阴精匮乏，肝气郁结，脾失健运，冲任失和，诸脏俱损，气血同病，虚实错杂。姚克敏指出："郁火非实火，亦非虚火，乃虚中有实、实中有虚之征象。"临证除经行紊乱，或先期，或后期，或先后无定期，经量过多或过少，或经期延长，或崩或漏，或胎动不安、胎漏，或经间期出血外，还自觉一派热燥之象，如唇干口苦、咽燥咽痛、头晕胀痛、目涩、烘热、心烦少寐、溲黄便结等。

诸药滋阴润燥而不腻膈，清热止血而不伤正。生地黄为君，专于滋阴养血生津；因其性凉而滑利流通，苦而清热凉血止血，故有润燥之功，而无滋腻之患。白芍、首乌、黄精、玉竹为臣，皆温润甘平，可补虚填精，润燥生津除烦，滋而不腻，为中和之品，助生地黄养阴增水，润泽肝木，平息浮热，使热潜火平。佐以牡丹皮、藕节、益母草、仙鹤草凉血活血，化瘀行滞，行而不破；地骨皮、荷叶顶、竹茹味薄透邪，清火散热；白豆蔻、苏梗和胃悦脾，理气解郁，且制滋阴诸药之腻滞。甘草调和诸药，为使。全方遵补虚泻实之法，滋阴润燥，柔肝助脾，清热止血，使阴血得育，郁火清透，气机和顺，血行归经。

（5）用法用量：冷水浸泡 30 分钟，武火煮沸，换成文火煎煮 15 分钟即可，饭后 1 小时温服，每日 2 次，每剂服 2 日。

（6）注意事项：阴寒内盛之寒证不宜使用本方。经期过后，血海空虚，易生郁火，此时宜服用本方养阴润燥，清化郁火，柔肝健脾。

（7）临床应用：气血不足者，加熟地黄、川芎滋阴和血；冲任失调者，加桑寄生、千张纸固冲止血；肾精不足者，加女贞子、墨旱莲滋肾养阴；脾肾虚弱者，加莲子、黑豆强健脾肾；肝郁气滞者，加炙香附、川楝子、荔枝核。

（8）病案举例：崩漏。

张某，15 岁，学生，1992 年 7 月 14 日初诊。经行不净绵缠年余。13 岁初潮，潮后停闭 2 个月复行，经行尚可，4 个月后经量渐多，继而淋漓缠绵。量时多如注，时少断续，至今年余，未净。家属回忆发病前曾有经期运动。四方求医，皆诊为青春期功能失调性子宫出血，服中药后经量稍有减少，仍然淋漓不净。曾服西药人工周期 2 个月，依然如故。刻诊：身材娇小，面白唇红，舌边尖红赤，苔薄白少津，脉细而数。经血时多时少，色鲜红无块，偶有头昏，食少，睡眠尚可，二便正常。之前的治疗多以胶艾、归脾之类为主，且多助肾收涩之品。父母担忧失血过多，迭进厚味补益之品。此乃禀赋不足，肾气稚弱，不能固摄冲宫。而失血日久，营阴亏虚，郁热内生，逼血离经，为虚实相杂之证。若用温补收涩之品，反而助长郁火，损伤真阴。辨病：崩漏。辨证：肾气不足，阴虚郁热，冲任失固。治则：养阴益肾助冲，清热凉血止血。方药：增液四物汤加减。生地黄 15g，地骨皮 10g，牡丹皮 10g，白芍 10g，炙首乌 15g，炙黄精 15g，藕节 15g，荷叶顶 10g，竹茹 10g，益母草 10g，仙鹤草 15g，白豆蔻 10g，苏梗 10g，黑豆 15g，桑寄生 12g，千张纸 10g，炒枯芩 6g，甘草 3g。

二诊：1992 年 7 月 21 日。服上方 3 剂后，经量减少，再进 3 剂而经净。原方加减，嘱其经后服药，经前停服，调理善后。生地黄 15g，地骨皮 10g，牡丹皮 10g，白芍 10g，炙首乌 15g，炙黄精 15g，藕节 15g，荷叶顶 10g，竹茹 10g，益母草 10g，仙鹤草 15g，白豆蔻 10g，苏梗 10g，莲子 15g，桑寄生 12g，女贞子 15g，墨旱莲 15g，甘草 3g。

服药 3 个月后，周期渐稳，经行 7 日可自净。1 年后随访，经行正常，偶有后期。

（按语）姚克敏认为"崩漏"一病，治疗宜以"调"为主。青春期女子禀赋真阴未充，癸水不足，冲脉血海、任脉阴海未充盈，气血阴阳未达平衡，尚未建立稳定的周期，时有经乱之象。治疗崩漏不能仅以见血止血为治，而要注重脏腑阴阳、气血平衡协调，并逐步建立一个正常的月经周期。本案初潮即因禀赋不足，气血冲任不调于先，又因经期运动过量，扰动血室，经血失去固摄，故发为本证。女子本就阴血不足，若常使肝木失于涵养，郁生内热，易成郁火。加之大量进食滋补之品，蕴生热邪，迫血妄行，冲任失守，而成虚实相杂之证。施治之时，标本兼顾，塞流之际，同澄其源。首选经验方增液四物汤，滋助冲任阴精，清热凉血止血。所用药物轻盈味薄，柔润多汁，补虚皆轻灵，养阴不腻膈，清热不伤正，寥寥数味，药中肯綮，能收桴鼓之效。

（二）成方应用

1. 逍遥散

（1）来源：《太平惠民和剂局方》。"治血虚劳倦，五心烦热，肢体疼痛，头目昏重，心忪颊赤，口燥咽干，发热盗汗，减食嗜卧，及血热相搏，月水不调，脐腹胀痛，寒热如疟，又疗室女血弱阴虚，营卫不和，痰嗽潮热，肌体羸瘦，渐成骨蒸。"清代《医宗金鉴》也明确指出，治肝家血虚火旺诸疾，及妇人经水不调，脉象弦大而虚等。由此可见，它在妇科临床中的治疗范围很广，这一点，直到现在还可以在不断的实践中加以证明。

女子以血为本，经、带、胎、产无血不行，所以在机体气血、阴阳的平衡上，常易发生"血不足而气有余"的不平衡状态。再者，妇女有其性格、生理方面的特殊性，最易为"七情"所伤，产生气郁、气滞诸般病变。逍遥散养血养肝，使木气得到滋润；健脾和营，使木气得到培育；疏肝解郁，使木气得到畅达。对"肝"的治疗，兼顾全面，使之气和则血行，肝平则脾旺，最终达到调顺气血、和理肝脾的目的。

（2）临床应用：偏于血虚者，加四物汤，益阴养血；冲任不足、肾精亏虚者，加桑寄生、续断、菟丝子、女贞子、茺蔚子、覆盆子、车前子，助冲益肾；肝肾不足、冲任失养者，加女贞子、墨旱莲，滋助肝肾、调养冲任；宫寒气滞、痛经者，加炙香附、台乌药、炒艾叶，行气解郁、温宫散寒；气虚出血者，加黄芪，益气摄血；经期外感者，加荆芥、防风，祛风解表；郁热内蕴者，加牡丹皮、栀子，清解郁热；乳癖、癥瘕者，加橘核、荔枝核、川楝子、炒小茴香，行气通络、疏肝解郁；胃脘痞满、气滞纳差者，加木香、砂仁，行气和中；烘热汗出、产后血虚劳热者，加地骨皮、青蒿、鳖甲，养阴清热。

（3）方解：本方配伍十分严谨，全方立法于一个"和"字，调理肝脾而又以"肝"为中心。方中第一组药，柴胡疏肝解郁，通达表里为君，配伍薄荷少许，更增强其升散通畅的功能。第二组药，当归、芍药同用，养血和营，柔肝养肝，使肝木得到充分的滋养柔润。第三组药，白术、茯苓、甘草健脾益气，加姜温中和胃，培育中土，使木气得升。三组药物围绕着一个中心，即疏肝、调肝、养肝，使气机通畅，升降有节，木达土旺，保证了人体脏腑、气血的正常功能，旨在调和肝脾，故取药皆入肝、脾两经。本方寓意有四君、四物气血双补之意，而无党参、熟地黄滋腻不化之弊；具四逆散疏肝理气之功，而弃枳实燥烈之力，故有行而不破之利，具补益之意于调和之中。

（4）病案举例：乳癖。

李某，女，26岁，探矿厂工人，1978年就诊。素性急躁易怒，婚后怀孕，顺产1胎。产后2个月，一日于沐浴时发现右侧乳房上方有块，不红不肿，触之稍痛，继而长大如鸡蛋。经检查，诊断为乳房良性包块。脉弦，舌红，苔白腻。是肝气郁结，经络不通，痰湿阻滞。方用逍遥散加乳香6g、香附10g、川芎10g、半夏10g、浙贝母10g、桑枝10g、橘核10g、荔枝核10g。服药共20余剂，包块消散。

按语 肝脾之经脉，与乳部关系密切。乳房属胃，乳头属肝，冲任上行，与此相通，故乳部疾病，多与肝脾两经有涉。本方组方精炼，药性平和，易于加减。逍遥散行而不破，补而不滞，行中有补，补中有清，祛病而不伤正，临床用之甚效。

2. 四物汤

（1）来源：《仙授理伤续断秘方》。最早的起源可追溯到《金匮要略·妇人妊娠病脉证并治》中"妇人有漏下者，有半产后因续下血都不绝者，有妊娠下血者。假令妊娠腹中痛，为胞阻，胶艾汤主之"。原方由阿胶、艾叶、甘草、川芎、当归、干地黄、芍药组成。蔺道人去掉阿胶、艾叶、甘草，改为熟地黄、白芍，而成熟地黄、当归、白芍、川芎之四物汤，治疗伤科血虚、血滞之证。宋代《太平惠民和剂局方》把四物汤用于治疗妇科疾病，后来的历代医家广泛用于妇科领域，直至今日仍是经久不衰，被誉为"妇科圣方"。

原方功效补血调血，用于治疗妇女气血冲任虚损之月经不调、下腹疼痛、崩漏、月经淋漓难净、瘀血癥瘕、妊娠胎动不安、胎漏、产后恶露不净等。姚克敏认为女子以血为本，妇科诸疾多因气血不调、气血亏损所致，临证中广泛运用于各种妇科疾病。

（2）临床应用：临证中兼有肝郁脾弱者，加逍遥散，疏肝健脾，调和气血；冲任肾精不足者，加姚氏新加五子汤，助冲益肾；瘀血阻滞者，加桃仁、红花，活血祛瘀；肾虚精亏者，加女贞子、墨旱莲，滋肾填精；气滞宫寒者，加炙香附、炒艾叶、台乌药，理气温宫祛寒；气虚者，加黄芪、太子参，益气升阳；胎漏、下血不止者，加阿胶、炒艾叶，补血温宫，以安胎止血；郁热内蕴者，加地骨皮、牡丹皮，清化郁热。

（3）方解：方中熟地黄为君，滋阴养血之功显著。当归为臣，补血活血，能助熟地黄补血，又能通经活络。白芍养血敛阴，缓急止痛，携当归助君药增强滋阴养血之功，亦为臣药。川芎活血行气，合当归则通调经脉之效更强。熟地黄、白芍，滋阴、养血、敛阴，为"血中之血药"。当归、川芎，养血活血，补中有行，乃"血中之气药"。四味相配，皆入肝经，养肝柔肝，滋阴养血，活血和营，补而不滞，恰合女子"以血为本"之意，运用于妇科疾病，无不得心应手。

（4）病案举例：闭经。

赵某，女，36岁，工人。2010年4月21日初诊。停经8个月余。15岁初潮，生1胎，无流产史。5年前每于经行小腹痛剧难忍，B超提示子宫腺肌病。予"孕三烯酮片"口服3个月，停药后即月经复潮，经行腹痛减轻，但经量明显减少，行人工周期（戊酸雌二醇片、醋酸甲羟孕酮片）3个月，效果未显，渐至月经停闭。末次月经2009年8月11日，至今未行。刻诊：带下极少，腰酸阵作，纳食不馨，眠差易醒，颜面少荣，面部褐色斑块明显，二便调。脉细滑，舌红润，苔白。患者罹病多年，渐至气血亏耗，精血匮乏，源断其流，冲任失养，胞宫无经血溢泄，而成此证。诊断：闭经。辨证：气血不足，冲任失养。治则：补气养血，益精填冲。方药：四物汤合姚氏新加五子汤加减。当归15g，川芎10g，熟地黄15g，炒杭芍10g，女贞子15g，菟丝子15g，茺蔚子15g，覆盆子10g，车前子10g，桑寄生15g，炒续断15g，苏梗10g，炙香附15g，砂仁10g，炙甘草3g。水煎服，每日2次，2日1剂。

二诊：2010年6月3日。上方进服15剂，每周3剂。带下增加明显，色白清稀，腰腹痛缓解，纳食增加，睡眠稍安，偶有少腹隐痛，烦热汗出。舌红润，苔薄白，脉细滑。冲任渐调，天癸有萌动之象，但久病气郁，枢机不畅，乘胜守法不变，辅以理气解郁。方易逍遥散调和肝脾，疏调气机；姚氏新加五子汤补益冲任。炒柴胡10g，当归15g，炒杭芍15g，炒白术10g，茯苓15g，薄荷6g，女贞子15g，菟丝子15g，茺蔚子15g，覆盆子10g，车前子10g，桑寄生15g，炒续断15g，炙香附15g，甘草3g。

三诊：2010年7月28日。上方续进未停，近2个月带下呈周期性增加，时腹痛，烦热汗出减轻，阵发耳鸣，纳眠好转。舌红润，苔薄白，脉细弦。证情有好转趋势，仍显精气不足。续予四物汤合姚氏新加五子汤，加益冲强精之品。当归15g，川芎10g，熟地黄15g，炒杭芍15g，女贞子15g，菟丝子15g，茺蔚子15g，覆盆子10g，车前子10g，淫羊藿10g，鹿角霜15g，沙蒺藜10g，黑芝麻15g。10剂。

四诊：2010年8月10日。2010年8月4日经行，量较少，色偏暗红，无块，腰酸痛，轻微小腹痛，3日净，耳鸣渐失，颜面斑块消退。舌红润，苔薄白，脉细滑。气血渐调，阴精得充，天癸有源，经血复流。经量极少，乃冲任未盛。守方续治，仍施四物汤合姚氏新加五子汤加减。当归15g，川芎10g，熟地黄15g，炒杭芍15g，女贞子15g，菟丝子15g，茺蔚子15g，覆盆子10g，车前子10g，淫羊藿10g，鹿角霜15g，黑芝麻15g，炙香附10g，炒续断12g，炙甘草3g。10剂。

五诊：2010年12月15日。近4个月以上述二方加减调治，经前服逍遥散合姚氏新加五子汤加减，疏导胞脉，调助冲任；经后予四物汤合姚氏新加五子汤新加，补益精血，滋助冲任。每月经水皆至，周期33～35天，经量偏少，带下不多，时有腰酸，纳眠正常，面色转润，颜面斑块明显消退。近因情志不遂，咽阻痰凝，胸闷气短，末次月经11月17日。舌红润，苔薄白，脉细弦。化源得充，但阴血不足，肝失濡润，必有气郁，一遇肝滞，顿生病变。治宜寻源探本，循证施治。法当调助冲任、疏肝解郁并进，稍佐清热化滞之品，重启逍遥散合姚氏新加五子汤加味。炒柴胡10g，当归15g，炒杭芍15g，炒白术15g，茯苓15g，薄荷6g，女贞子15g，菟丝子15g，茺蔚子15g，覆盆子10g，车前子10g，竹茹10g，枳实10g，炙香附10g，炙甘草3g。5剂。

后因感冒来诊，前证已平，经期、经量基本正常。

（按语）闭经一证，多因虚而致，或禀赋不足，或气血亏虚，或精血受损，或脾胃虚弱等，皆致冲任亏欠，血海不充，经血乏源。精、气、血为行经之要素，而气血又为经血之基本物质。气行血充，精微输布，天癸始得化生。本案在痛经之年已是耗气损血，侵及冲任。治疗中阻断经血3个月，使冲任损伤雪上加霜，亏待血海，阴脉失养，精气俱伤，经血断流。故在治疗中，固守四物汤合姚氏新加五子汤，补益气血，调助冲任，使精气盛，阴血足，天癸化生。待精气血得充后，再施逍遥散合姚氏新加五子汤，缓缓疏导之。并视病机转变，或重补轻疏，或重疏轻补，或疏补同举，达到了补气血、益精血、填冲任、疏气机之目的。气血和调，冲任得养，天癸渐足，血海渐盈则月经复至。

3. 六君子汤

（1）来源：《医学正传》，以四君子汤为基础，加陈皮、半夏。本方有益气健脾、燥湿化痰之功。主治脾胃气虚夹痰证，见不思饮食，恶心呕吐，胸脘痞闷，大便稀溏，咳嗽痰多色白，舌淡，苔薄白而腻，脉沉缓。

姚克敏深谙"女子以血为本"之旨。肝为女子先天之本，肝木过旺，脾土不足，则土虚木乘。后天化源不足，肝血不能灌注冲任，血海亏空，必无经血。临证中用以培土醒脾，益养后天，使气血化生之源得充，肝木得以濡养，则能升发疏泄条达。

（2）临床应用：气血不足者，加四物汤，养血和营；肝脾不调者，加逍遥散，调和肝脾；冲任不足、肾精亏虚者，加姚氏新加五子汤，滋助冲任、益肾填精；血虚者，加当归、白芍，养血补血；脾胃不和者，加木香、砂仁，温中和胃。

（3）方解：方中君药为人参，补气健脾。臣药为白术，健脾燥湿，恰合脾喜燥恶湿之性。君臣相配，加强健脾补中之力。茯苓淡渗利水，健脾利湿，为佐药。陈皮理气健脾，行气和胃；半夏燥湿化痰，温中止呕，均为佐药。使药甘草健脾益气，调和诸药。全方具有益气健脾、燥湿化痰之功，用于治疗脾胃虚弱、痰湿阻滞之证疗效显著。

（4）病案举例：闭经。

苏某，19岁，学生，1992年8月10日初诊。停经近3年。12岁初潮，月经周期色量尚可，2年后经量逐渐减少，直至闭经。末次月经1990年1月，至今2年7个月未行。腹部B超示子宫6.5cm×4.3cm×2.8cm，内膜0.2cm，双侧附件未见明显异常声像。曾在他院注射孕酮未效。时值高考，成绩优秀，亦留昆就近读书，以便求医。刻诊：面色淡黄，体形消瘦，脱发明显，久无带下，脘痛时作，腹胀便秘，常易咽痛，睡眠不稳。脉细滑，舌红，苔薄白微腻。

追询病史，素体偏弱，纳食偏少，学习紧张。停经后数度求医未果，情绪不佳，抑闷不舒，渐现诸症。此乃天癸初通，脏腑气血尚未归平衡，冲任血海尚未充实，月经潮后，纳食量少，后天化源不及，思虑过度，耗血伤肝。停经后气机郁滞，升降失调，天癸不足，血海不盈，而致闭经。辨病：闭经。辨证：肝郁脾虚，冲任失养，天癸不足。治则：健脾柔肝，运转机枢，调助冲任。方药：香砂六君子汤合姚氏新加五子汤加减。木香10g，砂仁10g，太子参15g，白术10g，茯苓15g，陈皮10g，法半夏15g，女贞子15g，菟丝子15g，茺蔚子15g，覆盆子10g，车前子10g，炒白芍10g，荔枝核15g，甘草3g。

二诊：1992年8月27日。服上方6剂后，纳食稍增，大便渐调，仍无带下。舌红润，苔薄白，脉细滑。行肛门检查提示宫体后倾，稍小，约5cm×4cm×2cm，质中，双附件阴性。原证未变，酌配养血通经之品，方选归芍六君汤合姚氏新加五子汤加减。当归15g，炒杭芍15g，太子参15g，白术15g，茯苓15g，陈皮10g，法半夏15g，女贞子15g，菟丝子15g，茺蔚子15g，覆盆子10g，车前子10g，炙香附15g，炒续断15g，炙甘草3g。

三诊：1992年9月10日。连服上方2周，纳眠正常，脘腹痛未作，大便转润，有少量带下。舌红润，苔薄白，脉细滑。此为气血渐调、冲任渐充之兆，转拟养血柔肝、调助冲任为主。方选逍遥散合姚氏新加五子汤加减，调助冲任，条达气机，因势利导，顺应阴生阳长之势。炒柴胡10g，当归15g，炒杭芍10g，炒白术15g，茯苓15g，薄荷6g，女贞子15g，菟丝子15g，茺蔚子15g，覆盆子10g，车前子10g，炙香附15g，炒续断15g，荔枝核15g，甘草3g。

四诊：1992年9月21日。服上方5剂后，于9月16日月经来潮，量少，色偏淡红，无血块，腹痛，5日净。舌红润，苔薄白，脉微弦。余无不适，经期继续服药。肝郁渐解，脾运渐复，冲任渐调，谨守病机，制定出下一步治疗方案。

方一：四物汤合姚氏新加五子汤加减，经净后3日开始服用。当归15g，川芎10g，熟地黄15g，炒白芍15g，女贞子15g，菟丝子15g，茺蔚子15g，覆盆子10g，车前子10g，炙香附15g，炒续断15g，桑寄生15g，鹿角霜15g，茯苓15g，炙甘草3g。

方二：逍遥散加味，经前1周服用。炒柴胡10g，当归10g，炒白芍10g，炒白术10g，茯苓15g，薄荷6g，菟丝子15g，茺蔚子15g，炙香附 15g，炒续断 15g，桑寄生 15g，荔枝核 15g，竹茹 1 团，苏梗 10g，甘草 3g。

五诊：1992 年 12 月 4 日。药后分别于 10 月 16 日、11 月 16 日准时行经，量较 9 月 16 日增多，色转红，无块，伴腹痛，五六日净。纳眠、二便正常，脱发明显减少，咽痛未作。舌红润，苔薄白，脉细弱。面色转润，体重增加，已是一派气血冲任渐调之象。续守上法，巩固治疗，月事应时而下。

按语 女子以血为本，以气为动，以肝为先天。肝与脾，相乘相克，脾土不足，木气过旺，土虚木乘，升发条达之性郁滞，后天化源不足，肝血不能灌注冲任，血海亏空，必无经血。姚克敏明视听，察因果，诊得本案责之脾虚肝郁、冲任失养。依据姚氏治疗月经病"不骤补，不猛攻"的原则，先拟香砂六君子汤培土醒脾，益养后天，合姚氏新加五子汤轻助冲任，稍佐白芍、荔枝核抑木疏肝。待病有转机，脾气渐温之时，即易逍遥散、四物汤领姚氏新加五子汤等直达病所，养血助冲，濡润胞宫，疏达气机而致成功。其间，所用药物皆清淡轻扬，舒展流动，柔润多汁。选药之意秉承女子"血常不足，气常有余"之本性，免去壅滞气机之弊。治疗程序井然，标本分层连贯。

（供稿人：姚克敏）

参考文献

1. 高月，杨明会，马百平 . 四物汤现代研究与应用 [M]. 北京：人民卫生出版社，2011.

2. 黄凤，刘伟 . 香砂六君子汤 [M]. 北京：中国医药科技出版社，2013.

3. 姚克敏 . 姚氏妇科流派医文集萃 [M]. 昆明：云南科技出版社，2015.

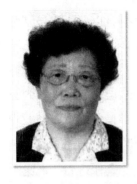

易修珍

易修珍（1937—），云南省中医医院教授、主任医师。第二批全国老中医药专家学术经验继承工作指导老师，云南省名中医。1937年出生于湖北省天门市。

1962年于广州中医学院医疗系六年制本科毕业。从事中医临床工作近60年。云南省中医妇科学术带头人。曾任云南省中医医院妇科主任、云南省中西医结合学会妇产科专业委员会副主任委员。现任云南省中医医院妇科学术顾问，兼任云南省中医药学会中医妇科专业委员会名誉主任委员。

易修珍治学严谨，潜心钻研中医古籍，博采诸家真言卓识，重视中医的哲理修养和实践的锤炼，兼容并蓄，遵古不泥古，具有深厚的中医理论积淀，独特的学术思想和丰富的临床经验。在坚持中医特色的同时，尤重视汲取现代科学的新技术、新成果，融汇新知。重视肝、脾、肾、奇经在妇科的重要性。在继承中，不断创新发展，临证思维开阔，辨证审因精确，对古今方药运用化裁灵活。强调维护"肾 - 天癸 - 冲任 - 胞宫"生殖轴功能的动态平衡。辨证辨病、专病专药结合，扶正祛邪（固本，去菀陈莝，令邪有出路），内外合治，为妇科常见多发病患者解除痛苦。对疑难顽疾（如崩漏、经少、闭经、子宫内膜异位症、子宫肌瘤、多囊卵巢综合征、盆腔良性肿块、盆腔急慢性炎症、乳房疾病、滑胎、妊娠高血压综合征、不孕症等）的非急性期，既随症进行辨证，又方药守衡，不求速效，每能徐徐见功。而对热证、血证、痛证、痉病等的急性期，则刚决明断，截断扭转，务求速效，以救危急。其研制的外用经验方，如院内制剂"妇科如意散""妇爽散""妇康散"等长期广泛运用于妇科经、带、癥瘕诸疾，甚至内、外科相关疾病。"消癥汤"治疗子宫内膜异位症和子宫腺肌病，以及各种妇科癥瘕取得了良好的疗效。对临床复杂多变的疾病，从中医角度进行了大胆探索，让许多疑难顽疾得治。

易修珍认为，"以人为本"的人文精神是构建中医理论的基础，为医者应将《大医精诚》之教诲铭刻于心。她倡导并恭行"博爱诚挚，敬业求精"的职业道德准绳，告诫弟子要以普惠天下妇女健康为己任，淡泊名利，仁心为怀。她在临证中，视患者为亲朋甚至老师，尊重患者，把医患双方放在平等的地位，遵从《灵枢·师传》所言"告之以其败，语之以其善，导之以其所便，开之以其所苦"之教导，悉心听取，分析病因、证候，精心设计治疗方案，将原则性、灵活性统一运筹，让患者树立战胜病痛的信心，使临证处治能切中肯綮，从而赢得了广大患者的信赖和爱戴。

发表《浅谈妇科的辨证与辨病》《中药为主防治妇科腹部术后并发症》《不孕症辨证论治的体会》《外用中药治疗滴虫性、霉菌性阴道炎 140 例》等论文 30 余篇。曾为云南中医学院成人教育部编写《中医妇产科急症》。著有《易修珍妇科医理发微及难治病诊疗精粹》，主编《扶正祛邪 破解妇科疑难顽症——易修珍学术思想与临床经验集》。

二、医方

（一）自拟方

1. 固气利湿汤

（1）组成：黄芪 30g，川续断 15g，沙苑子 15g，白豆蔻 10g，苍术 12g，黄柏 12g，薏苡仁 20g，萆薢 15g，柴胡 12g，甘草 6g。

（2）功效：补气固肝肾，清热除湿。

（3）主治：顽固性带下病，下焦湿浊之淋证久治不愈者；慢性宫颈炎、宫颈息肉经局部治疗后的宫颈排液，阴痒、阴燥（外阴白斑）、阴挺、盆腔炎症等肝肾不足夹湿热证。辨治要点：带下日久量多，或淡黄或黄，质清稀如泡沫或稠厚如豆腐渣样，腥气臭秽；尿道口灼痛，尿频尿急，或夜尿清长，带少而黄；宫颈治疗后出现大量的排液现象，以及阴痒、阴挺等，伴头昏、腰酸痛、倦怠乏力，舌淡红，苔白或白腻，脉濡虚。

（4）方解：黄芪、柴胡补气升阳为君；川续断、沙苑子补肝肾、固冲任为臣；苍术、黄柏、白豆蔻健脾燥湿，萆薢利湿固下焦，薏苡仁健脾利湿、排脓解毒，均为佐使；甘草调和诸药。全方具有固本清利湿浊之功。

（5）用法用量：冷水浸泡15分钟，文火煎煮30分钟，饭后温服，日3次，每剂2日。

（6）注意事项：本方主要针对"气虚湿热未清"证而设。服药过程中饮食宜清淡，忌食辛辣刺激之品。

（7）临床运用：带下量多色黄、臭秽如泡沫，或脓性者，原方去沙苑子，加白花蛇舌草、臭椿皮、苦参、白芷；带下夹赤者，加小蓟、茵陈；兼癥瘕者，加莪术、牡蛎；阴挺者，加倒提壶。

（8）病案举例：带下过多（阴道炎）。

张某，49岁，2000年7月20日初诊。绝经1年余，少腹及尿道口灼痛，带下黄稠多、小便频急反复；多次检查诊断为念珠菌性阴道炎、老年性阴道炎。虽经中西药治疗但改善不明显，大便干、口干、纳食可；舌淡暗，苔薄白黄，脉细弦。妇科检查：外阴、阴道充血明显，分泌物色黄而稠，宫体萎缩，附件未及异常。诊断：带下过多，证属气虚湿热蕴结。治宜扶正清热除湿，予经验方固气利湿汤加减：黄芪30g，川续断15g，益智仁15g，台乌10g，石菖蒲10g，苍术12g，黄柏12g，萆薢15g，柴胡12g，甘草6g。外用妇爽散煎水熏洗坐浴。

二诊：2000年7月29日。患者连服4剂后，诸症大减，舌淡红，苔薄白黄，脉细弦。再进4剂，诸症消失，痊愈。

（按语）带下病虽然是妇科的常见多发病，但对于反复缠绵难愈者也并不少见。本病治疗要透过疾病的局部表面现象，抓住体内疾病的本质，内外合治而取效。该类疾患是由于湿、热引起，缠绵体内日久，耗损正气，致脾肾亏虚，下元不固，湿热余邪未清，病症变化多端，虚实夹杂，多脏器受累。固气利湿汤既清热利湿，又固正气，祛邪不伤正，固本不恋邪，故临床辨证准确，用之往往药到病除。

2. 消癥汤

（1）组成：黄芪30g，当归15g，莪术10g，牡蛎20g，生水蛭粉6g，藁本10g，柴胡12g，生三七粉10g，炙甘草10g。

（2）功效：补气祛瘀消癥。

（3）主治：妇科各类癥瘕积聚。

（4）方解：莪术气味微苦而辛，行气祛瘀。《医学衷中参西录》中《三棱莪术解》谓棱、莪"为化瘀血之要药"，"若与参术芪诸药并用，大能开胃进食，调血和血"。水蛭咸平，祛瘀消癥，"破瘀血而不伤新血……善破冲任中之瘀"（《医学衷中参西录》），生用效佳；三七活血祛瘀，又能止血；牡蛎咸涩，能软坚散结化痰，消瘰疬，固精气。三药相须合用，祛瘀消癥，又不致新血失脱。归、芪补气养血扶正。柴胡为足少阳、厥阴之引经药，既升阳举陷，又疏肝解郁；藁本入肝、肺、脾经，上可达巅顶，中可达脾胃，下可达足厥阴肝经，助升清阳，解清阳不振、厥阴郁窒之气。二味相须合用，助枢转，宣畅气血，透达脏腑经络。炙甘草扶正，调和诸药。

（5）用法用量：冷水浸泡15分钟，文火煎煮30分钟，饭后兑三七粉、生水蛭粉温服，日3次，每剂2日。非经期，外用妇科如意散热敷盆腔小腹部。

（6）注意事项：本方主要针对"气虚血瘀"证而设，疗效确切。饮食宜清淡，忌食辛辣刺激、保健之品。

（7）临床运用：气虚明显者，加党参15g，莪术适当减量；月经过多致气血暴脱者，加红参30g，频服；流血不止者，酌加续断15g、花蕊石15g、茜草15g、炒卷柏15g、血竭6g、山茱萸20g；阴虚者，加生地黄15g、麦冬15g；肌瘤过大、质坚、体质壮实者，加甲珠粉10g、三棱10g、蜈蚣粉3g；夹痰湿者，酌加浙贝母10g、昆布15g、白芥子10g、夏枯草15g、牙皂10g；兼湿热者，加苍术10g、黄柏10g。

（8）病案举例：月经不调、癥瘕、痛经（子宫肌瘤，子宫内膜异位症）。

施某，32岁，2010年3月7日初诊。患者因月经不调，痛经，经量增多2年余来诊。妇科检查结果：外阴、阴道（－），宫颈光滑举痛，宫体后位，稍大质硬，活动差，触痛，峡部触及痛性结节，右附件触及4cm×2.5cm质中等包块。B超示子宫大小为7.0cm×5.1cm×4.7cm，提示峡部及子宫后壁见2.0cm×2.0cm、2.0cm×2.0cm的子宫肌瘤，子宫肌层回声不均，右侧附件巧克力囊肿（3.8cm×3.0cm）。诊时患者月经7~8

天 /22～23 天，经量多，夹小血块，痛经甚。末次月经（LMP）2 月 15 日。诉平时小腹隐痛，腰酸痛，倦怠乏力，纳食可，大便溏不爽，小便正常，舌质红夹瘀，苔薄黄微腻，脉细弦。诊断：月经不调、癥瘕、痛经（子宫肌瘤、子宫内膜异位症）。证属肝脾失调，气虚夹瘀。拟消癥汤加泽泻 10g、姜黄 10g，每日 1 剂。并外敷妇科如意散于神阙、天枢及小腹盆腔，经期暂停。

二诊：2010 年 10 月 11 日。患者治疗半年后停药。服药 1 个月后，精神转佳，出现"排瘀现象"——阴道不时流出深咖啡色分泌物，经期排出大血块及肉样组织。舌质红夹瘀，苔薄黄，脉细弦。以后月经恢复正常，复查 B 超示子宫大小为 6.9cm×4.5cm×4.1cm，双附件未见异常。

按语 易修珍认为，本病因瘀阻胞脉，脾肾亏虚，加重瘀血证，而成为虚实夹杂之顽疾。经多年临床经验，总结出治疗本病的原则为祛瘀散结通络以消癥、健脾化痰助消癥。临证要依据病之新久、体之强弱、邪之盛衰而用药。于通中兼补，通而不伤正，补中兼通，使补而不滞瘀，达到肾精充盛、胞脉畅通得以濡养、血海按时满盈、经血畅通的目的，主张采用"祛瘀固本"法治疗。同时指出，该病终致瘀血顽痰互结，造成患者少腹急、结、胀、满、痛剧之症，根深蒂固。临证提倡乘阴道流血之势排出胞宫滞留的瘀血，即一贯倡导固本"排瘀"的学术思想，并在方中得到充分体现。除以专方"消癥汤"及辨证加减中药内服外，应配合综合治疗以增强药力，每获良效。

3. 调经汤

（1）组成：潞党参 15g，炙黄芪 30g，当归 15g，熟地黄 15g，山茱萸 12g，肉苁蓉 15g，淫羊藿 15g，知母 8g，莪术 8g，丹参 15g，三七粉 10g，甘草 10g。

（2）功效：培补肝肾，祛瘀调经。

（3）主治：月经过少、闭经、月经后期、月经先期、经间期出血、白带减少等，属肝肾不足夹瘀者。

（4）方解：方中参、芪、归、地相配，使精气血滋生；肾精为经血之根，益经必先益精，故聚淫羊藿、山茱萸、肉苁蓉等补肾填精之品，以肇根基。佐以莪术、丹参、三七祛瘀生新，调经，开郁闭；知母滋肾水，与黄芪配伍，制食壮火之气，而气得其益，且与诸药相伍，其寒性大减

（少量知母，恒以佐之）。甘草和调诸药。

（5）用法用量：冷水浸泡 15 分钟，文火煎煮 30 分钟，饭后兑三七粉温服，日 3 次，每剂 2 日。

（6）注意事项：本方主要针对"肝肾不足夹瘀"证而设，疗效确切。宜多食蔬菜瓜果，忌食辛辣刺激之品，保持心情舒畅，生活规律。

（7）临床应用：闭经伴溢乳者，加炒麦芽 50g 以回乳；多囊卵巢综合征引起的月经不调者，加胆南星 10g、牙皂 5g 以祛痰；伴有癥瘕者，合消癥汤，祛瘀散结消癥。病之根蒂深，精血亏损，加龟甲胶 15g、鹿角胶 15g，内服；寒甚者，去知母，加海马 3～5g、巴戟天 15g，或加附、桂。

（8）病案举例：闭经。

李某，24 岁，2010 年 1 月 16 日初诊。因月经停闭 3 年余来诊。患者月经 13 岁初潮，5 年前患"功能失调性子宫出血"，虽经治疗好转，但月经量逐渐减少发展为闭经，曾用西药人工周期治疗 3 个月。诊时患者已闭经 3 年余，平时白带量少色黄，时感腰痛，少腹胀痛，舌红夹瘀，苔薄黄少津，脉细弦。诊断：继发闭经。证属：肝肾虚，冲任不足夹瘀。治以补益肝肾，调养冲任，化瘀通经。方用调经汤加减：潞党参 15g，熟地黄 15g，当归 15g，女贞子 15g，菟丝子 15g，淫羊藿 15g，麦冬 15g，莪术 12g，川芎 12g，丹参 15g，藁本 15g，泽兰 15g，生三七粉 10g，甘草 10g。4 剂。

二诊：2010 年 1 月 29 日。服药 4 剂后，患者于 1 月 21 日白带夹血性分泌物，持续 3 天，舌红夹瘀，苔薄黄，脉细。续守前方，每剂加海马 5g（烤黄冲粉），分次兑服于中药，8 剂。

三诊：2010 年 2 月 17 日。经治疗，患者末次月经（LMP）2 月 15 日，经量偏少，2 天净。继续 1 个月巩固调治，患者每月经汛如期，经量偏少。

按语 易修珍认为，临床疾病虽有虚实之分，但往往虚实夹杂并存，且并存中有所侧重，或虚多实少，或实多虚少，最终均易致瘀阻胞宫。强调"阳中求阴"，海马甘温入肾经命门，勃兴阳道，犹如画龙点睛，使肾气充旺，气血通畅；并注意宣泄厥阴之气郁，酌加藁本；而祛瘀通经调经的药物莪术、丹参等 1～2 味贯穿始终，既能使滋阴药物不过于滋腻，又能使诸药"动而不守"，起到寓攻于补的作用。

4. 芪断固崩汤

（1）组成：黄芪 40g，续断 15g，山茱萸 15g，熟地黄 15g，枸杞 15g，炒白术 10g，炒白芍 10g，茜草 12g，三七粉 6g，炙甘草 10g。

（2）功效：补气固肾，祛瘀止血。

（3）主治：崩漏、月经过多、经期延长等属气虚夹瘀者。

（4）方解：方中续断、熟地黄、枸杞补肾涩精以固本，配黄芪且重用以增加益肾之功；同时黄芪配炒白术，补脾气又能固后天之本。山茱萸补肝肾而收敛涩精，如血量多可加大剂量至 40～80g，既治崩漏不止，又不敛邪。白芍柔肝养血以敛阴；茜草、生三七末祛瘀止血，使血止又不留瘀邪；甘草和调诸药。

（5）用法用量：冷水浸泡 15 分钟，文火煎煮 30 分钟，饭后兑三七粉温服，日 3 次，每剂 1 日。

（6）注意事项：本方主要针对"气阴虚，冲任不固，夹瘀"而设，饮食宜营养丰富，忌食辛辣刺激之品，流血期间勿剧烈运动。

（7）临床应用：暴崩气脱者，加用独参汤频服；阳虚肢冷，加川附片 30g、炮姜 10g；肾阴虚火旺者，加墨旱莲 15g、桑叶 15g；腰胀痛重，血多瘀块，加骨碎补 15g、血竭 6g、花蕊石 15g。

（8）病案举例：崩漏（功能失调性子宫出血、继发贫血）

张某，21 岁，2007 年 3 月 7 日初诊。患者月经紊乱半年，阴道流血月余不净，伴头昏心悸。曾经激素及对症止血治疗半月，仍流血不止。诊时患者阴道流血量多，夹大血块，伴头昏乏力，恶心纳少口干，面色苍白，舌淡红，苔薄白少津，脉细数。患者 2 月 25 日查血红蛋白 55g/L。中医诊断：崩漏；证属：气血不足，冲任失固夹瘀。西医诊断：功能失调性子宫出血，继发贫血。拟方芪断固崩汤，去枸杞，加麦冬 15g、煅牡蛎 30g、海螵蛸 15g、血竭 6g，同时配西洋参 10g，加冰糖炖服，每日 1 剂，连服 4 剂。艾灸双侧足三里、三阴交，每天 2 次，每次 15 分钟。

二诊：2007 年 3 月 16 日。患者服药后阴道流血明显减少，头昏减轻，贫血逐渐纠正，血红蛋白 74g/L。舌淡红，苔薄白，脉细数。继以前方，去煅牡蛎、血竭、海螵蛸，加阿胶 10g、苏梗 12g、荷顶 12g。4 剂。

三诊：服药后阴道流血停止，继以补气固冲任、化瘀调经巩固治疗，易方归芪建中汤加味善后半年，月经恢复正常。

按语 持续阴道流血，阴血丢失较多，气随血耗，阴随血伤，导致气虚冲任不固，不能摄血，血虚气无以附而气血两虚、气阴不足；又因离经之血瘀阻冲任胞宫，使血不得归经，虚实夹杂而致阴道流血不止并反复发作。本方补气益阴固冲，活血祛瘀止血，标本兼治。临床上应重视正本清源，求因治本善后的思想，以恢复肾-天癸-冲任-胞宫生殖轴的功能。

5. 安胎合剂

（1）组成：太子参15g，白术12g，茯苓15g，续断15g，菟丝子15g，桑寄生15g，苎麻根15g，炒芩15g，苏梗12g，砂仁10g，甘草10g。

（2）功效：健脾补肾，清热止血安胎。

（3）主治：胎漏、胎动不安、滑胎等属脾肾两虚夹热者。

（4）方解：方中太子参、白术、茯苓健脾养胃，补气生血为君；菟丝子、桑寄生、续断补肾填精血为臣；炒芩、砂仁、苎麻根清热止血安胎，苏梗行气宽中止呕，为佐；甘草调和诸药为使。脾健以生气血，肾旺自可荫胎，使胎得载养。

（5）用法用量：冷水浸泡15分钟，文火煎煮25分钟后放入砂仁，续煎5分钟，饭后温服，日3次，每剂2日。

（6）注意事项：服药期间应加强营养，以清淡饮食为主，多食水果、蔬菜、肉、蛋等，忌食辛辣、燥热、烧烤等食物。起居有常，生活规律，心情愉快，环境安静，避免惊吓及负重劳累，避免刺激，流血期间注意多卧床休息。

（7）临床应用：若大便秘结，加黑芝麻15g，润肠通便；恶阻者，加枇杷叶12g、竹茹10g，降逆止呕；腰痛者，加杜仲15g，以固肾安胎；流血时间长者，加阿胶珠15g、墨旱莲15g，以清热止血。

（8）病案举例：胎动不安。

周某，27岁，2011年6月10日初诊。妊娠4个月余，阴道反复少量流血多次，伴少腹胀痛。患者末次月经（LMP）2011年2月2日，经检查确诊怀孕。4月16日开始阴道不规则流血，时多时少，色暗红，伴少腹坠胀痛，口干，大便难解，纳食少。经西医院住院保胎治疗无效来诊。B超示"胎盘1/6早剥，宫腔少量积血"。舌质红夹瘀，苔薄黄腻，脉细滑数。诊断：胎动不安；证属：脾肾两虚，血瘀郁热。拟安胎合剂加减：太子参15g，白术12g，茯苓15g，砂仁10g，炒黄芩12g，苎麻根15g，藿梗12g，苏梗12g，云黄连6g，杜仲15g，川断15g，甘草10g。5剂。

二诊：6月23日。经治疗，患者阴道流血已止，纳食增加，舌质红夹瘀，苔薄黄腻，脉细滑数。续守原方加减治疗。

三诊：2011年9月27日。复查B超示"宫内孕活胎，头位，胎儿大小正常，孕29周"。后足月正常分娩一健康女婴，母子平安。

> **按语** 易修珍推崇《胎产心法》"三月以前，宜养脾胃；四月以后，宜壮腰肾，补血顺气，佐以清热"的观点；提倡补脾肾以安胎气，认为过早滋补肝肾，容易妨碍脾胃功能，助热躁动胎气；主张在妊娠3个月以后再逐渐增加补肾固肾的药物，这样才有利于胎儿的健康发育。

（二）成方应用

1. 甘露消毒丹（普济解毒丹）

（1）来源：《温热经纬》。组方：滑石15g，炒黄芩12g，茵陈15g，藿香12g，连翘15g，石菖蒲10g，白蔻仁12g，薄荷10g，木通10g，射干12g，川贝母6g。

原方具有利湿化浊，清热解毒之功。主治湿温时疫，湿热并重交阻，气机不利，邪在气分，发热倦怠，胸闷腹胀，肢酸咽痛，身目发黄，颐肿口渴，小便短赤，泄泻淋浊，舌苔白或厚腻，脉濡。

（2）临床应用：该方治疗湿热下注引起的带下病或阴痒，湿热互滞引起的慢性盆腔炎、经期口糜、经期手起水疱疹、绝经前后诸症。因湿热阻碍气机，每伴有胸脘胁痞闷不适，便溏不爽，口干苦，小便短赤，苔白黄腻，脉濡或细。湿重于热，带下、阴痒者，加臭椿皮、苦参、白芷、败酱草；湿热互结引起的经期口腔黏膜溃疡，加薏苡仁、骨碎补、海藻；或牙痛，加露蜂房、细辛；或面部起痤疮，加天花粉、皂角刺；手起水疱疹，奇痒难忍，加蝉蜕、白芷、防风、粉葛。

（3）方解：方中重用滑石、茵陈、黄芩三药，其中滑石清利湿热而解暑，茵陈清热利湿而退黄，黄芩清热解毒而燥湿；石菖蒲、白豆蔻、藿香、薄荷芳香化浊，行气悦脾；射干、贝母利肺气，清咽喉；木通助滑石、茵陈清利湿热；连翘协黄芩清热解毒。全方能上清、下渗，芳香化中焦之浊，使气机转输，邪有出路。

（4）病案举例：带下病。

杨某，38岁，2010年11月21日初诊。月经后期2年，带下白稠量多、阴痒5年。因患有"子宫腺肌病"反复用中西药治疗，近2年月经每2～8个月一行，经量逐月减少，9～10天干净，伴小腹剧痛，经前乳房肿痛。白带白稠量多，外阴阴道奇痒，逐年加剧，反复5年。脘腹胁痞胀痛。目雾，五官灼热，大便黏而不爽，小便频急热辣，口干苦，口气臭秽，舌质瘀紫，苔白厚腻，脉弦数，面晦斑满布。患有多种慢性病。1-0-3-1，产1孕3。B超提示子宫7.7cm×7.6cm×6.2cm，子宫腺肌瘤。白带常规示清洁度Ⅲ度，念珠菌（＋）。妇科检查：外阴潮红，多量白色分泌物黏附，阴道充血，多量黄白质稠片状分泌物，宫颈肥大轻糜，多个纳囊，举痛，宫体后位稍大质坚，压痛，活动差，后壁触及黄豆大痛性结节3粒，附件双侧片状增厚压痛。诊断：妇人腹痛、带下病、阴痒、癥瘕（念珠菌性阴道炎、慢性宫颈炎、子宫腺肌病、子宫内膜异位症）。辨证：湿热瘀浊互结。

治则：开玄府之郁闭，清湿热瘀浊之结。

处方：①妇爽散30g，煎水取汁，非经期会阴熏洗坐浴，每日1次。初治第1周，夫妇同治。②妇科如意散热敷小腹部。③甘露消毒丹合消癥汤加减：加苦参10g，白芷15g，皂角刺15g，山慈菇6g，忍冬藤15g，姜黄10g，泽兰15g。

上法调治至2012年8月。各症逐日减退至消失，月经30～55天一潮，经量中等，诸痛消失。再转用消癥汤合温胆汤加减：加苦参5g，白芷15g，茵陈15g，姜黄10g。10剂。调理后治愈。嘱忌辛辣、牛羊狗肉、海鲜甘肥之品，尤其要愉悦情志。

按语 患者因剖宫产术后，又2次行人工流产术，逐步出现上述妇科诸症，初用较多西药，渐至月经量少，乃至闭经，每用激素，月经才来，经期延绵，痛经仍剧，并有顽固性"念珠菌性阴道炎"及全身诸多证候。湿热交阻，致肺脾肾三焦等气机运化失常，玄府郁闭，邪无出路，湿热瘀浊胶黏缠绵，使原有之固疾癥瘕日趋加重。直至难以胜任农事，甚至家务，甚是痛苦悲观。经整体辨证辨病，专病专药，内外结合综合调治，前后历经两年多，面色转为粉润，精力已充沛，自感恢复已如常人，甚感欣喜。

2. 补中益气汤

（1）来源:《脾胃论》。组成: 黄芪 15g, 人参（党参）15g, 白术 10g, 炙甘草 15g, 当归 10g, 陈皮 6g, 升麻 6g, 柴胡 12g, 生姜 9 片, 大枣 6 枚。

原方具有补中升阳作用, 主治烦劳内伤, 身热心烦, 头痛恶寒, 懒言恶食, 或阳虚自汗; 或气虚不运之便血, 大便久泻或便秘, 尿闭或尿不禁, 久疟, 久痢; 气虚下陷之脏器下垂（如脱肛、胃下垂、肾下垂、子宫脱垂等）; 中气不足之食呆少气, 倦怠懒言。用补中益气汤畅气机, 补中土, 升清阳, 可治妇产科多种疾患。

（2）临床应用: 中气下陷, 冲任不固, 统摄无权之经多、经期延长、崩漏。用补中益气汤, 重用黄芪至 60g, 加山茱萸、炒卷柏、桑螵蛸、煅牡蛎、血竭等。

（3）方解: 方中黄芪补中益气, 升阳固表, 为君; 人参、白术、甘草甘温益气, 补益脾胃, 为臣; 陈皮调理气机, 当归补血和营, 为佐; 升麻、柴胡协同人参、黄芪、升麻举清阳, 为使。一则补气健脾, 使后天生化有源; 一则升提中气, 恢复中焦升降之功能。

（4）病案举例: 癥瘕、月经过多、不孕症（多发子宫肌瘤、继发贫血、原发不孕）。

黎某, 34 岁, 2013 年 8 月 5 日初诊。10 年来月经量多, 经期长。患者因多发子宫肌瘤, 月经量多, 反复 3 次清宫止血, 病情日益加重, 继发贫血。患者曾被建议手术, 但拒绝。于 6 月 20 日, 复查 B 超示子宫大小为 18cm×15cm×15cm, 多个子宫肌瘤, 大的直径 5.4cm, 部分已达子宫黏膜层。血红蛋白 65g/L。结婚 8 年, 未孕。患者月经 15 天以上 / 20～25 天, 量多如崩, 夹血块, 伴腰酸, 小腹坠痛, 经前乳房胀痛, 带下或夹褐色分泌物。伴头昏, 气短, 纳差, 口咽干不多饮, 大便少不畅, 小便短频难忍, 腹冷而手心热。末次月经（LMP）7 月 20 日, 经量多, 虽用止血药未尽。舌淡瘀紫, 苔薄白少津, 脉细涩, 面虚浮㿠白, 满布黄褐斑。腹诊: 子宫平脐, 充满盆腔, 质坚不活动。诊断: 癥瘕、月经过多、不孕症（多发子宫肌瘤、继发贫血、原发不孕）。辨证: 气血亏极, 中气下陷, 瘀毒壅盛, 郁阻胞脉。治则: ①补气固冲, 祛瘀止血; ②补中升陷，祛瘀消癥；③补肝肾，祛瘀通络，助孕。处方：①吉林红参 15g，泡水代茶；②补中益气汤合芪断固崩汤加减：黄芪重用 80g，山茱萸重用 30g，选加鹿角霜 15g、紫草 30g、血竭 6g；③小米 1 份，糯米 0.5 份，麦麸 0.5 份，煮稀粥少量频啜，以养胃充后天；④艾灸足三里，日 2 次，每次 15 分钟。

二诊：上药用至 4 剂时，阴道流出肉样组织 2 块，大小约 2cm×1cm、2.5cm×2cm，次日血止。处方：①吉林红参 10g，泡水饮；②妇科如意散热敷脐以下小腹部；③补中益气汤合消癥汤加减，选加鹿角霜 15g、山茱萸 20g、羌活 8g、小蓟 15g、血竭 6g；④莲子 20g，红糖、米酒适量煮食，每周 2 次，养心益脾肾；⑤妇科如意散热敷天枢穴。

三诊：经 4 个月治疗，患者阴道偶流出黑褐色分泌物，夹血块。治疗 2 个月后月经即恢复正常，30 天一行，7～8 天净，量中等。面色红润，黄褐斑大减。2014 年 1 月 20 日复查 B 超示子宫 14.2cm×12cm×10cm，子宫肌瘤最大直径 3.8cm。血红蛋白升至 90g/L。处方：①妇科如意散继用；②调经汤合消癥汤加减，黄芪重用 60g，山茱萸用 15g，选加鹿角霜 15g、皂角刺 15g、鳖甲 20g、山慈菇 6g、蜈蚣 3g、血竭 6g。注意保暖，经期忌食酸冷之品。

四诊：8 月 15 日 B 超示子宫 13cm×10cm×8.2cm，子宫肌瘤最大直径 3.0cm。血红蛋白 105g/L，月经 30 天一行，6～7 天净，量中等，小腹隐痛，饮食、二便调。继续上法调治。

2015 年 11 月 10 日经潮后，意外怀孕。予保胎 3 个月。

按语 患者累经中药活血祛瘀，或收涩敛崩，或激素、刮宫止血，病情加剧。长期慢性失血。脾失资生之源，正不胜邪，致正衰瘀毒壅盛，大气下陷，血不归经。初必先澄源而塞流，待血止后转用补气升陷，固肝肾之本，消癥，并始终配合综合治疗 2 年余，癥瘕并未全消，即"带瘤生存"，而"肾-天癸-冲任-胞宫"生殖轴功能恢复正常。此即扶正祛邪，内外合治，改邪归正，和平共处，不求速效，徐徐见功。

（供稿人：易修珍　周蜻　金凤丽）

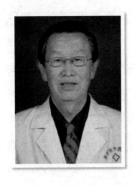

陆家龙

一、医事小传

陆家龙（1942—），主任医师，硕士研究生导师。首届全国继承老中医药专家学术经验指导老师，第五、第六批全国老中医药专家学术经验继承工作指导老师，云南省荣誉名中医。

云南昆明人，为著名老中医陆巨卿之子及其学术传人，1966年毕业于昆明医学院医疗系，1980年毕业于云南中医学院中西医结合研究班。先后任昆明市中医医院副院长、昆明市卫生局副局长、昆明市第一人民医院院长、昆明市中西医结合学会理事长、云南省中西医结合学会副会长、云南省医学伦理学会常务理事、云南省医院管理学会副主任委员、云南省医学会常务理事、云南省卫生科技教育管理协会首届常务理事、云南省中西医结合学会心血管疾病专业委员会副主任委员、云南省卫生厅医药卫生科研评议委员会委员、《云南中医中药杂志》常务编委、《中华现代医院管理杂志》常务编委，2006年被授予"云南省名誉名中医"称号，2012年当选为云南省中西医结合学会名誉会长。

从事中医、中西医结合临床、科研、教学40余年，具有扎实的西医理论基础及丰富的临床实践工作经验，又继承家学渊源，幼承庭训，进而系统学习中医理论，深入研究中医经典，一贯重视典籍整理挖掘并用于实践。治学严谨，学识渊博，善于中西合璧，法古创新，临证谨守病机，知常达变，对内科诸症独具匠心。推崇临证时中西医结合、辨证与辨病结合、人与自然结合的辨证思维，组方立法以轻清灵动见长，以至于无伐伤正气之弊，又无碍脾壅滞气机之虞。结合昆明地区环境特点，擅长中西医结合诊治呼吸系统疾病，因时因地制宜，提倡气阴兼顾，对久病虚损者，以气血为纲，重视五脏生理特点与相互作用关系，突出治疗中脾胃调养的重要作用；结合《伤寒杂病论》《温病条辨》治疗外感热病的研究，总结昆明地区热病特点的同时，因人施治，创制出一系列实用方剂，收到较好效果。其中，"清热润燥汤""桑芪首乌方"曾获云南省卫生厅院内制剂研发的资助。主持的"山茶牌药物卫生纸"的研制，获昆明市科学技术进步奖二等奖；"清热润燥汤治疗昆明地区感冒后咳嗽的临床及其制剂研究"获云南省卫生科技成果奖三等奖。整理著作《伤寒论百题解答》，在国家级刊物上发表《风温临床研究进展》《中西医结合治疗慢性肺心病46例》等30余篇学术论文。

其学术思想特点：①学贯中西，互取所长；②治病求本，平衡阴阳；③重视补气，气运则通；④善补肝肾，慎用温燥；⑤顾护脾胃，以安五脏；⑥养血和营，调和气血；⑦平淡显奇，法古不泥。对老年性高血压、昆明地区咳嗽、慢性肾炎等疾病的治疗具有比较成熟的认识。

关于老年性高血压，陆家龙认为老年人随着年龄的增长，气血渐耗，在各种致病因素的作用下，极易出现肝肾失养，日久必然阴虚于下、阳亢于上，以血压升高为主，并伴随头痛、头昏、耳鸣、心烦、失眠、气短、乏力、口干、口苦、大便秘结等一系列阴阳失调症状。老年人气血不足进一步发展为阴阳失调，是高血压及其相关疾病发生、发展的根本。由于营血的不足，出现肾阴亏虚，继而水不涵木，阳化风动，发为头痛、头昏、头胀，甚至震摇；气不足则推动无力，阴津不能上承，不能输布全身，故见气短乏力、口干便秘；阴虚日久，化生内热，故可伴心烦失眠、口苦口臭；"血为气之母，气为血之帅""元气既虚，必不能达于血管；血管无气，必停留而瘀"，气虚不能行血，则瘀血内生，常表现为舌质夹青，甚至有瘀点。临证诊脉，老年高血压患者多脉细，更说明气血不足是其根本，这与青壮年高血压脉多洪大弦滑有着本质的区别。是故气血不足，肝肾失养，阴阳失调，兼有瘀滞是老年高血压的基本病机。由于老年高血压有其自身独特的发病基础、病理机制和辨治规律，所以中医药在防治老年高血压方面应主要抓住其调压优势，而不是一味追求降压。

关于咳嗽，《黄帝内经》曰："春秋冬夏，四时阴阳，生病起于过用，此为常也。""人与天地相参也，与日月相应也。"据此，陆家龙认为昆明地区风高物燥，居民素喜食辛辣香燥之品，在气候"燥"及体质"燥"的内外因素作用下，感冒后咳嗽常常在头痛、鼻塞、畏寒、发热等外感表证未解时就会迅速出现，且咽痛、咽干、咽痒，咳嗽频作、剧烈，痰少淡黄黏、难咳，大便干结难解等诸症具有普遍性，痰、热、燥交错难解，咳嗽易反复，迁延难愈。相比中华医学会呼吸病学分会哮喘学组制定的《咳嗽的诊断与治疗指南（2015）》中的"感冒后咳嗽"诊断标准，昆明地区咳嗽来得更早，多在感冒后 2～3 天即可出现，且综合了外感咳嗽中"燥邪伤肺证""风盛挛急证"及内伤咳嗽中"肺阴亏虚证"辨证分型的特点。生病起于过用，咳嗽不完全是感受"燥"邪之外燥所致。昆明地区感冒后咳嗽的特点具有普遍性，四季感受"风""寒""暑""湿"邪气均易燥化，故可抓住共性，因地制宜，从禀赋特点、环境因素与疾病发展演变特点之间的相互作用找出地域性的治疗方案。治疗咳嗽应以主证的动态变化分阶段辨证论治，随证加减。早期予平淡之品解表清热、利咽止咳，方选桑菊银翘散加减。此阶段解表祛风，应注意切忌药过寒凉、过辛热发散，以防伤阴化燥和"闭门留寇"。中期以清热化痰、养阴润燥为主，因人施治，方选桑杏汤加减。陆家龙强调，此阶段因邪气已轻浅，故如何掌握清热润燥的程度甚为重要，而诸药用量宜轻，且应根据病情的进退程度随时加减用药，以使清热而不伤阴，养阴而不敛邪。饮食忌辛辣香燥之品，忌烟酒。后期多为素体脾胃虚弱，因肺胃相关，痰湿内生伏于肺，从而影响肺之宣肃、卫阳之敷布，而无力抗邪，又加之外感后多方就医不得法而久咳，迁延日久则伤肺，耗气伤阴化燥，导致肺之气阴两虚，肃降失司，肺胃气逆，肝气亦郁。此期应以益气生津、养阴润肺为基本治法。方用沙参麦冬汤加减，使脾胃自健，痰气内消，阴液得复，虚热自清，病即告愈。亦即"凡有胃气则生，无胃气则死。胃气者，肺之母气也……子有母依，虽重可治"。本阶段要强调的是，清肃之脏需要润养，不可再大量使用清热药。本方可加百合，坚持服用，可预防复发。此病以干为象，干咳难愈乃病患"气阴不足为本，故燥热易生难除"。《黄帝内经》云："其在天为燥，在地为金，在体为皮毛，在气为成，在脏为肺"；"审平之纪……其令燥，其脏肺，肺其畏热，其主鼻……其养皮毛，其病咳"。"燥胜则干"，燥于上则口咽干燥、咳而无痰，燥于下则大便干，是肺胃津液不足，敷布障碍所致。《黄帝内经》云："燥者润之。"《伤寒论》云："咽喉干燥者，不可发汗。"《儒门事亲》云："燥淫于内，治以苦温，佐以甘辛。""润养"与"通利"并行，"存津液"贯穿本病始终，才能邪去正安。

关于慢性肾炎，病理基础是脾肾两虚。肾为先天之本，脾为后天之本。肾的藏精功能需要脾化生水谷精微的濡养，脾的运化作用又有赖于肾阳的温煦。生理上，先天和后天是相互滋养与相互促进的。若肾阳虚衰，不能温养脾阳，就可导致脾阳亦虚；或由脾阳久虚，不能运化水谷之精气以充养肾精，遂可致肾阳亦虚，二者的结果均为脾肾阳虚。陆家龙强调脾虚与湿邪的关系在慢性肾炎中的重要性。脾有运化水湿的功能，有促进水液代谢的作用，能把人体所需要的水液输送到周身各组织中去，以发挥其滋养濡润的作用。代谢后的水液，则下达于肾，由膀胱排出体外。由于脾的这种运化水湿的功能，使体内各组织既得到水液的濡润，又不致有水湿的潴留，从而维持水液代谢的平衡。如果这种功能失常，就会导致水湿潴留而发生病变，如水湿凝聚则为痰为饮，溢于肌肤则为水肿，停留肠道则为泄泻，留于腹腔则为腹水等。所以《素问·至真要大论》说："诸湿肿满，皆属于脾。"在处方配伍上，强调结合药物的现代研究，有针对性地选用一些有明确改善慢性肾炎实验室指标的药物，如用泽泻、生山楂降血胆固醇，用熟地黄、山茱萸、枸杞消尿中颗粒、透明管型，用生大黄、牡丹皮降血尿素氮及肌酐，用益母草、金樱子、芡实、益智仁消尿蛋白等，对一些无证可辨的实验室指标异常的慢性肾炎起到了明确的治疗作用。

二、医方

（一）自拟方

1. 桑芪首乌方

桑芪首乌方是陆氏中医流派传承下来的、陆家龙平时辨证治疗老年高血压及其相关心脑血管疾病最常用的处方，在迅速缓解老年高血压的临床症状及平稳降压方面有较好疗效。主要用于辅助西药治疗老年高血压及其相关心脑血管疾病的常见症，如头昏、头痛、心烦、失眠、口干、口苦、大便秘结等。

（1）组成：桑寄生20g，黄芪20g，制首乌15g，丹参10g，钩藤（后下）20g，三七须根6g，首乌藤20g，秫米20g，炒麦芽15g，炒谷芽15g。

（2）功效：滋养肝肾，补益心脾。

（3）主治：老年高血压。

（4）方解：老年患者的高血压多以虚证为主。方中桑寄生、黄芪为君药，其中桑寄生滋肝肾之阴，黄芪益气健脾（阴液的滋润有赖阳气的温煦，故用黄芪益气以配阳助阴）。制首乌为臣药，协助君药补肝肾、益精血，合君药达到补虚之效。钩藤清热除烦，平肝息风；丹参、三七须根相配，活血通络，且丹参尚有除烦安神的作用；首乌藤、秫米养心宁心安神，共为佐药。炒谷麦芽为使药，亦为"动药"，醒脾开胃，以防前药之滋腻。诸药配伍，滋养肝肾，活血通络，平肝息风，宁心健脾。由于老年高血压患者气血不足，以肝肾阴虚为本，虚热、阳浮为标，本着标本兼治的原则，故用以上诸药加减配伍，先补其阴后泻其阳，就能使肾有所滋，脑有所养，肝有所平，则血压得降。现代研究证实，黄芪、桑寄生有明确降低血压的作用。

（5）用法用量：冷水浸药20分钟，文火煮沸30分钟，饭后温服，每日2次，每剂2日。

（6）临床应用：兼有瘀滞者，加当归、川芎；脾胃虚弱者，加茯苓、炒白术、怀山药；胸痛者，可加苏梗、粉葛；肝肾不足者，加生白芍、炒杜仲。

（7）病案举例：眩晕（原发性高血压）。

李某，男，62岁，2013年10月25日初诊。既往有高血压10余年，有家族病史。最高血压190/110mmHg，长期服用"络活喜（苯磺酸氨氯地平片）"等药控制血压。近期患者血压波动，时觉头晕头痛，发无定时，乏力纳差，耳鸣如蝉，目眩，腰膝酸软，心烦易怒，失眠多梦，口干不喜饮水，大便干、2～3日1行，舌质暗而少津、有瘀斑，苔薄白，脉沉细弦。血压180/110mmHg。

中医诊断：眩晕（肝肾亏虚，气血不和）；西医诊断：原发性高血压。

治法：滋补肝肾，益气活血。

药用：桑寄生15g，制首乌15g，白芍15g，炒杜仲15g，当归10g，川芎10g，三七须根15g，秫米20g，首乌藤20g，黄芪20g，钩藤20g，茯苓15g，炒白术10g，浮小麦20g，炒谷芽15g，炒麦芽15g。水煎服，每日1剂。

连服3剂，眩晕易怒、手足心热、面颧潮红均见减轻，血压降为

140/100mmHg，但仍心悸、失眠，时有烘热汗出。辨证为相火扰心。前方加炒枣仁15g、柏子仁15g、炒黄柏5g，以养心安神，清泻相火。

再进7剂，又见诸症缓解，唯时有腰酸耳鸣，血压降为130/90mmHg，舌淡红、苔薄白、脉沉细。五脏气血已平，肝肾精血亏虚尚不能俄顷而愈，以前方续服，巩固疗效。半年后陪病友门诊，血压稳定，未见复发。

2. 清热润燥汤

"清热润燥汤"因地制宜，博采众长，取《温病条辨》"桑杏汤""沙参麦冬汤"，《金匮要略》"麦门冬汤"之辛凉甘润，养肺胃，生津液，"润养"之力；取《备急千金要方》"苇茎汤"清肺脾郁热，使燥化之痰热从肺、肠"通利"而出。清热润燥，津化咳止，达到所谓"外以滋益之，内以培养之，在上清解之，在下通润之"之效。

（1）组成：桑叶10g，芦根15g，杏仁6g，南沙参12g，麦冬10g，浙贝母10g，薏苡仁15g，冬瓜仁15g，陈皮5g，茯苓15g，京半夏10g，炒麦芽15g，炒谷芽15g。

（2）功效：清热养阴，润燥止咳。

（3）主治：慢性支气管炎急性期，燥热咳嗽。

（4）方解：昆明地区为亚热带季风气候，除夏季外，春秋冬三季雨少，且终年日照充沛，空气中水分蒸发作用强烈，昼夜温差大，空气对流作用明显，形成昆明空气湿度低、气候温和、寒温不显、风高劲急的地理气候特点。加之当地居民喜食辛辣之品，故燥邪为主要致病因素。燥邪易耗气伤津，津液不能正常敷布则易化而为痰，痰停于咽喉则表现为咳嗽。

方中桑叶味苦、甘，性寒，苦能润燥，甘能生津，且其性清轻上扬，能入肺经而解肺燥、祛风温之邪；又桑叶多取霜降后之品，可充分感受秋之肃杀之气而肃肺最宜，实为疏风温、肃肺解燥之要药，故立而为君。杏仁苦降，宣利肺气，可与桑叶相配而宣降相因，又可防沙参、麦冬寒凉伤中，是为臣药。沙参、麦冬润肺益胃，使津液得输，口干得解，烦咳得止而安。芦根利湿通利，宣肺气于上而通达水湿于下，以助气化。浙贝母清热化痰，陈皮、茯苓健脾理气，半夏止咳化痰，薏苡仁健脾利湿，冬瓜仁利湿排脓，麦芽和谷芽健脾和胃。全方诸药合用，共奏清热养阴、润燥止咳之功。全方具有滋而不腻，润而不寒，温而不燥，补而不滞；祛邪不伤正，润肺不留邪的特点。

（5）用法用量：冷水浸药 20 分钟，文火煮沸 10 分钟，饭后温服，每日 2 次。

（6）临床应用：热重者，可加菊花、连翘；气阴明显不足者，可加太子参；脾虚湿盛者，可加白扁豆、山药。

（7）病案举例：外感咳嗽（急性上呼吸道感染）。

卢某，女，28 岁，2013 年 11 月 8 日初诊。患者 3 天前外出受凉后出现咳嗽频频，口鼻干燥，咽喉疼痛、咽痒，痰黄黏稠，不易咳出，咽部时有梗阻感，流清涕，纳差，溲黄，大便干结。既往体健。就诊时舌尖边红、苔薄黄，脉浮数。中医诊断：外感咳嗽，证属外感燥邪，咽喉不利。西医诊断：急性上呼吸道感染。治法：润燥利咽，化痰止咳。

处方：桑叶 10g，杏仁 6g，菊花 6g，连翘 12g，沙参 12g，化橘红 6g，茯苓 10g，京半夏 10g，浙贝母 10g，芦根 15g，生薏苡仁 15g，冬瓜仁 15g，炒谷芽 15g，炒麦芽 15g。2 剂。水煎服，每日 1 剂。

二诊（2013 年 11 月 13 日）：患者服药后咳嗽减轻，仍咽痛、咽干，痰少，易咳出，纳差，大便已通。辨证属燥邪未清，气阴不足。治予前方去菊花、连翘，加麦冬 12g、炒扁豆 15g、炙枇杷叶 6g。2 剂。水煎服，每日 1 剂。

药后诸症均消。

（二）成方应用

生脉散

（1）来源：首见于金代张元素《医学启源》：人参五钱（15g），麦门冬三钱（去心）（9g），五味子二钱（碎）（6g），水二钟，煎八分，随时服。

（2）临床应用：本方有益气养阴、敛汗生脉的作用。主治气阴两伤证。症见肢体怠倦，气短声低，汗多懒言，或干咳少痰，口干舌燥，舌干红少苔，脉微细弱或虚大而数。现代常用于治疗冠心病、心绞痛、急性心肌梗死、心律不齐、心肌炎、心力衰竭等心血管系统疾病，以及肺源性心脏病、肺结核、慢性支气管炎等呼吸系统疾患。

（3）功效：益气生津，敛阴止汗。

（4）主治：温病热伤气阴，倦怠气短懒言，口渴多汗，脉虚；或气阴两虚，亡津失水，心悸气短，脉微，虚汗；或肺虚久咳，干咳少痰或无痰，咽干舌燥，舌红而干，脉虚细者。

此处所指气阴两虚，主要是指上焦心肺气虚和阴液亏损的证候。心肺相通，同在上焦。心为君主之官，主血脉，主藏神；肺为相傅之官，主气，朝百脉，助心行血。君主失职，则相傅最先受累。心气虚，运血无力，则肺朝百脉受累，主气失职而气短，故"喘为心气不足"。肺气虚，不能助心行血，则心气亦会受累。气血同源，心肺二脏息息相关。心气虚和肺气虚相互影响，最终发展成为心肺气虚证。气虚日久，必损及阴液，从而形成气阴两虚、血亏乏力之证。

（5）方解：方中人参甘温，益元气，补肺气，生津复脉，用为君药。麦冬甘寒，养阴清热，润肺生津，用以为臣。君臣和合，则益气养阴之功得彰。五味子酸温，敛肺止汗，生津止渴，为佐药，即《素问·脏气法时论》"肺欲收，急食酸以收之"之意。三药合用，一补一润一敛，共奏益气养阴、生津止渴、敛阴止汗之效，使气复津生，汗止阴存，气充脉复，故名"生脉"。久咳伤肺而气阴两伤者，亦可益气生津，润燥止咳。

（6）病例举例：不寐（失眠）。

王某，男，36 岁，2016 年 7 月 20 日初诊。患者近 1 个月来因心情不好出现梦多，晨起头昏，夜间自觉心慌、气短，无胸闷、疼痛。曾于昆明医科大学第一附属医院行心电图未见异常。平素易出汗，烘热，烦躁，偶有咳嗽、咳痰，痰色黄、质稠、量少，口干、口苦明显，纳食可，二便调。既往体健。就诊时舌微暗红、苔薄白，脉沉细。血压120/80mmHg，心率 75 次 /min。

中医诊断：不寐（心脾不足，气阴两虚）；西医诊断：失眠。治法：养心补肺，益气养阴。

方用：生脉散合归脾汤加味。太子参 15g，麦冬 10g，五味子 10g，当归 10g，黄芪 20g，丹参 10g，首乌藤 20g，山药 15g，炒扁豆 15g，炒谷麦芽各 15g，生姜 5g，大枣 10g，炙甘草 5g。

二诊（2016 年 7 月 24 日）：患者服药后睡眠明显改善，心慌、气短减轻，无口干、口苦，咳嗽好转，偶有咳痰，纳食可，二便调。辨证后，前方去黄芪、炒扁豆，加法半夏 10g、苏梗 5g。3 剂，水煎服，每日 1剂。药后诸证皆消。

（供稿人：魏丹霞　指导：陆家龙）

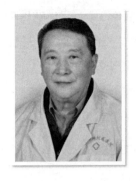

沈家骥

一、医事小传

沈家骥（1941—），主任医师，硕士研究生导师。首届全国继承老中医药专家学术经验指导老师，第四、第六批全国老中医药专家学术经验继承工作指导老师，云南省荣誉名中医，云南省首批中医药师带徒工作指导老师。

曾任云南省中医中药研究所临床研究室主任、附属医院副院长、省级公费医疗门诊部主任，云南省中医药学会理事、副秘书长，第五、第六届云南省科学技术进步奖评审委员会委员。曾荣获云南省卫生厅"老有所为先进个人奖"，云南省红十字会先进个人奖章及荣誉证书，云南省卫计委颁发的"从事中医药工作五十年以上"荣誉证书等。

1957 年拜云南省名老中医苏镜川先生为师，进入昆明市金碧联合诊所工作，后相继拜戴瑞安先生、李继昌先生、姚贞白先生等 19 位省内外名老中医为师，由于刻苦勤勉，尊师如父，尽得真传。1960 年毕业于昆明市医学专科学校中医专业。博览群书，博采众长，尤对《黄帝内经》《伤寒论》有较深的研究，具有坚实的中医理论基础和丰富的临床经验。60 年来一直从事中医临床诊疗、教学、科研工作，致力于专病与专方、辨病与辨证的探索与研究，强调中医治病，必须辨病辨证与专方专药相结合，对于有确实疗效的专方专药必须不断总结、提高；认为专方专药要有较好的前期临床基础，疗效确切，安全性好。如中医世家为何能昌盛不衰，除了医理精湛，治法精妙外，常常都掌握一些屡用屡效的专方、验方。否则不能辨病，焉能识证；不能用方，焉能施治。故屡有创新。对中医内科、妇科、儿科、男科与皮肤科领域及多种疑难危重病有独到建树，深受广大患者的尊敬与爱戴。

参与《中国中医男科研究与临床进展》《李继昌医案》《中医基础与临床》《中医疾病诊疗纂要》等书籍的编写工作，发表《辨病为主治疗油风102例报道》《372例经行感冒的中医诊疗初探》等10余篇学术论文。

二、医方

（一）自拟方

1. 柴胡调经汤

（1）组成：柴胡15g，郁金15g，川楝子15g，当归15g，川芎15g，生地黄20g，牡丹皮15g，枸杞30g，大枣30g，杜仲15g，牛膝15g，续断15g，桑寄生15g，甘草30g。

（2）功效：疏肝理血，补肾调经。

（3）主治：月经不调（包括月经先期、月经后期、闭经、痛经、月经过多、崩漏、少经等）。

（4）方解：肝藏血，喜条达，应以疏调气血为首要，俾肝气平和则血海宁静，血脉通畅，周身之血也随之而安，反之则见胸胁闷胀、少腹隐痛、性情抑郁或易怒、双乳结块等，故药用柴胡、郁金、川楝子，疏肝气；月经病虽侧重在血，但血随气行，气血失调也是产生本病的关键，气血调则五脏安，经脉通则冲任盛，故药用当归、川芎、生地黄、牡丹皮、枸杞、大枣、甘草，调气血；肾为先天之本，主藏精，精能化气，所化之气为肾气，肾气充则冲任脉盛，经行如常，且腰又为肾府，月经病常见腰痛、腰膝酸软等，故药用杜仲、牛膝、续断、桑寄生，强腰补肾。

（5）用法用量：冷水煎服，一日3次，一剂2日，经前1周及经期服用。

（6）临床应用：一般月经不调，或经期不适者，均可运用基本方原方；如气虚较重而不能摄血的崩漏、经量过多、出血不止，症见面色苍白或萎黄、头晕眼花、神疲乏力、气短、舌淡苔薄白、脉细弱者，加红参、鹿角胶、炒艾叶、地榆；如是气滞血瘀的闭经、痛经、少经者，症见月经过期不至、或少腹胀痛、经行不畅、量少色暗有血块、舌暗有瘀点瘀斑、脉弦者，加三棱、莪术、紫丹参；如是湿热偏重，症见经行淋漓、气味臭秽、或平素带下量多色黄有臭味、舌红苔黄腻、脉弦数者，加茵陈、黄芩、黄柏、黄连、苍术；如是寒甚者，症见经行少腹冷痛、喜温喜按、舌淡苔薄白、脉沉者，加炮姜、桂枝、小茴香等。

（7）病案举例：月经先后无定期。

黄某，32 岁，2000 年 5 月 10 日初诊。月经先后无定期半年，以延期为多，7～15 天不等，量少色暗，有血块，淋漓不畅，经前乳房胀痛，行经时伴少腹坠痛，腰酸，痛剧时恶心欲呕、难忍受，舌质淡红，苔薄白，脉弦或涩。中医诊断：月经先后无定期（肝气不疏，气滞血瘀）。治以疏肝理气，活血化瘀。

处方：柴胡 15g，郁金 15g，川楝子 15g，当归 15g，川芎 15g，生地黄 20g，牡丹皮 15g，枸杞 30g，大枣 30g，杜仲 15g，牛膝 15g，续断 15g，桑寄生 15g，甘草 30g，三棱 10g，莪术 10g，紫丹参 15g，延胡索 15g。3 剂。经前 1 周服药。

二诊：2000 年 5 月 15 日。服药后乳房胀痛、行经时少腹坠痛、腰酸减轻，经量不多，但有血块。守方连服 3 个月经周期。

随访，诸症消，月经正常。

（按语）月经病是妇科疾病中的常见病，可由外感六淫、七情内伤、房劳等诸多因素引起。妇女以气为本、以血为用，不论外感或内伤，往往易伤于血，出现气血失调。依据中医学理论，气血不调、脾胃不和、肝气不疏、肾虚等往往导致本病的发生。因此，治疗月经病时抓住调气血、和脾胃、疏肝气、补肾虚这几个重要环节，辨证论治，往往效验。

2. 麻杏宁咳汤

（1）组成：麻黄 10g，麻黄根 9g，厚朴 10g，桔梗 10g，射干 10g，僵蚕 10g，黄芩 6g，知母 15g，白芷 10g，薄荷 10g，葶苈子 10g，天竺黄 6g，柴胡 10g，粉葛 15g，竹茹 6g，杏仁 10g，浙贝母 10g，茯苓 15g，甘草 10g。

（2）功效：宣肺止咳，豁痰平喘。

（3）主治：感冒、发热、哮喘，以及肺气不利引起的胸胁胀痛不适等。

（4）方解：引起咳嗽的原因颇多，总体可分为两类——外感咳嗽和内伤咳嗽，且两者常互为因果。沈家骥将咳嗽主因责之于肺失宣肃，认为无论何种原因引起的咳嗽，均累及肺脏受病。

方中麻黄有解表宣肺之作用。现代研究认为，麻黄根有缓解支气管痉挛及抑制流感病毒的作用。又据《滇南本草》记载，麻黄根能"实表气……清肺气"。由于采集时带有少许根茎，即有小部分麻黄的草质茎在其中，所以麻黄根有宣肺与肃降的双重功能。杏仁为宣肺止咳之要药，同时还兼有润肠通便之效。肺与大肠相表里，咳家常伴有大便秘结，用杏仁能通大便，降肺气。厚朴能降气止咳平喘，"主肺气胀满，膨而喘咳"（《本草纲目》）。桔梗能宣肺化痰，利咽排脓，治疗咳嗽、咽痛、脓痰等。浙贝母、竹茹、天竺黄共奏清热化痰、定惊除烦之功效。射干能清热解毒、祛痰利咽。僵蚕祛风化痰，达利咽豁痰之效。白芷、薄荷，一温一凉，均有解表作用，前者还能止痛、通窍，可治疗头痛、鼻塞等，后者则清利头目、利咽，用治头痛、咽喉肿痛等。黄芩善清肺经之热。知母滋阴润肺清热。柴胡、葛根则有辛散解表及退热作用。葶苈子专泻肺中之痰火。方中加入茯苓，主要作用是健脾除痰，杜绝痰源，因古人早就有"脾为生痰之源，肺为贮痰之器"之说。甘草能调和诸药，还有祛痰止咳、抗炎作用，故用量常达30g。

（5）用法用量：冷水浸药30分钟，文火煮沸30分钟，分早、中、晚各服1次，每剂服2日。

（6）注意事项：服药期间避风寒，少食辛辣油腻食物，避免接触花粉、油漆、刺激性气体及化学试剂。

（7）临床应用：若风寒较甚，出现全身肢体酸楚、疼痛、恶寒发热、无汗、舌淡苔薄白、脉浮紧，可酌加羌活和/或独活，以增强祛风散寒止痛之力；如兼有头面部疼痛、鼻塞声重等"鼻渊"症状，常加川芎、藿香、细辛，以增强通窍止痛之功效；如有呛咳、咽干鼻燥、咽痛声嘶、无痰或痰少、舌红少津、苔薄白、脉浮数等肺燥阴伤的症状，常加入沙参、麦冬等甘寒生津润肺之品；痰湿内蕴伴有咳嗽反复发作、咳声重浊、痰多黏稠、脘痞、纳差、舌淡苔白腻、脉浮滑，则加入藿香、苍术、鸡内金等芳香化湿健胃药；如风热犯肺，症见咳嗽、咽痛、喉燥、咳痰黄稠、舌淡苔薄黄、脉浮数或浮滑者，加天花粉、瓜蒌壳等祛痰生津之品；若痰中带血，则加入生地黄、牡丹皮、地榆，以凉血止血；兼喘者，加重麻黄用量；发热较甚的，常酌加青蒿配合方中辛散之品解表退热；头痛甚或经行感冒，则加川芎。

（8）病案举例：咳嗽（急性支气管炎）。

吴某，男，38岁，2000年2月12日初诊。咳嗽已3周，吐黄痰，咽痒胸闷，活动后伴喘息，口干饮少，已自行服"止咳丸"等，症状无缓解。舌淡苔白、中根黄腻，脉浮滑稍数。西医诊断：急性支气管炎。中医诊断：咳嗽（痰热上犯，肺失宣降）。治以清热化痰，宣肺平喘。给予麻杏宁咳汤2剂内服，1日3次，1剂服2天。

二诊：2000年2月15日。上药服2剂，咳即止，余症痊愈。效不更方，续服5剂巩固治疗。

（按语）咳嗽是由六淫外邪侵袭肺系，或脏腑功能失调，内伤及肺，肺气不清，失于宣肃所成。正如《医学三字经》所说"肺为脏腑之华盖，呼之则虚，吸之则满。只受得本然之正气，受不得外来之客气。客气干之，则呛而咳矣。亦只受得脏腑之清气，受不得脏腑之病气。病气干之，亦呛而咳矣。"

3. 芎芷头风汤

（1）组成：川芎15g，白芷10g，细辛3g，羌活10g，天麻10g，僵蚕10g，刺蒺藜6g，菊花10g，甘草10g，绿茶2g。

（2）功效：祛风止痛，活血行气。

（3）主治：偏头痛、眉棱骨痛等。

（4）方解："风"乃头痛的最主要致病因素。方中川芎辛温升散，能上行头目，有祛风止痛、活血行气之功效，为治疗头痛之要药。现代研究认为，川芎嗪能抑制血管平滑肌收缩，增加脑及肢体血流量，预防血栓形成。白芷祛风止痛，用以治疗偏头痛、眉棱骨痛等。细辛有祛风、通窍、止痛的功效。羌活祛风、胜湿、止痛，治疗头痛项强，且有引诸药上行的作用；《汤液本草》称"头痛，肢节痛，一身尽痛者，非此不能除"。天麻能息肝风，止头痛，可治疗头痛、眩晕；《本草汇言》称其"主头风，头痛，头晕虚旋"。僵蚕亦能祛风止痛。刺蒺藜能平肝祛风明目。菊花有疏风平肝明目之功效，疗头风效佳；《神农本草经》称其"主诸风头眩、肿痛、目欲脱、泪出"。甘草能调和诸药。茶叶则清上降下。

（5）用法用量：冷水浸泡20分钟，煎煮30分钟，每天3次，每次200ml，2天服1剂。

（6）注意事项：服药期间密切观察头痛部位、性质，瞳孔，体温，

沈家骥

二便，头痛发作时间及有无伴发症状如抽搐、昏迷、喷射样呕吐等，若发现异常应立即就诊。

（7）临床应用：若风寒引起的头痛，症见头痛且连及项背、恶风畏寒、舌淡苔薄白、脉浮紧，治以疏风散寒止痛为主，基础方加藁本治之；如风热引起的头痛，症见头痛而胀，甚则头痛如裂、发热或恶风、舌红苔黄、脉浮数，宜疏风清热止痛，用基础方，或加入蔓荆子、薄荷疏风清热；若兼胃火上炎，出现牙痛等症时，加黄芩、生石膏、知母清泻胃火；巅顶痛，加藁本、蔓荆子祛风止痛、清利头目；湿困清阳，症见头痛如裹、肢体困重、胸闷纳呆、舌苔白腻、脉滑，基础方加藿香、厚朴、苍术燥湿化浊；肝阳上亢之头痛而眩、心烦、易怒、胁痛、舌红苔黄、脉弦有力，宜平肝潜阳，基础方加钩藤、黄芩、石决明等平肝潜阳之品；肾虚头痛时，常头痛而空，兼有眩晕、腰痛酸软、耳鸣少寐、舌红少苔、脉细无力，宜补肾养阴，基础方加酸枣仁、枸杞、杜仲等宁心安神、壮腰补肾；气血虚弱之头痛，症见头痛、头晕、气短乏力、心悸不宁、舌淡苔薄白、脉沉细无力，治拟气血双补，基础方加党参、当归益气养血；头痛经久不愈，血瘀于内，其痛如刺，痛处不移，或有外伤史，舌紫暗有瘀、苔薄白、脉涩，宜活血化瘀止痛，基础方加三棱、莪术活血化瘀；兼痰浊较甚，则头痛昏蒙、呕恶痰液、胸脘满闷、舌苔白腻、脉滑，则宜化痰、降逆，基础方加法半夏、竹茹、天竺黄化痰止呕；治疗偏头痛时，常在原方基础上加钩藤、草决明、石决明、藁本、蔓荆子、三棱、莪术等平肝祛风、活血止痛。

（8）病案举例：头风（血管神经性头痛）。

梁某，女，42 岁，2011 年 3 月 5 日初诊。头痛 5 年余，加重 3 天。5 年前无明显诱因出现头痛，呈胀痛，以双侧太阳穴较明显，疼痛间断发作，受凉、生气后加重，痛甚时伴有恶心及针刺样感觉。2 天前因工作繁忙，头痛加重，呈全头痛，症状持续不缓解，难入眠，经头颅 CT 检查未见异常。5 年来曾多次求助于中西医治疗，症状未见明显缓解，疼痛较严重时须服"芬必得（布洛芬缓释胶囊）"以减轻疼痛。舌淡红，苔薄黄腻，脉弦稍滑。西医诊断：血管神经性头痛。中医诊断：头风（肝阳上亢，痰瘀上扰）。治以"芎芷头风汤"加石决明 30g，4 剂。水煎服，1 剂服 2 天。

二诊：2011 年 3 月 12 日。头痛程度较前减轻，睡眠改善，舌质淡红、边有瘀斑，苔薄白腻，脉弦滑。守上方加三棱 10g、莪术 10g，3 剂。

三诊：2011 年 3 月 17 日。诉头痛较前明显减轻，近期未再服用止痛片，舌质淡红，舌边瘀斑颜色较前减淡，脉弦滑。继服上方 1 个月。

共服 12 剂后，随访半年，头痛未再复发。

按语 头痛即指由于外感与内伤，使脉络绌急或失养、清窍不利所导致的以患者自觉头部疼痛为特征的常见病证，可以发生在多种急、慢性疾病中。正如徐春甫《古今医统大全·头痛门》总结说："头痛自内而致者，气血痰饮，五脏气郁之病，东垣论气虚、血虚、痰厥头痛之类是也；自外而致者，风寒暑湿之病，仲景伤寒、东垣六经之类是也。"由此可见，临床多将头痛分为外感、内伤两类。头痛因其轻重、部位、疼痛性质等不同而较为复杂。

4. 益气养血生发汤

（1）组成：黄芪 30g，红参 30g，白术 15g，鹿角胶 20g（烊化，兑服），茯苓 30g，川芎 15g，当归 15g，熟地黄 30g，制首乌 30g，女贞子 30g，墨旱莲 15g，黑芝麻 30g，侧柏叶 15g，甘草 10g。

（2）功效：益气补血，生发乌发。

（3）主治：多种类型斑秃。

（4）方解：斑秃的病机与血虚不能荣养有密切关系。本方以八珍汤为基础，气血双补。加鹿角胶入肝、肾经，生精益血；红参养心脾，益气生津。两者配伍，大补气血。黄芪补气生血；制首乌补肝肾、益精血；女贞子、墨旱莲、黑芝麻滋补肝肾，益精血，乌发；侧柏叶寒凉入血而祛风，生发乌发。全方微温不燥，补而不腻，共奏生发育发之效。

（5）用法用量：冷水浸药 1 小时，文火煮沸 30 分钟，饭后温服，日 3 次，每剂 2 日。鹿角胶分 6 份，烊化兑服。

（6）注意事项：本方主要为"肝肾不足、气血两虚"证而设，湿热内蕴、火热等实证者不宜使用。临床应用本方时，患者饮食宜清淡，忌食辛辣刺激及肥腻厚味之品。多食新鲜蔬菜水果，以及富含蛋白质和维生素 B、维生素 C 的食品，保持头皮清洁，避免搔抓，调畅情志，舒解压力。

（7）临床应用：腹胀、纳差者，加鸡内金、砂仁；伴有泄泻或便溏者，重用茯苓、白术，加薏苡仁、炒扁豆；神疲、乏力，加柴胡、升麻、大枣；头昏、眼花、头皮瘙痒者，加柏子仁、天麻、白芍；肝肾不足，加枸杞、菟丝子；气滞血瘀，加三棱、莪术。

（8）病案举例：油风（斑秃）。

陶某，女，36岁，2009年11月6日初诊。患者因脱发半年，突然发现圆形脱发斑1周求诊。患者自诉近半年来工作压力大，睡眠不足。刻下症见：右侧顶枕部2cm×2.5cm圆形脱发区，无瘢痕、红肿及鳞屑。毛发稀疏枯槁，触摸易脱。动则心悸，短气懒言，倦怠乏力，早醒，复睡困难。面色萎黄，舌质淡，舌苔薄白，脉细弱。西医诊断：斑秃。中医诊断：油风（气血两虚证）。属以虚为主之证。治以益气补血，生发乌发。方以自拟"益气养血生发汤"加酸枣仁30g、枸杞20g、大枣20g、淫羊藿15g。3剂，内服，2日1剂，每日2次。

二诊：2009年11月13日。患者服上方3剂后，洗发时头发脱落根数明显减少，每次20根左右，斑秃处尚未见明显变化。气短懒言、倦怠乏力症状明显改善，睡眠较前改善，舌淡，脉细弱。守上方6剂内服，2日1剂，每日2次。

半月后复诊，患者病情好转，头发易脱落情况大为改善，圆形脱发区可见细软新发再生，余症皆除，纳眠可，二便调。舌淡红，脉细、较前有力。继予"益气养血生发汤"加减以善其后，并嘱患者清淡饮食，忌食辛辣刺激及肥腻厚味之品，保持头皮清洁，避免搔抓。

按语 斑秃属中医"油风"范畴，是一种突然头发成片脱落的慢性皮肤病，严重者出现全秃、普秃。油风可分为血热风燥、气滞血瘀、肝肾不足、气血两虚等型。本案患者素体虚弱，加之经带胎产、久劳致气血两虚。气虚不能化生精血，精不化血，血不养发，肌腠失温，发无生长之源，毛根空虚而发落成片。血虚不能濡养脏腑，则面色萎黄，心悸失眠；气虚则短气懒言，倦怠乏力。舌淡白、脉细弱，为气血两虚之象。故用益气养血生发汤益气补血、生发。"肾主骨生髓，其华在发""发为血之余"，肾藏精，肝藏血，发的生长依赖于精血的滋养，精血充盈，发黑而润泽。精能化气，气能生精，精血同源，气能生血，血能生气，阳生则阴长，气旺则血生，养血药中酌情运用补气药可获良效。益气养血生发汤以八珍汤为基础气血双补，加鹿角胶入肝、肾经，生精益血；红参养心脾，益气生津。两者配伍，大补气血。黄芪补气生血；制首乌补肝肾、益精血，微温不燥，补而不腻；女贞子、墨旱莲、枸杞、黑芝麻滋补肝肾，益精血乌发；侧柏叶寒凉入血而祛风，生发乌发；大枣补中益气，养血安神；酸枣仁酸甘化阴，养血安神；淫羊藿补肾助阳，与滋阴养血药伍用，俾阳得阴助则生化无穷，阴得阳助则泉源不竭。

5. 白驳方

（1）组成：黄芪 30g，红花 10g，香附 10g，补骨脂 8g，白芷 10g，川芎 15g，当归 15g，生地黄 15g，僵蚕 15g，制首乌 30g，刺蒺藜 20g，女贞子 20g，墨旱莲 15g，黑芝麻 30g，甘草 10g。

（2）功效：疏肝活血，祛瘀消驳。

（3）主治：各种类型白癜风。

（4）方解：白癜风的病机与气血失和有密切关系。本方中用疏肝解郁、祛风消瘀的刺蒺藜，行血中之气的香附，活血行气祛风的川芎为君药，以疏肝活血，祛瘀消驳。用补气生血行滞的黄芪，补肝肾、益精血、微温不燥、补而不腻的制首乌，清热养阴、凉血散瘀的生地黄，补血活血的当归，辛散温通、活血通经的红花为臣药，以协助和加强君药的功效。佐以女贞子、墨旱莲、黑芝麻滋补肝肾，益精血；僵蚕、白芷辛散祛风；补骨脂入肾经，助肾气以固益卫气，能促进皮肤色素增生，并使之沉积于皮下，对本病所致白发亦有乌发之功。

（5）用法用量：冷水浸药 1 小时，文火煮沸 30 分钟，饭后温服，日 3 次，每剂 2 日。

（6）注意事项：临床应用本方时，患者饮食宜清淡，忌食辛辣刺激食物。多食含铜量较多的豆类（尤其黑豆）、黑芝麻、无花果、黑木耳、猪肝、茄子、芋头、核桃仁、丝瓜等，不宜多用含维生素 C 的药物及食物，调畅情志，保持乐观。

（7）临床应用：腹胀、纳差者，加鸡内金、砂仁；口苦、咽干、胸胁闷胀不适，加柴胡、黄芩；伴有泄泻或便溏者，加用茯苓、白术；神疲、乏力明显，加红参、大枣；头昏、皮肤瘙痒者，加酸枣仁、天麻、白芍；肝肾不足，加枸杞、熟地黄；气滞血瘀显著者，加三棱、莪术；郁久化火，加紫草、紫丹参、黄芩等。

（8）病案举例：白驳风（白癜风）。

刘某，男，21 岁，2009 年 6 月 2 日初诊。患者因口唇周围出现小片白色斑点，逐渐扩大成片 1 年半就诊，白斑处胡须变白，并渐行扩散至眉间、鼻翼旁皮肤，无痛痒。刻下症见：面部口唇周围出现淡白色斑片，眉间、鼻翼旁见小片状白斑，境界清楚。无瘢痕、红肿及鳞屑。现心情焦虑，胸胁闷胀不适，口苦。面色晦暗，唇色暗，舌质暗、边有瘀点，舌苔薄白，脉弦。西医诊断：白癜风。中医诊断：白驳风（气滞血瘀证）。治以疏肝活血，祛瘀消驳。方以自拟"白驳方"加三棱、莪术各 10g，紫丹参 15g，柴胡 10g，黄芩 15g。3 剂，内服，每日 2 次。

二诊：2009 年 6 月 16 日。患者服上药后无不适，面色转红润，舌质暗红，苔薄白。守上方 6 剂，2 日 1 剂，每日 3 次，水煎分服。

三诊：2009 年 7 月 2 日。服上方后，眉间、鼻翼见 3 处芝麻片样色素沉着之皮岛，部分白斑边缘色素增深，舌脉同前。守上方 9 剂，加炙黄芪 20g、红参 20g，补气生血，促进肌肤气血充养。

20 天后复诊，患者眉间、鼻翼处白斑消失，口唇周围白斑面积缩小，舌质淡红，苔薄，脉弦。守上方，嘱坚持长期用药。

按语 白癜风是易诊难治的一种常见皮肤色素脱失性皮肤病，因其有碍容貌，给患者造成极大的心理负担。白癜风可分为风血相搏型、气滞血瘀型、肝肾不足型等。大多认为气血失和及肝肾不足是发病的主要原因。人体正常的生理活动有赖于气血功能的协调来维持，一旦失调则可发病。气血冲和万病不生，一有怫郁诸病生焉。"怫郁""血瘀皮里"之终极病理，都是气血失和。治疗上宜在调和气血药中兼以疏解，以散之、化之。滋益肝肾或补肾益气都应作为补充人身精血之源的方法。本案为气滞血瘀型，情志不遂，肝失疏泄，肝气郁结，故胸闷不舒、焦虑；气病及血，气滞血瘀，不能上行于面、下达腹背四肢，肌肤失养而发白驳。舌质暗、边有瘀点，脉弦，为气滞血瘀之象。故用白驳方疏肝活血、祛瘀消驳。加用紫丹参活血祛瘀凉血；三棱、莪术破血祛瘀，行气导滞；香附疏肝解郁，行血中之气；柴胡、黄芩疏肝解郁、清泄里热。全方配伍，活血与行气相伍，既行血分瘀滞，又解气分郁结；祛瘀与养血同施，则活血而无耗血之虑，行气又无伤阴之弊；升降兼顾，既能升达诸阳，又可降泄下行，使气血和调。合而用之，使血活气行，瘀祛驳消。

6. 蒌贝连翘散

（1）组成：瓜蒌壳 10g，浙贝母 10g，连翘 10g，夏枯草 10g，牡蛎 20g，柴胡 10g，黄芩 6g，郁金 9g，川楝子 10g，三棱 10g，莪术 10g，

桔梗 10g，当归 10g，川芎 10g，甘草 6g。

（2）功效：疏肝解郁，消瘀化痰，软坚散结。

（3）主治：乳腺增生（乳癖）、乳腺癌（乳岩）、浆细胞性乳腺炎（粉刺性乳痈）。

（4）方解：方中瓜蒌壳、浙贝母能开郁化痰、软坚散结；柴胡能条达肝气、疏肝解郁、调经止痛，为治疗胸胁疾患之要药；黄芩则善清上焦之实热；郁金能行气活血，解郁止痛，治乳胀属肝郁有热、气血瘀滞者尤佳；川楝子行气止痛，用治肝郁化火所致诸痛证；三棱、莪术破血行气、消积止痛，既能破血逐瘀，又能行气止痛；桔梗既有开宣肺气、化瘀利气之功，又有宽胸散结之效，且能引药上行于胸；夏枯草能清肝火，散郁结，主入肝经，用于肝郁化火、痰火凝聚而致的瘰疬等；牡蛎长于软坚散结，用治痰火郁结、血瘀气结之痰核、瘰疬、癥瘕积聚；当归、川芎能活血、调经、补血、行气，专司调节冲任气血；连翘清热解毒、消肿散结，且能散气血之凝聚，为疮疡科要药；甘草调和诸药，又能解毒，与他药共奏其效。

（5）用法用量：冷水浸泡以上各味中药 30 分钟，文火煎煮 30 分钟，饭后 1 小时服，日服 3 次。

（6）注意事项：本方主要以肝郁气滞、气郁痰凝证为辨证用药主导方向。证型符合者疗效确切，临床应用时要具体根据不同患者及兼证灵活加减。如血虚者加枸杞、大枣，气虚者加黄芪，阴虚加女贞子、墨旱莲，阳虚者加附子等。

（7）临床应用：乳癖是临床最为常见的乳房疾病，并有一定的癌变危险，中青年妇女多见。沈家骥临床数十年，应用自拟蒌贝连翘散治疗该病取得满意的疗效。在辨治该病时，除主症以外，兼症的治疗也十分严格，若乳房胀满较甚者，加青皮、香附、沉香等行气消胀；兼经行量多者，加生地黄、牡丹皮、地榆等凉血止血。

（8）病案举例：乳癖（乳腺增生）。

杨某，女，33 岁，2008 年 12 月 30 日初诊。主诉：右侧乳房乳头上方直径 4cm 左右硬块，胀痛、触之更甚，近 2 周。每次月经之前疼痛明显，皮色不变，病程年余，经某处门诊治疗有一定缓解，饮食正常，时有情绪不好时疼痛随之明显，伴腰酸胀。患者发育正常，营养良好，面色有斑，精神尚佳，舌淡，苔薄黄腻，脉沉滑。经外院乳腺红外扫描确诊。西医诊断：乳腺增生。中医诊断：乳癖（肝气郁滞、瘀痰凝结）。治以疏肝解郁，软坚散结。处方：蒌贝连翘散加减。水煎内服，每日3次，每2天服1剂。

二诊（2009年1月6日）：经上方治疗1周，胀痛减轻，腰酸等症消退，乳房肿块消退不明显，近感胸胁胀，口干。守原方，加知母15g、天花粉10g。

连续服药2个月后，肿块消退，疼痛消失，患者自述未能触及包块。乳房胀痛明显减轻，仅在行经前1~2天双侧轻微胀痛。嘱患者每月经前1周前来复诊用药，以资巩固。

按语 乳癖是一种乳腺组织的良性增生性疾病，特点是单侧或双侧乳房疼痛并出现肿块，且乳房疼痛、肿块与月经周期及情志变化密切相关。西医学认为，本病的发病原因主要与卵巢功能失调相关。中医认为，该病主要由情志不遂，肝郁气滞，痰瘀互凝所致。治疗上应以疏解肝郁为主，再辅以消瘀化痰、软坚散结之品。沈家骥采用自拟方蒌贝连翘散加减治疗而收良效。

乳房疼痛以胀痛多见，也可出现刺痛或牵拉痛等。乳房肿块大小不等，形态不一，边界或清或不清，质地不硬，活动度好。如《诸病源候论》曰："癖者，谓癖侧在于两胁之间，有时而痛是也。"《疡医大全》亦云："乳癖……多由思虑伤脾，怒恼伤肝，郁结而成也。"

（二）成方应用

1. 酸枣仁汤

（1）来源：《金匮要略》。原方由酸枣仁、茯苓、知母、川芎、甘草组成。沈家骥运用本方时，将茯苓改用茯神以加强安神定志之力，并在此基础上加入山楂、鸡内金、三棱、莪术、枸杞、大枣等药。

原方具有养血安神、清热除烦的功能，主治虚劳虚烦不眠，脉弦或细数。沈家骥以酸枣仁汤为基础，用于许多疾病的治疗，效果满意。

（2）临床应用：①神经衰弱失眠，加煅石决明、草决明、首乌藤、远志；②围绝经期综合征失眠，加女贞子、墨旱莲、百合；③心悸多梦，加黄连、磁石、炙甘草；④盗汗，加黄连、生地黄、黄柏、五味子、黄芪；⑤高血压伴失眠，加天麻、钩藤、刺蒺藜；⑥抑郁症，加郁金、合欢皮。

本方对各种原因引起的失眠均可用之，但可根据临床兼症，审因加味。如脾胃不和较甚者，加白豆蔻、砂仁、藿香。兼湿浊内蕴者，加苍术、猪苓、藿香、厚朴。兼痰浊内盛者，加法半夏、天竺黄、竹茹。兼肝胆湿热者，加龙胆、黄连、黄芩、茵陈。兼肝郁气滞者，加柴胡、郁金、川楝子、佛手。兼肝肾不足、腰膝酸软者，加杜仲、牛膝、桑寄生、续断。兼气血不足者，加红参、黄芪、当归。伴有便秘，可加草决明、瓜蒌、生大黄。如高血压伴头痛头晕者，加白芷、夏枯草、菊花、天麻、僵蚕、钩藤等。

（3）方解：酸枣仁汤是治疗虚劳虚烦不得眠的专方。从全方组成分析，酸枣仁养血补肝，宁心安神，为君药。茯苓（改用茯神）宁心安神，知母滋阴清热，为臣药；与君药酸枣仁相配，助安神除烦之效。佐以川芎调畅气机，疏达肝气，与君药相配，酸收辛散并用，具养血调肝之妙。甘草生用，和中缓急，为使药。加入山楂、鸡内金和胃消食；而山楂、酸枣仁、枸杞、大枣、甘草，味酸甘，酸甘化阴，使阳交于阴，阴自动而静，达到调摄阴阳的目的；加入三棱、莪术活血化瘀通络，调和气血。

（4）病案举例：绝经前后诸症（围绝经期综合征）。

蒋某，女，51岁，2001年3月12日初诊。1个月来入睡困难，或睡后易醒，醒后再难入睡，或多梦，近1周症状加重，并伴有月经紊乱，神疲乏力，心烦易怒，潮热汗出，口干舌燥，头晕，耳鸣，健忘，大便干，舌质红，脉细数。西医诊断：围绝经期综合征。中医诊断：绝经前后诸症（阴虚火旺，心神不宁）。治法：滋阴清热，宁心安神。处方：酸枣仁30g，茯神30g，知母15g，川芎15g，甘草30g，山楂15g，三棱10g，莪术10g，枸杞30g，大枣30g，女贞子15g，墨旱莲15g，百合15g，决明子15g。3剂。

二诊：2001年3月17日。服药3剂后，睡眠改善，诸症减轻，但梦多。守上方加黄连5g、石决明30g，5剂。

1年后随访，经绝，睡眠稳定。

按语 失眠是围绝经期综合征表现突出的症状。重视宁心安神：虽然导致不寐的原因很多，但不论何种原因引起的不寐，最终均是心神被扰所致，故治疗本病的关键就在于宁心安神。调摄阴阳：阴阳相交寐如常，阴阳不交则寐不安。重视活血化瘀：不寐往往病程较长，顽固难愈。暴怒、思虑、忧郁、劳倦、饮食等内外之邪伤及诸脏，使精血内耗，相互影响，病邪扰于营卫，阻滞经络，形成顽固之不寐。调和胃气："胃不和则卧不安"（《素问·逆调论》），如饮食不节，宿食停滞，伤于胃肠，可引起不寐。组方中配以和胃消积导滞药，故用之效验。

2. 独活寄生汤

（1）来源：《备急千金要方》。原书：独活寄生汤"治腰背痛，独活寄生汤。夫腰背痛者，皆由肾气虚弱，卧冷湿地，当风所得也，不时速治，喜流入脚膝，为偏枯冷痹，缓弱疼重，或腰痛挛脚重痹，宜急服此方。"

原方具有祛风湿、止痹痛，益肝肾、补气血之功。主治痹病日久，肝肾两虚、气血不足证，见腰膝疼痛、痿软，肢节屈伸不利，或麻木不仁，畏寒喜温，心悸气短，舌淡苔白，脉细弱。

（2）临床应用：若寒邪偏胜者，发为痛痹，见肢体关节刺痛不移，疼痛剧烈，遇寒痛甚，关节屈伸不利，舌淡苔白、脉沉弦而紧者，加熟附片、草乌、川乌。若热盛者发为热痹，见肢体关节疼痛，痛处焮红肿胀，疼痛剧烈，遇冷稍舒，舌质红、苔黄燥、脉滑数，加石膏、知母、连翘等。寒湿偏盛者，常以基础方与三乌汤合用，其中附子、制川乌、制草乌用量较大，以达温阳散寒、通络止痛之效。病程较长、气血亏虚者，加人参（酌情加量）、枸杞、大枣，以健脾益气，养血补虚。

（3）方解：本方证为痹病日久不愈，累及肝肾，耗伤气血所致。腰为肾之府，膝为筋之府，风寒湿邪痹阻关节，故腰膝关节疼痛，屈伸不利；气血受阻，不能濡养筋脉，则麻木不仁；寒湿均为阴邪，得温则减，故畏寒喜温；舌淡苔白，脉细弱，均为肝肾、气血不足之征。治宜祛邪与扶正兼顾，祛风湿，止痹痛，益肝肾，补气血。方中独活辛苦微温，长于除久痹，治伏风，祛下焦风寒湿邪以蠲痹止痛，为君药。秦艽、防风祛风湿，止痹痛；细辛辛温发散，祛寒止痛；肉桂温里散寒，温通经脉，共为臣药。桑寄生、牛膝、杜仲补肝肾而强筋骨，其中桑寄生兼能祛风湿，牛膝兼能活血利肢节；人参、茯苓、甘草（四君子汤去白术）补气健脾；当归、芍药、地黄、川芎（四物汤）养血活血，均为佐药。综观全方，以祛风散寒除湿药为主，辅以补肝肾、养气血之品，邪正兼顾，能使风寒湿邪俱除，气血充足，肝肾强健，诸证自愈。

（4）病案举例：痹病（风湿性关节炎）。

廖某，男，40岁。2009年1月3日初诊。主诉：腰及双膝关节痛8个月，加重2周。患者8个月前因受凉诱发腰部、双膝关节疼痛，天气转凉时尤重。近2周因天气变化腰膝疼痛加重，酸困乏力，腰以下怕凉，自服"正清风痛宁片"后症状时轻时重，疗效欠佳，遂来求诊。刻见：痛苦面容，面色无华，髋关节及下肢各关节酸楚不适，微肿，痛甚，行走不便，难以屈伸，腰酸沉不适，时有心悸气短，舌质淡，苔薄，脉细。生化检查：血常规正常，红细胞沉降率28mm/h；抗O试验1∶600，关节局部疼痛较剧烈，时有低热，活动受限。中医诊断：痹病（风寒痹阻经络，肝肾不足）。治法：散寒祛风，补益肝肾。

处方：独活寄生汤。当归10g，白芍10g，生地15g，川芎15g，桑寄生15g，杜仲15g，牛膝10g，茯苓20g，党参15g，防风10g，独活15g，秦艽10g，细辛5g，甘草15g，肉桂3g。3剂，水煎服，2日1剂。

二诊：2009年1月9日。服上方3剂后，关节疼痛减轻，腰膝酸软，舌脉同前。在上方基础上加黄芪30g，续服5剂。

三诊：2009年1月20日。面色已荣，神佳，疼痛减轻，恶寒仍存，食纳正常，上方减秦艽、党参，加制附片30g、制川乌15g、制草乌15g。3剂。

煎服法：头煎用开水先煎制附片、制川乌、制草乌4小时，口尝无麻、辣、锁喉等感觉后，再加入其他药（水不够，须添加开水）煎开30分钟，滤出。以后每煎加开水漫过药面约2cm，中火煎开15分钟，滤出，即可服用。每日服3次，每次服250ml。忌生冷、豆类饮食。

四诊：2009年1月28日。服上方后，诸症均明显减轻，效不更方，续服5剂，煎服法同前。

因乌头类药物有一定毒性，药后痛减，中病即止。守上方减附片、草乌、川乌。再服用2周后，红细胞沉降率22mm/h，抗O试验1∶400。关节疼痛已愈，体力增加，余症平复。嘱患者避风寒，忌食腥臊发物。

（按语）痹病的发病主要是由于中气不足，感受风、寒、湿、热之邪所致。《济生方》曰："皆因体虚，腠理空疏，受风寒湿气而成痹也。"该病是以"不荣"和"不通"为辨证要点，因风、寒、湿、痰、热等外邪侵袭人体，闭阻脉络，气血运行不畅而出现的以肢体关节、肌肉筋骨疼痛、重着、麻木、肿胀、屈伸不利，甚则关节变形或累及脏腑为特征的一类常见病证。因此，针对该病临证中病情变化多端、诊断容易辨证难、病程缠绵、疗效难巩固的特点，沈家骥辨证辨病相结合，灵活随症加减独活寄生汤，取得满意的临床疗效。

3. 五苓散

（1）来源：《伤寒论》。组成：猪苓十八铢（去皮），泽泻一两六铢，白术十八铢，茯苓十八铢，桂枝半两（去皮）。捣为散，以白饮和服方寸匕，日三服。多饮暖水，汗出愈，如法将息。

《伤寒论》用本方治太阳表邪未解，内传太阳膀胱腑，致膀胱气化不利，水蓄下焦，而成太阳经腑同病。五苓散通过五味药协同作用于肺、心、脾、肾、膀胱五大脏腑，系统调节水液代谢的全过程，既宣通了阳气，又重视补充津液，使阴阳和合，汗出而愈。

（2）临床应用：①治前列腺增生，加沉香、萆薢、瞿麦、三棱、莪术、黄柏、知母、巴戟天、锁阳、淡苁蓉、怀牛膝、甘草；②治慢性泄泻，五苓散合理中汤；③治遗尿，加人参、益智仁、锁阳、覆盆子、台乌。

（3）方解：首先，五味药均有利水作用，均与水液代谢有直接关系。其中，泽泻泄热，甘淡性寒而能渗湿，为君药；茯苓、猪苓渗湿利水，为臣药；白术健脾利水，为佐药，更佐以桂枝通阳利水，且据现代药理研究，桂枝有直接利水作用。此外，茯苓、白术健脾益气，白术、桂枝通阳化气，三药相配可补气之虚，助气之运，以纠正因虚而不行或滞而不通所造成的水液代谢失常。

（4）病案举例

病案一：精癃（良性前列腺增生症）。

王某，男，70岁。2002年10月20日初诊。患者因进行性排尿困难15年求诊。患者自诉15年前无明显诱因出现排尿费力，尿频，尿等待，尿线细，射程短，夜尿增多，每夜小便5～6次，且小便滴沥不净，伴疼痛，无肉眼血尿，畏寒肢冷。检查前列腺：B超示前列腺6.0cm×6.1cm×4.7cm，重约92.65g，向膀胱内突入3.6cm。西医诊断：良性前列腺增生症。中医诊断：精癃（脾肾气虚，兼湿热下注证）。曾服"前列康""癃闭舒"治疗，效果不满意，遂来求诊。患者舌质淡，苔薄黄腻，脉细滑稍数。此乃尿瘀闭于精关，治宜清热利湿、健脾温肾、消癥通闭，给予五苓散加味治疗。方药：茯苓20g，泽泻10g，猪苓10g，桂枝15g，白术15g，沉香2g，柴胡10g，藿香15g，萆薢10g，瞿麦10g，三棱10g，莪术10g，黄柏10g，知母15g，巴戟天10g，锁阳5g，淡苁蓉10g，怀牛膝10g，甘草10g。冷水浸泡30分钟，煎煮30分钟，每天3次，每次200ml，2天服1剂。

服药1周，开始见效，夜尿次数减少到3~4次。

二诊：2002年10月26日。自觉排尿通畅，小便每夜3~4次，畏寒肢冷症状消失，尿不净感减轻。上方加仙茅10g、淫羊藿15g、金樱子10g，续服2周。

三诊：2002年11月9日。自述排尿通畅，偶尔起夜小便，尿不尽感基本消除，睡眠安稳，精神足。嘱患者巩固治疗，不适随诊。

按语 此病的发生或因感受湿热之邪，日久入里；或因嗜食肥甘膏粱厚味，中焦湿热浊毒不解，下注膀胱；或因肾经湿热移于膀胱，而致湿热浊毒诸邪阻滞下焦。此外，由于前列腺位居下焦，居两股之间，属精关所在，本为湿热之处，湿热之气不易散发，故而极易受到波及，常致下焦湿热。方中选三棱、莪术以散行瘀阻。湿热久蕴，阻滞经脉，气机不利，血行不畅，瘀血内生；精浊蕴热，败精凝集，阻滞精窍，日久凝结而致气血郁结，导致前列腺增生。水、精代谢紊乱，湿热与瘀血交结，经脉不通，不通则痛，而出现一系列临床症状。故论治当因势利导，祛湿清热，通利血脉。所以治疗湿热内蕴，要澄源洁流。本病以腺体组织增生为主要病理改变，从中医角度来看，属于"癥""积"范畴，而"癥""积"的病因病机，非瘀即痰，或亦瘀亦痰。本方温阳化气，利湿行水。用沉香以加强气化之功，取通下达上之意；萆薢、瞿麦利水通淋；黄柏、知母药性苦寒达下焦，直折火热；三棱、莪术行散瘀血而消癥；藿香芳香化湿开窍通闭；足厥阴肝经入阴毛而绕阴器，故用柴胡引药入经；巴戟天、锁阳、淡苁蓉能补肾而治本；牛膝一药而三用，既活血通经，畅利血脉，又可活血利水，与《素问·汤液醪醴论》"去宛陈莝"以治水肿有异曲同工之妙，还可引药下行，为引经之用。牛膝与泽泻合用，共奏"洁流"之功。

病案二：泄泻（慢性肠炎）。

蒋某，男，39岁，2007年6月11日初诊。患者因慢性腹泻7个月，加重3天来诊。患者自幼身体羸弱，一次赴宴多食饮冷，至此数月自觉中脘痞闷，不思饮食，面色㿠白，神疲倦怠，矢气频作，大便稀薄，甚则泻水如注，日行3～4次，小便色清量少。查：舌淡苔白润，脉濡缓。大便化验为水质便，无黏液脓血。西医诊断：慢性肠炎。中医诊断：泄泻（中焦虚寒，食湿互结）。遂拟五苓散合理中丸化裁。方药：茯苓15g，泽泻10g，猪苓10g，桂枝15g，白术15g，党参20g，干姜10g，大枣10g，白蔻仁6g，甘草10g。冷水浸泡20分钟，煎煮30分钟，每天3次，每次150ml，2天服1剂。

二诊：2007年6月15日。自觉痞满已消，纳食增，大便转正常，日行1次。面色渐渐转红润。上方加藿香10g、鸡内金3g。因患者体虚久病，嘱续服5剂，以巩固治疗。

【按语】患者素体羸弱，病于夏暑之季，冷热杂投，湿邪内阻，中阳受损，脾不健运。今脾失健运，谷食入胃，胃失研磨腐熟水谷以化生精微之功，故水反为湿，谷反为滞，"精华之气不能输化，乃致合污下降"，而水泻频作。五苓散意在使小便通，湿浊化，大便实，泄泻止。《景岳全书·杂证谟·泄泻》："泄泻之病，多见小水不利，水谷分则泻自止。故曰：治泻不利小水，非其治也。"理中汤温中祛寒，补益脾胃。此即《黄帝内经》"脾病者……虚则腹满肠鸣，飧泄"之谓也。中阳既伤，脾气必衰，胃纳呆滞，故不思食。"谷不入，半日则气衰，一日则气少"，故气怯弱；脾不散精，故疲倦乏力；水湿皆走大肠，故尿液少。方中所加藿香、白蔻仁香温行气、醒脾开胃；鸡内金消食健胃，助消化；大枣配合干姜温运中焦，祛散寒邪，恢复脾阳，且能补中益气养颜。上方诸药合用，有温煦下元、振奋脾胃功能、和颜悦色之功。

病案三：遗尿（习惯性遗尿）。

杨某，男，13岁，2000年1月3日初诊。患者自幼尿频，初始小便日行3～5次，夜间长期遗尿，每次如厕，无尿痛不适，亦无其他异常。近1周病情加重，甚则午觉时亦有发生，上课注意力不能集中，严重影响学习，故引起重视。遂到医院进行尿液检查，未发现阳性体征。病况久治难愈，前来就诊。主症：夜尿增加，尿色清，熟睡，不易叫醒，大便如常，食纳亦可，面色无华，手足不温，苔薄白，脉沉迟。西医诊断：习惯性遗尿；中医诊断：遗尿（肾气不足）。此证乃肾气不固，膀胱气化失职而致小便不固。宜化气行水，补肾益脬，施以五苓散加味。组方：茯苓10g，泽泻10g，猪苓6g，桂枝10g，白术10g，党参15g，益智仁10g，覆盆子6g，台乌10g。水煎2次，合并滤液约200ml，分2次于中餐和晚餐前30分钟服用，晚饭后不再给服汤水饮料及流质等。1剂服2天，连服7剂为1个疗程。

二诊：2000年1月16日。经治疗后，遗尿次数减少，睡眠中能叫醒排尿，手足渐温。原方基础上加桑螵蛸10g、锁阳10g、鸡内金6g，续治2个疗程。

三诊：2000年2月12日。经治后患者未再遗尿，神清气足，注意力集中，学习进步。嘱患儿放松心情，以食疗方巩固疗效。

按语 患儿自幼尿床系先天肾气封藏失职，加之后天失养、中气下陷，膀胱失约所致。方中以人参、白术补中益气，重在制水之上源，且人参随性很强，得阳药能补阳，入阴药且滋阴，以达此方阴阳双补之意；茯苓、白术、桂枝体现了仲景五苓旨意，以利气化，增强膀胱约束功能；泽泻、猪苓分清泌浊；台乌、鸡内金、益智仁助中州之脾气，为历代医家缩泉之要药；桑螵蛸、锁阳补肾暖下元，覆盆子益肾固精缩尿，统水之下游。诸药合用，共奏"养真益气固泉之功"。五苓散治尿频亦有"通因通用"之意，使小便行而有道，行而有时。

（供稿人：沈家骥　沈宇明）

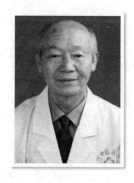

苏藩

一、医事小传

苏藩（1937— ），云南昆明人，云南省中医医院教授、主任医师。首届全国继承老中医药专家学术经验指导老师，第四批全国老中医药专家学术经验继承工作指导老师，云南省首批中医药师带徒工作指导老师，云南省荣誉名中医。从事眼科临床 50 余年，擅长运用中医理论和中药，辨证与辨病结合治疗眼底血证及眼底疾病。

苏藩于 1956 年高中毕业后跟师学习中医，1958 年考入昆明市医学专科学校中医专业继续学习，1960 年毕业后分配到昆明市中医医院内科工作，1977 年到成都中医学院跟随陈达夫、王明芳等老师进修学习，1978 年到上海中医学院参加第二期高等院校眼科师资班学习。1987 年调至云南省中医医院工作，曾任眼科主任、教研室主任、副院长等职，一直从事临床诊疗、科研、教学工作。曾任全国中医眼科学会委员，《中国中医眼科杂志》编委，云南省中医药学会常务理事，云南省中医药学会五官科专业委员会主任委员，《云南中医中药杂志》编委，云南省卫生技术高级职称评审委员会委员。1987 年当选为云南省第七届人民代表大会代表，1993 年担任中国人民政治协商会议云南省第七届委员会委员。

苏藩在眼底血证、角膜疾病、青光眼及老年性黄斑变性等疾病的诊治中，取得疗程短、复发率低的良好治疗效果。在中医眼科的五轮学说中，他不但继承了前人通过眼之五轮所对应脏腑之间的五行生克关系来认识病变发生、发展和变化的理论，还提出五轮学说是眼与脏腑之间相应辨证的标本学说。他认为五轮学说不能与脏腑的辨证相割裂，应与脏腑辨证相统一。他将五轮学说与脏腑间的局部统一关系发展为眼与脏腑间的辨证关系，丰富了五轮学说治疗眼病的思路和方法。特别是在眼底血证中，他将前人典籍中"出血必有瘀"的理论发展为"出血必有瘀，有瘀必出血"，进一步理清了"瘀"与"出血"之间的辨证关系，同时根据中医的辨证论治分型，增加了"脾肾阳虚型"，进一步丰富了眼底血证的分型法，为眼底血证的治疗提供了新的思路和理念。

在以上理论的支持下，1997年"中药内服外治聚星障的临床疗效观察"获云南省卫生厅科学技术进步奖三等奖；1998年"眼底血证"被云南省卫生厅确定为省级重点专病；2004年"复方光明胶囊治疗视网膜静脉阻塞的临床研究"获云南省卫生科技成果奖三等奖。2011年，云南省中医医院设立"苏藩名医工作室"。苏藩擅长眼、内、妇、儿等科的中医治疗，特别是在中医治疗眼底血证方面颇有造诣，共撰写论文40余篇，参与编写《中医眼科全书》《中医老年病学》《姚贞白医案》等6部医学专著，获多项医学科技奖。自主研制的复方光明胶囊、珍珠光明丸，作为院内制剂应用20余年，临床疗效好，深受国内外患者的欢迎，产生了良好的社会效益和经济效益。曾培养学术继承人4名，目前2名已晋升为副主任医师，2名获得硕士研究生学位，都是眼科的技术骨干。

二、医方

（一）自拟方

1. 戊癸固元汤

（1）组成：茯苓15g，桂枝10g，白术15g，砂仁10g，丹参20g，补骨脂15g，沙苑子10g，胡芦巴10g，甘草6g。

（2）功效：温肾化气，健脾祛湿，活血化瘀。

（3）主治：脾肾两虚、瘀湿不化之暴盲、视瞻昏渺等（视网膜中央静脉阻塞、老年性黄斑变性等）。

（4）方解：方中茯苓健脾渗湿，以杜生痰之源，为君药；桂枝通阳化气，温化痰饮，为臣药；白术健脾燥湿，砂仁化湿行气（与桂枝相配，则温运之力更强），丹参活血化瘀、通络明目，补骨脂补肾温脾，沙苑子补肾固精、养肝明目，胡芦巴温肾助阳，共为佐药；甘草益气和中，调和诸药，为使药。诸药合用，共奏温肾化气、健脾祛湿、活血化瘀之功。

（5）用法用量：冷水浸药半小时，文火煮沸10分钟，饭后温服，日

3次，每剂1日。

（6）注意事项：本方主要为"脾肾两虚、瘀湿不化"证而设，疗效确切，毒副作用小。但方中温补之药较多，阴虚火旺者慎用。临床应用本方时，患者饮食应清淡，忌食辛辣刺激之品及腥膻发物。

（7）临床应用：喉中有痰者，加半夏、陈皮；腹胀便秘者，加枳实、厚朴；瘀重者，加三棱、莪术；湿重者，加苍术、黄芪；药后胃痛者，加郁金、丁香；兼有食积者，加山楂。

（8）病案举例：暴盲（视网膜中央静脉阻塞）。

杨某，女，66岁。因右眼视力骤降3个月余来诊。专科检查：右眼视力（VOD）0.01，右眼晶状体混浊，玻璃体点状混浊，眼底视盘边欠清、色可，以视盘为中心见放射状、火焰样出血，黄斑区见点状、小片状出血灶，中心反光消失，静脉迂曲怒张。伴纳差便溏，神疲乏力，舌质淡暗，舌体胖、边有齿印，苔白腻，脉沉细无力。西医诊断：右眼视网膜中央静脉阻塞。中医诊断：暴盲，证属脾肾两虚、瘀湿不化。治宜温肾化气、健脾祛湿、活血化瘀，予戊癸固元汤日1剂口服，配复方光明胶囊中药兑服以活血通络明目。

1个月后视力为0.02，右眼底放射状、火焰样出血灶散开、变淡，黄斑区见点状、小片状出血灶，中心反光消失，静脉迂曲怒张。

再服上方1个月后，右眼底出血变淡吸收，黄斑区见点状出血灶，血管大部分显露，静脉迂曲，视力为0.1。

按语 脾胃为后天之本。在五行学说中，脾胃为戊己土，可运化四末，故为气化之枢纽。《易经》曰："坎者水也。"坎位于北方。肾主水，内藏壬癸水。《素问·天元纪大论》曰："甲己之岁，土运统之；乙庚之岁，金运统之；丙辛之岁，水运统之；丁壬之岁，木运统之；戊癸之岁，火运统之。"这是天干化五运的理论原则。苏藩认为，戊癸固元汤取其戊癸化火，以补命门真火，固其元也。命门火可温化脾阳，脾阳得温，气化自健。此方较之四逆辈作用较为温和，如小火炖物，徐徐温之。在眼底血证中，部分患者属脾肾两虚、瘀湿不化之特殊证型，温化不可太过，以防动血，使出血骤增。故戊癸固元汤作为"温化平剂"，在眼病属上述证的治疗上较为稳妥。在运用中，不必悉据主证。苏藩认为以便溏、舌淡或暗、苔白腻水滑为辨证要点，十之不离九，可补命门之火，使脾阳得温，痰饮得化，诸症自愈。

2. 三仁解毒汤

（1）组成：苦杏仁 10g，豆蔻 10g，薏苡仁 30g，苍术 12g，茯苓 15g，萆薢 15g，车前子 15g，炒黄芩 10g，金银花 15g，甘草 6g。

（2）功效：清热利湿，化瘀通络明目。

（3）主治：脾失健运、瘀湿不化之视瞻昏渺、凝脂翳、瞳神紧小等。

（4）方解：方中苦杏仁苦平，宣通上焦肺气；豆蔻芳香畅中，化湿醒脾；薏苡仁甘淡，渗利湿热；三药宣上、畅中、导下，俾湿热互结之势得以松动，共为君药。苍术苦温燥湿，茯苓利水渗湿健脾，为臣药。萆薢、车前子清利湿热，炒黄芩、金银花清热解毒，均为佐药。甘草调和诸药，为使药。诸药合用，宣上、畅中、渗下，使湿热从三焦分消，湿热祛则诸症可除。

（5）用法用量：冷水浸药半小时，文火煮沸 10 分钟，饭后温服，日 3 次，每剂 1 日。

（6）注意事项：本方主要为"脾失健运、瘀湿不化"证而设，临床上非"湿热"者则非本方所宜。临床应用本方时，患者饮食应清淡，忌食辛辣刺激之品及腥膻发物。

（7）临床应用：兼有表证者，加藿香、香薷；热毒炽盛者，加栀子、忍冬藤、连翘；湿热重者，加黄柏、茵陈、滑石；瘀重者，加丹参、川芎；若见寒热往来，可加青蒿、草果；若须通便泄热，加生大黄、芒硝。

（8）病案举例：瞳神紧小（葡萄膜炎）。

贾某，女，51 岁。因反复双眼红痛、视力下降 3 年，加重半月来诊。在外院诊断为双眼葡萄膜炎，曾予激素等药物治疗，后伴眼前黑影飘挡，口干眠差，纳差，大便不爽，小便黄，舌淡暗，舌体胖、边有齿印，苔黄腻，脉细弦。专科检查：右眼视力（VOD）0.1，左眼视力（VOS）0.3，双眼结膜（－），角膜透明，角膜后见羊脂状角膜后沉着物（KP），前房深，房水（＋），虹膜纹理不清，右眼虹膜 4 点、7 点后粘连，瞳孔不圆，双眼晶状体混浊，晶状体表面色素沉着，双眼玻璃体絮状混浊，眼底模糊、视盘边清色可，网膜未见明显出血灶，黄斑区色灰暗，色素紊乱，见黄白色点片状病灶，中心反光消失。眼压：右眼 17mmHg，左眼 18mmHg。

中医诊断：瞳神紧小，证属湿热蕴结、瘀湿不化。西医诊断：双眼葡萄膜炎；双眼白内障。治宜清热利湿、化瘀通络明目，予三仁解毒汤日1剂口服，配复方光明胶囊中药兑服以活血通络明目。

服用1周后复诊，患者双眼视物稍清，口干眠差，纳差，大便不爽，小便黄症状缓解，舌淡暗，舌体胖、边有齿印，苔黄腻，脉细弦。VOD 0.15，VOS 0.3，眼部检查同前。

继续煎服2周复诊，双眼视物清晰度增加，VOD 0.2，VOS 0.4，角膜后羊脂状KP部分吸收，其余检查同前，全身伴随症状消除。

按语 气机的升降出入，是机体各脏腑组织的综合作用。从天地四时的升降运动，联系到脾胃的升降功能，脾胃居中焦，为戊己土，是升降运动的枢纽，升则上输于心肺，降则下归于肝肾。因而脾胃健运，才能维持"清阳出上窍，浊阴出下窍；清阳发腠理，浊阴走五脏；清阳实四肢，浊阴归六腑"的正常升降运动。脾胃乃气机枢转之地，三仁解毒汤通过宣上畅中导下，达到气化的目的。气化则湿亦化，其治疗的落脚点还是推动了中焦的枢机运转。临床上诸多脾失健运、瘀湿不化证，不是脾胃真正虚弱，而是脾胃呆滞不运，治疗上不是一味去补益，而是要促发运化的功能，让它动起来，故取三仁解毒汤之君药寓气化之意。在眼科疾病的治疗中，如病位在肉轮之眼睑疾病、眼肌疾病，在水轮之眼底疾病、在风轮之角膜疾病等，均可广泛运用。

3. 益视汤

（1）组成：生黄芪20g，白术12g，茯苓15g，薏苡仁30g，砂仁10g，山茱萸15g，桑椹15g，菟丝子15g，丹参20g，当归10g，川芎10g。

（2）功效：健脾补益肝肾，益气化瘀，利湿消滞。

（3）主治：脾虚不运、肝肾不足、瘀湿不化之老年性黄斑变性。

（4）方解：方中生黄芪、白术、茯苓、薏苡仁、砂仁益气健脾利湿，山茱萸、桑椹、菟丝子补益肝肾明目，丹参、当归、川芎养血活血化瘀、通络消滞，黄芪、当归增强益气生血。诸药合用，健脾补益肝肾，益气化瘀，利湿消滞，促使黄斑区渗出和出血吸收，提高视功能，以达到标本兼顾，治疗本病的目的。

（5）用法用量：冷水浸药半小时，文火煮沸10分钟，饭后温服，日

3次，每剂1日。

（6）注意事项：本方主要为"脾虚不运、肝肾不足"证而设，疗效确切，毒副作用小。但方中健脾渗湿、补益肝肾之药较多，阴虚阳亢或素有湿热者慎用。临床应用本方时，患者饮食应清淡，忌食辛辣刺激之品及腥膻发物。

（7）临床应用：脾肾阳虚者，加桂枝、沙苑子；肝肾不足者，加女贞子、枸杞；瘀重者，加桃仁、红花；湿重者，加苍术；喉中有痰者，加半夏、陈皮；腹胀便秘者，加枳实、厚朴；药后胃痛者，加郁金、丁香；兼有食积者，加山楂。

（8）病案举例：暴盲（老年性黄斑变性）。

天某，男，78岁，因右眼视力骤降3个月余，视物变形月余来诊。外院眼底血管造影示右眼老年性黄斑变性伴脉络膜新生血管形成，左眼老年性黄斑变性。专科检查：右眼视力0.02，左眼视力0.4；右眼黄斑区片状瘢痕，周围环形出血包绕，中心反光不见；左眼黄斑区玻璃膜疣，中心反光不见。伴双下肢冷，舌质暗、边有齿痕，苔白，脉沉细。中医诊断：暴盲，证属脾虚不运、肝肾不足、瘀湿不化；西医诊断：双眼老年性黄斑变性。治宜健脾补益肝肾、益气化瘀、利湿消滞，予益视汤日1剂口服，配复方光明胶囊中药兑服以活血通络明目。

1周后复诊，病情、舌脉同前。中药守方去山茱萸，加焦山楂30g。

半月后复诊，患者病情好转，视力无明显改善，出血吸收为弧形、条状。舌质暗红、边有齿痕，苔白，脉沉细。中药守方加红花6g，继服半月。

后复诊，患者右眼底出血大部吸收，视力同前。

（按语）根据发病年龄和特点，本病以脾气虚，肝肾不足为主。肾主人体的生长壮老，肾气衰，肾精亏虚，人体必衰。由于肾、肝、脾和眼的关系极为密切，脾虚、肝肾虚损是本病的基本病机，加之老年性黄斑变性患者多兼有痰、湿、血瘀不化的特点，所以本病为本虚标实之证。故临床上治疗多采用温中健脾、补益肝肾、渗湿化瘀方药治之。

4. 蝎蜈牵正汤

（1）组成：蜈蚣2条，全蝎6g，当归15g，赤芍12g，川芎10g，郁金10g，葛根20g，甘草6g。

（2）功效：祛风通络，清热活血。

（3）主治：风邪阻络、目络瘀阻之风牵偏视症。

（4）方解：方中蜈蚣、全蝎为君药，性喜走窜，祛风通络，为息风活络之要药；当归、赤芍、川芎为臣药，养血活血；郁金既能活血又能行气，葛根清热通络，共为佐药；甘草为使。全方共奏祛风通络、清热活血之功效。

（5）用法用量：冷水浸药半小时，文火煮沸 10 分钟，饭后温服，日 3 次，每剂 1 日。

（6）注意事项：本方主要为"风邪阻络、目络瘀阻"证而设，临床上非"风邪泛滥"者则非本方所宜。临床应用本方时，患者饮食应清淡，忌食辛辣刺激之品及腥膻发物。

（7）临床应用：风邪阻络重者，加僵蚕、地龙；兼有表证者，加藿香、薄荷；兼有湿邪者，加苍术、豆蔻；夹有瘀者，加桃仁、红花；热重者，加栀子、忍冬藤、连翘；湿热重者，加黄柏、茵陈、滑石；喉中有痰者，加半夏、陈皮；腹胀便秘者，加枳实、厚朴；药后胃痛者，加郁金、丁香；兼有食积者，加山楂。

（8）病案举例：风牵偏视（麻痹性复视）。

邱某，男，42 岁。因反复双眼复视 2 个月余，再发加重 1 周来诊。患者在外院间断予激素治疗，治疗后好转，近 1 周来再度加重，外院颅脑 CT 未见明显异常。专科检查：双眼视力 1.0，双眼底未见明显异常。中医诊断：风牵偏视，证属脾虚失运、风痰阻络；西医诊断：麻痹性复视。治宜健脾渗湿、祛风通络，予蝎蜈牵正汤日 1 剂口服，配复方光明胶囊中药兑服以活血通络明目。

服药 1 周后，患者自觉病情好转，复视减轻。中药守方加忍冬藤 30g。

1 周后复诊，患者复视明显好转。中药守方加僵蚕 12g、黄连 10g 继服。

按语 "风者百病之长""风者善行而数变""伤于风者上先受之"（《黄帝内经》）。可见，麻痹性复视是因体虚，风邪趁机袭入而致（表现为眼睑及眼肌功能障碍），治宜祛风通络。古人云："治风先治血，血行风自灭。"故方中加强了养血活血化瘀之品。

5. 化瘀明目汤

（1）组成：五灵脂 15g，蒲黄 15g，丹参 20g，川芎 10g，当归 15g，砂仁 10g，郁金 10g，香附 10g，赤芍 12g，甘草 6g。

（2）功效：活血祛瘀，通络明目。

（3）主治：瘀血不化、目络瘀滞之眼底血证。

（4）方解：方中五灵脂、蒲黄、丹参、川芎活血祛瘀，通利血脉；当归养血活血，化瘀通络；砂仁健脾利湿；郁金、香附疏肝理气；赤芍苦寒入肝经血分，活血散瘀；甘草调和诸药。全方共奏活血祛瘀、通络明目之功效。

（5）用法用量：冷水浸药半小时，文火煮沸 10 分钟，饭后温服，日 3 次，每剂 1 日。

（6）注意事项：本方主要为"瘀血不化、目络瘀滞"证而设，临床上非"瘀血阻滞"者则非本方所宜。临床应用本方时，患者饮食应清淡，忌食辛辣刺激之品及腥膻发物。

（7）临床应用：热毒炽盛者，加栀子、忍冬藤、连翘；湿热重者，加黄柏、茵陈、滑石；瘀重者，加桃仁、红花；湿重者，加苍术、黄芪；喉中有痰者，加半夏、陈皮；若须通便泄热，加生大黄、芒硝；药后胃痛者，加丁香；兼有食积者，加山楂。

（8）病案举例：暴盲（玻璃体积血）。

关某，女，68 岁。因双眼视力下降 3 年余，左眼加重伴视力骤降半月余来诊。既往糖尿病、高血压病史 20 余年，冠心病病史 10 余年。双眼白内障术后 5 年。伴纳差，口干。舌淡暗，苔薄腻，脉沉细。专科检查：右眼视力（VOD）0.6，左眼视力（VOS）0.2；右眼底视盘边清色正，眼底动静脉管径比（A：V）为 1：2，视网膜散在点状出血及黄白色渗出灶，黄斑区中心反光消失。左眼玻璃体泥沙样混浊，眼底窥不清。中医诊断：暴盲，证属瘀血停滞、目络瘀滞。西医诊断：左眼玻璃体积血；双眼糖尿病视网膜病变。治宜活血祛瘀、通络明目，予化瘀明目汤日 1 剂口服，配复方光明胶囊中药兑服以活血通络明目。

中药服用 1 周后，患者眼症如前，病情稳定，时感口干，二便调。专科检查同前，舌脉同前。中药守方去当归，加黄芩 6g。

继服 1 周，患者左眼视物较前清晰，感口干稍减，二便调。VOD

苏藩

285

0.6，VOS 0.3；右眼底视盘边清色正，A：V=1：2，视网膜散在点状出血及黄白色渗出灶，黄斑区中心反光消失。左眼玻璃体泥沙样混浊减轻，左眼底隔雾状。舌脉同前。中药守方加生地黄 15g。

继服半月后，患者左眼视物较前清晰，感口干减，二便调。VOD 0.6，VOS 0.4；右眼底视盘边清色正，A：V=1：2，视网膜散在点状出血及黄白色渗出灶，黄斑区中心反光消失。左眼玻璃体泥沙样混浊明显减轻，左眼底隔薄雾状。舌淡暗，苔薄腻，脉沉细。中药守方继服。

按语 "肝，开窍于目""肝受血而能视""肝气通于目，肝和则目能辨五色矣"（《黄帝内经》）。肝为藏血之脏，开窍于目，其精气上通于眼，肝血畅旺，肝气条达，则目得所养而能视物辨色。眼底血证中，目珠中离经之血均为瘀血，瘀血不化，目络瘀滞，影响目珠神光发越于外，而致视力障碍。故治疗时应活血祛瘀，通利血脉，行气又行血，使肝气通利，瘀血吸收，血行通畅，目有所养，神光得以正常发越，从而恢复其视功能。

6. 益气生血汤

（1）组成：生黄芪 30g，当归 10g，南沙参 12g，白术 12g，薏苡仁 30g，豆蔻 10g，茯苓 15g，川芎 10g，丹参 20g，枸杞 15g，甘草 6g。

（2）功效：补气生血，化瘀通络明目。

（3）主治：气血虚损、目络瘀滞之高风内障、视瞻昏渺、云雾移睛等。

（4）方解：方中生黄芪补气培元，当归补血养血，气能生血，彼此相伍，有阴阳互根之妙，为君药；南沙参益气养阴，为臣药；白术、薏苡仁、豆蔻、茯苓健脾利湿，川芎、丹参行气活血、消散瘀滞，枸杞养肝明目，共为佐药；甘草调和诸药，为使药。

（5）用法用量：冷水浸药半小时，文火煮沸 10 分钟，饭后温服，日3次，每剂 1 日。

（6）注意事项：本方主要为"气血虚损、目络瘀滞"证而设，疗效确切，毒副作用小。但方中补益之品较多，兼有外感表证者慎用。临床应用本方时，患者饮食应清淡，忌食辛辣刺激之品及腥膻发物。

（7）临床应用：兼有表证者，加藿香、香薷；若见寒热往来，可加青蒿、草果；脾肾阳虚者，加桂枝、沙苑子；肝肾不足者，加女贞子、菟丝子；瘀重者，加桃仁、红花；湿重者，加苍术、砂仁；喉中有痰者，加半夏、陈皮；腹胀便秘者，加枳实、厚朴；药后胃痛者，加郁金、丁香；兼有食积者，加山楂。

（8）病案举例：视瞻昏渺（黄斑病变）。

夏某，女，52岁。因右眼视力下降，眼前黑影遮挡半年余来诊。曾行眼底血管造影检查，提示右眼陈旧性黄斑病变。专科检查：右眼视力（VOD）0.5，左眼视力（VOS）1.2。右眼黄斑区结构紊乱，见黄白色渗出病灶，中心反光消失，左眼检查无明显异常。全身少气乏力，头晕心悸，眠差，舌质淡胖，苔薄白，脉沉细。中医诊断：视瞻昏渺，证属气血两虚、目络瘀滞。西医诊断：右眼黄斑病变。治宜补气生血、化瘀通络明目，予益气生血汤日1剂口服，配复方光明胶囊中药兑服以活血通络明目。

上方煎服半月后，自感右眼视物较前清晰，眼前黑影变淡，精神好转，睡眠差。继守上方，去甘草，加酸枣仁15g。

煎服7剂后复诊，VOD 0.8；眼底检右眼视盘边清色正，视网膜（-），黄斑区渗出渐少、中心反光可见，头晕心悸症状明显改善，睡眠可。继守上方，巩固疗效。

（按语）正如古人所言，"气脱者目不明""目得血而能视""气能生血""阴阳互根"。益气生血汤可使气血旺盛，目得所养，则视力改善，以达到治疗疾病的目的。血以载气，气以摄血，气血互依，不可相失，此生理之求也。此方有益气生血之功，依据"有形之血不能速生，无形之气所当急固"之理，而定其方，其理当明。

（二）成方应用

1. 逍遥散

（1）来源：《太平惠民和剂局方》。"治血虚劳倦，五心烦热，肢体疼痛，头目昏重，心忪颊赤，口燥咽干，发热盗汗，减食嗜卧，及血热相搏，月水不调，脐腹胀痛，寒热如疟。"

本方具有调和肝脾，疏肝解郁，养血健脾之功。主治肝郁血虚脾弱证。两胁作痛，头痛目眩，口燥咽干，神疲食少，或月经不调，乳房胀痛，脉弦而虚者。苏藩常应用于白涩症、青风内障等。肝郁化火者，加牡丹皮、栀子；肝脾血虚，加生地黄或熟地黄。

（2）临床应用：①治暴盲，加牡丹皮、生地黄、栀子、川芎、郁金、薏苡仁、丹参等；②治视瞻昏渺，加白豆蔻、郁金、丹参、川芎、薏苡仁、车前子、枳实等；③治聚星障，加金银花、炒荆芥、连翘、防风、炒黄芩等。

（3）方解：方中柴胡入肝经，疏肝解郁，使肝气得以条达，气机舒畅，为君药。白芍酸苦微寒，养血敛阴，柔肝缓急；当归甘辛温，养血和血，与芍药合用，共补肝体；二者再与柴胡同用，补肝体而助肝用，俾血和则肝和，血充则肝柔，共为臣药。肝郁不仅可导致血虚而使肝之体用失常，亦极易出现木郁土壅、肝病及脾的情况。根据"见肝之病，知肝传脾，当先实脾"的原则，故以白术、茯苓健脾益气，非但实土以抑木，且使营血生化有源；薄荷少许，有疏散郁遏之气、透达肝经郁热，以助柴胡疏肝解郁之意；煨生姜既能降逆和中，又能辛散达郁，共为佐药。甘草调和诸药，且合芍药缓急止痛，为使药。诸药合用，使肝郁得疏，血虚得养，脾弱得复，因而具有既补肝体，又助肝用，气血兼顾，肝脾同调的组方特点。

（4）病案举例：视瞻昏渺（黄斑病变）。

张某，男，59岁。因左眼视物模糊、视物变形1年来诊。外院眼底血管造影提示左眼陈旧性黄斑病变。检查：右眼视力（VOD）1.2，左眼视力（VOS）0.2，左眼底黄斑区见黄白色病灶、中心反光消失。伴口干苦，舌边尖红，苔薄微黄，脉弦细。中医诊断：视瞻昏渺，证属肝脾不调、瘀湿不化；西医诊断：左眼陈旧性黄斑病变。治宜疏肝健脾、利湿化瘀明目，予逍遥散加豆蔻10g、郁金10g、丹参20g、薏苡仁30g、车前子10g，每日1剂口服，配复方光明胶囊中药兑服以活血通络明目。

上方煎服15剂后，患者自感眼前黑影变淡，视物较前清晰，左眼视力0.4，左眼黄斑区见黄白色病灶、中心反光不见。继用上方，去丹参、甘草，加焦山楂30g、沙苑子15g。

继服15剂后，视力达0.5，黄斑区黄白色病灶减少、中心反光不见，伴随症状消除。

按语 《灵枢·脉度》所云"肝气通于目，肝和则目能辨五色矣"，强调只有肝气冲和条达，眼才能够辨色视物。本病病机主要为肝郁气滞，玄府闭阻，神水瘀滞，故用逍遥散取其入肝经，疏肝解郁，木土同调，调和气血，条达气机。在治疗该类患者时，要同时注重对患者的心理疏导，以调畅情志，正所谓"药逍遥不如人逍遥"。

2. 龙胆泻肝汤

（1）来源：出自《医方集解》。"此足厥阴、少阳药也。"具有清肝胆实火，泻下焦湿热之功。主治肝胆实火上炎证，症见头痛目赤，胁痛，口苦，耳聋耳肿，舌红苔黄，脉弦数有力。或肝胆湿热下注证，症见阴肿，阴痒，阴汗，小便淋浊，或妇女带下黄臭，舌红苔黄腻，脉弦数有力。苏藩常应用于漏睛、瞳神紧小等。肝经火郁，加川芎、防风；实火上盛，加黄连、大黄等。

（2）临床应用：①治聚星障，加蒲公英、金银花、连翘、炒荆芥、防风、蝉蜕等；②治风赤疮痍，加牡丹皮、赤芍、蒲公英、金银花、连翘等；③治暴盲，加川芎、忍冬藤、葛根、丹参、枳实等。

（3）方解：方中龙胆大苦大寒，入肝胆经，为凉肝猛将，能上清肝胆实火，下泻肝胆湿热，泻火除湿，两擅其功，为君药。黄芩、栀子亦属苦寒，泻火解毒，燥湿清热，为臣药。车前子、木通、泽泻清热利湿，使湿热从水道排出，为佐药。肝主藏血，肝经有热，易伤阴血，上述诸药又属苦燥渗利伤阴之品，故用生地黄、当归滋阴养血，使祛邪而不伤正；肝主疏泄，性喜条达，大剂苦寒降泄之品，又恐使肝胆之气被抑，故用柴胡疏畅肝胆，并能引诸药入肝胆之经。此三药也为佐药。甘草为使，一则益气和中，可防苦寒之品伤胃；一则调和诸药。综合全方，具有如下配伍特点：泻中有补，利中有滋，祛邪而不伤正，泻火而不伐胃。火降热清，湿浊得消，循经所发诸症自愈。

（4）病案举例：聚星障（病毒性角膜炎）。

庄某，女，58岁。因外感后右眼红痛、畏光、流泪、视物模糊半月来诊。专科检查：右眼视力（VOD）0.5，左眼视力（VOS）1.0。右眼刺激征明显，结膜混合充血（＋＋＋），角膜上散在星点状混浊、部分融合成小片状，荧光素染色（＋），角膜后沉着物（KP）（＋），房水（±），虹膜纹理清、未见新生血管及前后粘连，瞳孔形圆，余（－）。伴口干苦，大便干，小便黄，舌质红，苔黄腻少津，脉弦数。中医诊断：聚星障，证属肝胆湿热、外感风热毒邪；西医诊断：右眼病毒性角膜炎，虹膜睫状体炎。治宜清肝胆湿热、疏风清热解毒、退翳明目，予龙胆泻肝汤加减，每日 1 剂口服。

上方煎服 7 剂后，患者自感右眼畏光、流泪、疼痛症状减轻，视物较前清晰。专科检查：VOD 0.6，眼睑刺激症状减轻，结膜混合充血（＋）、角膜星点状、小片状混浊变淡，荧光素染色（＋），KP（±），房水（－），大便已通畅。继守上方，去甘草，加密蒙花 10g、红花 6g。

继服 10 剂，右眼视力 0.8，结膜充血（＋），角膜星点状、片状混浊明显变淡，荧光素染色（±），KP（－），房水（－）。继守上方，加蝉蜕 10g。

继服 10 剂后，右眼视力 0.8，结膜轻度充血，角膜上遗留点状云翳，荧光素染色（－），KP（－），伴随症状消除。

按语 龙胆泻肝汤在于直折肝胆实火。方中蕴含妙义，黄芩、栀子可泻心火，"实则泻其子"。对于眼病，如病位在风轮之角膜炎、水轮之虹膜睫状体炎、眼底出血、血轮之翼状胬肉、气轮之巩膜炎、肉轮之睑腺炎（麦粒肿）等属肝胆实热证者，用药当果断，单刀直入，以求速效。所谓"有是病用是药"，不可忌讳其苦寒，缩手延病。

3. 六味地黄汤

（1）来源：《小儿药证直诀》。"治肾怯失音，囟开不合，神不足，目中白睛多，面色㿠白等方。"

具有滋阴补肾之功。主治肾阴虚证。症见头晕目眩，耳鸣耳聋，盗汗，遗精，消渴，骨蒸潮热，心热，舌燥咽痛，牙齿动摇，足跟作痛，小便淋漓，以及小儿囟门不合，舌红少苔脉细数。苏藩常应用于视瞻昏渺、能近怯远症等。滋阴降火加，知母、黄柏；滋肾敛肺，加麦冬、五味子；养肝明目，加枸杞、菊花。

（2）临床应用：①治暴盲，加蒲黄、五灵脂、丹参、郁金、川芎、海藻、昆布等；②治视瞻昏渺，加丹参、川芎、大血藤、香附、郁金、当归、枸杞等。

（3）方中重用熟地黄，滋阴补肾，填精益髓，为君药。山茱萸补养肝肾，并能涩精；山药补益脾阴，亦能固精，共为臣药。三药相配，滋养肝脾肾，称为"三补"，但熟地黄的用量是山茱萸与山药两味之和，故以补肾阴为主，补其不足以治本。配伍泽泻利湿泄浊，并防熟地黄之滋腻恋邪；牡丹皮清泻相火，并制山茱萸之温涩；茯苓淡渗脾湿，并助山药之健运。三药称"三泻"，渗湿浊，清虚热，平其偏胜以治标，均为佐药。六味合用，三补三泻以补为主（补与泻的药量之比=16：9），肝脾肾三阴并补以补肾阴为主，这是本方的配伍特点。

（4）病案举例：暴盲（玻璃体积血）。

康某，女，63岁。因左眼视力骤降月余来诊。既往高血压病史10余年，专科检查：右眼视力（VOD）0.6，左眼视力（VOS）手动/眼前；双眼晶状体混浊，左眼玻璃体泥沙样混浊，眼底镜检查不清。眼压：右眼15.0mmHg，左眼17.0mmHg。双眼B超检查示右眼玻璃体混浊，左眼玻璃体积血。伴口干，舌尖红少津，苔薄，脉细弦。中医诊断：暴盲，证属肝肾阴虚、目络瘀滞；西医诊断：左眼玻璃体积血。治宜滋阴降火、活血化瘀、通络明目，予六味地黄汤加减，每日1剂口服，配复方光明胶囊中药兑服以活血通络明目。

经服用7剂后，患者感左眼视物稍亮，眼前仍黑影遮挡，右眼视力0.6，左眼视力"数指/眼前"。查：左眼玻璃体泥沙样混浊有所减轻，眼底镜检查不清。

继续予上方加减，服10剂后，患者感左眼前亮度增加，眼前黑影变淡。查：VOD 0.6，VOS 0.02。左眼玻璃体泥沙样混浊减轻，眼底模糊可见。

（按语）目睛不可失于精、津、阴液的濡养，而六味地黄汤从肾论治，肾为先天，主水。《易经·说卦》曰："坎者水也""润万物者莫润乎水"。《成方便读》："此方大补肝脾肾三脏，真阴不足，精血亏损等证。古人用补，必兼泻邪，邪去则补乃得力。故以熟地之大补肾脏之精血为君，必以泽泻分导肾与膀胱之邪浊为佐；山萸之补肝固精，即以丹皮能清泄厥阴、少阳血分相火者继之；山药养脾阴，茯苓渗脾湿，相和相济，不燥不寒，乃王道之方也。"临床应用中不必悉具主症，查舌见苔薄津液少者即可用之。对于眼病阴液不足者确为良方，如围绝经期妇女干眼症、眼底病辨证为肝肾阴虚者，热性眼病后期。苏藩在该方的应用中喜用生地黄，实乃干地黄，一防过于滋腻，妨碍脾胃运化；二为生地黄生津液作用较熟地黄强。在运用中，需注意顾护脾胃。如有便溏者，需配伍健脾助运之品。

4. 苓桂术甘汤

（1）来源：《金匮要略》。《金匮要略·痰饮咳嗽病脉证并治》："病痰饮者，当以温药和之。心下有痰饮，胸胁支满，目眩，苓桂术甘汤主之。"

具有温阳化饮，健脾利湿之功。主治痰饮病。症见胸胁支满，气上冲胸，呕吐清水痰涎，目眩心悸，或短气而咳，舌苔白滑，脉弦滑。苏藩常应用于暴盲、视瞻昏渺等。脾肾阳虚，加沙苑子、菟丝子；痰湿内聚，加半夏、陈皮。

（2）临床应用：①治暴盲，加葫芦巴、薏苡仁、豆蔻、黄芪、川芎、五灵脂、蒲黄；②治视瞻昏渺，加苏条参、丹参、川芎、当归、枳实、苍术等。

（3）方解：方中茯苓健脾渗湿，以杜绝生痰之源，为君药。桂枝通阳化气，温化痰饮，为臣药。白术健脾燥湿，与桂枝相配，则温运之力更强，为佐药。甘草益气和中，调和诸药，为使药。诸药合用，可使脾阳得温，痰饮得化，诸症自愈。

（4）病案举例：视瞻昏渺（中心性浆液性脉络膜视网膜病变）。

秦某，男，48岁，驾驶员。因左眼视物模糊，眼前黑影遮挡，视物变形1个月就诊。检查：右眼视力1.2，左眼视力0.5，左眼外眼（-）、前节（-）。眼底检查示黄斑区水肿，见圆形反光晕轮；黄斑区见黄白色渗出，色素紊乱，中心凹反光消失。伴神欠乏力，腰膝酸软，小便调顺，大便溏，眠可。舌质淡红，苔薄黄白，脉弦细。中医诊断：视瞻昏渺，证属脾肾两虚、瘀湿不化；西医诊断：左眼中心性浆液性脉络膜视网膜病变。治宜温肾化气，健脾祛湿，活血化瘀，予苓桂术甘汤加味，日1剂口服，配复方光明胶囊中药兑服以活血通络明目。

上方煎服7剂后，患者自感眼前黑影变淡，视物较前清晰。测左眼视力0.8。眼底检查示黄斑区水肿减轻，反光晕轮变淡，中心反光弥散。

继用上方，加焦山楂30g、沙苑子15g。继服10剂后，左眼视力达1.0，黄斑区水肿消失，反光晕轮消退，渗出吸收，中心反光复现。伴随症状消除。

按语 苏藩运用苓桂术甘汤取其温化之功，认为较之四逆辈作用较为温和，如小火炖物，徐徐温之。尤其在眼底血证中，部分患者属脾肾两虚、瘀湿不化；此类特殊证型，温化不可太过，以防动血，使出血骤增。故苓桂术甘汤作为"温化平剂"，在眼病属上述证型的治疗上较为稳妥。在运用中，不必悉据主症。苏藩个人认为，以便溏、舌淡或暗、苔白腻水滑为辨证要点，十之不离九。

（供稿人：董玉　王鹏　杨金润　黎佳敏　指导：苏藩）

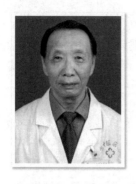

赵淳

一、医事小传

赵淳（1940— ），云南省中医医院主任医师、教授。第三、第四、第五、第六批全国老中医药专家学术经验继承工作指导老师，云南省首批中医药师带徒工作指导老师，云南省荣誉名中医。

1940年10月出生于昆明，祖籍剑川县，白族。1964年毕业于昆明医学院医疗系本科；1980年毕业于云南中医学院西医离职学习中医研究班（二年制）。至今业医50余载，长期从事中医、中西医结合急诊/重症医学、内科学的医疗、教学和科研工作。曾任急诊科/重症医学科主任、急诊教研室主任，是云南省该领域学科学术带头人之一。退休后被返聘为云南省中医医院名医馆专家，急诊科/重症医学科、肿瘤科、心血管科、中医药健康服务中心学术顾问。

赵淳治学严谨，精研经典，勤求古训，博采众长，古为今用，敢于实践。继承发扬"治未病"思想、整体观念、辨证论治等中医学精髓，同时又不断汲取现代科学的新理论、新技术，融会贯通，创新发展。擅长采用中西医结合的策略、思路和方法防治疾病，常运用辨病与辨证相结合、宏观与微观检查相结合的方法，以确定诊断、治则、治法和方药。救治急危重症，既运用西医学先进的诊治监护急救技术，又注重发挥中医诊治急危重症的特色和优势，有机结合，优势互补，因而疗效卓著。例如，凡遇外感邪毒之热病（感染性疾病）均应早诊早治，警惕发生危重变证，尽早应用清热解毒、凉血活血、益气养阴治法及方药（如联用痰热清注射液、血必净注射液、参麦注射液）。一旦发生脱证、急性出血、肺衰、肠痹、关格、神昏等危症之一，西医诊为脓毒症（感染合并致命性器官功能障碍），进而贯序或同时出现2个或2个以上前述危症，诊为脏竭证［多器官功能障碍综合征（MODS）]时，须中西医结合综合救治，其中中医证治需抓住"正虚毒损，络脉瘀滞，气机逆乱，脏真脏器严重受损"的主要病机，注重祛邪与扶正并举，在辨热毒证、血瘀络损证、气阴耗伤证的基础上，及时针对各脏器功能受损或衰竭辨病辨证救治。重视器官保护，将王今达创新的"菌-毒-炎"并治理论补充完善为"菌-毒-炎-脏"并治，制订实施优化诊疗方案，成功救治众多急危重症患者。赵淳诊治脓毒症、MODS的学术经验已纳入国家高等教育中医急诊教材。

对心、肺、脑系疾病，如眩晕头痛（高血压）、胸痹（冠心病）、真心痛（急性心肌梗死）、中风（急性脑梗死、脑出血等）、咳喘肺胀（慢性阻塞性肺疾病、肺源性心脏病）等的防治尤具专长和特色，提出"急症多痰，痰病多急""血瘀证有轻重缓急、寒热虚实之分，辨证治瘀""新病亦可入络，通络是关键""阴虚阳亢、阴虚内热、阴虚火旺是慢性心衰的中医基本病机之一"等新观点。自2011年以来，以中医"治未病"思想为指导，研究出心脑血管病中西医结合"预防-规范化诊疗-康复养生"一体化综合干预体系及体重管理新技术，提出心脑急症防线前移策略，提倡所有人群均须坚持健康的生活方式，重视早期干预致病的多重危险因素。治疗患者以通补兼施为治则，主张"通"以活血化瘀、豁痰降浊、化瘀通络为治法；"补"以益气健脾、补益肝肾、养心安神为治法。应用上述综合干预体系及优化诊疗方案能有效保护易损患者，防止突发急性心肌梗死、脑梗死等，改善患者的远期预后。

现任世界中医药学会联合会急症专业委员会顾问，云南省中医药学会中医急症专业委员会荣誉主任委员，云南省中西医结合学会重症医学专业委员会、络病专业委员会名誉主任委员等职。曾任云南省中西医结合学会理事、云南省医学会急诊医学分会副主任委员、云南省中医药学会中医急症专业委员会副主任委员、云南省中西医结合学会急救医学专业委员会副主任委员、《中国中医急症》杂志编委、全国厥脱证协作组云南分组组长、云南省科技厅应用基础研究基金项目"九五"评审专家、云南省卫生技术职务中医/中西医结合高级职称评审委员会评审专家、云南省中医/中西医结合执业医师资格考试（临床技能）主考官。圆满完成了"赵淳全国/云南省名老中医传承工作室"建设任务。主编《病证结合救治急危重症——赵淳学术思想与临床经验集》；在国家级、省级医学核心期刊发表及指导发表论文 30 余篇。担任国家中医药管理局普通感冒、上呼吸道感染、社区获得性肺炎中医诊疗指南制定/修订的指导专家；指导制订实施了脓毒症、肺胀、心衰、高热等中医急诊重点专病诊疗方案。

二、医方

（一）自拟方

1. 双金喘嗽方

（1）组成：金银花 15g，金荞麦 15g，黄芩 15g，鱼腥草 30g（后下），太子参 15g，茯苓 15g，京半夏 15g，浙贝母（捣）10g，前胡 10g，桔梗 10g，化橘红 10g，芦根 20g，丹参 15g，甘草 5g。

（2）功效：清热解毒，涤痰化瘀，宣肺平喘，益气生津。

（3）主治：咳嗽、哮病、喘病、肺胀、外感热病等证属痰热壅肺者（急性支气管炎、慢性支气管炎急性发作期、慢性阻塞性肺疾病急性加重期、支气管哮喘、肺炎、支气管扩张等证属痰热壅肺者）。

（4）方解：本方所治之热痰，以痰稠色黄，舌红苔黄，脉滑数为主要特征。方中金银花清热解毒、疏散风热，金荞麦清热解毒、排脓祛瘀，主治肺痈、肺热咳喘、咽喉肿痛等，共为君药。黄芩清热泻火，鱼腥草清热解毒、排脓消痈以增强清肺解毒之力，太子参补气健脾、润肺生津，茯苓健脾和中渗湿，半夏燥湿化痰散结，浙贝母清热化痰、止咳散结，共为臣药。前胡疏散风热、降气化痰，桔梗宣肺祛痰、利咽排脓，化橘红理气化痰，芦根清热生津，丹参活血祛瘀，共为佐药。甘草调和诸药，为使药。全方共奏清热解毒、涤痰化瘀、宣肺平喘、益气生津之功效。

（5）用法用量：用温水先浸泡 30 分钟，煎沸后，改用小火再煎 10 分钟，取汁 300ml，后再加开水，重复上述煎法，再取第 2 次药汁 240ml 与第 1 次药汁混合，共 540ml。每次 180ml，每日 3 次，餐后 30 分钟口服。

（6）注意事项：本方主要为"痰热壅肺"证而设，疗效确切，副作用小。但方中清热药较多，脾胃虚寒者慎用。患者服药期间饮食应清淡，忌食辛辣、香燥、生冷之品。

（7）临床应用：口干、大便干者，加玄参 15g；出汗、恶风，加防风

10g；胸腹闷胀者，加木香 10g、砂仁 5g；病势较重者，可酌加牡丹皮、赤芍以凉血活血，并适当加大清肺化痰药剂量。

（8）病案举例：肺胀（慢性肺源性心脏病急性期）。

黄某，男，57 岁。初诊日期：2014 年 10 月 13 日。发病节气：寒露前 3 天。患者因反复气促、咳喘 5 年，加重 1 周来诊。2009 年秋季患者受凉后出现咳嗽，咳白色黏稠痰，伴喘促，住某医院治疗后好转，但此后每遇受凉即咳喘反复发作，而多次住院，均诊为"慢性支气管炎、慢性阻塞性肺疾病急性加重期（AECOPD）、肺源性心脏病"。1 周前，患者再次受凉后即出现咳嗽，咳黄色黏稠痰，量多难咳出，气促，喘息，动则加剧，伴胸闷，头晕，呕恶，纳差，乏力，大便干，尿黄少，双足水肿。自服"头孢氨苄胶囊""氨茶碱片"等药物，病情无好转，收住我科。查体：体温 36.8℃，脉搏 97 次 /min，呼吸 24 次 /min，血压 150/90mmHg。神清，球结膜稍水肿。唇甲发绀。咽充血，颈静脉过度充盈，肺气肿征（＋），双肺散布湿啰音及哮鸣音。剑突下可触及收缩期心脏搏动，心率 97 次 /min，节律齐，P_2 亢进，三尖瓣区闻及收缩期吹风样杂音。腹软稍膨隆，肝脾触不满意，腹水征（－），双足背轻度水肿。舌质紫暗少津，苔微黄腻，脉滑数。血细胞分析：白细胞计数 8.27×10^9 / L，中性粒细胞百分比（N%）72.3%，红细胞计数 5.53×10^{12} / L，血红蛋白（Hb）168g/L。胸部正侧位片示双肺中下野散布小片状阴影，肺纹理粗乱，肺透亮度增加，膈肌下移，肋间隙增宽；右心室增大。西医诊断：AECOPD，慢性肺源性心脏病，慢性呼吸衰竭，心功能Ⅰ级，高血压 1 级。中医诊断：肺胀（痰热壅肺、血脉瘀滞、脾虚水泛证）。治以清肺化痰，活血祛瘀，健脾益肺，利水消肿。予双金喘嗽方，加竹茹 10g、款冬花 15g、木香 10g、砂仁 10g、黄芪 30g，重用茯苓 30g 以加强理气化痰平喘、益气利水的功效。每日 1 剂，水煎服，每次 180ml，每日 3 次，共 5 剂。另服阿莫西林克拉维酸钾分散片（7：1），每次 3 片，每日 2 次；盐酸氨溴索片，每次 30mg，每日 3 次，疗程 10 天。口服厄贝沙坦，每次 150mg，每日 1 次，血压平稳后减为每日 75mg。

二诊：2014 年 10 月 20 日。患者咳喘、胸闷乏力减轻，咳黄痰或白痰，易咳出，纳眠可，二便调。血压 140/86mmHg。舌质紫暗少津，苔微黄，脉濡。继守上方 7 剂，西药同上。加服振源胶囊每次 2 粒、每次 3

次治疗；该药主要成分为人参果总皂苷，具有益气通脉、宁心安神、生津止渴作用。

三诊：2014年10月30日。患者感咳喘明显好转，咳少许白色清痰，无胸闷水肿。舌质淡暗红，苔薄白，脉濡；血压130/80mmHg，双肺湿啰音及哮鸣音消失。继守上方5剂，并去黄芩、鱼腥草、芦根、竹茹，减茯苓为15g，加鸡内金15g。

20天后电话随访，患者无不适。

【按语】 肺胀是多种慢性肺系疾患反复发作，迁延不愈，导致肺气胀满、不能敛降的一种病证。病机总属本虚标实，以肺、心、脾、肾等脏气虚损为其本，由虚而生痰、酿瘀、水湿停聚为其标，而痰、瘀是贯穿病程始终的病理因素，且随病程延长而加重。此病常因复感外邪而致痰热郁肺（呼吸道感染），诱发加重咳喘、水肿。本病特点可归纳为"咳、痰、喘、瘀、肿"。本方针对"痰热壅肺证"而设，临床应用多年，疗效显著，未发现明显副作用。

该患者诊为肺胀急性期，病情较重，故须中西医结合积极治疗，据辨证运用清肺解毒、化痰平喘、活血化瘀、健脾利水等治法。双金喘嗽方加减切中病因病机，方证对应，并有机配合抗生素控制呼吸道感染，氨溴索促进排痰，改善呼吸功能；使用降压西药调控血压，因而在短时间内获得良效，体现出中西医结合诊治，扬长避短、优势互补的特色。

2. 咳喘复元方

（1）组成：人参15g，黄芪30g，茯苓15g，半夏10g，白术15g，陈皮10g，当归10g，赤芍15g，杜仲15g，白果15g，甘草5g。

（2）功效：益气补肺，活血化痰，纳气平喘。

（3）主治：咳嗽、哮病、喘病、肺胀之肺脾肾气虚证（急性支气管炎、支气管哮喘、肺炎等恢复期，慢性支气管炎、慢性阻塞性肺疾病稳定期等证属肺脾肾气虚者）。

（4）方解：方中人参大补元气、补脾益肺、养血生津，黄芪补气升阳、益气固表，共为君药；茯苓健脾利水、宁心安神，半夏燥湿化痰，白术补气健脾、燥湿利水，陈皮理气健脾、燥湿化痰，当归补血活血、润肠通便，五药共奏活血化痰、健脾补血之功，为臣药；赤芍凉血祛瘀，杜仲、白果补肾纳气平喘，共为佐药；甘草调和诸药，为使药。诸药配伍，共收益气补肺、活血化痰、纳气平喘之功。

（5）用法用量：用温水先浸泡30分钟，武火煎沸后改用文火再煎30分钟，取汁450ml，口服每次150ml，每日3次，每日1剂。

（6）注意事项：本方主要为虚喘而设，疗效确切，但方中补益药较多，有外感表证或痰热郁肺者忌用。患者应用本方时，饮食应忌酸冷香燥辛辣之品。宜慎起居，避风寒，坚持适当体力活动，做有氧呼吸功能锻炼。

（7）临床应用：脾虚胃弱者，加益气健脾之剂，如香砂六君子汤；肾虚不纳气较明显者，加补肾纳气之剂，如人参胡桃散。

（8）病案举例：肺胀（慢性阻塞性肺疾病，慢性肺功能不全）。

李某，男，80岁。2011年4月3日初诊，因慢性阻塞性肺疾病治疗好转后乏力气喘1周来诊。患者于20年前因外感后出现咳嗽，咳白色黏痰或黄痰，量较多，经治疗好转。近5年咳嗽加重，动则气短喘促。1个月前受凉后咳喘再发，痰多色黄，喘促不能平卧，住我院肺病科诊治，诊断为肺胀（肺源性心脏病），经中西医结合治疗好转，于3月28日出院。刻下症见：咳嗽痰少，神疲乏力，动则气短、喘促，食少眠差，唇甲轻度发绀，舌淡暗、边有齿痕，苔白稍腻，脉沉弱。西医诊断：慢性阻塞性肺疾病稳定期，慢性肺功能不全。中医诊断：肺胀（肺脾肾气虚证）。治以益气补肺，健脾化痰，补肾纳气，活血化瘀。方用咳喘复元方，加木香10g、砂仁10g、炙鸡内金15g、焦山楂10g、炒谷芽30g、炒酸枣仁15g。5剂内服，每次150ml，每日3次。

二诊：2011年4月9日。患者经上述治疗后，神疲乏力、动则气喘症状减轻，饮食睡眠改善，稍感头昏、耳鸣、腰膝酸软，时有汗出，舌偏红稍暗，苔薄白，脉沉细。辨为肾虚不能纳气之证。故予上方减健脾消食之药，5剂。加服百令胶囊（发酵冬虫夏草菌丝粉）补肾益肺、固表敛汗，每次4粒，每日3次；灯盏生脉胶囊（灯盏细辛、人参、麦冬、五味子）益气养阴、活血健脑，每次2粒，每日3次。

6天后复诊，患者病情明显好转。继予上述治疗方案巩固疗效，调理善后。

按语 本例肺胀（慢性阻塞性肺疾病）缓解期患者是以本虚（肺脾肾气虚）为主，痰瘀标证已少。故以益气补肺，健脾化痰，补肾纳气，活血化瘀为治法。方用咳喘复元方加味，药证相符，切中病机，故获良效。该类患者提高抗病能力，康复养生十分重要，宜慎起居，避风寒，注意膳食养生，坚持适当体力活动，可做有氧呼吸功能锻炼。

3. 清胰通腑方

（1）组成：生大黄 50～100g（另包），芒硝 30g（兑服），炒枳实 15g，炒厚朴 15g，柴胡 15g，黄芩 15g，蒲公英 15g，赤芍 30～60g，莱菔子 15g。

（2）功效：清里攻下，通腑泄热，行气活血。

（3）主治：急性脾心痛（急性胰腺炎，尤其是急性重症胰腺炎）证属胃肠热结、气血郁闭者。

（4）方解：急性脾心痛（急性胰腺炎）的主要病机为中焦气机郁闭，胃肠、胆胰实热蕴结，腑气不通。方中大黄泄热通便，荡涤胃肠，为君药。芒硝助大黄泄热通便，兼软坚润燥，为臣药。二药相须为用，峻下热结之力甚强。积滞内阻，则腑气不通，故以厚朴、枳实行气散结、消痞除满，并助硝、黄推荡积滞以加速热结之排泄；柴胡和解表里，疏肝解郁；黄芩清热燥湿；蒲公英清热解毒；赤芍活血祛瘀，清热凉血；莱菔子顺气开郁，消胀除满，消痞散结，共为佐使药。全方共奏清里攻下、通腑泄热、行气活血之功。

（5）用法用量：除硝、黄外，其余诸药用水浸泡 20 分钟，煎煮 10 分钟后取汁。生大黄用开水浸泡 10 分钟取汁，兑入煎煮后的药汁中，最后加入芒硝搅匀。本方可口服、鼻饲或保留灌肠给药。

（6）注意事项：急性脾心痛（急性胰腺炎）患者一旦确诊，须禁饮食至病情明显好转。重症患者须中西医结合综合救治。

（7）临床应用：本证出现黄疸者，可加入茵陈 30g，利湿退黄；腹痛剧烈者，可加入延胡索 20g，理气止痛；小便不利者，可加入甘遂（醋炒）3g，泻水逐饮，破积通便；瘀热较重、胀痛喘满者，加用牡丹皮 20g，清热凉血，活血行气。用本方救治急性重症胰腺炎（SAP）患者时，生大黄须用大剂量，每日常用 100～300g，甚则用至 500g。坚持连续不间断应用本方彻底通腑泄热，是 SAP 救治成功的关键。若患者排出大量褐色水样便是疗效好的指征，勿担忧耗气伤津伤阴之弊，此时可调整每日输液量及内容，注意维持水、电解质、酸碱平衡，并静脉滴注益气养阴的参麦注射液即可。

本方适应证广,除用于治疗急性胰腺炎,还可随症加减用于治疗肠梗阻、急性阑尾炎、急性胆囊炎、化脓性胆管炎、急性重型肝炎、AECOPD、重症肺炎、急性呼吸窘迫综合征(ARDS)、急(慢)性肾衰竭、高血压急症、脑出血、脑梗死、脓毒症、MODS 等证属胃肠热结、腑气不通或阳明腑实者。

(8)病案举例:急性脾心痛(急性胰腺炎)。

刘某,女,69 岁。初诊:2016 年 8 月 17 日上午 10 时。患者因突感上腹部持续锐痛阵发性加剧 4 小时来我院急诊。今晨 6 时许,患者突感中上腹持续性锐痛阵发性加剧,伴恶心、呕吐多次,全身微汗出,尿黄赤,大便未解,自服"胃肠灵"无缓解。拟诊急性胰腺炎,收住急诊科。既往有高血压、2 型糖尿病病史 20 余年。查体:体温 36.5℃,呼吸 20 次 /min,脉搏 102 次 /min,血压 147/88mmHg。一般情况欠佳,痛苦面容,心肺无明显异常。腹膨隆,无明显肌卫,肠鸣音减弱。舌红少津,苔黄腻,脉弦数。急查:血淀粉酶 1630U/L,葡萄糖 12.50mmol/L,谷草转氨酶 81U/L;血常规示白细胞计数 21.27×10^9/L,中性粒细胞百分比 88.0%,红细胞计数 5.50×10^{12}/L,血红蛋白 161g/L,血小板计数 220×10^9/L;尿淀粉酶 7708U/L。急查腹部 B 超,显示急性胰腺炎、胆囊炎、胆囊结石、右肾结石、脂肪肝声像。西医诊断:急性胰腺炎、高脂血症、脂肪肝、2 型糖尿病、慢性胆囊炎、胆囊结石、高血压 3 级(极高危组)。中医诊断:急性脾心痛(胃肠热结,气血郁闭证)。

救治经过:立即给予吸氧,禁食,心电、血压、呼吸、血氧饱和度监测,留置胃肠管行胃肠减压,抑制胰酶分泌,解痉、止痛,应用抗生素,防治并发症等处理。中医予清胰通腑方加味,通腑泄热,理气止痛。外用中药封包以助行气止痛。予血必净注射液,每次 50ml 稀释静脉滴注,2 次 /d,以凉血活血、化瘀解毒。清胰通腑方加味药物组成如下:生大黄 50g,芒硝 20g,炒枳实 15g,炒厚朴 15g,柴胡 20g,黄芩 20g,蒲公英 30g,赤芍 60g,莱菔子 15g,茵陈 30g,虎杖 15g,延胡索 15g。用法:中药配方颗粒每日 1 剂,用开水 800ml 冲调,每次 200ml,每日 3 次胃管内注入,同时以 200ml 保留灌肠,每日 1 次。

治疗后 12 小时,患者排出黄褐色稀大便约 300g,诉上腹痛、腹胀减轻。治疗 4 天内，患者每天都排出黄褐色水样便约 500ml。为防脱水、电解质紊乱，每日均测血电解质、血气分析 1 次，据检测报告调整输液量及内容，以维持水、电解质及酸碱平衡，并每日用益气养阴的参麦注射液 60ml 稀释静脉滴注。

8 月 21 日，患者诉上腹疼痛较前明显减轻，偶感腹胀，偶有恶心，时有出汗，每日解黄褐色稀大便。查体：腹软稍膨隆，左上腹、剑突下压痛减轻，肠鸣音存在，舌淡红，苔微黄腻，脉稍滑。白细胞计数 12.56×10^9/L，中性粒细胞百分比 66.0%，红细胞计数 4.99×10^{12}/L，血红蛋白 146g/L，血小板计数 251×10^9/L；葡萄糖 6.48mmol/L，血淀粉酶 82U/L，尿淀粉酶 26U/L。继续采用上述方案治疗。

至 8 月 25 日，患者已不觉腹胀痛，无恶心、呕吐。查体示腹平软，中、左上腹轻压痛，肠鸣音 4～5 次/min。舌质淡红，舌体胖大、有齿痕，苔白腻，脉濡。血常规：白细胞计数 6.68×10^9/L，中性粒细胞百分比 53.90%，红细胞计数 4.80×10^{12}/L，血红蛋白 141g/L，血小板计数 320×10^9/L；血淀粉酶 73U/L。患者病情明显好转，停用清胰通腑方。予柴芍六君汤加味，3 剂，每日 1 剂，以健脾疏肝。嘱患者开始进食少量米汤。患者于 2016 年 8 月 27 日治愈出院。

（按语） 急性胰腺炎属中医学急性脾心痛范畴，病位在胰腺，与脾胃、肝胆、小肠密切相关，病性多属邪热实证。病因多为胆胰气化不足，玄府不畅，饮食不节，恣食肥甘酒食，蛔虫内扰等造成气滞湿阻，毒与火结于胰体，潜伏膜原，毒血壅滞，热盛肉腐而成。其病机演变的一般规律是郁（气机郁滞）、结（实邪结聚）、热（实热内盛或湿热内蕴）、瘀（血行瘀阻）、厥（气血逆乱），其间可以相互兼夹或转化。重症急性胰腺炎以胃肠热结证和胆胰湿热证常见。临床选方多以大承气汤或大柴胡汤为基本方，赵淳将前两方灵活化裁，自创"清胰通腑方"，重用大黄、芒硝，并加用了赤芍、蒲公英和莱菔子，加强了清里攻下、通腑泄热、行气活血功效。

重症急性胰腺炎（SAP）有脓毒症的特征，应采取"菌-毒-炎-脏"并治创新疗法，重视在急性期据辨证应用通腑泄热、清热解毒、活血化瘀治法及方药，配合抗生素以控制继发感染，促进腹腔渗液的吸收，强效拮抗多种毒素，调节宿主致炎/抗炎反应平衡，有力保护重要细胞器，从而达到有效截断 SAP 发病环节、保护重要器官、有效防止 SAP 并发 MODS 的目的。本例患者因及时、正确采用中西医结合综合救治措施，故疗效明显。

4. 解酒护肝方

（1）组成：枳椇子 30g，葛根 30g，肉豆蔻 10g，余甘子 15g，柚子皮 10g，乌梅 10g，菊花 10g，沙棘 10g，桑椹 10g，枸杞 10g。

（2）功效：解酒毒，清热生津，健脾养肝。

（3）主治：酒厥病（急性酒精中毒），酒毒内蕴证。症见双眼发红，恶心呕吐，颜面潮红，头晕、头痛，站立不稳、步态蹒跚，多语、语无伦次，喜怒无常，或面色苍白、沉默不语、情绪低落、蒙眬嗜睡等。

（4）方解：酒厥病（急性酒精中毒）症状轻重与饮酒量和个体敏感性相关。主要病因病机为，饮酒过量，酒毒入胃，腐伤脾胃；酒毒入心，扰乱心神，蒙蔽清窍；酒毒入血，损伤五脏，气血逆乱。

方中枳椇子清热利尿、解酒毒；葛根既解酒毒，又善醒脾生津，共为君药。肉豆蔻、余甘子解酒毒；柚子皮、乌梅消食、醒酒、化痰、健脾、生津止渴、增食欲，助君药增强解酒毒之力，为臣药。菊花清热解毒，平肝明目；沙棘、桑椹、枸杞滋养肝肾，护肝，共为佐药。合而用之，共奏解酒毒、清热生津、健脾养肝之功效，则酒毒所致诸症自消。

（5）用法用量：上方制成颗粒剂，每剂用温开水 500ml 冲调。急性酒精中毒者应不间断温服或鼻饲，一次性服完。必要时可再服 1 剂，直至酒醒。

（6）注意事项：对急性酒精中毒重症患者，须中西医结合综合救治。

（7）临床应用：对于急性酒精中毒轻症患者，可单独应用本方治疗；对长期嗜酒所致慢性酒精中毒患者，应坚持应用本方，每次 150ml，每日 3 次，温服，半月为 1 个疗程，以防治并发的酒精性肝病、慢性胃炎、酒精性脑病。另外，本方对脂肪肝、高脂血症有一定治疗作用。

（8）病案举例：酒厥病（急性酒精中毒）。

李某，男，35 岁。2016 年 12 月 8 日，与朋友聚会时饮用 52 度白酒约 600ml，半小时后出现恶心呕吐，神志昏蒙，语无伦次，含糊不清，步态蹒跚，头昏头痛，口渴欲饮，由同事送至我院急诊科。查体：体温 36.0℃，脉搏 105 次 /min，呼吸 21 次 /min，血压 100/60mmHg。面色苍白，口鼻呼出气酒味甚浓，双侧瞳孔等大等圆，对光反射减弱，心率105次/min，律齐。舌红苔黄，脉滑数。使用呼气式酒精测试仪测呼气酒精浓度为150g/L。西医诊断：急性酒精中毒。中医诊断：酒厥病（酒毒内蕴、内热津伤证）。治以解酒毒、清热生津、健脾养肝。将患者留住观察室，急以解酒护肝颗粒剂1剂，用温开水500ml冲调，嘱陪送者不间断喂服。经治疗1小时后，患者未再恶心呕吐，头痛症状消失，神志转清，言语清晰，对答切题，行走平稳，自觉轻微头昏、乏力、口渴。测呼气酒精浓度为44g/L，嘱患者回家调养。

按语 本例患者有明确大量饮酒史，有典型的急性酒精中毒临床表现，使用呼气式酒精测试仪测呼气酒精浓度为150g/L，已超过急性酒精中毒诊断标准。中医辨为酒毒内蕴、内热津伤，故用药食同源之解酒护肝方，解酒毒、清热生津、健脾养肝，使患者尽快解除酒精中毒症状，取得较好疗效。

5. 定眩平压方

（1）组成：天麻15g，钩藤15g（后下），石决明30g（先煎），夏枯草15g，葛根15g，桑叶10g，菊花10g，怀牛膝15g，白芍15g，炒杜仲15g，桑寄生15g，茯神20g，首乌藤15g，益母草10g，丹参15g，虎杖15g，甘草6g。

（2）功效：平肝潜阳，滋养肝肾，豁痰化瘀。

（3）主治：眩晕之肝肾阴虚，肝阳上亢，兼夹痰瘀证。

（4）方解：阴虚阳亢，痰瘀上犯清窍是眩晕的重要病机之一。方中天麻息风平肝、止头痛、定眩晕，钩藤清热息风，石决明平肝潜阳、清肝明目，三药并用为君药。夏枯草、葛根、桑叶、菊花清肝泻火，利头目，为臣药。怀牛膝、白芍、杜仲、桑寄生补益肝肾，茯神、首乌藤养血安神，益母草、丹参清热活血，虎杖豁痰化浊，共为佐药。甘草调和诸药，为使药。全方共奏平肝潜阳、滋养肝肾、豁痰化瘀之功效。

（5）用法用量：石决明先煎30分钟，其他药用温水浸泡30分钟，然后把药混匀再煮20分钟，煮3次，混合均匀，饭后温服，每次150ml，每日3次，每日1剂。

（6）注意事项：调情志，低盐清淡饮食，忌肥甘厚腻之品。

（7）临床应用：阴虚较甚，舌红少苔，脉细弦数者，可加生地黄、玄参、女贞子、何首乌等，以滋养肝肾之阴。若肝火亢盛，眩晕，头痛较甚，耳鸣、耳聋突作，目赤，口苦，舌红苔黄燥，脉弦数，可加用牡丹皮、栀子、黄芩等，以清肝泻火。便秘者，可加用大黄、芒硝等，以通腑泄热。若眩晕剧烈，呕恶，手足麻木或震颤者，有阳动化风之势，加用生龙骨、生牡蛎、珍珠母、羚羊角等，以镇肝息风。

（8）病案举例：眩晕（高血压）。

何某，女，67岁。2011年6月14日初诊，发病节气为芒种后第8天。患者诉头晕胀痛反复发作年余。2010年1月始感头晕，枕部胀痛，自服"去痛片"后缓解，1周后头晕、胀痛再作，伴恶心、耳鸣，当时测血压150/90mmHg，之后多次测血压均高于正常，在某医院诊断为"高血压""颈椎病"。予"氨氯地平片"每日1片，口服，半个月后血压降至正常，但出现双膝以下肢体浮肿，遂来我院就诊。刻下症见：头晕目眩，枕颈部胀痛，夜难入寐，心烦，手足心热，耳鸣，口苦咽干，纳食尚可，大便干，小便正常。舌质暗红夹瘀，苔薄黄，脉弦滑。身高155cm，体重66kg。西医诊断：高血压1级（高危组），颈椎病。中医诊断：眩晕（肝肾阴虚，肝阳上亢，兼夹痰瘀证）。病属虚实夹杂之证。治宜滋养肝肾，平肝潜阳，豁痰化瘀。予定眩平压方，加炒酸枣仁15g、茯苓20g、泽泻15g，6剂，水煎服，每2日1剂，每次150ml，每日3次。嘱暂停口服氨氯地平片。

二诊：2011年6月26日。患者经上述治疗后，头晕痛、少寐、口苦咽干均见明显改善，双小腿已无水肿。但仍感心烦，手足心热。舌淡暗红，苔薄黄，脉细弦，血压140/80mmHg。心烦、口干苦、咽干、脉弦，此乃水不涵木，肝肾之阴不足，肝热犹存之征，故予上方去茯苓、泽泻，加女贞子15g、枸杞15g、地骨皮15g。6剂，水煎服，每2日1剂，每次150ml，每日3次。

三诊：2011年7月12日。患者仅夜间感口稍干，余无不适，舌淡红，苔薄黄，脉弦细。血压140／80mmHg，心率86次/min，律齐，$A_2 > P_2$。此为肝阳渐臻平潜，阴虚阳亢之证已较轻微。治以滋阴平肝法，巩固疗效。守上方治疗。6剂，水煎服，每2日1剂，每次150ml，每日3次。

停药1个月后，多次复查血压均正常，无不适感。嘱低盐清淡饮食，控制食量、细嚼慢咽，适当运动，保持乐观情绪。坚持长期服用具有滋阴潜阳作用的松龄血脉康胶囊、杞菊地黄胶囊，以及具有活血化瘀、豁痰降浊之功的舒心降脂片以保健养生。

按语 该患者年过六旬，肝肾亏虚，水不涵木，肝阳上亢，平素嗜食肥甘，久坐少动，伤于脾胃，健运失司，以致水谷不化精微，聚湿生痰，痰阻血脉，血脉不畅，日久成瘀，痰瘀互结，则清阳不升，浊阴不降，以致发为眩晕。辨证属肝肾阴虚，肝阳上亢，兼夹痰瘀证。治宜滋养肝肾，平肝潜阳，豁痰化瘀，予定眩平压方随症加减施治，药证相符，切中病机，故获良效。

6. 景虎通脉方

（1）组成：红景天 15g，虎杖 15g，三七 6g，水蛭 1.5g，茯苓 15g，隔山消 15g。

（2）功效：益气活血，解毒豁痰，化瘀通络。

（3）主治：胸痹心痛（冠心病、心绞痛）、中风（缺血性脑血管病）之气虚血瘀、痰瘀阻络证，亦可用于高脂血症、超重/肥胖症属气虚血瘀、痰瘀阻络证者。

（4）方解：胸痹、中风的病机与虚、瘀、痰有密切关系。方中红景天益气活血，通脉平喘，为君药；虎杖清热解毒、活血散瘀、祛湿泻浊，水蛭破血逐瘀、通经消癥，三七散瘀止血定痛，共为臣药；茯苓健脾利湿化痰，隔山消补肝肾、益精血、强筋骨、止心痛，共为佐使药。全方具有益气活血、解毒豁痰、化瘀通络之功效，其特点是通补兼施，标本兼顾，痰、瘀、毒、虚同治。

（5）用法用量：除三七、水蛭外，其余各药用温水浸泡 30 分钟，文火煮沸 20 分钟，取汁 450ml。每次 150ml，每日 3 次，每日 1 剂。三七用粉剂，水蛭用鲜品低温冻干粉（如菲牛蛭，其主要活性成分水蛭素的含量为国家标准的 30 倍，能显著提高生物利用度），均用上述温药汁兑服。

（6）注意事项：本方主要为气虚血瘀、痰瘀阻络证而设，疗效确切，毒副作用小。但方中活血化瘀药较多，故有出血情况及妇女月经期者禁用。患者应用本方时，饮食应忌香燥辛辣之品。

（7）临床应用：高血压头晕者，加天麻 15g、钩藤 15g、菊花 10g、粉葛 30g；冠心病心绞痛者，加丹参 30g、瓜蒌皮 15g、薤白 15g、延胡索 15g、檀香 5g；超重 / 肥胖症、血脂高者，加荷叶 15g、莱菔子 15g、半夏 15g、竹茹 10g、怀牛膝 15g 等。

（8）病案举例：中风·中经络（脑梗死）。

李某，男，66 岁，2015 年 2 月 5 日初诊。因右侧肢体活动不利 3 小时来诊。患者今晨起床后即发现右侧肢体麻木、无力；饮水时出现口角漏水，言语不利。即由家人送至我科住院。刻下症见：右半身不遂，偏身麻木，口眼歪斜，舌强语謇，头晕心悸，神疲乏力。既往史：有高血压、高脂血症病史。查体：体温 36.4℃，脉搏 96 次 /min，呼吸 20 次 /min，血压 142/90mmHg。体型肥胖，神清，右侧鼻唇沟变浅。颈软，心肺腹无明显异常体征。右侧肢体肌力 4⁻级，左侧肢体肌力正常。四肢肌张力正常。生理反射存在，右足巴宾斯基征（＋）。脑膜刺激征（－）。舌质暗淡夹瘀，苔黄腻，脉滑数。急诊颅脑 CT 示左侧基底节区脑梗死。西医诊断：急性左侧基底节区脑梗死。中医诊断：中风·中经络（气虚痰瘀络阻证）。治以益气活血、解毒豁痰，化瘀通络。予景虎通脉方加太子参 30g、黄芪 45g、肉桂 10g、当归 10g、桃仁 10g、红花 10g、赤芍 15g、川芎 15g、甘草 5g。水煎服，每次 150ml，每日 3 次，每日 1 剂。同时配合针灸治疗，口服阿司匹林肠溶片、阿托伐他汀钙片。

按此方案治疗半月后，患者言语、右侧肢体活动基本接近正常，好转出院。嘱患者坚持原治疗方案继续治疗，进低盐低脂低糖饮食，加强语言、肢体功能锻炼，以期能完全康复。

按语 中风（急性脑血管病）是以猝然昏仆、不省人事、半身不遂、口眼歪斜、言语不利为主要表现的病证。本例患者无昏仆而仅有半身不遂、口眼歪斜、言语不利等症状，故当属中风·中经络。患者体形肥胖，嗜食肥甘厚味，脾失健运，聚湿生痰，痰浊内生化热，流注血脉，血行不畅成瘀，上阻脑络，清窍失养，故见肢体活动不利、头晕；脾失健运，水谷不化，气血不足，则神疲乏力。舌质暗淡夹瘀，苔黄腻，脉滑数，皆为气虚痰瘀络阻之征象。故用景虎通脉方加味以益气活血、解毒豁痰、化瘀通络，并配合针灸早期康复治疗，使患者病情在短期内得以明显好转。

7. 龙牡宁心方

（1）组成：生龙骨 30g，生牡蛎 30g，紫石英 15g，甘松 15g，生晒参 15g，麦冬 15g，丹参 15g，酸枣仁 15g，柏子仁 15g，炙远志 10g，炙甘草 10g。

（2）功效：定悸复脉，益气养阴，宁心安神。

（3）主治：心动悸之气阴耗伤证（冠心病、急性心肌炎、快速性心律失常、心房颤动、期前收缩、失眠、心脏神经症等证属气阴耗伤者）。症见心悸不宁，气短懒言，神疲乏力，夜寐不安，自汗盗汗，口燥咽干，舌红少苔，脉细，或脉见数、急、促、代、雀啄。

（4）方解：心动悸形成的原因很多，常与气阴耗伤、心阳衰弱、心虚胆怯、水饮内停、瘀血阻络等因素有关。临床上以气阴耗伤证较常见，而本方即为此证而设。方中生龙骨、生牡蛎、紫石英重镇安神，甘松理气止痛、醒脾健胃，共为君药；生晒参益气生津，麦冬养阴生津、润肺清心，丹参活血祛瘀、养血安神，共为臣药；酸枣仁、柏子仁、炙远志宁心安神，为佐药；炙甘草调和诸药，为使药。诸药合用，共奏定悸复脉、益气养阴、宁心安神之功效。

（5）用法用量：生龙骨、生牡蛎应先煎 30 分钟。其他药用温水浸泡 30 分钟，然后把药混匀再用文火煎 30 分钟，饭后温服，每次 150ml，每日 3 次，每 2 日 1 剂。

（6）注意事项：注重调畅情志，适当活动；忌辛辣、香燥、肥甘油腻之品。

（7）临床应用：伴胸闷、胸痛者，重用丹参至 30g，加赤芍 15g、延胡索 15g、砂仁 10g、檀香 5g、瓜蒌皮 10g；伴自汗者，加黄芪 30g、炒白术 15g、白芍 15g、五味子 10g。

（8）病案举例：心动悸（冠心病，心房颤动）。

李某，男，58 岁，2012 年 10 月 22 日初诊。患者因心悸、胸闷半月来诊。半月前患者感心悸、胸闷，神疲乏力，夜寐不安，自汗盗汗，口燥咽干。既往患冠心病已 8 年。查体：神情，慢性病容，心率 110 次 /min 左右，心律快慢不均，心音强弱不等，舌红少津少苔，脉细数结代。查心电图示心房颤动。西医诊断：冠心病，心房颤动；中医诊断：心动悸（气阴耗伤证）。治以定悸复脉，益气养阴，宁心安神。予龙牡宁心方，加檀香 5g、砂仁 10g。每日 1 剂，连服 7 剂。

二诊：2012 年 10 月 29 日。患者诉心悸胸闷较前好转。查体：心率

90 次 /min 左右，仍呈房颤律，舌稍红少苔，脉沉细，结代减少。心电图示心房颤动，心室率 90 次 /min。继服上方 7 剂。

三诊：2012 年 11 月 5 日。患者已无心悸胸闷感，舌淡红苔薄白，脉沉细。查体：心脏听诊心率 82 次 /min，心律齐。心电图示窦性心律，心率 82 次 /min。坚持冠心病二级预防。注重调畅情志，适当活动；忌辛辣、香燥、肥甘油腻之品。

按语 本例冠心病、心房颤动患者心率最高 110 次 /min 左右，对血流动力学影响较小，目前不至于发生心源性晕厥、休克，因此，在冠心病西药治疗的基础上，可以仅用中医药治疗心房颤动。该患者因患冠心病日久，耗气伤阴，血瘀络阻，心之脏真脏器受损，症见胸闷、心悸，神疲乏力，夜寐不安，自汗盗汗，口燥咽干。舌红，少津少苔，脉细数结代等，属气阴耗伤证表现。故运用具有益气养阴、宁心安神、定悸复脉的龙牡宁心方加味治疗，药证相符，切中病机，而获良效。

8. 心衰宁方

（1）组成：附片 30g（先煎），人参 15g，黄芪 30g，茯苓 30g，猪苓 30g，桂枝 10g，白术 15g，甜葶苈子 15g，车前子 30g，泽泻 30g，益母草 10g，丹参 15g，红花 10g，甘草 6g。

（2）功效：益气温阳，利水消肿，活血通络。

（3）主治：心悸胸痹（高血压心脏病、冠心病）、肺胀（肺源性心脏病）等病情加重阶段之阳气虚乏、血瘀络阻水泛证。也可用于多种心脏病如风湿性心脏病、心肌病所致轻中度充血性心力衰竭，证属阳气虚乏、血瘀络阻水泛者。

（4）方解：方中附子大辛大热，温肾暖土，以助阳气；人参大补元气，补脾益肺；黄芪补气升阳，益气固表，利水消肿，共为君药。茯苓、猪苓甘淡渗利，健脾渗湿，以利水邪；桂枝温阳化气，与茯苓为伍，一利一温，对于水饮滞留而偏寒者，实有温化渗利之妙用，同为臣药。佐以白术健脾燥湿，以扶脾之运化；甜葶苈子泻肺利水；车前子利水消肿；泽泻利水渗湿；益母草活血利水消肿，用治水瘀互结可收奇效；丹参活血祛瘀，养血安神；红花活血化瘀，血行则瘀去，脉络畅通，血活气行，则瘀化肿消。使以甘草，益气和中。诸药合用，共奏益气温阳、利水消肿、活血通络之功效。

（5）用法用量：开水先煎附片2小时，再加入其他药物煎沸后，改用小火再煎20分钟，取汁300ml后再加开水，重复上述煎法，再取第2次药汁240ml与第1次药汁混合，共540ml。每次180ml，每日3次，餐后30分钟口服。

（6）注意事项：患者饮食宜清淡少盐，忌食生冷之品，宜避风寒。

（7）临床应用：赵淳善用药对，如附子配人参益气回阳，人参配黄芪补益元气，附子配茯苓温阳利水，茯苓配桂枝通阳利水，茯苓配泽泻利水渗湿等。云南地处亚热带，湿气偏重，附片用量较之全国其他地方偏大，且疗效较好。本方采用中药配方颗粒，每剂以300ml开水冲调，每次150ml，每日2次，无须煎煮，服用方便，质量稳定，安全有效。

（8）病案举例：心衰（慢性心衰急性加重，心功能Ⅲ级）。

李某，女，82岁。初诊日期：2015年2月9日；发病节气：立春后1天。患者因反复心悸喘促，双下肢水肿年余，再发加重3天来诊。患者2014年至今反复出现心悸，胸闷，喘促，双下肢水肿，劳累后加重，间断在当地诊所治疗，病情无明显好转。3天前因劳累后，心悸、咳喘、下肢水肿加重，气短，乏力，腹胀，食少。在当地医院诊为"重度心衰"，报病危，通知患者入院治疗，但患者因经济等原因，不愿住院，今日到我院就诊。现症见：心悸气喘，神疲乏力，小腿水肿，腹胀，食少，唇甲青紫。既往史：高血压病史10余年。不规范服用降压药。查体：脉搏108次/min，呼吸22次/min，血压150/110mmHg。神清，唇甲发绀，颈静脉怒张。心界向左下扩大，心率108次/min，二尖瓣、主动脉瓣听诊区可闻及收缩期吹风样杂音；双肺可闻及湿啰音。腹软膨隆，肝脾触不满意，腹水征（＋），双小腿凹陷性水肿。舌淡暗苔白腻，脉濡数。心电图示 $V_5 \sim V_6$、$V_{3R} \sim V_{5R}$ 导联T波低平，左心室肥大。胸部正侧位片示心外形增大呈靴形；双肺纹理增多，散布小片云絮状阴影。西医诊断：心衰（慢性心衰急性加重，心功能Ⅲ级）；高血压3级，极高危组。中医诊断：水肿（阳虚水泛、血瘀络阻证）。治以益气温阳，利水消肿，活血通络。予心衰宁方（配方颗粒）4剂，每剂用300ml开水冲调，每次150ml，每日2次，每日1剂。

二诊：2015年2月16日。患者诉服用上述药物后，心悸、喘促有缓解，纳呆食少、倦怠乏力、腹胀等症状明显减轻。脉搏80次/min，血压

140/100mmHg，唇甲轻度发绀，双肺湿啰音减少，双足背凹陷性水肿。舌淡暗、苔稍白腻，脉濡。效不更方，继服上方7剂。

三诊：2015年2月26日。患者诉症状明显减轻，饮食增加，活动后稍感心悸，乏力。脉搏72次/min，血压130/90mmHg，唇甲稍有发绀，颈静脉不怒张，双肺未闻及啰音，腹水征（-），双下肢无水肿。舌淡暗、苔白，脉濡。辨为气弱脾虚兼血瘀证。治以益气健脾、活血化瘀。方用香砂六君子汤，加黄芪45g、薏苡仁15g、当归10g、炒谷芽30g、炒麦芽30g、炙鸡内金15g、丹参15g，共3剂；每日1剂，水煎服。

按语　本病证乃是心脏本身病变或其他脏器病变累及于心，使心之气阴不足或阳气受损，无力鼓动血脉，导致血脉瘀阻、水湿内停；而痰、水、瘀等病理变化又进一步损及心之阴阳，从而形成恶性循环。病位以心为主，还与脾、肾、肺、肝有关。属本虚标实，虚实夹杂之证，即以心气虚、心阳虚为本，血瘀、痰饮、水湿内停为标。标本俱病是慢性心衰的中医基本病机。心衰宁方益气温阳，利水消肿，活血通络，切中病机，方证对应，故治疗本患者疗效显著。患者初愈时脾气虚弱，以香砂六君子汤加味健脾益气，调理善后。

（二）成方应用

1. 温胆汤

（1）来源：《三因极一病证方论》。具有理气化痰、清胆和胃之功。主治胆胃不和，痰热内扰，虚烦不眠，或呕吐呃逆，以及惊悸不宁、癫痫等。

"百病皆由痰作祟，怪病多从痰来医。"痰之为病十分多见，且所致之病多缠绵难愈，或急重难治。赵淳提倡"有痰（有形之痰）要治痰，无痰（无形之痰）也治痰，重视治生痰之源（脾）"的学术思想，认为温胆汤为治痰之要方，对众多因痰所致之病，在温胆汤基础上化裁，临床应用累验累效。

（2）临床应用：①治疗眩晕、头痛（高血压、脑卒中）、癫痫、抑郁症、失眠等证属痰热内扰兼肝阳上亢者，用温胆汤加天麻15g、川芎10g、葛根15g、菊花10g、怀牛膝15g、桑寄生15g；肝风甚者，加钩藤20g、石决明30g；项背痛者，重用葛根30g，加羌活10g、豨莶草15g。②治疗胸痹（冠心病）、心悸（心律失常）、不寐（失眠）、郁病（神经症）等证属痰热内扰者，用温胆汤加黄连 10g、栀子 10g 以清心降火，加酸枣仁 15g 以宁心安神。③急性胆囊炎、胆石症、急性胰腺炎证属肝胆湿热者，用温胆汤加炒柴胡 15g、黄芩 15g、茵陈 15g、金钱草 30g、延胡索 15g、赤芍 15g、郁金 15g；阳明腑实，大便不通者，加生大黄 30g（开水泡服）、芒硝 15g（兑服）、玄参 15g、厚朴 15g。

（3）方解：温胆汤所治诸证，均属痰热为患。方中以半夏为君，降逆和胃，燥湿化痰。以竹茹清热化痰，止呕除烦；枳实行气消痰，使痰随气下，为臣。以陈皮理气燥湿，茯苓健脾渗湿，使湿去而痰消，为佐。甘草调和诸药为使。全方共奏理气化痰、清胆和胃之效。

（4）病案举例：郁病（神经症）。

陆某，男，38 岁，未婚。2013 年 3 月 12 日初诊。因精神紧张，心悸，头昏，眠差半月来诊。患者近来工作繁忙，接连熬夜，生活不规律。至 2 月下旬起，出现精神紧张，心悸而烦，善惊痰多，食少泛恶，头昏眠差，神疲乏力。平素胆怯，敏感多疑，遇事容易紧张。工作生活不如意，心情抑郁。查体：脉搏 102 次 /min，血压 150/90mmHg。愁眉不展，表情紧张。心肺腹、神经系统检查无明显异常。舌红苔黄腻，脉弦滑数。心电图示心率 102 次 /min，窦性心动过速。西医诊断：神经症。中医诊断：郁病（气滞痰郁化热）。治以清热化痰，疏肝理气，宁心安神。方用温胆汤，加黄连 10g、栀子 10g、酸枣仁 15g、明天麻 15g、炒柴胡 10g、炒白芍 15g、郁金 10g、炙香附 10g，共 5 剂，水煎服，每日 1 剂；每次 150ml，每日 3 次。对患者进行精神调养。嘱减轻工作负担，劳逸结合，保持乐观情绪；忌油腻、香燥饮食。

二诊：2013 年 3 月 18 日。患者诉经上述治疗后心悸胸闷、情绪不宁减轻，痰减少，饮食睡眠改善。余症同前。查体：脉搏 80 次 /min，血压 140/80mmHg，舌尖红、苔薄黄，脉弦细。上方减栀子、明天麻、郁金，再服 5 剂，继续心理调治。

三诊：2013 年 3 月 23 日。患者病情明显好转，情绪稳定，不觉心悸胸闷，睡眠、饮食正常，二便调。查体：脉搏 72 次 /min，血压 130/70mmHg。舌淡红、苔薄白，脉濡。予柴芍六君汤，5 剂，以健脾疏肝。

按语 郁病的发生是由于情志所伤，肝气郁结，逐渐引起五脏气机不和，尤其是肝、脾、心三脏受累，以及气血失调而成。本例患者平素性格胆怯，敏感多疑，情志不遂，加之因工作繁忙，接连熬夜，劳伤心神；精神抑郁，使肝失条达，气失疏泄，而致肝气郁结；肝郁及脾，劳倦伤脾，使脾失健运，蕴湿生痰，痰湿化热，导致郁病。舌红苔黄腻，脉弦滑，为气滞痰郁化热之象。故用温胆汤加味以清热化痰，疏肝理气，宁心安神。病愈初期以柴芍六君汤健脾舒肝，调理善后。

2. 血府逐瘀汤

（1）来源：《医林改错》。原方具有活血化瘀、行气止痛之功效，是王清任治疗"胸中血府血瘀"的验方。组成：桃仁12g，红花10g，赤芍10g，川芎5g，牛膝10g，生地黄10g，当归10g，桔梗5g，枳壳5g，柴胡5g，甘草3g。主治胸中血瘀，血行不畅证。上焦瘀血，头痛胸痛，胸闷呃逆，失眠不寐，心悸怔忡，瘀血发热，舌质暗红，边有瘀斑或瘀点，唇暗或两目暗黑，脉涩或弦紧。妇人血瘀经闭不行，痛经，肌肤甲错，日晡潮热；以及脱疽，眼科云雾移睛、青盲等目疾。

（2）临床应用：本方具有活血化瘀而不伤血，疏肝解郁而不耗气的特点。用于治疗冠心病、脑梗死，加人参、黄芪、三七、灯盏细辛、水蛭、地龙等，以加强益气活血、化瘀通络之功；救治外感热病急性血瘀络损证（脓毒症的凝血及微循环功能障碍），常取其方义，应用血必净注射液稀释静脉滴注。

（3）方解：本方主治诸症皆为瘀血内阻胸部，气机郁滞所致。方中桃仁破血行滞而润燥，红花活血祛瘀以止痛，共为君药。赤芍、川芎助君药活血祛瘀；牛膝活血通经，祛瘀止痛，引血下行，共为臣药。生地黄、当归养血益阴，清热活血；桔梗、枳壳，一升一降，宽胸行气；柴胡疏肝理气，升达清阳，与桔梗、枳壳同用，尤善行气导滞，使气行则血行，均为佐药。桔梗能载药上行，兼有使药之用；甘草调和诸药，亦为使药。诸药配伍，共成活血逐瘀、理气疏肝之剂。

（4）病案举例：胸痹（冠心病，稳定型心绞痛）。

柴某，男，72岁。2009年1月21日初诊。因胸痛反复发作2年余，加重8小时来诊。患者于2年前反复出现胸闷胸痛，呈阵发性发作，多在体力活动较多时疼痛发作，一般持续1~3分钟。曾多次行心电图检查，示心肌缺血性改变；2008年冠脉造影示左冠状动脉前降支下段狭窄

25% ~ 50%。平时常服用"冠心丹参滴丸""银丹心脑通胶囊"等药物，胸痛可缓解，但仍有反复。今日体力活动时再次出现胸闷胸痛，自服"速效救心丸"等药，症状缓解不明显。刻下症见：胸闷胸痛，偶有心悸，伴乏力气短，食少眠差。舌淡暗，苔白，舌底脉络迂曲，脉弦细。既往有冠心病、高脂血症病史。查体：脉搏 95 次/min，血压 120 / 85mmHg。神清，唇甲稍发绀。心率 95 次/min，律齐。血液生化示心肌酶、肌钙蛋白、血糖、电解质均正常。心电图示窦性心律，V_1 ~ V_5 导联 ST 段水平压低约 0.1 ~ 0.15mV。西医诊断：冠心病，稳定型心绞痛；中医诊断：胸痹（气虚血瘀络阻证）。治以益气活血、化瘀通络、行气止痛。予血府逐瘀汤，加黄芪 45g、党参 30g、肉桂 10g、水蛭 3g、三七 6g、延胡索 15g、灯盏细辛 15g。共 3 剂，水煎温服，每日 1 剂；每次 150ml，每日 3 次。其中，水蛭用冻干粉，三七、灯盏细辛用中药配方颗粒剂，用上述煎剂兑服。

二诊：2009 年 1 月 25 日。患者胸痛明显减轻，继守上法，治疗 1 周后诸症消失。嘱患者坚持冠心病二级预防。注重调畅情志，适当活动；忌辛辣、香燥、肥甘油腻饮食。长期服用益气活血、化瘀豁痰、畅通脉络之药物。

按语 本病的发病与饮食不节、情志失调、劳倦内伤、禀赋遗传、年老体虚、外邪内侵等因素有关。从中医络病学认识，本病病位在心之脉络，病机为本虚标实。以上各种原因引起正气亏虚，气滞血瘀，脏腑功能失调，心脉失养，不荣而痛；痰浊血瘀阻于心之脉络，或脉络绌急，不通则痛，形成胸痹。本例患者属胸痹（冠心病、稳定型心绞痛）气虚血瘀络阻证，治以益气活血、化瘀通络、行气止痛之血府逐瘀汤加味。其中，水蛭、三七、灯盏细辛采用现代工艺提取而成的新制剂，大大提高了药物的生物活性及利用度，避免因高温煎煮而破坏有效成分，故该例患者临床疗效显著。

3. 参附汤

（1）来源：《正体类要》。本方具有益气回阳固脱之功，主治各种原因所致的阳气暴脱证。症见四肢厥逆，冷汗淋漓，呼吸微弱，脉微欲绝者。本方经现代制药工艺制成参附注射液，静脉给药更为速效高效，且安全性好。

（2）临床应用：①抢救脱证（各类型休克，尤其是心源性休克）属阳气暴脱者，若配合血必净注射液（丹参、赤芍、川芎、红花、当归）静脉滴注可增强温阳益气、活血化瘀之功。据赵淳多年临床经验，对病情严重者，参附注射液每日用量可达 200ml。②治疗心悸（缓慢性心律失常、心房颤动、期前收缩）证属心阳虚者。③治疗虚劳（低血压、免疫功能低下等）证属阳气不足者。

（3）方解：方中人参大补元气，补脾益肺，生津，宁心安神；附子回阳救逆，补火助阳，散寒止痛。两药配伍，共奏益气固脱、回阳救逆之功。

（4）病案举例：脱证（心源性休克）。

马某，男，78 岁。2015 年 1 月 22 日 8 时许，因如厕突然晕厥被发现，及时抬送我科抢救。既往有冠心病、心律失常史。来诊时患者面色青灰，唇甲发绀，神志蒙眬，时出冷汗，四肢厥冷，血压 0/0mmHg，脉搏触不清，舌质暗，苔白。心界稍向左下扩大，心率 30 次 /min，心律尚齐，心音微弱，双肺未闻及啰音。立即做床旁心电图和持续心电监护，报告为三度房室传导阻滞（AVB）（心室率 30 次 /min）。西医诊断：冠心病，三度房室传导阻滞，心源性脑缺氧综合征，心源性休克。中医诊断：脱证（阳气暴脱）。抢救经过：立即吸氧，开放静脉通路，给予参附注射液 40ml 加于 50% 葡萄糖注射液 20ml 中快速静脉注射。推注完毕时，脉搏已可触及，脉搏 50 次 /min，血压 80/50mmHg。再给予参附注射液 150ml 加于 10% 葡萄糖注射液 100ml 中静脉滴注（60 滴 /min）。15 分钟后患者神清，汗止，手足转温，脉搏较前有力，脉搏 60 次 /min，血压 100/60mmHg，心律齐，心音较清晰有力。心电图示二度 II 型 AVB（心室率 60 次 /min）。继续输液，给予丹参注射液 20ml 加于 10% 葡萄糖注射液 100ml 中静脉滴注，同时注意维持水、电解质和酸碱平衡，给予改善心肌代谢药物等治疗，生命体征正常，病情平稳，急诊置入心脏起搏器。

按语 本例患者既往有胸痹、心悸（冠心病、心律失常）史，素体亏虚，心阳不振，因如厕突然晕厥急送抢救。来诊时面色青灰，唇甲发绀，神志蒙眬，出冷汗，四肢厥冷，血压 0/0mmHg，脉搏触不清，舌质暗，苔白，心率 30 次 /min，均为心阳暴脱之象，须以大剂量参附注射液静脉给药，速效高效回阳救逆固脱。由于抢救及时、正确，尽快使患者阳气得复，挽救了生命。

参附汤为峻补阳气以救暴脱之剂，常以新剂型参附注射液用于急救。除上述主治外，凡大病虚极欲脱，产后或月经暴行崩注，血脱亡阳等，均可用本方救治。一旦阳气来复，病情稳定，便当辨证调治，不可多用，免纯阳之品过剂，反致助火伤阴耗血。

4. 生脉散

（1）来源：《内外伤辨惑论》。组方为人参、麦冬、五味子。经现代制药工艺制成生脉注射液，或原方去五味子制成参麦注射液，静脉给药更为速效高效，且安全性好。

本方具有益气生津、敛阴止汗之功。主治气阴两虚证。症见心悸气短，汗多神疲，面色少华，头晕目眩，遇劳则甚，口燥咽干，舌偏红或有齿印，脉细弱无力，或结代。

（2）临床应用：①抢救脱证（各类型休克，尤其是心源性休克）属气阴耗伤者，给予参麦注射液。病情严重者，参麦注射液每日用量可达400ml。若配合血必净注射液静脉滴注可增强益气救阴、活血化瘀之功。②治疗胸痹心痛、心悸怔忡、虚劳、不寐等证属气阴两虚者。常用于辨证属气阴两虚的冠心病、心律失常、病毒性心肌炎、慢性肺源性心脏病、心脏神经症、恶性肿瘤等，可口服生脉散加味或静脉给予参麦注射液或生脉注射液。本方能提高恶性肿瘤患者的免疫功能，与化疗药物合用时有一定增效作用，并能减少化疗药物引起的毒副反应。

（3）方解：方中人参大补元气，补脾益肺，生津，安神益智，为君药；麦冬养阴生津，润肺清心，为臣药；五味子益气生津，敛阴止汗，为佐药。三药配伍，共奏益气固脱、养阴生津、生脉之功效。

（4）病案举例：

病案一：心动悸，脱证（心源性休克）。

某女，33岁，2013年4月8日9时许，因突感心跳过快，心悸胸闷，头昏乏力1小时来诊。既往有多次阵发心动过速史。患者面色苍白，手足欠温，口干，唇甲轻度发绀，舌质红暗、有裂纹、少津，脉沉、细、疾。血压40/30mmHg，心率200次/min，律齐，未闻及器质性杂音，双肺（－）。心电图示室上性心动过速伴A型预激综合征。西医诊断：心源性休克，阵发性室上性心动过速（PSVT），A型预激综合征。中医诊断：心动悸，脱证（气阴耗伤证）。

抢救经过：立即吸氧，持续心电、血压、呼吸、血氧饱和度监测。给予间羟胺注射液 10mg 加于 10% 葡萄糖注射液 100ml 中静脉滴注，15～20 滴 /min。5 分钟后血压回升至 70/50mmHg，心电监护仍示 PSVT。即予参麦注射液 20ml 加于 50% 葡萄糖注射液 20ml 静脉注射，当药液注入 30ml 时，血压升至 160/70mmHg，心电监护显示在出现一个室性期前收缩后有较长代偿间歇，突然转变为窦性心律，心率 90 次 /min。及时停用间羟胺，血压逐渐恢复正常。继予参麦注射液每日 40ml 稀释静脉滴注，口服异搏定（盐酸维拉帕米片），每次 40mg，每日 3 次。连用 1 周后，患者精神如常，无任何不适，心电图示窦性心律，近期内未再发作 PSVT。

【按语】预激综合征是在心脏正常房室传导系统外，尚有先天性附加通道（旁束）连接心房与心室肌，引起心电折返激动，而发生阵发性室上性心动过速。本例患者素体阴虚，此次突发心动过速，面色苍白，手足欠温，口干，唇甲轻度发绀，舌质红暗、有裂纹、少津，脉沉、细、疾，血压 40/30mmHg，心率 200 次 /min，均为气阴耗伤所致阴脱之象。故以大剂量参麦注射液静脉给药，速效高效益气救阴固脱，并合理应用西医综合措施救治。由于抢救及时、正确，故很快使患者转危为安。因药物不能根治本病，所以患者择期已行房室旁束射频消融术。

病案二：脱证（脓毒性休克）。

胡某，男，73 岁，独居。因饮食减少、消瘦月余、发热 2 天于 2000 年 8 月 16 日收住院。查体：体温 39℃，脉搏 108 次 /min，呼吸 22 次 /min，血压 70/50mmHg；一般情况差，神清，慢性病容，全身极度消瘦，重度脱水貌，双肺底细湿啰音，舟状腹，骶尾部褥疮溃烂。血常规：白细胞计数 13.7×10^9/L，中性粒细胞百分比（N%）91%，红细胞计数 3.5×10^{12}/L，血红蛋白（Hb）101g/L；尿常规：红细胞（＋＋），白细胞 2～6 个 /HP；大便常规：白细胞 0～2 个 /HP；血液生化提示低蛋白血症、低脂血症、肝功能损伤、电解质紊乱（低钠、低钾、低氯）；血气分析提示代谢性碱中毒；B 超示肝损伤，腹腔少量积液；头颅 CT 示右顶部皮下软组织轻度肿胀，脑萎缩；胸片示双肺纹理增粗，两肺下野散布云絮状低密度阴影。西医诊断：严重感染（呼吸系统、泌尿系统、褥疮）并脓毒性休克；代谢性碱中毒，低钠、低钾、低氯血症；重度营养不良；肝功能损伤。中医诊断：脱证；虚劳（五脏俱虚、热毒内陷、阴竭阳脱证）。

救治经过：

1. 积极液体复苏抗休克 补充晶体液、胶体液和葡萄糖液；益气救阴予参麦注射液 200ml 加入 5% 葡萄糖氯化钠注射液 300ml 中静脉滴注，每日 1 次；回阳固脱予参附注射液 100ml 加入 5% 葡萄糖氯化钠注射液 400ml 中静脉滴注，每日 1 次；第 1 个 24 小时共补液 3000ml；调整血管紧张度，予多巴胺、间羟胺静脉滴注至血压平稳停药。经上述治疗，患者于 6 小时后血压、脉搏、尿量恢复正常，休克已纠正。此后，每日输液 1500ml，连输 14 天。

2. 积极控制感染 予头孢曲松钠静脉滴注 4g/d，杀菌抑菌；静脉滴注痰热清注射液 40ml/d，丹参注射液 40ml/d，清热解毒、凉血活血、拮抗毒素、调节机体致炎 / 抗炎反应平衡。疗程 10 天。

3. 营养与代谢支持 静脉滴注脂肪乳、肝病用复方氨基酸、白蛋白、九维他注射液；胃管内注入能全素 [整蛋白型肠内营养剂（粉剂）]，每日 1 筒（430g）。

4. 中药 予香砂六君子汤加味，每次 150ml，每日 3 次，胃管内注入，以益气健脾和胃。药用：潞党参 15g，茯苓 15g，炒白术 15g，炙甘草 10g，广木香 10g（后下），砂仁 10g（后下），公丁香 6g，白蔻仁 6g（后下），藿香 10g（后下），石菖蒲 15g（后下），法半夏 15g，佩兰 10g。

5. 纠正代谢性碱中毒 静脉滴注精氨酸（每天 20g），补充电解质，纠正水电解质紊乱，静脉滴注能量合剂，纠正后即停药。

6. 其他 加强口腔、褥疮护理，膀胱冲洗；动态监测血液生化、血气等，及时调整治疗方案。

经过半月治疗，患者病情明显好转，感染控制，各种检查正常，食欲增加，睡眠改善，二便正常，停止输液，继续服用中药（香砂六君子汤化裁），以益气健脾和胃，并加强营养膳食，补充维生素及微量元素，嘱适当活动。患者住院 30 天，体重增加 10kg，近治愈出院。

（按语）本例患者年老独居，长期饮食甚少，营养不良，极度消瘦，气血大亏，脏腑阴阳失调，正气亏虚。此次外感邪毒，正不胜邪，致痰热壅肺，毒伤脉络脏腑，气血瘀滞，气机逆乱，脏真脏器严重受损，出现阴竭阳脱证。故联用参麦注射液、参附注射液救阴回阳，继用香砂六君子汤加味，以益气健脾和胃；并积极配合西医液体复苏抗休克、控制感染、代谢与营养支持、纠正水电解质失衡、纠正酸碱失衡、提高免疫功能等措施，挽救了患者的生命。

参麦注射液和参附注射液的合理联用可有效纠正休克，增加心排血量，调节机体免疫功能，保护机体器官组织，防治内皮损伤，能协同血管活性药物稳定血压，并可减少血管活性药物用量及其副作用。总之，二药联用能起到多靶点、多系统整体调节作用，提高临床疗效。

（供稿人：赵淳　叶勇　谢健　吴英　唐彬　黄明霞

张磊　张振宇　熊光福　李俊贤　普勇斌）

主要参考文献

1. 赵淳.病证结合救治急危重症：赵淳学术思想与临床经验集 [M].北京：中国中医药出版社，2015.

2. 任继学.中医急诊学 [M].上海：上海科学技术出版社，1997.

3. 金实.中医内伤杂病临床研究 [M].北京：人民卫生出版社，2009.

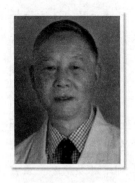

夏惠明

一、医事小传

夏惠明（1945—），云南省中医医院教授、主任医师。第四、第五、第六批全国老中医药专家学术经验继承工作指导老师，云南省首批中医药师带徒工作指导老师，云南省名中医，云南省首届国医名师。

1964年毕业于上海中医学院附属推拿学校，1977年2月至1978年7月参加云南省首届中医研究班全日制学习。1995年获昆明市人民政府"百优卫生工作者"荣誉称号，1996年被云南省人民政府授予"全省中医药工作先进个人"荣誉称号。多次被评为医院先进工作者、优秀共产党员，中共云南省委高校工委曾授予"优秀共产党员"称号。

曾任云南省中医医院推拿科主任、云南中医学院推拿教研室主任，中华中医药学会推拿分会副主任委员，云南省针灸学会常务理事，云南省康复医学会常务理事，《云南中医中药杂志》编委、《云南中医学院学报》（现《云南中医药大学学报》）编委，法国巴黎第十三大学波比尼医学院名誉教授等职。现任云南省中医药学会推拿专业委员会主任委员，云南省医师协会针灸推拿医师分会名誉主任委员。

1994年12月至1995年7月应西班牙政府邀请赴"加泰罗尼亚-云南中医学院"任中医推拿专业教授；2002年12月起，应香港大学专业进修学院邀请，多次赴港任中医推拿学科客座教授，为香港培养了大量的推拿专业人才。

师从丁季峰、朱春霆、李锡九、王百川、王纪松等老一辈推拿名家，手法宗一指禅推法、滚法和内功推拿手法。毕业后一直从事推拿临床、教学、科研工作，至今已50余年。强调手法以柔和为基础、深透为目的，主张理筋与整复并重，倡导中西合璧，辨证辨病结合，临床上既注重调理局部，又善于兼顾全身，应证、应病、应部位施术，特别反对手法千篇一律。擅长推拿手法治疗颈椎病、腰椎间盘突出症、脊柱侧弯、腰椎小关节紊乱等脊柱疾病，对内科推拿、妇科推拿、老年病推拿亦见树颇多。曾先后发表《浅述推拿的补泻作用》《推拿治疗颈椎病 50 例》《推拿治疗腰椎间盘突出症 40 例》《推拿治愈高龄寰枢关节半脱位的体会》《强筋整骨手法治疗脊柱侧弯的体会》等论文 20 余篇。

主持多项科研课题，其中"乌头摩风酊加推拿治疗腰椎间盘突出症的临床研究"获 1999 年度云南省卫生厅科学技术进步奖三等奖；2004 年 12 月"益气健脑胶囊配合推拿手法治疗颈源性眩晕的临床研究"通过云南省教育厅组织的科研项目鉴定，达省内领先水平。先后参编新世纪全国高等中医药院校规划教材《推拿学》，以及《云南省乡村医生中医药适宜技术手册》《针灸推拿及经络实用技术》等书籍。

二、推拿手法

（一）传统手法

1. 擦法

（1）动作要领：擦法是一个复合动作，包括腕关节的屈伸和前臂的旋转运动。操作时应注意吸定，避免局部的摩擦，不要拖动，压力、频率、摆动幅度要均匀、有节律，协调一致，以达到治疗效应。术者肩、肘、腕、手均应放松，以免造成自身损伤。

（2）临床运用：擦法的特点是接触面广，压力大而柔和，具有舒经活血、解痉止痛、滑利关节之功，适用于肩部、腰背部、四肢部，特别适用于肌肉丰厚处的治疗。

（3）临证经验：以擦法治疗疾病时，应特别注意与关节的被动运动相结合，如颈项部操作时配合屈伸、侧屈、旋转运动，腰部操作时配合下肢后伸和外展运动，肩部操作时配合上举、外展、内收、后伸、内旋、外旋等运动。擦法与被动运动有机结合，可有效解除肌肉痉挛，松解粘连，滑利关节，促进局部气血运行。擦法操作时，关节的被动运动应考虑到关节运动障碍、肌肉痉挛、软组织粘连等病变情况，活动度由小到大，切忌过度活动，一定要注意被动幅度的有效控制。

（4）病案举例：项痹病（颈椎病）。

伍某，女，64岁，2008年12月6日初诊。患者因颈项强痛20余年、加重伴左上肢麻木3天求诊。患者长期低头劳累工作，感颈项强痛20余年，曾到某医院求治，摄片后诊为"颈椎病"，给予针灸、理疗等治疗后缓解。3天前，长时间低头工作后感颈项强痛，休息及内服活血化瘀药物治疗后，效果不明显，且出现左上肢麻木疼痛，纳可，眠差，二便调。颈椎CT示C_{4-5}、C_{5-6}椎间盘突出、压迫硬膜囊。查体：颈椎活动受限，生理曲度变浅，两侧颈肌紧张，$C_{4\sim6}$棘突间及左旁压痛，左上肢放射痛，椎间孔挤压试验（＋），左臂丛神经牵拉试验（＋），霍夫曼征（－）。舌质暗，苔薄，脉涩。中医诊断：项痹病（血瘀证）。西医诊断：颈椎病（神经根型）。治以活血通络为法。推拿操作：㨰法配合颈部被动运动，按揉颈部华佗夹脊穴、肩井、曲池、手三里、合谷等，行颈椎拔伸法，拿颈项、肩井、上肢。

2008年12月9日复诊：患者经推拿配合颈椎牵引、中药热敷治疗后，颈项强痛减轻，左上肢仍麻木酸痛不适，颈部活动度增大，纳眠可，二便调。舌质暗红，苔薄，脉弦。守上法治疗6次，诸症消失。

按语 该患者的治疗重点，一是松解颈部痉挛肌肉，可用㨰法配合被动运动、按揉法施于颈部痉挛肌肉，达到改善局部血液循环、肌肉松解的效果；二是疏通上肢经脉，缓解上肢麻木疼痛，可用㨰法、拿法、按揉法施于左上肢。

2. 平推法

（1）动作要领：直线往返，不可歪斜；紧贴皮肤，压力要均匀而适中，以不使皮肤起皱褶为宜；用力要稳，动作均匀，缓和连续，如拉锯状，不可有间歇停顿；频率约100次/min；呼吸自然，不可屏气；术者指甲修剪平滑，保持室内温度，暴露部位宜男女有别。

（2）临床运用：根据患者接触部位的不同，分为掌推、大鱼际推、小鱼际推、指推等。其特点如下：掌推接触面较大，产生热量较低，有温通经络、宽胸理气、调理脾胃之功，临床上常用于体虚乏力、咳嗽、哮喘、消化不良及脾胃虚寒所致之脘腹疼痛；大鱼际推接触面较小，产生热量中等，有温经活血、消肿止痛之功，临床上常用于四肢伤筋（软组织肿痛、关节活动不利等）；小鱼际推接触面小，产生热量较高，有温经散寒、祛风活血、温肾壮阳之功，临床上常用于腰背风湿痹痛、肢体麻木、筋脉拘急等；指推接触面小，产热量低，适用于四肢小关节、胁肋、锁骨下窝等处，临床上常用于四肢关节损伤。

（3）临证经验：平推法的操作一定要温和有力、柔中寓刚。医者要坚持练功，并指导患者练习，将推拿治疗与练功有机结合。

3. 插法

（1）动作要领：本法为夏惠明治疗肩关节周围炎（粘连期）的独特手法。以左侧肩关节病变为例，患者坐位，医者立于其左侧，左手扶住患者左肩，右手四指并拢插入肩胛骨内侧缘之下方，随患者呼吸，呼气时插入，吸气时退出，进退 3～5 次。

（2）临床运用：该法对松解局部粘连有益，有利于松解肩胛 - 胸壁关节的粘连。用于肩关节周围炎粘连期患者。

（3）临证经验：手指插入时应轻巧柔和；操作时随患者呼吸，缓缓用力；用力方向为向外向上。

（4）病案举例：肩痹病（肩关节周围炎）。

张某，女，56 岁，1999 年 9 月 8 日初诊。患者因右肩关节疼痛反复发作半年、再发加重 7 天求诊。患者半年前出现右肩关节疼痛，右上肢疼痛，活动不利，经"理疗、药物"等治疗后，症状有所好转，但每遇劳累后症状又复发。7 天前，患者感上述症状加重，休息后不减，遂来就诊。症见：右肩关节疼痛，右上臂疼痛，活动不利，上举不能，穿衣梳头困难，肩背沉重，纳可，眠差，二便调。查体：右肩关节活动受限，右侧肩关节喙突、肩峰、肩后及结节间沟压痛，双手握力正常，肱二、肱三头肌腱反射存在，霍夫曼征（－）。舌质淡苔薄，脉沉细。中医诊断：肩痹病（肝肾不足证）。西医诊断：右侧肩关节周围炎。

治以补肝肾、松解粘连、滑利关节为法。推拿操作：一指禅推法施于肩部，𢣐法施于肩部并配合肩关节被动运动，按揉肩髃、肩贞、肩髎、臂臑、曲池、手三里、内关、合谷等穴，沿肩胛骨内下侧施插法，最后行肩关节摇法。隔日治疗1次。10日后症见：右肩关节疼痛明显减轻，活动明显改善，上举好转，穿衣梳头欠利，纳可，眠差，二便调，舌质淡，苔薄，脉细。患者症状较前明显改善，门诊继续巩固治疗10次后痊愈。

按语 本病的治疗中，夏惠明使用了"插法"。肩关节周围炎治疗的难题是关节活动功能难以恢复，主要原因就在于粘连没有得到有效分离。常规推拿治疗（对肩肱关节为主的各功能关节及肩关节软组织进行治疗）后，再配合使用插法，松解肩胛-胸壁关节局部肌肉及滑囊的粘连，可改善肩胛骨的运动及肩胛-胸壁关节的生理功能，恢复上举功能，最终彻底恢复肩关节功能。同时，嘱患者治疗后坚持配合功能锻炼。

（二）特色手法

1. 推荡复位法

（1）动作要领：为治疗脊柱侧弯常用的整复手法。具体操作：以脊柱向右侧弯，腰段向左侧凸为例。患者俯卧位，医者立于其左侧，以双手拇指重叠或指尖相对固定于病变腰椎棘突外缘，拇指与水平面呈45°，向对侧前下方推按，可连续治疗病变节段之椎体。

（2）临床运用：本法适用于腰椎间盘突出症和急性腰扭伤所致之代偿性脊柱侧弯，中、下段胸椎代偿性侧弯和胸椎小关节紊乱造成棘突偏歪的患者。

（3）临证经验：施术时应注意施力方向及角度，用力宜均匀、柔和、有力、连续。

2. 抬髋按颤法

（1）动作要领：患者俯卧，医者立于患侧，一手抬起对侧髋部，通常抬起高度为5~10cm，同时一手用掌根作用于侧弯腰椎的弧顶部，或者作用于病患腰椎间盘相应节段的患侧，用力向对侧施用按法。当抬、按对抗用力适当时（通常以双手均感到有适当阻力时），施用按法的手同时做颤法，随机双手各自向后回一定幅度，然后重复以上抬髋按颤手法，如此重复4~6次。

（2）临床运用：该法具有较好的松解粘连和整复作用。适用于腰椎间盘突出症病程较长且伴腰椎代偿性侧弯，以及较重的 L_4 以下椎间盘侧方突出的患者。

（3）临证经验：操作前可反复做下肢轻度后伸、外展活动；抬髋的高度要适度，过高会造成腰椎关节损伤；抬髋与按颤协调进行。

（4）病案举例：腰痛（腰椎间盘突出症）。

阮某，男，39岁，2007年2月11日初诊。患者因腰痛伴右下肢放射痛2个月、加重5天求诊。患者2个月前因抬重物后感腰痛，次日出现右下肢放射痛。外院行X线检查示腰椎向左侧弯，生理弧度消失。腰椎MRI检查示L_{4-5}椎间盘向右后方突出。在外院行理疗治疗，好转不明显。5天前，右下肢疼痛加重，夜间痛甚，纳可，眠差，二便调。查：腰椎活动受限，腰肌紧张，右侧直腿抬高及加强试验（＋），仰卧挺腹试验（＋）。舌质暗，苔薄，脉涩。中医诊断：腰痛（血瘀型）。西医诊断：腰椎间盘突出症（L_{4-5}）。治以活血化瘀，理筋整复。推拿操作：患者俯卧位，施㨰法于两侧腰部膀胱经及臀部、下肢后侧，以腰部为重点，配合下肢后伸、外展等被动运动，掌揉腰部，再以拇指弹拨两侧腰椎横突外缘、髂嵴上缘、髂腰三角，拇指按揉腰阳关、大肠俞、关元俞、环跳等穴，行患肢抬髋按颤法，最后牵抖下肢，以平推法直推两侧膀胱经及华佗夹脊穴结束治疗。

2007年2月13日二诊：疼痛缓解，腰部活动改善明显。继予前法治疗，配合腰椎牵引、中药热奄包治疗腰部。

2007年2月15日三诊：疼痛消失，右下肢麻木减轻。继予前法治疗，配合腰部功能锻炼。

2007年2月18日四诊：患者症状完全消失，已能正常工作，巩固治疗1次。随访半年无复发。

（按语） 轻柔的㨰法、按揉法作用于患侧腰臀及下肢，促使气血循行加快，以加速突出髓核中水分的吸收，减轻其对神经根的压迫，同时使紧张痉挛的肌肉放松。抬髋按颤法使腰部过伸，促使突出物回纳或改变突出物与神经根的位置。平推法作用于腰部，加快血液循行，促使水分与无菌性炎症的吸收。

（供稿人：王春林　指导：夏惠明）

夏惠明

参考文献

1. 夏惠明，秦国政 . 精于手法　善治脊源性疾病：夏惠明学术思想与临床经验集 [M]. 北京：中国中医药出版社，2015.

2. 夏惠明 . 推拿治疗颈椎病 50 例 [J]. 云南中医杂志 .1988（5）：30.

3. 夏惠明 . 推拿治疗腰椎间盘突出症 40 例 [J]. 云南中医杂志，1990（2）：38-39.

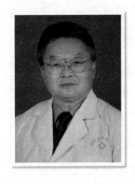

吴荣祖

一、医事小传

吴荣祖（1945—），男，原籍四川省会理县。主任医师、教授、博士研究生导师。第五批全国老中医药专家学术经验继承工作指导老师，云南省国医名师，云南省名中医，昆明市荣誉名中医。云南四大名医之一吴佩衡先生嫡孙，为云南吴氏扶阳学派第二代学术继承人。

1963年9月毕业于云南中医学院中医学专业，获中医学士学位。先后于云南保山上江公社卫生院、云南省建工医院（现云南圣约翰医院）、昆明市中医医院、昆明市医学科学研究所工作。从事中医临床、教学、科研工作50余年。荣获"昆明市有突出贡献优秀专业技术人才"等称号；被聘为法国巴黎杵针中医学院客座教授、美国加州中医学研究院顾问、云南中医药大学兼职教授、广西中医药大学第一附属医院客座教授、广西中医药大学经典中医临床研究所客座教授；担任云南省中医药学会常务理事、昆明市人民政府参事；曾任昆明市第十、第十一届人民代表大会代表，昆明市中医医院院长，昆明市医学科学研究所所长。

擅长治疗中医内科、妇科、儿科常见多发病及疑难重症，尤其精于治疗中医内科疾病。其学术思想继承了吴佩衡先生之扶阳学术体系，并且进行了发挥和创新，临床疗效受到广大患者肯定及中医业界同道的认同。

吴荣祖不仅把吴佩衡先生扶阳学术思想运用于临床治疗各类阳虚阴盛证，更首创提出"扶阳、护阳、秘阳乃生命全过程之所需，可谓生生之道，工岂不谨守而彻悟乎，圣者察同，此之谓也"的"中医扶阳生命医学观"。由此把中国阴阳哲学观和宇宙自然生态观相结合，创立了中医扶阳学术的生命医学观，把吴佩衡先生的中医扶阳治疗学术体系，延伸扩大为中医扶阳养生、治病、防病的三位一体综合生命体系。这是对云南吴佩衡扶阳学术流派核心学术理论体系及临床运用的创新及发扬。

在审视人体生命全过程中，以及在临床治疗中医内科、妇科、儿科常见多发病及疑难重症的过程中，继承了吴佩衡先生强调重视人体先天心肾之阳气，善用温阳扶正大法的学术特色，善于重用、广用、巧用附子治疗阳虚阴盛证。在中医辨证论治精神的指导下，其附子用量通常在每剂药100～300g不等，充分体现了云南吴佩衡扶阳学术流派"吴附子"的特色。同时，吴荣祖不忘勤求古训、博采众方，对云南吴佩衡扶阳学术流派理法进行了创新及发扬，提出在阳虚阴盛、虚实夹杂、真寒假热等复杂变化的病证中，首要注重"阳密乃固"，从而达到"阴平阳秘"的"圣度"状态。在具体治疗过程中，注重"升举三阴"与"肃金秘阳"同时进行，用药更具活法圆通。临证以《伤寒论》四逆汤、吴茱萸四逆汤、吴茱萸当归四逆汤、大回阳饮、白通汤、通脉四逆汤、麻黄细辛附子汤等四逆辈经方化裁为代表治疗临床各种阳虚阴盛证，并自创"附杞固本膏方""温心通汤""潜阳封髓汤"等有效方剂，补充和完善了扶阳学术的临证治疗方法，对疑难重症效若桴鼓，受到患者及同道的肯定。

主审及参编《扶阳薪火：吴荣祖全国名老中医弟子医案选》（中国中医药出版社，2016）、《扶阳论坛1—6》（中国中医药出版社）、《中华中医昆仑·吴佩衡卷》（中国中医药出版社，2012）、《著名中医学家吴佩衡诞辰120周年论文集》（云南中医学院、圣爱中医馆联合出版，2009）。发表学术论文30余篇。已完成省、市级科研项目6项，获得云南省卫生科技成果奖三等奖1项，昆明市科学技术进步奖三等奖4项，国家知识产权局专利6项。

二、医方

（一）自拟方

1. 附杞固本膏

（1）组成：附子（黑顺片）25g，肉桂25g，枸杞15g。

（2）功效：温肾固本。

（3）主治：肾阳不足，恶寒怕冷，四末欠温，神疲乏力，腰膝酸软，夜尿频多，性欲减退。

（4）方解：方中附子、肉桂被吴佩衡先生列入"中药十大主帅"，其组配广泛运用于各类肾阳亏虚之证，并且疗效显著。吴佩衡先生认为，附子为补先天命门火之第一要药；肉桂色赤可入血分，有暖血暖心之功效；附子、肉桂二者合用，更具有交通心肾、既济水火之功，且肉桂一药对于阳虚虚火上浮之证，又有引火归原之效。故吴佩衡先生临床上对于肾阳虚衰之证，常配伍使用附子、肉桂。由于阴阳互根，故在附子、肉桂配伍的基础上加用枸杞一味药品，取"善补阳者，必于阴中求阳，则阳得阴助而生化无穷"之意。且附子、肉桂均为大辛大热之品，配伍枸杞一味药品又可具有适当制约附子、肉桂燥热之性之功效，使得附杞固本膏配伍更为合理，用药安全得到保障。全方三味药配伍，共奏温肾固本、平阴秘阳、固气摄津之功效，是治疗肾阳虚衰的首选方剂。

（5）用法用量：每日晚睡前服用1瓶，每日1次。

（6）注意事项：服用该药物前后2小时避免食用一切生、冷、水果等食物。服用该药物后避免受凉、吹风、接触冷水等，注意保暖，忌饮酒。

（7）临床应用：附杞固本膏目前为昆明市中医医院院内制剂，广泛运用于临床。2016年11月获得国家食品药品监督管理总局药物临床试验批件。该药物为成品药，不建议进行加减化裁使用。

（8）病案举例：肌衄（过敏性紫癜）。

邓某，男，30岁。因"反复四肢皮肤散在出血点5年"，于2013年4月9日就诊。患者自诉2008年诊断为过敏性紫癜，曾多次到云南省多家省、市级三甲医院就诊，给予"激素"等治疗，治疗期间皮肤紫癜症状可缓解，但停用激素类药物后紫癜症状反复，甚至加重。就诊时症见：双下肢、双上肢前臂部皮肤散在红色斑疹，色泽暗红，边界清楚，无破溃。平素四肢皮肤感局部发胀，时有刺痛，每逢春夏之季，仍身着毛衣，自觉恶寒怕冷、四末欠温，神疲乏力，口干喜热饮、饮后小便频，大便稀溏不畅。舌暗色青、淡胖、边有齿痕、质嫩，舌下脉络迂曲，苔白腻、少津，脉沉弦滑、重取无力、双尺细弱无力。

中医诊断为肌衄，辨证为阳不统阴，气不摄血。治以温阳固本，益气摄血。方予附杞固本膏，每日夜间睡前服用1瓶，连续服用14天。

二诊：2013年4月23日。患者双下肢、双上肢前臂部皮肤散在红色斑疹较初诊时明显消退，色泽暗红，无破溃。感局部发胀刺痛减轻。诉恶寒怕冷、四末欠温、神疲乏力症状均较前好转。舌质较前红润，白腻苔明显消退。脉沉弦滑，重取无力，双寸浮，双尺细弱无力。脉象较前无明显改变。给予附杞固本膏，增加剂量为每日早餐后及夜间睡前各服用1瓶，连续服用14天。

三诊：2013年5月7日。服用上方后，皮下红色斑疹明显减少，感恶寒怕冷明显好转，饮食好转，纳食增加。患者精神较前明显好转。舌淡暗质嫩，舌下脉络迂曲，苔中根部微腻。脉沉细弦，弦象较前明显缓和，双尺细弱无力，双寸浮。患者病情明显好转，药已对证，诊治同前，嘱患者仍按照每日早餐后及夜间睡前各服用1瓶的服用方法服药。

1个月后电话随访，皮肤紫癜已完全消失，附杞固本膏已减量至每日夜间睡前服用1瓶。嘱患者停药观察，随访至今，上症无复发。

按语 肌衄一证，由于其皮下斑疹片片，故又称发斑。按发斑一证，清代郑寿全先生已于《医法圆通》一书中有如下记载："按发斑一证，有由外入而致者，有由内出而致者。由外入而致者，由外感一切不正之气，伏于阳明。阳明主肌肉，邪气遏郁，热毒愈旺，忽然发泄，轻则疹痒，重则斑点，或如桃花瓣，或如紫云色，大小块片不等。其人口臭气粗，壮热饮冷，脉大而实，或周身疼痛，二便不利者，此为外感，阳证发斑是也。……因内伤而致者……以致元阳外越，或现斑点，或现通体紫红。其人懒言嗜卧，不渴不食，精神困倦，或现身热……而斑片累累，色多娇嫩，或含青色者是也。粗工不识，一见斑点，不察此中虚实，照三阳法治之，为害不浅。法宜回阳收纳为主。"郑寿全之辨证，素以阴阳辨证为其突出特点，临证善辨阴阳，明断寒热，此治病必求于本，本于阴阳也。今患者肌衄一证，正如郑寿全所言，确为内伤阳虚之发斑无疑，故力主温阳固本、益气摄血为大法，予附杞固本膏治之。此肌衄之案，以三诊便达收功之效，实为明析阴阳，辨证准确之案。观患者三诊之舌象，由青转为红润，同时皮下之斑随之退去，恶寒之象亦显减退，此均为阳气来复，正能胜邪之象。运用温阳法治疗血证，自古有之。但时至今日，诸医一见血光，只知清热凉血一法，水牛角、牡丹皮、生地黄诸药起手便来；附子、干姜、肉桂视若砒毒。今录此案，以明阴阳，彰故启今，吾辈谨之。

2. 温心通汤

（1）组成：附子（川白附片）100g（另包，开水先煎4小时），肉桂20g，三七15g。

（2）功效：温阳固本，活血化瘀，宣通心脉。

（3）主治：胸痹（阳虚型冠心病）。

（4）方解：方中附子为君，补命门以强心。附子一物水中蕴火，凸显坎卦之象。命门真火能蒸水化气，上济于心，心火凉降，则下交于肾水。水升火降，水火既济，则火不上炎而水不下寒，有泰卦之象。肉桂为臣，强心而导心火下交于肾，有纳气归肾之力，使相火安秘于肾水之中，蒸水以上济于心，且其色赤而善暖血中之温气。前贤云："寒则凝，温则通。"此之谓也。三七为佐使，活血化瘀之要药，专走血分而通瘀滞，味苦入心，性温而善走。三药共奏交济水火，补坎益离，振奋心阳，通其心络之功。对少阴阳虚，胸痹不通，心络瘀阻之阳虚型冠心病有效。

（5）用法用量：开水煎服，每次服用煎煮后药液250～300ml，温热服用，一日3次，一日1剂。

（6）注意事项：方中附子需另包先煎，用开水足量在武火上连续不间断煎煮4小时，如中途水不够需加用开水，煎煮时间到后，让患者自行口尝附片1～2片，口感松软而烂，尝后10～15分钟后口舌无麻木感则附片已煎煮透。此时再将其他两味药物倒入药罐中，再煎煮30分钟即可服用。以后第2次、第3次煎煮时均需用开水煎煮30分钟后服用。服用本方前后2小时避免食用一切生冷、水果等食物。服用该药物后避免受凉、吹风、接触冷水等，注意保暖，忌饮酒。

（7）临床应用：若胸部闷痛明显，可加用川芎、佛手，以温肝顺气；若痰湿明显，可加用薤白、姜南星、姜半夏、桂枝，以通阳宽胸化痰；若有阳虚虚火外浮证象，可加用焦柏、砂仁粒、骨碎补，以引火归原。

（8）病案举例：胸痹（急性冠脉综合征）。

许某，男，71岁，因"胸部闷痛8小时"于2013年11月22日就诊。患者8小时前无明显诱因出现胸部闷痛，曾舌下含服硝酸甘油2片后疼痛不缓解。患者曾多次出现心肌梗死，因造影剂过敏未能行冠脉造影，故未能放置支架。既往有高血压病史30余年，冠心病病史20余年，肝癌病史5年，脑梗死病史2年，前列腺癌病史2年。就诊时症见：心前区压榨性

吴荣祖

疼痛，疼痛放射至左肩背，伴有心悸、气短、汗出肢冷，口唇发绀，两颧发赤，呼吸短促，自觉皮肤灼热，时有咳嗽，痰不易咳出。饮食差，大便秘，小便频数，尤其夜尿频频，舌质淡嫩、色暗，苔白厚腻，舌下脉络充盈，六脉皆弦、重取应指有力夹结脉。由于患者病情危重，故反复劝说家属该病应首先速到医院就诊，待病情稳定后再行中医治疗。但患者 5 天前才因该病出院，患者及家属不愿再到医院就诊。诊治前已将治疗风险及可能发生的危险悉数告知家属，家属表示同意，方为诊治。

中医诊断为胸痹（真心痛），辨证为三阴脏寒、真阳外浮、胸阳痹阻。治宜破阴回阳，温通心脉；方予温心通汤合白通汤加味。川附片100g（另包，开水先煎 4 小时），肉桂 20g，三七 15g，干姜 30g，葱白3 茎，生龙牡各 30g，薤白 15g，桃仁（打碎）15g，丹参 30g，炙甘草15g。1 剂。嘱患者家属每次少量频服，待汤药微温再服。

11 月 23 日二诊：患者诉服药后胸部闷痛好转，压榨性疼痛已缓解，仍时有心悸、气短、汗出肢冷，口唇仍发绀，两颧仍发赤，呼吸短促，仍时有皮肤灼热，仍时有咳嗽。饮食差，便秘，小便频数。此阴寒盛，阳不胜阴，当重加附子急扶心肾之阳，再加入通阳之品。川附片150g（另包，开水先煎 4 小时），肉桂 20g，三七 15g，干姜 60g，葱白 3 茎，龙牡各30g，薤白 15g，桂枝 30g，桃仁（打碎）15g，丹参 30g，炙甘草 20g。1 剂。

11 月 24 日三诊：患者诉胸闷、疼痛已明显减轻，舌苔较第一诊时稍减退，但仍厚腻，解黏腻大便些许，仍时有汗出肢冷，时咳白黏泡沫痰。已见阴寒溃退之象，守方再进，佐以温中化痰降逆之品。川附片150g（另包，开水先煎 4 小时），肉桂 20g，三七 15g，干姜 60g，葱白 3 茎，生龙牡各 30g，薤白 15g，桂枝 30g，桃仁（打碎）15g，丹参 30g，姜半夏 15g，茯苓 40g，丁香 10g，炙甘草 20g。1 剂。

11 月 25 日四诊：患者诉胸部已无闷痛，无压榨性疼痛，时有心悸、气短、汗出肢冷，口唇稍红润，两颧赤色减退、皮肤灼热好转。此为心阳得通、虚阳下敛之兆。呼吸均匀，大便 1 次，小便频数量少。应属寒邪温化外排，当再加渗利之品。川附片150g（另包，开水先煎 4 小时），肉桂20g，三七 15g，干姜 60g，葱白 3 茎，生龙牡各 30g，薤白 15g，桂枝30g，桃仁（打碎）15g，丹参 30g，姜半夏 15g，茯苓 40g，公丁香 10g，泽泻 30g，炙甘草 20g。1 剂。

11 月 26 日五诊：患者诉胸部闷痛、压榨性疼痛已失，心悸、气短、汗出肢冷明显好转，口唇稍红润，两颧赤色减退，每次咳嗽均能咳出大量白黏痰。大便 1 次，小便每次量有所增多，次数减少。证治同前，守方治疗。

11 月 30 日六诊：患者告知，昨日已能下地行走，能打电话与亲友聊天，交谈之中已无气短。胸部闷痛、压榨性疼痛已全部消失，无心悸、汗出。偶尔咳嗽一两声，每次均易咳出痰。口唇红润，两颧稍稍泛红。饮食可，大便 2 日一行，小便夜间时有 2～3 次。舌质淡嫩，苔白。脉弦滑，较初诊时明显柔和。目前病邪已去，阳气正在恢复。后用扶阳利水调理善后，数剂后恢复健康。

按语 《四圣心源·劳伤解·阴阳》云："中气升降，是生阴阳，阴阳二气，上下回周。阴位于下，而下自左升，则为清阳；阳位于上，而上自右降，则为浊阴。……戊己升降，全凭中气，中气一败，则己土不升而清阳下陷，戊土不降而浊气上逆，此阴虚、阳虚所由来也。"现肾水寒无力生肝木，肝木郁无力生心火，故清阳不升、浊阴不降，以至于圆运动不能完成。故而出现汗出肢冷、阳脱欲绝等阳虚症状，甚而出现两颧发赤、皮肤灼热等戴阳症状。少阴不升则寒水盛行，太阴不升则己土阻滞，厥阴不升则乙木不升。现患者三阴脏寒，圆运动必然失运，无法推动气机运行，身体之中一派寒象，寒凝心脉，"有阳则生，无阳则死"，且夹杂戴阳之证，阳微欲脱，实乃危重之证。郑寿全谓："经云：阴盛者，阳必衰，即此可悟用药之必扶阳抑阴也。"故以温心通汤为主，破阴回阳救逆，扶阳抑阴，活血化瘀，宣通心脉。本案病情危急，予温心通汤加味，重用附子、肉桂、干姜回阳而使患者转危为安。《黄帝内经》云："阳气者，若天与日，失其所则折寿而不彰。"此之谓也。

3. 潜阳封髓汤

（1）组成：附子（川白附片）100g（另包，开水先煎 4 小时），肉桂 20g，炙龟甲 15g，焦柏 10g，砂仁粒 10g，细辛 6g，炙甘草 10g。

（2）功效：温水秘阳，引火归原。

（3）主治：阴火证。恶寒怕冷、四末欠温、神疲乏力、口干口苦、烦躁不寐、眼干耳鸣、咽痛咽干等上热下寒证。常见于临床各类慢性炎症，诸如慢性气管支气管炎、慢性咽炎、慢性喉炎、慢性鼻炎、慢性结膜炎、慢性牙周炎，反复发作的慢性胃炎、溃疡性结肠炎，反复尿路感染等疾病。

（4）方解：方中附子辛温性热，直补坎中一阳，真阳为阳根、火种，补真火即是壮君火也。肉桂色赤入心，性热而助血中温气，强心温肾暖肝、引火归原。《医贯》："惟八味丸，桂、附与相火同气，直入肾中，据其窟宅而招之，同气相求，相火安得不引之而归原。"《本草便读》："补命门元阳不足，如格阳戴阳等证，又能引火归原。"《履霜集》："肉桂性热，与火同性，杂在下焦壮水药中，能引无根虚火，降而归经。"砂仁纳气归肾，宣中宫一切阴邪。龟甲质坚硬，得水之精气而生，有通阴助阳之功。焦柏味苦入心，禀天冬寒水之气而入肾，苦能降亦能坚，色黄如脾，脾也者，调和水火之枢机也，独此一味，三才之意俱矣。细辛温肾而散少阴阴寒之邪，为归位之浮阳扫清道路，迎阳归舍。炙甘草调和上下而伏火，真火伏藏，则人生之根蒂永固。

（5）用法用量：开水煎服，每次服用煎煮后药液 250～300ml，温热服用，一日 3 次，一日 1 剂。方中肉桂不入药煎煮，药液煎煮好后，每次用药液兑 4～6g 肉桂粉即可。

（6）注意事项：方中附子需另包先煎，用开水足量在武火上连续不间断煎煮 4 小时，如中途水不够需加用开水，煎煮时间到后，让患者自行口尝附片 1～2 片，口感松软而烂，尝后 10～15 分钟口舌无麻木感，则附片已煎煮透。此时再将其他药物倒入药罐中，再煎煮 30 分钟即可服用。以后第 2 次、第 3 次煎煮时均需用开水煎煮 30 分钟后服用。服用本方前后 2 小时避免食用一切生冷、水果等食物。服用该药物后避免受凉、吹风、接触冷水等，注意保暖，忌饮酒。

（7）临床应用：若不寐、心悸等心肾不交证象较明显，可加用生龙骨、生牡蛎，以交通天地水火。若女子于月经期间阳虚火浮证象明显，可加用紫石英、磁石，以温血分、敛镇潜阳。若阳虚火浮，气化乏力，津液不能化生，则可加用乌梅、山茱萸，以酸收润敛，酸甘化阴。

（8）病案举例：不寐（神经衰弱综合征）。

张某，女，66 岁，因"失眠半年"于 2013 年 10 月 29 日就诊。患者半年前因情绪波动开始出现失眠，曾多次到省市级三甲医院就诊，诊断为

"神经衰弱综合征"，给予"镇静安眠、抗焦虑药物"治疗，无效。就诊时症见：每夜能入睡4小时，醒后无法再次入睡。现感白天神疲乏力，困倦思睡，但虽困倦思睡，每到入睡却难以入睡，口干咽燥，口苦，进食辛辣香燥之品后易上火，平素多有恶寒怕冷、四末欠温、口淡乏味之症。舌质淡暗夹青、胖大、边有齿痕，质嫩，舌下脉络粗大，苔根部白腻，脉沉细弦、双尺细弱无力、双寸浮旺。

中医诊断为不寐，辨证为少阴阳虚，心肾不交，龙火扰神。治宜温通心肾，引火归原，秘阳安神。方予潜阳封髓汤加味。川附片（另包，开水先煎4小时）100g，肉桂15g，炙龟甲15g，细辛6g，砂仁粒10g，焦柏9g，骨碎补40g，炒艾叶15g，炒小茴10g，川芎10g，佛手15g，紫丹参15g，杏仁10g，厚朴10g，乌梅15g，炒白术15g，炙远志15g，益智仁15g，茯神15g，炙甘草10g。

患者后复诊2次，睡眠情况逐渐好转，每天夜间约20分钟可入睡，每夜睡眠时间为4~5小时，白天精神状况明显好转，脉象仍细弱，但寸脉浮旺之象已逐渐消失。后未再诊。

后电话随访，患者诉服药后每夜能入睡6~7小时，但每遇情绪波动后不寐症状可再发，自服"金匮肾气丸"后不寐症状可好转，故未再诊。现每夜入睡前自服1丸金匮肾气丸基本可以保证正常睡眠。

（按语） 人为何能入睡？若要治疗失眠不寐，此问题必须明白。《素问·生气通天论》云："平旦人气生，日中而阳气隆，日西而阳气已虚，气门乃闭。"平人白天阳出阴分则寤，夜间阳入阴分则寐，夜间不寐，则阳浮于外而不入阴分故也。阳浮越于外，因阴血虚弱，阴不敛阳者有之；因阳热亢盛，壮火食气，火热相扇，夜不归位者有之；因阳虚阴盛，坎水寒冷，虚阳外越，入夜两阴相加，窟宅已成，龙火不回者亦有之。以上诸因，皆可导致不寐之病成。但水火两分，寒热迥异，不可不辨。因阴虚阴不敛阳者，必有阴虚之象可凭，诸如精神不减，骨蒸潮热，五心烦热，口干喜冷饮，舌红干燥，舌体瘦小，无苔，脉细数是也。因壮火亢盛者，必有阳热亢盛之象可凭，诸如身轻恶热，渴喜冷饮，口臭气粗，大便秘结，舌红苔黄，脉洪数有力是也。若果系阳虚龙火不潜者，必可见阳虚阴盛之征，诸如恶寒怕冷，神疲乏力，困倦思睡，四末欠温，舌淡胖、质嫩，苔薄白或白腻，脉沉细无力是也。如此，再观今诊患者，阳虚之象明显，其脉沉细无力，平素困倦思睡，此为少阴病之"脉微细，但欲寐"之提纲病证，故为少阴阳虚寒化证无疑。少阴一经，心肾所主，水火并统，君火在上明之，相火在下秘之；今肾阳命门火衰弱，肾水过寒，龙火不潜，循经上扰，君火不明，相火不安，阳不入阴，神明不能内守，因而不寐。

（二）成方应用

1. 吴茱萸四逆汤

（1）来源：此方在"四逆汤"（《伤寒论》）基础上加吴茱萸而成。原方具有温阳祛寒，回阳救逆之功效。用于阳虚欲脱，冷汗自出，四肢厥逆，下利清谷，脉微欲绝。吴荣祖临证常应用于少阴阳虚寒化诸证的治疗。在四逆汤基础上加用吴茱萸成吴茱萸四逆汤。该方除具备四逆汤主治功效的同时，尤为具备温肝作用，具有温肝顺气、温中散寒、温肾固本的功效。

（2）临床应用：①治疗三阴脏寒之胃肠道诸病，如胃脘痛、胃痞、泛酸、嘈杂、腹痛等，常加用公丁香、肉桂子、鸡内金、海螵蛸、炒花椒、川芎、佛手等，以温中散寒、温肝顺气。②治疗三阴阳气不升之眩晕、头痛、抑郁、中风后遗症、高血压、冠心病等，常加用益母草、天麻、姜半夏、石菖蒲、薤白、桂枝等，以通阳、化痰、活血、祛风等。

（3）方解：附子大辛大热，走而不守，通行十二经，力补坎中一点真阳，以为君。干姜辛散，荡涤中焦之群阴，以通上下；吴茱萸辛温苦燥，入足厥阴肝经，为温肝顺气之第一要药；二者为臣，助附子温肾水之寒，启坎中之阳，温肝暖血，交通上下，迎阳归舍。复以甘草之甘补土和中，使得火土相生，伏火获根，则火种不熄，如此即可使水寒得散，土湿获调，木郁能达，以奏全功。

（4）病案举例：胃脘痛（慢性非萎缩性胃炎）。

梅某，女，31岁，因"反复胃脘部疼痛5年"于2014年5月27日就诊。5年前无明显诱因开始出现胃脘部疼痛，曾到多家省市级三甲医院先后行4次电子胃十二指肠镜检查，均诊断为"慢性非萎缩性胃炎"。每次就诊后，医生均给予"奥美拉唑、泮托拉唑、埃索美拉唑、铝碳酸镁片、硫糖铝混悬凝胶剂"等抑酸、保护胃黏膜相关药物治疗。在服用上述药物期间，胃脘部疼痛症状可有所好转，但停药后很快反复。就诊时症见：胃脘部疼痛，呈阵发性隐痛，时有恶心呕吐，反酸嗳气，感神疲乏力，困倦思睡，喜太息，情绪焦虑，心悸，入睡困难，恶寒怕冷，四末欠温。平素每月月经时，少腹坠胀疼痛，月经量少，色黑有血块。易上火，纳欠佳，小便自调，大便不畅。舌淡暗夹青、质嫩、胖大、边有齿痕，舌下脉络迂曲，苔白厚腻。脉沉细弦，双尺细弱无力，左寸浮。

中医诊断为胃脘痛，辨证为脾肾阳虚，肝寒犯胃。治宜补火生土，温肝和胃。方予吴茱萸四逆汤合二陈汤加味。川附片（另包，开水先煎4小时）100g，干姜20g，炒吴茱萸10g，陈皮10g，姜半夏15g，茯苓20g，姜南星15g，桂枝30g，炒白术15g，鸡内金15g，海螵蛸15g，桂子15g，白豆蔻15g，川芎10g，佛手15g，广木香6g，炒艾叶15g，炒小茴香10g，紫石英20g，淫羊藿20g，苍术15g，杏仁（打碎）10g，厚朴10g，炙甘草10g。

患者1周后复诊，诉服药后感胃脘部疼痛症状明显好转，反酸嗳气症状基本消失。守方继续治疗1周后，诸症悉减，嘱其服用"桂附理中丸"每次1丸，每日2次，长期服用，以温扶先后天之阳气，扶正固本。

（按语）胃脘痛一病，其名虽冠之以胃，实责之于脾，根系之于肝肾。粗工治胃，仅着眼于胃，在胃之虚实寒热、水湿痰瘀上频作打算，用药平和，然临证胃痛轻证用此，或可小效，久病重病断无大用。该患者胃脘痛病史5年，病程较长，有明显脾肾阳虚之象。患者神疲乏力，困倦思睡，脉沉细无力，双尺细弱无力明显。《伤寒论》："少阴之为病，脉微细，但欲寐。"且患者恶寒怕冷、四末欠温明显，故此证为少阴阳虚寒化证无疑。少阴寒化者，命门火虚衰也。乾之一爻，落于坤宫，化为坎中之阳。坎者水也，水者肾也，故命门火当秘藏于肾水之中，方能温水化气而气化生热矣。今命门火虚衰，火不暖水，肾水则寒；土本能制水，今肾水过寒，土反为水侮，则中阳衰败，变生寒湿，土为湿困；至此，水寒土湿之态已成。土分阴阳，己土为脾，是谓阴土；戊土为胃，是谓阳土。土为湿困，最伤脾阳，脾属太阴，太阴之上，湿气治之，中见阳明，湿气为土之本气；阳明之上，燥气治之，中见太阴，燥气为金之本气。足太阴脾之湿为本气，足阳明胃之燥为标气；标气不敌本气之旺，燥不敌湿，故脾肾阳虚之家，胃家恒湿。此名冠之以胃，实责之于脾之缘由也。肝木生于肾水而长于脾土，今水寒土湿，则肝木郁而不达，木郁则可克土，土受木克，故气滞中焦，寒性收引，疼痛自作。此根系于肝肾之理也。

2. 吴茱萸附子当归四逆汤

（1）来源：此方在"当归四逆汤"（《伤寒论》）的基础上加吴茱萸、附片而成。原方具有温经散寒，养血通脉之功效。主治血虚寒厥证。手足厥寒，或腰、股、腿、足、肩臂疼痛，口不渴，舌淡苔白，脉沉细或细而欲绝。临床常用于治疗血栓闭塞性脉管炎、多发性大动脉炎、肢体动脉痉挛症（雷诺病）、小儿麻痹症、冻疮、妇女痛经、肩周炎、风湿性关节炎等属血虚寒凝者。

（2）临床应用：①治疗少阴阳虚之妇女月经不调、痛经诸病，如月经先期、月经后期、经行淋漓不尽、痛经等，常加用炒艾叶、官桂等，以温宫而调冲任二脉；②治疗少阴宫寒入血分之不孕症，常加用炒艾叶、官桂、黑胡椒、淫羊藿、炙麻根等，以暖宫、温肾而助孕。

（3）方解：附子大辛大热，走而不守，通行十二经，温肾中命门火，补阳之根而暖宫为君。吴茱萸与当归合用为臣，肾阳虚则肝寒，吴茱萸辛温苦燥，入足厥阴肝经，温肝顺气而行肝之疏泄；寒入血分，当归甘温，养血和血；二者与附子同用有温通疏泄、养血和血，使得血分之寒散尽，调和冲任二脉之功。桂枝辛温，温经散寒，温通血脉；细辛温经散寒；白芍养血和营，共为佐药。通草通经脉，以畅血行；大枣、甘草益气健脾养血；甘草调和诸药，共为佐使。全方共奏温补命门、养血和血、温经散寒、暖宫调冲任的功效，从而使得宫暖而冲任调，阳旺而血分寒邪散尽，故月经调和而能有子。

（4）病案举例：不孕症（双侧输卵管伞端阻塞）。

王某，女，32岁，因"婚后5年未孕"于2012年3月2日就诊。诉婚后5年未避孕，但一直未孕。外院妇科检查提示双侧输卵管伞端阻塞。西医断言，必须做试管婴儿，否则不能怀孕。做试管婴儿2次，均已失败，准备做第3次。但患者考虑到身体虚弱，要求先中医调理。就诊症见：烘热，烦躁，出汗，手足心灼热、蒸手，疲乏无力，月经量中等，色嫩红，白带正常，失眠，二便尚调。平素体弱多病，大便溏，怕冷，易上火，口不干，不思饮，饮而量少或喜温饮。舌嫩红，苔薄白，脉沉细、双尺无力而寸脉浮。

中医诊断为不孕症，辨证为脾肾阳虚，肝寒血凝，冲任不调，宫寒不孕。治宜温阳散寒，温经养血，调和冲任。方予吴茱萸附子当归四逆汤加味。川附片（另包，开水先煎 4 小时）100g，吴茱萸 10g，当归 15g，桂枝 30g，白芍 15g，细辛 6g，大枣 5 枚，生姜 30g，通草 10g，炒艾叶 20g，官桂 15g，益母草 20g，川芎 10g，佛手 15g，炒小茴香 10g，黑胡椒 15g，淫羊藿 20g，炙麻根 15g，紫石英 20g，焦柏 10g，砂仁粒 10g，骨碎补 30g，炙甘草 10g。

第 1 次复诊：患者 1 周后复诊，烘热、烦躁、出汗、手足心灼热蒸手、疲乏等症状明显改善。病家信心大增，守方治疗。

第 2 次复诊：身烘热、手足心热消失，眠可，精神好转。正值月经期，量中色暗，下腹坠痛。继续予吴茱萸附子当归四逆汤合补肾汤加减，以扶阳暖宫。川附片（另包，开水先煎 4 小时）100g，吴茱萸 10g，当归 15g，桂枝 30g，白芍 15g，细辛 6g，大枣 5 枚，生姜 30g，通草 10g，炒艾叶 20g，官桂 15g，益母草 20g，川芎 10g，佛手 15g，炒小茴香 10g，黑胡椒 15g，淫羊藿 20g，炙麻根 15g，紫石英 20g，焦柏 10g，砂仁粒 10g，骨碎补 30g，续断 30g，杜仲 20g，菟丝子 15g，益智仁 15g，炙甘草 10g。

第 3 次复诊：眠可，二便调，精神状态良好，舌淡苔白，脉沉细、双尺部已不浮。守温阳暖宫补肾法。患者要求处方 10 剂。服药至第 6 剂时发现怀孕。现顺产一男婴，母子安康。

（按语）郑寿全云："认证只分阴阳，活人直在反掌。""功夫全在阴阳上打算。"针对不孕症。吴荣祖认为，人要正常受孕，必须具备一个良好的受孕条件。这个受孕条件中最为重要的一点就是，必须具备一个温暖的子宫。常把子宫比喻为山谷，阳光照耀的山谷，植物生长茂盛，阳光充足是植物繁茂的前提。否则，植被不能长出。本案双侧输卵管伞端阻塞，医者未循常规，套以破血逐瘀通络立法治疗，着重从温阳散寒、温经养血、调和冲任入手，施以大剂附子为君的吴茱萸附子当归四逆汤加味，使胚胎移植 2 次均失败的患者能成功受孕，实因坎水温、胞宫暖、命根固使然。

3. 麻黄细辛附子汤

（1）来源：《伤寒论》。原方具有扶正解表，温经解表之功效。主治素体阳虚，外感风寒证。发热、恶寒甚剧，虽厚衣重被，其寒不解，神疲欲寐，脉沉微；突发声音嘶哑，甚至失音不语，或咽喉疼痛，恶寒发热，神疲欲寐，舌淡苔白，脉沉无力。临床常用于治疗感冒、流行性感冒、支气管炎、病态窦房结综合征、风湿性关节炎、过敏性皮炎等属阳虚外感者。

（2）临床应用：①治疗少阴阳虚之慢性肺系疾患，如慢性阻塞性肺疾病各期、肺源性心脏病、哮喘、慢性咳嗽、顽固性咳嗽等，常加用二陈汤、姜南星、薤白、桂枝等，以通阳化痰除饮；②治疗阳虚痹证，如风湿性关节炎、类风湿关节炎、痛风性关节炎、强直性脊柱炎等，常加用桂枝、羌活、秦艽、桑寄生、威灵仙等，除风湿，止痹痛；③治疗妇人产后发热，如产后感染之各类产乳热、哺乳期妇女之急慢性乳腺炎等；④治疗阳虚风寒困表所致的各类皮肤病，如带状疱疹、急慢性荨麻疹、急慢性湿疹等。

（3）方解：方中附子辛热，温肾助阳，为君药。麻黄辛温，发汗解表，为臣药。二药配合，相辅相成，为助阳解表的常用组合。细辛归肺肾二经，芳香气浓，性善走窜，通彻表里，既能祛风散寒，助麻黄解表，又可鼓动肾中真阳之气，协助附子温里，为佐药。

（4）病案举例：痛痹（右上臂及右颈肩部麻木疼痛原因待查，颈椎病？）。

阮某，女，84岁，因"右上臂及右颈肩部麻木、疼痛3个月余"于2013年11月19日就诊。就诊症见：右上臂及右颈肩部麻木、疼痛3个月余，伴颈肩部活动受限。麻木疼痛症状遇寒加剧，得温痛减，疼痛剧烈时自行重拳敲打可稍有缓解。感头昏头晕，口干口苦口咸，大便秘结干燥，小便不畅，平素无恶寒怕冷、四末欠温。由于老人性情固执，拒绝至医院进行检查，故3个月以来未进行相关治疗。延至今日，子女反复劝说，老人勉强来门诊就诊。舌淡暗夹青、胖大、边有齿痕、质嫩，舌下脉络迂曲粗大，苔白腻，脉沉细弦、双尺细弱无力。

中医诊断为痛痹，辨证为寒湿内伏太阳经。治宜温阳扶正，散寒除湿，通络止痛。方予麻黄细辛附子汤加味。川附片（另包，开水先煎4小时）100g、生麻黄10g、细辛6g、姜黄15g、桂枝40g、羌活15g、川芎10g、姜半夏15g、茯苓20g、薏苡仁30g、杏仁10g、乌梅15g、泽泻15g、焦黄柏9g、砂仁粒10g、骨碎补15g、炒艾叶15g、炙甘草10g。

复诊：患者服药3剂后，诉右上臂及右颈肩部麻木、疼痛已有缓解，颈肩部活动较前改善，大便通畅，一日一行。前方加杜仲 20g、续断 30g、淫羊藿 20g，以补肾壮骨，再予 5 剂续服。

后家属来门诊代诉，右上臂及右颈肩部麻木、疼痛症状基本消除。

按语 右上臂及颈肩部麻木疼痛诊断为痹病可谓恰当。患者以疼痛症状为主，疼痛遇寒加剧，得温痛减，故为寒邪致病之痹病。或问曰：痛痹者温经散寒便可，为何用温阳之附子？答曰：患者痛痹自然无疑。询问患者平素并无恶寒怕冷、四末欠温等明显阳虚症状，但患者双尺脉细弱无力，观其舌象全为一派阳虚阴盛、寒凝血瘀之象，此已为阳虚之明象。且口苦为肾中龙火上浮所致，口咸为肾水上泛之象。故用附子可明矣。这就是温阳扶正大家善于在临床之中抓住"亚临床阳虚证候或隐潜性阳虚证候"的特点，对阳虚之轻浅状态提前干预，有"上工治其萌芽"的治未病特色。

4. 温阳顺气汤

（1）来源：此方在"大建中汤"（《伤寒论》）基础上去人参，加附子而成。原方具有温中补虚，降逆止痛之功效。主治中阳衰弱、阴寒内盛之脘腹剧痛证。心胸中大寒痛，呕不能食，腹中寒，上冲皮起，出见有头足，上下痛而不可触近，手足厥冷，舌质淡，苔白滑，脉沉伏而迟。

（2）临床应用：①治疗少阴阳虚之急慢性腹痛，如急性胆囊炎、急慢性肠梗阻、疝气等，常加用川芎、佛手、台乌、炒延胡索等，以温肝顺气；②治疗各类阳虚郁证所致的胃肠道病症，如抑郁焦虑所致的功能性腹痛、功能性腹泻、肠易激综合征等，以疼痛为主的常加用川芎、佛手、台乌、炒延胡索等以温肝顺气，以腹泻为主的常合用《伤寒论》少阴下利之主方桃花汤。

（3）方解：方中附子温补命门火，立补先天少阴之阳气，亦同壮后天太阴之中阳，为君药。蜀椒温脾胃，助命火，散寒止痛，为臣药。以辛热之干姜，温中散寒，助蜀椒散寒之力；饴糖温补中虚，缓急止痛，助蜀椒止痛之功，共为佐药。

（4）病案举例：腹痛（腹痛原因待查，肠梗阻？）。

王某，女，67 岁，因"腹部剧烈疼痛 5 天"于 2014 年 11 月 5 日就诊。患者平素体弱，大便不调，1 周前做客时食入不洁物，回家途中因孙子不慎倒冷水而浸湿胸腹衣物。当晚即感胸腹冷如冰，得热舒适。第 2 天腹痛难忍，痛甚昏厥，送住地附近医院住院治疗，血常规、B超、肝肾功能检查无异常。患者彻夜嚎叫，腹痛不停，不能翻身转侧，不能移动，不食不便，注射"哌替啶"后2～3小时痛又发作，伴呕吐，昏晕。速请专家会诊：肠梗阻？腹膜炎？腹内包块？无明确诊断，建议剖腹探查。患者闻之恐惧不安，遂求中医诊治。就诊症见：痛苦面容，神衰气弱，目光呆滞，语音低怯，烦躁不宁，半卧半躺。自述腹部痛如刀割，似石块压着、冰块冻着。四肢逆冷，痛哭流涕。触诊腹肌板硬，用手护腹不准触碰，全腹微压则尖叫，侧身稍快则昏厥。中午痛减，黄昏痛剧，头昏沉重，蒙眬嗜睡，口角流涎，咽干不思饮，大便6日未行，小便清长，无肠鸣矢气。舌淡胖、边有齿痕，苔白厚腻，舌底脉络迂曲，脉沉细滑紧。

中医诊断为腹痛，辨证为阳虚寒凝、气机闭阻。治宜温阳散寒，通腑开闭。方予温阳顺气汤加味。川附片（另包，开水先煎4小时）100g，干姜20g，炒川椒10g，川芎10g，佛手15g，台乌15g，炒延胡索10g，厚朴25g，槟榔30g，枳实15g，炙甘草10g。上方急煎服，2小时1次，不分昼夜。再用小茴香散：小茴香60g，炒艾叶60g，肉桂30g，公丁香25g，芒硝50g，黑胡椒30g，甘松20g，荜茇25g。共为极细末，装棉布袋置于痛处，外敷热水袋保温。还用麝香1支（0.5g），藿香正气水1支，干棉球3枚。将麝香溶于加热之藿香正气水中，用干棉球吸湿后胶布密封贴于肚脐，固定。

复诊：内服、外敷、贴脐，三法齐上，3小时后肠鸣矢气，痛稍止，安静入睡，鸡鸣时分，内急翻身快速急奔医院厕所，解下硬结燥屎数枚，恶臭，顿觉全身轻松舒畅、欲食。至医生查房时，可坐起翻身下床活动，食稀饭1碗。腹肌按压柔软微痛，如释重负。第2天下午，伸腿弯腰，俯仰转侧自如而出院，继服四逆二陈汤6剂善后而安。

按语 患者年近古稀，真元已亏，阳虚内寒，外受水湿，内外合邪，气机闭阻。寒凝三焦，升降失司而腑实窍闭，脉络拘急收引而痛无休止。方拟四逆汤温阳散寒，加川椒温中暖胃；厚朴、枳实、槟榔下气通腑，泻毒排浊；小茴香散外敷热熨，散寒行气，通闭解结；麝香和藿香正气水贴脐，辛香走窜、开窍启闭、醒心神、除寒湿、止疼痛。三方合用，共奏温内、泻浊、醒神、开窍之功。有是病用是药，用法得当，方证合拍，免去西医剖腹探查"老来挨刀"之苦楚。不用止痛药而痛止，此乃兵法所云：不战而屈人之兵，善之善也。不按章法有章法，不按常规有常规，疗效就是硬道理。

（供稿人：吴荣祖　吴文笛）

参考文献

吴佩衡.吴佩衡医案[M].北京：人民军医出版社，2009.

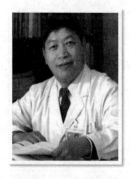

王吉候

王吉候（1958—），曲靖市中医医院主任医师，云南中医药大学教授，硕士研究生导师。云南省第三、第四批中医药师带徒工作指导老师，云南省名中医，珠源名医，云岭名医，曲靖市第一、第二批名老中医药专家师带徒指导老师。

先后被评为"曲靖市道德模范""云南省优秀青年中医"。国家中医药管理局"十二五"重点专科建设项目负责人。先后就读于曲靖卫生学校中医班、中国中医研究院研究生部临床研究生班、昆明医学院临床医学专业，从事中医临床工作近 40 年。曾任曲靖市中医医院肛肠科主任，作为科室负责人及专科带头人，带领团队先后成立"王吉候名医工作室""中医外科肛肠病学教研室""珠源名医工作室"，致力于中医外科肛肠病学的发展，并带领科室先后成为曲靖市肛肠病临床研究治疗中心、国家中医药管理局"十一五"重点专科协作组（结直肠癌、便秘病）成员单位、国家中医药管理局"十二五"重点建设专科、生物反馈技术（云南）培训中心、云南省中医肛肠病学继续医学教育基地，并获得云南省重点中医专科、云南省中医名科等荣誉。担任中华中医药学会肛肠分会副会长，云南省中西医结合学会大肠肛门病专业委员会第六届主任委员，云南省中医药学会中医肛肠专业委员会第八届名誉主任委员，云南省中医药学会理事、常务理事，中国中医药研究促进会肛肠分会副会长。

在脾胃病、肛肠病、男科病及外科常见病、多发病、疑难病方面有独到的见解，尤擅肛肠、男科疑难杂病的诊疗。临证重视辨证论治，擅于总结临床经验。在肛肠病方面，对"魄门亦为五脏使"作了进一步阐释，提出"从五脏论治肛肠病"的学术思想，并以丰富的临床案例说明了肛肠局部的病变可以影响到五脏，而内在脏腑的盛衰也会影响到肛肠局部。在男科方面，提出"五脏皆可致阳痿"的学术思想，从生理、病理及临床运用方面阐释五脏病变皆可导致阳痿的理论。针对结直肠癌、炎症性肠病等肛肠疑难杂病，提出"寒热并用"的用药思想，疗效显著。编写《肛肠疾病注射疗法》（主编）、《实用肛肠病治疗学》（副主编）、《中医临床诊疗指南释义·肛肠疾病分册》（编委）、《经方用药真谛》（编委）、《中医外治经验选》（编委）、《感冒诊治大全》（副主编）等 6 部专著。发表《试论五脏皆可导致阳萎》《"魄门亦为五脏使"理论的临床运用》《男科运用水蛭的经验》《低位直肠癌柱状经腹会阴联合切除术的临床应用》《手术配合中药治疗直肠癌 226 例》等相关学术论文 30 余篇。

自创 6 种院内制剂，"简、便、廉、效"，享誉省内外。七叶硝矾洗剂、盐酸黄连素软膏主要用于肛肠病术后熏洗坐浴、中药涂擦，具有显著的消炎消肿作用。去炎酊具有清热解毒、散结消肿、活血止痛、祛腐生肌之功。加味参苓白术散用于肛肠病术后食少便溏、肢倦乏力者。湿疹霜主要用于湿疹皮炎等过敏性瘙痒性皮肤病。蜈蚣胶囊有息风通络、散结止痛功效。其中，湿疹霜已取得国家专利证书，七叶硝矾洗剂、去炎酊已通过专利审查。

擅长外科手术治疗肛肠病、外科病。开展各种类型手术累计 2 万余例，包括痔疮、肛漏、肛痈等一般手术，以及结直肠癌手术（包括左半、右半结肠切除术，Dixon 术，Miles 术，柱状 APR 术，Hartmann 术等）、直肠脱垂经腹悬吊固定术、直肠脱垂 Altemeier 术、直肠阴道瘘修补术、肛门直肠外伤修补术、直肠前突修补术、前列腺汽化电切术、钬激光碎石术、经皮肾镜术、相应腹腔镜手术等复杂手术。在全省最早引进"吻合器痔上黏膜环切吻合术""痔上黏膜套扎新技术""全直肠系膜切除术""直肠癌柱状 APR 术"以及"盆底生物反馈治疗"等新技术，为云南省结直肠肛门病的诊治工作做出了很大的贡献。

在勤于临床工作的同时，亦重视科研工作的开展。带领科室先后获得 7 项曲靖市市级科学技术进步奖，主持开展 2 项云南省科学技术厅资助、1 项云南省教育厅资助的科研项目，在痔 - 前列腺增生综合征、直肠癌、重度脱垂性混合痔、直肠前突与内脱垂性便秘、慢传输型便秘，以及柱状 APR 术、全直肠系膜切除术（TME）等肛肠外科领域获得一定的成果与收获。

二、医方

（一）自拟方

1. 扶阳通便汤

（1）组成：制附片 30g，炙黄芪 30g，白术 20g，厚朴 15g，枳实 15g，肉苁蓉 20g，肉桂 15g，干姜 15g，火麻仁 15g，制首乌 15g，杏仁 15g，甘草 6g。

（2）功效：温肾助阳，润肠通便。

（3）主治：慢传输型便秘。

（4）方解：临床上发现，慢传输型便秘患者多以脾肾阳虚为主。脾肾阳气不足，推动乏力，肠道传导无力，糟粕停聚，而致便秘。该方是从清末医家郑寿全治疗便秘的"回阳饮"化裁而得。方中制附片、肉桂、肉苁蓉三药合用为君，温肾助阳，助元阳，利二阴，通二便；炙黄芪、白术两药合用为臣，共奏益气、健脾、润肠之功效；厚朴、枳实、火麻仁三药合用消食导滞、润肠通便，制首乌补益精血、润肠通便，杏仁宣肺通腑、取"提壶揭盖"之意，均为佐；甘草调和诸药，为使。全方共奏温肾助阳、润肠通便之功。

（5）用法用量：冷水浸药半小时，武火煮沸，文火煎药 15 分钟，饭后温服，日 3 次，每剂 2 日。

（6）注意事项：本方主要为"脾肾阳虚"证而设，临床上非本证者则非本方所宜。患者应饮食清淡，忌食生冷之品。

（7）临床应用：若脾阳不足，中焦虚寒，可加用党参、当归、芍药；若肾阳不足，可选金匮肾气丸或右归丸；若情志不舒，加白芍、柴胡、合欢皮，疏肝解郁；若津液不足，可加玄参、麦冬、生地黄、芍药等。

（8）病案举例：脾肾阳虚型便秘（慢传输型便秘）。

李某，女，42 岁，2016 年 7 月 28 日初诊。患者诉从 2005 年产后开始出现心慌心悸，大汗淋漓，不能自止，犹如淋雨，喝水或风吹后出汗尤甚，常年厚衣棉被裹体，难以进食，排便困难。曾于昆明多家医院妇产科、心理科及消化科住院治疗，疗效不明显。半年前上述症状加重，仅能进食流质，胃脘胀满明显，粪质坚硬如石，不能自行排便，骨瘦如柴。刻下症见：行走困难，神情淡漠，面色萎黄，嘴唇紫暗，目光呆滞，语声低微，情绪低落。舌淡苔白腻，脉沉细。中医诊断：便秘（脾肾阳虚）；西医诊断：慢传输型便秘，中度抑郁症。收住入院。中药治以温肾助阳，润肠通便。方予"扶阳通便汤"，3剂，内服，一日3次。配合心理疏导、行为疗法治疗、生物反馈治疗，加服"黛力新（氟哌噻吨美利曲辛）"抗抑郁治疗。

2016年8月6日，患者诉经上述治疗后，精神有所好转，大便频次稍改善，约3~4天一解，症状减轻。续予前方治疗。

2016年8月26日，经治疗28天后，患者可每日自行排便，出汗量明显减少，衣着恢复正常，精神良好，纳眠尚可。予出院，续服"扶阳通便汤"以善其后。

按语 便秘为肛肠科常见病，而慢传输型便秘是其中的一种类型，常有排便次数减少、少便意、粪质坚硬等排便困难症状。患者年老或体虚，脾肾阳气不足，推动乏力，肠道传导无力，糟粕停聚，而致便秘。《伤寒论》曰："病人身太热，反欲得衣者，热在皮肤，寒在骨髓也；身大寒，反不欲近衣者，寒在皮肤，热在骨髓也。"《景岳全书》言："凡属老人、虚人……多有病为燥结者……皆须详察虚实，不可轻用芒硝、大黄、巴豆……虽今日暂得通快，而重虚其虚，以致根本日竭，则明日之结必将更甚，愈无可用之药矣。"故用扶阳通便汤温肾助阳，润肠通便。加强排便的生理教育，建立合理的饮食习惯，坚持良好的排便习惯，适当增加活动，辅以恰当的心理辅导、行为治疗，也是便秘治疗中很重要的方面。经严格的非手术治疗后仍收效不大，且各种特殊检查显示有明确的病理解剖和确凿的功能性异常部位，且无手术禁忌，可考虑手术治疗。

2. 益气通便汤

（1）组成：生白术30g，升麻10g，枳壳10g，当归10g，黄芪15g，厚朴15g，甘草6g。

（2）功效：益气通便。

（3）主治：功能性便秘，尤其适用于老年、体虚便秘患者。

（4）方解：老年功能性便秘属中医"虚秘"范畴。年老体虚之人，往往气血两虚，气虚肠道运行无力，则大便失于传输而发生便秘。益气通便汤中白术健脾益气，黄芪补气，升麻益气升清阳，枳壳、厚朴宽肠理气，当归养血通便，甘草调和诸药。全方可使气虚得补，脾运得健，大便得通。

（5）用法用量：冷水浸药半小时，武火煮沸，文火煎药15分钟，饭后温服，日3次，每剂1日。

（6）注意事项：临床上便秘类型很多，本方主要为"气虚型便秘"而设，临床上非本证者则非本方所宜。患者应饮食清淡，忌食生冷、辛辣刺激之品。

（7）临床应用：便后疲乏、面白神疲等气虚证者，加党参；心悸气短、失眠多梦等血虚证者，加酸枣仁、熟地黄；潮热盗汗、舌红少苔者，加麦冬、生地黄、草决明；四肢不温、腰膝冷痛者，加肉桂。

（8）病案举例：气虚型便秘（老年功能性便秘）。

王某，男，68岁，2016年3月15日初诊。患者诉自60岁后身体状态日渐不佳，体弱易病，排便费力，大便干燥，排便次数减少。刻下症见：排便费力，大便干燥，排便次数减少、3~4日一行，体弱，神疲乏力，心悸气短，四肢不温。舌淡，苔薄白，脉沉细。中医诊断：便秘（气虚）；西医诊断：老年功能性便秘。中药治以益气通便。方以益气通便汤，加党参15g、熟地黄12g、肉桂12g，3剂，内服，一日3次。

二诊：2016年3月22日。患者诉经上述治疗后，神疲乏力好转，排便约2~3天一行，便质转润，症状减轻，纳眠尚可，舌淡，苔薄白，脉沉细。予"益气通便汤"加党参21g、熟地黄15g、肉桂12g，6剂，内服。

三诊：2016年4月5日。患者病情好转，精神良好，排便约1~2天一行，大便质软成形，纳眠尚可。续予益气通便汤加减以善其后。嘱患者饮食清淡、营养，忌食生冷、辛辣刺激之品；适当运动，强壮身体。

按语 老年功能性便秘属中医"虚秘"范畴，气血两虚，肠道运行无力，则大便失于传输而发生便秘。舌淡，苔薄白，脉沉细，亦为气虚之象。本方以益气通便为主，结合辨证施治，配伍相应药物，以达到治疗便秘之本，而非以峻下攻逐取速效，故对老年虚秘有效，多数患者服用不仅症状缓解，且停药后排便正常。本方长期服用不会引起依赖性和医源性便秘。

3. 溃结方

（1）组成：法半夏15g，黄芪30g，党参15g，茯苓15g，山药15g，白术 15g，黄连 12g，黄柏 15g，白芍 12g，赤芍 15g，干姜 9g，肉桂 9g，陈皮 15g，白头翁 30g，地榆 20g，秦皮 15g，乌梅 15g，甘草 12g，大枣 6 枚。

（2）功效：扶正祛邪，调和阴阳。

（3）主治：溃疡性结肠炎。

（4）方解：溃疡性结肠炎多有正虚毒恋、寒热错杂之象。当治以扶正祛邪、调和阴阳。方中法半夏散结除痞；黄芪甘温益气，以补脾虚，与半夏配合，有升有降，以复脾气升降之常；配以山药、茯苓、白术，既可健脾，又能渗湿止泻；干姜、肉桂相合入里温中；乌梅益血收敛，止下痢；黄连、黄柏泄热开痞；陈皮理气调中，开痞；地榆凉血止血，解毒敛疮；白头翁清热解毒凉血；秦皮清热解毒；白芍止痛散气血，赤芍破血下气、利小便；甘草、大枣补脾和中，并调和诸药。诸药合用，扶正祛邪，调和阴阳。

（5）用法用量：冷水浸药半小时，武火煮沸，文火煎药 15 分钟，饭后温服，日 3 次，每剂 2 日。

（6）注意事项：本方主要为"正虚毒恋"证而设，多见于病程日久的患者。患者应饮食清淡、少渣、营养、易消化，忌食生冷、辛辣刺激之品及腥膻发物。

（7）临床应用：腹泻重者，党参、茯苓、白术、山药等加量；便血者，宜加当归、大黄；神疲乏力者，宜加党参；腹胀者，宜加莱菔子、厚朴；腹痛者，宜加川芎、枳壳。

（8）病案举例：痢疾（溃疡性结肠炎）。

李某，男，40 岁。2016 年 7 月 8 日初诊。自诉反复排黏液血便 3 年，自行口服肠炎宁、柳氮磺吡啶等药可缓解症状，近 2 个月病情加重。刻下症见：每天排大便 3～6 次，大便稀不成形，时有脓血、黏液附着，腹痛隐隐，无明显发热、恶心、呕吐、腹痛、腹胀等不适，纳眠差。舌红，苔薄黄，脉滑数细。结肠镜示直肠至结肠右曲黏膜明显充血、水肿，散在针尖样溃疡；大便潜血试验（＋＋）。中医诊断：痢疾（正虚毒恋）；西医诊断：溃疡性结肠炎。治以扶正祛邪，调和阴阳。方用"溃结方"加党参 21g，当归 21g，大黄 12g，3 剂，内服，一日 3 次。配合口服美沙拉秦肠溶片抗炎。

二诊：2016年7月15日。患者诉经上述治疗后，便血明显减轻，每天排便约2~3次，腹痛已不明显，纳眠好转，舌淡红，苔薄黄，脉滑数细。续予"溃结方"加党参21g、当归21g、大黄12g，6剂，内服。

三诊：2016年7月29日。患者病情好转，精神良好，便血、腹痛已不明显，每天排便约1~2次，便带少量黏液脓血，纳眠尚可。续予"溃结方"加减，以善其后。嘱患者饮食清淡、营养、少渣、易消化，忌食生冷、辛辣刺激之品及腥膻发物。按疗程续予口服美沙拉秦肠溶片抗炎。

按语 溃疡性结肠炎是一种病因尚不十分清楚的直肠和结肠慢性非特异性炎症性疾病，病变局限于大肠黏膜及黏膜下层。病变多位于直肠和乙状结肠，也可延伸至降结肠，甚至整个结肠。病程漫长，常反复发作。本病属于中医"痢疾"范畴。痢疾以痢下赤白脓血，腹痛，里急后重为临床特征。主要病因是外感时邪疫毒，内伤饮食不洁。病位在肠，与脾胃有密切关系。病机为湿热、疫毒、寒湿结于肠腑，气血壅滞，脂膜血络受损，化为脓血，大肠传导失司。如痢疾失治，迁延日久，或收涩太早，关门留寇，正虚邪恋，可发展为下痢时发时止，日久难愈的休息痢。暴痢多实证，久痢多虚证或虚实夹杂证。溃疡性结肠炎一定要规范治疗，在中医中药治疗的基础上，应注意饮食以及生活习惯的调整，加之必要的西药治疗，积极控制病情发展，提高生活质量。

4. 泄浊方

（1）组成：土茯苓30g，蒲公英30g，路路通15g，萹蓄20g，金樱子20g，五味子15g，益智仁15g，桑螵蛸12g，黄芪30g，百合20g，生地黄15g，川楝子15g，炙延胡索15g，甘草10g。

（2）功效：清热除湿，泄浊解毒。

（3）主治：精浊（前列腺炎）。

（4）方解：精浊，急性者多由饮食不节，嗜食醇酒肥甘，酿生湿热，或因外感湿热之邪，壅聚于下焦而成，多实证；慢性者多病久，常由相火伤肾阴，可出现阴虚火旺证候。故精浊病久者，易见虚实夹杂之象。

方中土茯苓清热除湿，泄浊解毒；蒲公英清热解毒，利尿散结，共为君。萹蓄利尿通淋；路路通利水通经，祛风活络；五味子收敛固涩，益气生津，补肾宁心；益智仁温脾，暖肾，固气，涩精；金樱子固精，缩尿；桑螵蛸补肾，固精；黄芪补气固表，利尿托毒，共为臣药，起利水、收敛、固涩之功。佐以百合清金泻火，降逆气；生地黄清热，凉血，生津；川楝子除湿热，清肝火；炙延胡索活血，利气，止痛。甘草补脾益气，清热解毒，调和诸药。全方共奏清热除湿、泄浊解毒之功。

（5）用法用量：冷水浸药半小时，武火煮沸，文火煎药 20 分钟，饭后温服，日 3 次，每剂 2 日。

（6）注意事项：此方宜用于精浊（前列腺炎）病久，湿热蕴结，又兼见少许肾阴虚证的患者。患者应禁酒，忌过食肥甘及辛辣炙烤食物。

（7）临床应用：湿热重者，酌加车前子、瞿麦、滑石；气滞血瘀者，可加赤芍、桃仁、乳香、王不留行等；阴虚火旺重者，酌加知母、黄柏、熟地黄、山茱萸等；肾阳虚损，易阳痿、早泄者，可加莲须、煅龙骨、煅牡蛎。

（8）病案举例：精浊（前列腺炎）。

李某，男，38 岁，2015 年 4 月 11 日初诊。反复尿频、会阴部隐痛 5 年余。患者自诉经常手淫后开始出现尿频，约 1 小时 1 次，尿急，尿不尽，晨起排尿后尿道口可见白色分泌物，伴会阴部隐痛，无明显腹痛腹胀不适。于当地卫生院诊断为"前列腺炎"，经口服、输注"阿奇霉素"等消炎药治疗，症状稍好转。病情反复。刻下症见：尿频，约 30 分钟 1 次，尿急，尿不尽，晨起排尿后尿道口可见白色分泌物，会阴部隐痛，性功能下降，时有失眠。舌质红，苔黄腻，脉滑。肛门指诊：前列腺饱满，无压痛，中央沟存在，无明显结节。前列腺液镜检见白细胞（＋＋＋）/HP，卵磷脂小体少量 / HP。取前列腺液送培养，未见细菌、支原体、衣原体生长。中医诊断：精浊（湿热蕴结）；西医诊断：慢性前列腺炎。治以清热除湿，泄浊解毒。方用"泄浊方"加莲须 15g、山茱萸 15g，6 剂，内服，一日 3 次。嘱患者建立合理的性生活，避免频繁的性冲动；积极调节情志，保持乐观情绪；生活规律，劳逸结合，增加营养，加强锻炼，增强体质。

二诊：2015 年 4 月 25 日。患者诉尿频较前减轻，约 1 小时 1 次，尿急、尿不尽感缓解，其余不适有所好转，纳眠尚可，舌淡红，苔薄黄，脉滑数细。续予"泄浊方"加莲须 15g、山茱萸 15g，6 剂，内服。

三诊：2015 年 6 月 13 日。患者续服中药至今，病情明显好转，尿频、尿急、尿不尽感已不明显，精神良好，纳眠尚可。续予"泄浊方"加减，以善其后。

按语 慢性前列腺炎在中医上属于"精浊"的范畴，其特点为：尿频，尿急，尿痛，尿道口常有精液溢出，伴会阴、腰骶部、耻骨上区等部位隐痛不适。病分急性、慢性。急性者多由饮食不节，嗜食醇酒肥甘，酿生湿热，注于下焦；或因外感湿热之邪，壅聚于下焦而成，多实证。慢性者多病久，常由相火伤肾阴，可出现阴虚火旺证候。故精浊病久者，易见虚实夹杂之象。湿热蕴结下焦，膀胱气化失司，故见尿频，尿急，尿痛，有灼热感；湿热侵入精室，迫精外出，故见排尿或大便时尿道有白浊溢出；湿热蕴结，气机失调，经络不畅，故见会阴、腰骶、睾丸、少腹坠胀疼痛；苔黄腻、脉滑数，为湿热蕴结之象。故拟本方清热除湿，泄浊解毒。

5. 固精止泄方

（1）组成：仙茅 20g，淫羊藿 30g，巴戟天 30g，枸杞 20g，熟地黄 30g，肉苁蓉 30g，淮山茱萸 15g，当归 30g，生龙骨 30g，生牡蛎 30g，合欢皮 20g，百合 15g，陈皮 15g。

（2）功效：温肾壮阳，固精止泄。

（3）主治：阳痿、早泄之肾阳虚衰证。

（4）方解：《景岳全书·杂证谟·阳痿》所说："凡男子阳痿不起，多由命门火衰，精气虚冷。"房劳太过，或少年误犯手淫，或早婚，以致精气亏虚，肾阳虚衰，发为阳痿。当治以温肾壮阳，固精止泄。

方中仙茅、淫羊藿、巴戟天温补肾阳，壮命门之火，为君药。枸杞滋补肝肾；肉苁蓉补肾，益精；淮山茱萸补益肝肾，涩精固脱；生龙骨、生牡蛎镇惊安神，收敛固精。上药共为臣药，补益肝肾，收敛固精。佐以当归补血活血；熟地黄滋阴补血；合欢皮安神解郁；百合清金泻火，清心安神；陈皮理气健脾，以防诸药碍脾。诸药阴阳相济，可达到"阳得阴助而生化无穷"的目的。

（5）用法用量：冷水浸药半小时，武火煮沸，文火煎药 20 分钟，饭后温服，日3次，每剂2日。

（6）注意事项：此方应用于阳痿、早泄之肾阳虚衰证患者。

（7）临床应用：阳痿病久，尚可加锁阳、阳起石、补骨脂等以增补肾壮阳之力，加鹿角胶、龟甲胶以补肾填精。心脾虚损者，可加党参、黄芪、白术、茯苓。

（8）病案举例：阳痿（勃起功能障碍）。

唐某，男，27岁，2016年4月18日初诊。患者17岁起有手淫习惯，每天1～3次，21岁起逐渐出现精神倦怠、腰膝酸软等不适，22岁结婚后性生活质量不佳，阴茎举而不坚，且时间短暂，近期不能进行正常的性生活，自服"金匮肾气丸、肾宝"等效果不佳。一直未予系统治疗。刻下症见：阳痿，精神倦怠，腰膝酸软，肢冷，乏力，健忘，舌淡，苔薄白，脉沉细。中医诊断：阳痿（肾阳虚衰）；西医诊断：勃起功能障碍。治以温肾壮阳，固精止泄。方用"固精止泄方"加鹿角胶、龟甲胶各30g，黄芪15g，白术15g，6剂，内服，一日3次。嘱患者清心寡欲，戒除手淫，节制性欲，适当增加营养，注意劳逸结合，调节好精神情绪。

二诊：2015年5月2日。患者诉精神好转，乏力减轻，阴茎可勃起，时间延长，能完成性生活。续予前方，6剂，内服。

三诊：2015年5月16日。患者续服中药至今，病情明显好转，阴茎勃起时间在5分钟以上，能顺利完成性生活，精神良好，腰膝酸软、乏力、健忘减轻，纳眠尚可。续予"固精止泄方"加减，以善其后。嘱患者建立合理的性生活，节制性欲，注意调节饮食，加强身体锻炼。

（按语）阳痿是指成年男子阴茎不能勃起，或勃起不坚，或坚而短暂，致使不能进行性交的病证。阳痿的病因以房劳太过，频犯手淫为多见。张介宾云："凡男子阳痿不起，多由命门火衰，精气虚冷。"并认为："火衰者，十居七八。"此论对后世影响甚深，并习以为常，一遇阳痿之病，往往囿于肾虚阳衰之说，多用温补肾阳之品，但阳痿并非仅仅由肾阳虚所致，五脏病变皆可导致阳痿。故阳痿的辨治应先从五脏定位，分清脏腑归属，辨别标本先后，从而进行相应的治疗。

（二）成方应用

1. 半夏泻心汤

（1）来源：《伤寒论》。原方具有寒热平调，消痞散结之功。主治寒热错杂之痞证。心下痞，但满而不痛，或呕吐，肠鸣下利，舌苔腻而微黄。临床常将此方加味后用于结直肠癌术后恢复及治疗结直肠癌化疗反应。

（2）临床应用：①恶心呕吐多因脾胃虚弱，进食后不易消化停滞脾胃，胃气上逆所致，加山楂、神曲、莱菔子、陈皮、吴茱萸；②腹胀者，常加用厚朴、苏梗、黄芪、白术；③腹痛者，多为胃肠蠕动差，肠气不通作痛，合用柴胡疏肝散；④结直肠癌术后腹泻多以脾胃虚弱为主，合用参苓白术散。

（3）方解：方中半夏、干姜为辛开药组，黄连、黄芩为苦降药组，人参、甘草、大枣为补虚药组。全方配伍特点为寒热并用，补泻兼施。方中半夏配黄连为调胃肠、理气机、和阴阳的最基本配伍。半夏辛温，善化痰散结，和胃降逆；黄连苦寒，善清热燥湿，调胃厚肠。两药配伍，用半夏之辛温，开壅结之痰湿，以黄连之苦降，清痰湿之热结。两药合用，辛开苦降，疏理气机，调和胃肠，寒温并施，清热无碍祛湿，燥湿又无碍清热，具相辅相使之妙，有散寒清热、和胃降逆、开郁散结之功。

（4）病案举例：锁肛痔术后（直肠癌术后恶心呕吐反应）。

伏某，男，42岁。2015年7月1日，因"反复便血伴排便习惯改变年余"入住我科，于2015年7月5日行"腹会阴联合直肠癌根治术"，术后常规抗感染、止血、对症支持治疗。7月8日，即术后第3天，开始出现恶心欲呕感，偶有呕吐反应，每日约2次，呕吐物为胃内容物、未消化食物，稍有腹部胀痛不适，肠气已通，大便未解，可进流质饮食，眠差，舌淡红，苔腻微黄，脉弦数细。中医诊断：锁肛痔；西医诊断：直肠癌，直肠癌术后恶心呕吐反应。治以和胃降逆，健脾理气，平调寒热。方用"半夏泻心汤"加减。

拟方：半夏15g，党参12g，黄芩、干姜、炙甘草各9g，黄连6g，大枣4枚，山楂、神曲各21g，莱菔子、陈皮、厚朴各15g，黄芪、白术各12g。3剂，内服，一日3次。嘱患者早期下床活动，适当行康复锻炼。

2015年7月11日，经上述治疗3天，患者诉稍有恶心欲呕感，已无呕吐反应、腹部胀痛不适，造口袋内可见少量稀薄大便，可进流质饮食，眠欠佳，舌淡红，苔微黄腻，脉弦数细。患者症状较前明显减轻，续予前方加减以善其后。

2. 参苓白术散

（1）来源：《太平惠民和剂局方》。原方具有益气健脾、渗湿止泻之功。主治脾虚湿盛证。饮食不化，胸脘痞闷，肠鸣泄泻，四肢乏力，形体消瘦，面色萎黄，舌淡苔白腻，脉虚缓。王吉候常将此方加味后用于结直肠癌术后恢复、肠炎泄泻等。

（2）临床应用：①结直肠癌术后，或消化道肿瘤放化疗期间，脾胃虚弱重者，重用党参、白术，加黄芪；腹胀者，常加用厚朴、苏梗、莱菔子、陈皮；纳差者，加山楂、神曲、莱菔子、陈皮；腹痛者，可合用柴胡疏肝散。②肠炎、溃疡性结肠炎、肠易激综合征等泄泻为病者，辨证合用他方。

（3）方解：本方是在四君子汤基础上加山药、莲子、白扁豆、薏苡仁、砂仁、桔梗而成。两方均有益气健脾之功。四君子汤以补气为主，为治脾胃气虚的基础方；参苓白术散兼有渗湿行气作用，主治脾虚湿盛证。方中人参、白术、茯苓益气健脾渗湿，为君。配伍山药、莲子肉助君以健脾益气、止泻；白扁豆、薏苡仁助白术、茯苓健脾渗湿，均为臣药。更用砂仁醒脾和胃，行气化滞，是为佐药。桔梗宣肺利气，通调水道，又能载药上行，培土生金；炒甘草健脾和中，调和诸药，共为佐使。综观全方，补中气，渗湿浊，行气滞，使脾气健运，湿邪得去，则诸症自除。

（4）病案举例：泄泻（乙状结肠癌术后腹泻）。

蒋某，女，53岁，2016年10月15日初诊。患者自诉在外院诊断为"乙状结肠癌"，于2014年7月10日行"经腹左半结肠切除术"，术后按疗程规律化疗结束，复查结肠镜、CT未见明显复发、转移。患者自化疗开始至今腹泻不止，大便质稀不成形，色黄，气味不臭，日行2～4次，时有腹胀，无明显腹痛，神疲乏力，形体消瘦，饮食欠佳，睡眠尚可，舌淡，苔薄白，可见裂纹、齿痕，脉沉细无力。中医诊断：泄泻（脾虚湿盛）；西医诊断：乙状结肠癌术后腹泻。治以益气健脾、渗湿止泻。方用"参苓白术散"加黄芪15g、莱菔子15g、陈皮15g、山楂20g、神曲20g，6剂，内服，一日3次。

二诊：2016年10月29日。患者诉大便较前成形，质地变硬，腹胀、乏力减轻，食欲增加，精神好转。续予前方，6剂，内服。

三诊：2016年11月12日。患者大便已基本成形，稍有腹胀、乏力，食欲增加，精神可，舌质裂纹、齿痕可见减轻，脉仍沉细。患者症状、体征较前明显好转。患者不欲续服中药，故予口服我院院内制剂"参苓白术散"颗粒剂以善其后。嘱患者注意调节饮食，忌食酸辣生冷之品，加强身体锻炼，增强身体素质。

（供稿人：王吉候　杨宝杰）

王吉候

参考文献

1. 王吉候.益气通便汤治疗老年功能性便秘46例观察 [J].实用中医药杂志，2009，25（5）：290.

2. 王吉候."魄门亦为五脏使"理论的临床运用 [J].云南中医杂志，1992，13（3）：13-14.

3. 王吉候.试论五脏皆可导致阳萎 [J].新中医，1992（11）：13-15.

4. 王吉候.阳痿从五脏论治 [J].湖北中医杂志，1994，16（4）：11-12.

5. 郭红平，孔维民，龚鸿，等.中医综合治疗慢性结肠炎98例 [J].实用中医药杂志，2015，31（2）：104-105.

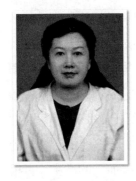

邓乐巧

一、医事小传

邓乐巧（1958—），昆明市中医医院主任医师、教授。云南省名中医，昆明市第三批中青年学术和技术带头人，昆明市有突出贡献专家，昆明市优秀专家，昆明市"十五"期间优秀科技工作者。

1980年1月毕业于云南中医学院，从事中医临床工作近40年。曾先后任昆明市中医医院业务副院长、院长，中国女医师协会理事，云南省医学会呼吸病学分会委员，云南省中西医结合学会呼吸专业委员会副主任委员，云南省医学会理事，云南省中医药学会理事，昆明市中医药学会常务理事、副会长，云南省高级专业技术职称评审委员会委员，云南省医师资格实践技能首席考官，昆明市卫生技术主任医师副主任医师评审委员会委员，昆明市医疗事故技术鉴定委员会专家组成员，昆明市干部保健委员会专家组成员。

精于内科，以传统中医理论为指导，遵循中医整体观念和辨证论治规律，并根据疾病发展的不同阶段，将中西医理论有机地结合起来，创造性地继承发扬中医药学，形成了"同势利导，祛邪安正，调平阴阳"的学术思想和辨证论治体系。如根据肺胀（慢性阻塞性肺疾病）在云南地区的发病特点，结合现代医学研究进展，提出了"延缓慢性阻塞性肺疾病进展"的观点，创立了"清灵宣透、豁痰畅流、条达气机、固本御邪"等一系列有效的治疗方法，明显降低了慢性阻塞性肺疾病的复发率，大大提高了患者生存期的生活质量。在对哮喘的诊疗方面，从中西医结合的角度探讨哮喘的发病机理，认识到中医哮喘"夙根"—气道"伏痰"—慢性气道炎症之间有着密切的内在联系。而痰的产生，其本在脾，其根在肾，源于肾中阳气不足，不能生火暖土，蒸腾水液而致津液内停，聚而成痰。崇

357

仲景"病痰饮者，当以温药和之"的法则，从解决哮喘"夙根"——伏痰这个根本入手，研制了"温阳平喘胶囊"。该胶囊温阳健脾、振奋元阳、消除阴霾、调理人体免疫功能而重在治疗哮喘之本，同时祛风解痉、化痰平喘而兼治其标。组方标本兼顾，共奏温阳化痰、解痉平喘之效，能减轻患者气道高反应性，有效地缓解非急性发作期哮喘患者的临床症状。长期致力于心脑血管病的研究与治疗，在对血脂异常的中医诊治中，认识到其与"痰浊""瘀血"密切相关，但究其"痰浊""瘀血"的产生，其根本在于脾肾，因"肾为先天之本"是人体生命之根，"脾为后天之本"为气血生化之源，先天（肾）要温煦推动后天（脾），后天（脾）要充养先天（肾），只有先后天的互补互养，才能使得饮入人体的水谷在肾阳的温煦蒸腾下、在脾胃的腐熟运化中化为精微物质被人体吸收。肾中肾气也在水谷精微的充养下不断充盈和成熟。如因禀赋不足、思虑过度、饮食失调等诸多因素使脾肾虚损，肾失温煦、脾失健运，致水反为湿、谷反为滞，聚积体内，化为痰浊，滞于脉中，变生坏血、瘀血。故痰瘀同源，互相依存，痰能致瘀，瘀能生痰，痰浊瘀血，在脉道中相互搏结，日久凝结于脉管壁道之上，使脉管受损，脉道瘀血，从而变生胸痹、眩晕、中风等相应疾病。故提出血脂异常是由于津液不归正化，不为人体利用所致，属于"脾肾两虚为本，痰浊瘀血为标"的病证。研制了具有"调理脾肾，活血化瘀、化痰泻浊"功效的验方"三生调脂舒"。该药现为昆明市中医医院院内制剂，至今仍在医院广泛运用，创造了良好的社会效益和经济效益。

在临床工作中，勤于思考，善于总结，撰写论文30余篇，先后在国家级、省级医学刊物上发表，主要为《18例咳嗽变异性支气管哮喘误诊分析》《中西医结合治疗肺心病急性发作期呼吸衰竭的临床观察》《温阳平喘胶囊治疗支气管哮喘143例》《温阳平喘胶囊的质量标准研究》《三生调脂舒治疗血脂异常120例疗效观察》《心脏舒张功能不全中医辨证分型聚类研究》《心脏舒张功能不全中医辨证分型临床研究》《浅谈现代中医医院的人才管理》等。先后主持省、市级科研项目6项，其中"验方'温阳平喘胶囊'治疗支气管哮喘的临床及实验研究"获昆明市科学技术进步奖三等奖，"六类中药新药三生调脂舒临床前研究"获昆明市科学技术进步奖二等奖，"心脏舒张功能不全中医辨证分型临床研究"获云南省科学技术进步奖三等奖,"中医医院信息系统开发应用研究"获昆明市科学技术进步奖三等奖。获得国家知识产权局新药发明专利3项,分别为"治疗支气管哮喘疾病的药物及其制备方法""治疗血脂异常的药物及其制备方法""治疗胃肠功能衰竭的胃动力药及其制备方法"。

二、医方

(一)自拟方

1. 温阳平喘汤

(1)组成:川附片100g(另包,开水先煎4小时),炙小白附子45g(另包,开水先煎2小时),炙麻黄10g,细辛4g,茯苓15g,陈皮10g,炒黄芩10g,甘草6g。

(2)功效:温阳化痰,宣肺平喘。

(3)主治:哮病、喘病、肺胀、咳嗽。

(4)方解:哮有宿根,以痰为祟。方用川附片补肾助阳,温化痰饮,为君药。配合小白附子、麻黄、细辛,祛风化痰、宣肺平喘,一方面增加附片温化痰饮之功;一方面祛风解痉、消除风痰所致的气道痉挛,以达到宣肺平喘之目的。反佐黄芩以制附片、小白附子温燥之性。使以茯苓、陈皮、甘草,健脾和中,调和诸药。该方温化痰饮、平喘止咳,疗效确切。

(5)用法用量:川附片用开水先煎2小时,再加入小白附子共煎2小时,最后下诸药合煎25分钟,取汁200ml,饭前温服,日服3次,每日1剂。

(6)注意事项:本方主要为"脾肾阳虚、风痰伏肺"而设,故对"痰热壅肺""风热犯肺"者禁用。另,方中附片、小白附子必须开水先煎,服药后严格忌服生冷之品。

(7)临床运用:哮病,可加厚朴、地龙;大便偏干,加苏子;水肿,加猪苓、车前子;气喘发绀明显,加丹参、红景天;大便稀溏,加党参、白术。

(8)病案举例:哮病(哮喘亚急性发作)。

邓乐巧

王某，男，28岁，2012年11月12日初诊。自幼患哮喘，长期反复吸入"必可酮、万托林"，病情时轻时重。3天前不慎受凉，哮喘再发。刻诊见：呼吸急促，喉中水鸣声，咳痰色白，咽痒难咳，鼻阻流涕，大便偏干，舌质淡胖夹青，苔白腻，脉弦滑。中医诊断：哮病（哮喘亚急性发作期）。治宜温阳化痰，疏风宣肺，降气平喘。方予温阳平喘汤加厚朴15g、地龙15g、射干10g、苏子10g，5剂，内服，每次200ml温服，每日3次。

二诊：2012年11月18日。哮喘减轻，咽痒鼻阻流涕消失，咳白色泡沫痰，大便不实，舌质淡胖，苔薄白，脉沉细。再拟温阳平喘汤加党参30g、白术15g、法半夏10g、厚朴15g、地龙15g。5剂内服以善后。哮喘明显缓解。

以后一遇感冒随即来诊，均以温阳平喘汤加味治疗，哮喘基本未再发作，并已停用西药吸入剂。

按语 哮喘，病有宿根，一遇风寒，引动痰饮，肺失宣降，气逆于上，可致哮喘发作而见呼吸急促，喉中水鸡声；咽痒痰白是风痰之象；风寒阻遏肺气可见鼻阻流涕。以温化痰饮，祛风解痉，降气平喘治之，药证相符，而收捷效。继之以温阳健脾，培土生金，一绝生痰之源，二使肺气充盈，卫外固摄，外邪难侵，即可使哮喘长期缓解。

2. 三生调脂方

（1）组成：制首乌30g，生三七粉10g，生薏苡仁30g，生山楂30g，茯苓15g。

（2）功效：补肾健脾，活血泻浊。

（3）主治：痰饮（各类高脂血症）、眩晕、胸痹。

（4）方解：血脂异常属中医"痰饮""瘀血"等范畴，与脾肾密切相关。方中制首乌补肾益精，泻浊通便，为君药；生三七性温，味甘微苦，能行血活血，破瘀散结，为臣药；辅以薏苡仁、茯苓、生山楂健脾除湿，消导化瘀，共为佐使之用。诸药合用，共奏补肾健脾、泻浊化瘀之效。

（5）用法用量：该方专治各类血脂异常，服药3个月为1个疗程。煎服汤药很难坚持，故可打粉制成水滴丸，每次服9g，日服3次。

（6）注意事项：本方为脾肾两虚、痰瘀互结而设，对肝肾阴虚者慎用。另要节制饮食，忌食肥甘厚味之品，禁饮酒。

（7）临床应用：湿热明显者，加茵陈、虎杖；大便秘结者，加生大黄；头晕目眩者，加天麻、钩藤；胸闷胸痛者，加丹参、菖蒲。

（8）病案举例：痰饮（混合型高脂血症）。

李某，男，45岁，2015年8月3日初诊。嗜油腻味厚之食，并嗜酒。体检时发现血脂异常，其中胆固醇7.2mmol/L，甘油三酯2.8mmol/L，低密度脂蛋白5.6mmol/L。刻诊见：形体偏胖，口干口苦，胸闷气短，偶有刺痛，腰酸楚，尿不尽，大便黏滞不爽，舌质淡红，苔黄腻，脉细弦。属脾肾两虚、痰瘀互结之证。治宜健脾补肾，化湿泻浊，活血通络。予三生调脂方加茵陈15g、丹参30g、菖蒲10g，20剂。打粉制水滴丸，口服，每次9g，每日3次。并控制饮食，减少饮酒，加强锻炼。

服药3个月后复查血脂，均降至正常。至今仍坚持每年服药3个月，血脂维持正常。

按语 饮食不节、过食油腻、饮酒贪杯，损伤脾肾，致人体水湿代谢失调，聚湿成痰，伏于脉中，损伤血脉，而成痰瘀互结之证。痰湿内蕴，故见形体肥胖；胸闷气短，胸部刺痛，为瘀阻心脉之症；腰痛、尿不尽，是肾虚之象；舌脉所见为痰湿有化热之兆。故以三生调脂方加味制成水滴丸，连续口服3个月，并戒酒。血脂各项指标恢复正常，药病相符，而收良效。

3. 槟黄消滞方

（1）组成：炒槟榔15g，枳实10g，生大黄（另包，后下）10g，细辛4g，炒柴胡10g，杭芍12g，茯苓15g，陈皮10g，甘草3g，炒鸡内金15g。

（2）功效：行气导滞，破结通腑。

（3）主治：腹痛（肠梗阻）、肠痈（阑尾炎）、便秘、呃逆。

（4）方解：脾气当升，胃气当降。胃气不降，气机逆乱，气结热壅，瘀阻肠中，腑气不通，是腹痛、肠痈的主要病机。方中槟榔、枳实辛散苦泄，主入胃肠，善行胃肠之气，消积导滞，为君药。大黄味苦性寒，通腑泻下，兼清血分之热；细辛辛温芳香，性走窜，引药直达病所，共为臣药。佐以炒柴胡条达肝气，杭芍养血柔肝，调畅气机，

邓乐巧

疏肝理气。茯苓、陈皮、炒鸡内金、甘草健脾和胃，调和诸药，共为使药。

（5）用法用量：冷水浸泡半小时，文火煎煮 20 分钟，取汁 200ml，饭后温服，日服 3 次，每日 1 剂。

（6）注意事项：方中大黄味苦性寒，通腑泻下，故另包开水冲泡，煎药后另兑服，每次 10～15ml，中病即止，以免过下损伤脾胃。

（7）临床应用：腹胀如鼓者，可加莱菔子、木香；热毒明显者，加牡丹皮、败酱草；腹中刺痛者，可加桃仁、赤芍；呃逆呕吐者，加法半夏、厚朴。

（8）病案举例：肠痈（亚急性阑尾炎）。

邓某，女，42 岁，2007 年 6 月 10 日初诊。患者工作繁忙，情志不畅近半年，突感右下腹疼痛难忍，在昆明市延安医院诊断为"亚急性阑尾炎"。给予抗感染治疗 3 天，不效，转求治于中医。刻下见：右下腹疼痛拒按，洒淅恶寒，但未发热，口干口苦，欲矢气而不得，大便 2 日未解，舌质红，苔黄腻，脉弦滑。中医诊断：肠痈（气滞热壅，瘀毒互结之实证）。拟行气导滞，清热破结治之。予槟黄消滞方加薏苡仁 30g、牡丹皮 15g、败酱草 30g。2 剂，煎汤 200ml，饭后温服，每日 3 次。

二诊：2007 年 6 月 12 日。自述服药后矢气得通，腹痛锐减，大便日行 2 次，恶寒消失，口苦口干减轻，食欲不振，舌质转淡红，苔腻渐退，脉细弦。原方去生大黄，加波蔻 10g、神曲 15g。5 剂善后。至今腹痛未再复发。

（按语）本病源于情志不畅，肝失疏泄，气郁化热，壅滞肠中，热毒蓄结，血瘀成痈，但未成脓，故腹胀痛拒按；口干口苦为气郁化热之征；气机壅滞，腑气不通，则见欲矢气而不得，大便 2 日未解；舌质红、苔黄腻，为热毒内蕴之象；脉弦滑是气机不畅之象。故以行气导滞、清热破结法治之，则气滞得开，痈结得解，通则痛除痈愈。

（二）成方应用

1. 桂枝汤

（1）来源：《伤寒论》。原方具有解肌发汗，调和营卫之功。主治外感风寒，营卫不和证。头痛发热、汗出恶风，鼻鸣干呕，苔白不渴，脉浮缓或浮弱者。邓乐巧常用此方治疗外感发热、感冒、哮喘、过敏性鼻炎、荨麻疹等。

（2）临床运用：①治外感发热，加葛根、炒黄芩、青蒿；②治风寒感冒，加细辛、防风、荆芥；③治过敏性鼻炎，加苍耳子、川芎、白芷、细辛；④治荨麻疹，加荆芥、绣防风、蝉蜕、薏苡仁；⑤治哮喘，加杏仁、厚朴、麻黄、细辛等。

（3）方解：本方以辛温之桂枝为君药，助卫阳，通经络，发汗解表而祛在表之风寒。杭芍酸收为臣，益阴敛营，敛固外泄之营阴。桂枝、芍药等量合用，其一，针对卫强营弱，体现营卫同治，邪正兼顾之旨；其二，二者相辅相成，桂枝得芍药则汗不伤阴，芍药得桂枝则敛阴而不留邪，此谓散中有收、汗中寓补之相制相成配伍。生姜辛温，既助桂枝辛散表邪，又兼和胃止呕；大枣甘平，既能益气补中，又可滋脾生津。姜枣相配，是为补脾和胃，调和营卫，共为佐药。炙甘草调和药性，合桂枝、生姜则辛甘化阳以实卫，合芍药、大枣则酸甘化阴以和营，功兼佐使之用。

（4）病案举例：发热（急性咽峡炎）。

李某，男，40岁，1989年7月4日初诊。患者浴后当风而见发热，体温39℃，恶寒无汗，头痛身楚，咽痛，口微渴。求治西医，诊为"急性咽峡炎"，给予"克感敏（酚氨咖敏片）"口服，青霉素肌内注射3日，体温降而复升。又投中医，拟银翘散方煎服，上病有增无减。是日体温已达40℃，昼日下午4时在单位医务室肌内注射"安痛定"2ml，体温丝毫不降。因为愚邻，其妻邀为诊治，症见凛凛恶寒，重裘不解，壮热无汗，体若燔炭，腰背痛如被杖，烦躁微渴，咽痛不咳，舌边尖红，苔薄白，脉浮紧。此卫气同病，表寒极盛而里热方炽也。此时若失于表散，反用辛凉轻剂，药不中病，邪即迅速入里化热。直拟辛温发汗、解肌透热为治。方药：桂枝10g，杭芍10g，粉葛15g，羌活10g，柴胡10g，桔梗10g，炒黄芩10g，青蒿15g，连翘12g，甘草3g。立即煎服1剂，全身漐漐汗出，热随汗退，当夜体温降至37.2℃，咽痛减轻，全身疼痛消失，患者自觉全身轻快，与西药汗出热减继而发热迥然不同。翌日，再服1剂，即告痊愈。

按语　浴后当风，风寒入中，营卫不调，卫气受其束缚，难以伸展，则必然恶风寒。唯其于此，则被束缚之卫气，必求其伸展而抵抗之，邪正交争剧烈，是以壮热而脉浮紧。足太阳经脉循头下项，夹脊抵腰，其风寒侵袭，经脉为之不利，故见腰背痛如被杖。营阴郁滞，毛窍闭塞，故而无汗。舌脉所见，为风寒袭表，有入里化热之兆。故用桂枝汤加味辛温发汗、解肌透热为治。药物直达病所，则药到病除。

2. 苇茎汤

（1）来源：《外台秘要》引《古今录验方》。原方具有清肺化痰，逐瘀排脓之功效。主治肺痈。身有微热，咳嗽痰多，甚则咳吐腥臭脓血，胸中隐隐作痛，舌红，苔黄腻，脉滑数。邓乐巧常用该方治疗咳嗽（支气管炎、肺炎）、咯血（支气管扩张）、肺痈（肺脓肿）。

（2）临床应用：①治咳嗽，痰多者，加杏仁、鱼腥草、川贝母；②治咯血，加仙鹤草、藕节、白茅根；③治肺痈（肺脓肿），加鱼腥草、金荞麦、炒黄芩、蒲公英等。

（3）方解：方中苇茎为君，性甘寒轻浮，善清肺热。瓜瓣清热化痰，利湿排脓，能清上彻下，肃降肺气，与君药苇茎配合则清肺宣壅，涤痰排脓；薏苡仁甘淡微寒，上清肺热以排脓，下利肠胃以渗湿，同为臣药。桃仁活血逐瘀，且润燥化脓，与瓜瓣配合，可使痰瘀从大便而解，瘀去则痈消，是为佐药。四药合用，共奏清热、排脓、逐瘀之功。

注：方中苇茎现多用芦根代替，瓜瓣用冬瓜仁代替。另，本方药物多为滑利之品，并有活血化瘀作用，故孕妇慎用。

（4）病案举例：咯血（支气管扩张）。

张某，男，15岁，体重50kg，2003年2月6日初诊。曾因游泳时短暂溺水被呛，过后亦无特殊不适。2002年12月底受凉感冒，未及时治疗。继之出现咳嗽咳痰，发热（体温38.6℃）。随即出现咯血而住大理州人民医院，诊断为"肺炎"。予抗感染治疗近1个月，咳嗽减轻，体温降至正常。但咯血有增无减而疑诊"支气管扩张"，转云南省第一人民医院（昆华医院）呼吸内科治疗。经胸片、CT等检查后确诊为"支气管扩张"，又给予抗感染、止血对症处理后咯血不止。昆华医院胸外科会诊后，建议行"肺叶切除术"。因家属认为其年龄尚小，不愿接受手术治疗，经朋友介绍至余处诊治。刻诊见：咯血鲜红，咳黄稠黏痰，已无发热，食欲不振，大便偏干，舌质偏红，苔黄腻，脉滑。

中医诊断：咯血，证属痰热壅肺，损伤肺络。治以清肺化痰，宁络止血。方药：芦根 20g，冬瓜仁 12g，杏仁 12g，桔梗 10g，薏苡仁 30g，鱼腥草 30g，炒黄芩 10g，侧柏炭 15g，仙鹤草 30g，浙贝母 10g，茯苓 15g，陈皮 10g，法半夏 10g，桃仁 8g，甘草 3g。内服 5 剂，饭后温服 200ml，日服 3 次，每日 1 剂。

二诊：2003 年 2 月 12 日。咯血明显减少，咳痰转白色，大便日行 1 次、偏软，舌红减轻，苔转淡黄，脉细滑。原方炒黄芩改枯芩，去侧柏炭，加炒谷麦芽 15g。内服 5 剂，饭后温服 200ml，日服 3 次，每日 1 剂。

三诊：2003 年 2 月 26 日。咯血消除，仍咳白色黏痰，气短乏力，食欲不振，大便偏稀，舌质淡红，苔白腻，脉细滑。改拟培土生金，宣肺化痰治之。方药：太子参 25g，生黄芪 25g，茯苓 15g，白术 10g，法半夏 10g，陈皮 10g，杏仁 10g，桔梗 10g，薏苡仁 30g，枳壳 10g，炒黄芩 8g，藕节 10g，甘草 3g。

带药 15 剂，返回剑川继续治疗。并嘱其防寒保暖，预防感冒，如遇外感又有咯血时服用一诊方，平时根据口痰颜色以及是否有痰中带血，二诊方、三诊方交替服用。半年后，其爷爷电话告知，偶有受凉时咳嗽咳痰发作，仅为痰中带血，平时咳痰明显减少。嘱其仍以上述治疗维持。

至 2005 年 3 月，一直未再发生咯血，其爷爷带其到昆华医院复查，经胸片、CT 等检查，支气管扩张影像消失。西医认为该案很神奇。

按语 本案源由幼年时溺水被呛，肺气受损、不能布化津液，凝集成痰伏于气道。受凉后未得及时治疗，外邪入里化热，与痰相合，损伤肺络而致咯血，并咳黄稠黏痰；痰热伏肺，肺失宣降，肺气上逆则咳嗽；舌红苔黄腻、脉滑，亦为痰热之象。治以清肺化痰、宁络止血。待痰热得清，咯血控制，则改以培土生金，以充养脾气，布化津液，杜绝生痰之源，复原肺之宣发、肃降功能，俾肺络修复，咯血自愈。

3. 当归六黄汤

（1）来源：《兰室秘藏》。原方具有滋阴泻火，固表止汗之功。主治阴虚火旺所致盗汗、面赤、心烦、口干唇燥，大便干结，小便黄赤，舌红苔黄，脉数。邓乐巧常用此方治疗顽固性汗证、消渴、瘿气、脏躁等。

（2）临床应用：①治汗证（盗汗、顽固性手汗），加炙麻根、浮小麦、煅龙牡；②治消渴，如舌质淡者加重黄芪用量，加怀山药、炙黄精、玉竹；③治瘿气（甲状腺功能亢进症），加夏枯草、浙贝母、黄药子；④治脏躁（围绝经期综合征），加麦冬、五味子、煅龙牡。

（3）方解：方中当归、生地黄、熟地黄，入肝肾而滋阴养血，俾阴血充足则能制火，为君药；盗汗是因水不济火，心火独亢，火旺迫津所致，故以黄连、黄芩、黄柏清心泻火以坚阴，热清则火不内扰，阴坚则汗不外泄，共为方中臣药；由于汗出过多，表气不固，故倍用黄芪益气固表，合当归、熟地黄又可益气养血，为方中佐药。本方一是养血育阴与泻火除热并进，养阴以治本，泻火以治标，使阴固而水能制火，热清则耗阴无由；二是益气固表与育阴泻火相配，育阴泻火为本，益气固表为标，以便营阴内守，卫外固密，于是内热、外汗皆可相应而愈。

（4）病案举例：汗证（顽固性手汗）。

袁某，男，32岁，银行职员，2016年12月28日初诊。患者因手汗伴双手掌部脱屑5年、加重1个月求治。患者诉5年前因工作繁重，经常熬夜，开始出现手部出汗，并逐渐加重。曾求治于西医，诊断为"自主神经功能紊乱"，服用过谷维素、维生素B_1，症状无明显改善。原冬季汗出有所减少，今年冬天手汗不减，汗出如水珠欲滴，以致影响工作，不能触碰纸张，上班时不能进行指纹打卡。同时伴双手掌脱屑，轻度瘙痒，心烦难寐，小便黄赤，大便偏干。舌质尖红，苔薄黄，脉细稍数。中医诊断：汗证（顽固性手汗）。辨证为阴虚火旺，兼肺卫不固之虚实夹杂证。治以养阴清热，益气固表，敛汗止汗。处方：生地黄15g，当归15g，熟地黄15g，黄连3g，黄柏8g，黄芩10g，黄芪30g，防风15g，炙麻根15g，浮小麦30g。内服5剂，饭后温服200ml，日服3次，每日1剂。

二诊：2017年1月16日。患者服上方后，手汗明显减轻。此次就诊时双手出汗已不似初诊时双手汗出如洗，脱屑消除。并告知服药后腹中肠鸣，大便日行2次、成形。上方加陈皮15g、神曲15g，健中和胃，并去黄柏。再以5剂善其后。手汗消除。

按语 患者因工作繁忙，加班熬夜，日久则暗耗心血，心阴亏虚，心火炽盛，火迫津液外泄，则见汗出如珠；气随汗泄可致卫气损伤，卫气虚则肌表疏而不密，汗出益重；虚火内扰，故见心烦难寐；血虚不能濡养肌肤，可致瘙痒脱屑；尿赤便干，舌质尖红，苔薄黄，脉细数，均为阴虚火旺之象。治以养阴清热、益气固表、敛汗止汗。药证相符，而收桴鼓之效。

（供稿人：邓乐巧）

参考文献

邓乐巧，田春，魏丹霞，等.温阳平喘胶囊治疗支气管哮喘143例[J].中国中医药信息杂志，2001，8（7）：55.

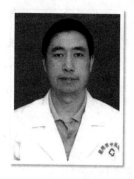

江顺奎

一、医事小传

江顺奎（1962—），昆明市中医医院二级教授、主任医师。首批全国优秀中医临床人才，云岭名医，云南省第四批中医药师带徒工作指导老师，云南省名中医，首届云南省优秀青年中医。曾获云南省医德标兵、昭通市优秀政协委员等荣誉称号。

1984年于云南中医学院中医系毕业，从事中医临床工作30余年。曾任全国卫生产业企业管理协会治未病分会副会长、中华中医药学会内科分会理事、中华中医药学会亚健康分会常务委员、中华中医药学会治未病分会常务委员、世界中医药学会联合会亚健康专业委员会常务理事、云南省中医药学会治未病专业委员会主任委员、云南省中西医结合学会健康管理（治未病）专业委员会主任委员、云南省中西医结合学会络病专业委员会常务副主任委员、云南省中医药学会肾病专业委员会副主任委员、云南省中西医结合学会养生专业委员会副主任委员、云南省医师协会肛肠科医师分会副会长、云南省中医药学会常务委员、云南省中西医结合学会第四届理事、云南省医学会风湿病学分会委员、云南省免疫学会临床免疫学分会理事、云南省中医药学会风湿病专业委员会委员、昆明市中医药学会理事、昭通市中医学会副会长、昭通市医学会理事。云南省青年联合会委员，中国人民政治协商会议昭通市第一、第二届委员会委员，昭通市人民代表大会常务委员会教科文卫专业委员会委员等。

精研经典，尤其擅长内科杂病的诊治。构建中医伏邪理论，出版新中国成立以来第一部伏邪理论专著《伏邪理论与临床》（2007年，云南科技出版社出版），影响深远；认为伏邪是影响健康和导致疾病的重要原因，主张应用伏邪理论指导疾病诊治及治未病和养生保健。临床上善于应用经方，提倡杂合以治。传承发扬家传绝技"针罐发汗开玄府"疗法，发明"冰火两重灸""刺指缝"等疗法；设计毫针持针钳，改变千百年来徒手持针的毫针操作方法，使毫针治疗符合无菌操作，达到现代医院感染管理要求。

在30余年临床、教学、科研工作中，精勤不倦，编写著作6部：《伏邪理论与临床》（主编）、《中医治未病知识读本》（主编）、《云岭治未病新进展》（主编）、《胡剑琴医学著作与诗词集》（主编）、硕士研究生教材《中医蜂疗与亚健康》（编委）、《中西医临床用药正误大全》（编委）。发表论文38篇，其中在中文核心期刊发表7篇，分别是《"冬伤于寒"非"冬不藏精"互文》（《中医杂志》）、《浅论伏邪理论中邪气伏匿的机理》（《中华中医药杂志》）、《试论伏邪疾病的治疗规律》（《中医杂志》）、《伏邪理论在治未病中的应用》（《中华中医药杂志》）、《毫针针刺操作医院感染管理研究概况》（《中国针灸》）、《〈中医体质分类与判定〉若干问题商榷》（《辽宁中医杂志》）、《冰火两重灸联合HAART对HIV/AIDS病人CD4$^+$T淋巴细胞影响的研究》（《中国艾滋病性病》）。获地市级科学技术进步奖6项，获国家发明专利2项、实用新型专利3项。

二、医方

（一）自拟方

1. 参威骨痹汤

（1）组成：小红参20g，威灵仙20g，桑寄生15g，当归10g，川芎10g，防风10g，灯盏花15g，白芍10g，桂枝15g，老鹳草15g，细辛3g，独活12g，秦艽10g，怀牛膝15g，甘草5g。

（2）功效：祛风除湿，补益肝肾。

（3）主治：骨关节炎、腰椎间盘突出属寒湿痹阻、肝肾亏虚者。

（4）方解：本方以小红参、威灵仙祛风、除湿、蠲痹，为君药；桑寄生、怀牛膝、当归、川芎、白芍补益肝肾，强筋骨，养血活血，除风湿，为臣药；防风、灯盏花、桂枝、老鹳草、细辛、独活、秦艽祛风散寒除湿，为佐药；甘草调和诸药，为使药。诸药合用，共奏祛风除湿、补益肝肾之功。

（5）用法用量：冷水浸泡30分钟，武火煮沸5分钟，饭后温服，日2次，2日服1剂。

（6）注意事项：本方祛风除湿药较多，脾胃虚弱及泄泻者慎服。

（7）临床应用：腰痛者，加杜仲、续断；寒证，加制川乌（开水先煎）；泄泻者，去当归、白芍；湿重，加蚕沙、防己。

（8）病案举例：骨痹（右膝骨关节炎）。

王某，男，65岁，2012年3月6日初诊。患者因右膝关节肿痛半年来诊。诉右膝关节肿胀疼痛半年，逐渐加重，上下楼梯时症状尤重，下蹲困难，腰酸膝软。20多年前有崴伤右膝关节史。查右膝关节肿胀，关节内侧压痛，舌质淡红，苔白，脉细无力。X线片示右膝骨关节炎改变。西医诊断：右膝骨关节炎；中医诊断：骨痹（寒湿痹阻，肝肾亏虚证）。治以祛风除湿、补益肝肾。予参威骨痹汤5剂，内服，一日3次。

二诊：2012年3月19日。患者右膝关节疼痛及肿胀减轻，舌质淡红，苔白，脉细。仍予参威骨痹汤，加骨碎补15g、补骨脂15g。7剂，内服，一日3次。

半月后再诊，右膝关节肿胀疼痛消失，继予上方再服5剂巩固。

按语 患者年老体虚、肝肾亏虚、气血不足，既往跌仆损伤，风寒湿邪侵袭，寒湿痹阻而成骨痹。用参威骨痹汤祛风除湿、补益肝肾，药证相合，故收到满意疗效。

2. 金藤痛风饮

（1）组成：金钱草20g，青风藤20g，鸡屎藤20g，秦艽10g，秦皮10g，防风10g，防己10g，羌活5g，独活12g，车前子5g，车前草10g，淫羊藿15g，巴戟天15g，甘草5g。

（2）功效：清热利湿，通络宣痹。

（3）主治：痛风性关节炎证属湿热内伏、痹阻关节者。

（4）方解：本方以金钱草、青风藤、鸡屎藤清热利湿，通络宣痹，为君药；秦艽、秦皮、防风、防己、羌活、独活清热燥湿，祛风除湿，为臣药；车前子、车前草清利湿热以治标，淫羊藿、巴戟天补益肾气以固本，共为佐药；甘草调和诸药，为使药。诸药合用，共奏清热利湿、通络宣痹之功。金钱草、车前子、车前草、秦皮都有降低血尿酸作用；淫羊藿、巴戟天有雌激素样作用，也能促进血尿酸排出。本方不但能缓解痛风性关节炎急性期症状、体征以治标，还能通过固肾、清热、利湿，扶正以祛伏邪，降低血尿酸而治本。

（5）用法用量：冷水浸泡30分钟，武火煮沸5分钟，饭后温服，日2次，2日服1剂。

（6）注意事项：本方祛风除湿药较多，脾胃虚弱及胃痛、呕吐者慎服。

（7）临床应用：阳虚证，加制川乌（开水先煎）、制附片（开水先煎）；脾虚湿盛肥胖者，加重鸡屎藤用量，加蚕沙、苍术、白术、泽泻、泽兰。

（8）病案举例：痛风（原发性痛风急性期）。

陈某，男，47岁，2012年10月9日初诊。患者因左足红肿疼痛3天来诊。患者国庆节期间进食海鲜并饮酒，3天前左足第1跖趾关节及足背红肿疼痛，行走困难，服秋水仙碱片，每次1mg，2小时1次，服4次后左足疼痛稍减轻，但出现胃痛、恶心、腹泻6次，水样便，遂停药，到诊所行温热理疗（具体不详）1次，左足红肿疼痛反而加重来诊，伴口渴、口臭，小便黄，大便溏。既往有痛风性关节炎、肾结石史。查左足第1跖趾关节及足背红肿，皮温增高，触痛，舌体胖大、有齿痕，舌质淡红，苔黄腻，脉滑。血尿酸623μmol/L。西医诊断：原发性痛风急性期；中医诊断：痛风（湿热内伏、痹阻关节）。治以清热利湿宣痹。金藤痛风饮3剂，内服，一日3次，禁止温热理疗。

二诊：2012年10月16日。患者左足疼痛消失，口微渴，查左足第1跖趾关节及足背稍肿胀，舌体胖大、有齿痕，舌质淡红，苔微黄腻，脉沉。金藤痛风饮加蚕沙10g、苍术12g、白术15g、泽泻15g、泽兰10g。3剂，内服，一日3次。

三诊：症状消失，左足已不肿胀，舌体胖大、有齿痕，舌质淡红，苔根部微腻，脉沉。予金藤痛风饮加减巩固：金钱草10g，青风藤10g，鸡屎藤20g，秦艽10g，秦皮5g，防风10g，防己5g，羌活5g，独活5g，车前子5g，车前草10g，淫羊藿15g，巴戟天15g，白术15g，甘草

5g。20 剂，内服，一日 3 次。

【按语】痛风急性发作期，多有热象，或为湿热、或为热毒，痹阻关节，当清热宣痹以治标。然验之临床，痛风总以脾肾不足、湿浊内伏为本。痛风患者的体质多为脾肾阳虚。故急性发作缓解后，当以健脾温肾化浊为治。

3. 扶阳活血汤

（1）组成：制附片 15g（开水先煎），干姜 30g，桂枝 30g，桃仁 10g，牡丹皮 15g，茯苓 15g，麻黄 15g，白芍 10g，肉桂 15g，生姜 30g，大枣 10g，细辛 3g，甘草 5g。

（2）功效：扶阳散寒，活血化瘀。

（3）主治：系统性红斑狼疮、风湿病（如系统性硬化）、慢性肾炎、肿瘤、脉管炎等证属阳虚寒凝、瘀血内伏者。

（4）方解：本方为大回阳饮、桂枝汤、麻黄细辛附子汤、桂枝茯苓丸合方，以制附片、干姜温补命门火、扶脾肾之阳，为君药；桂枝、肉桂、麻黄、生姜、细辛温阳散寒，为臣药；桃仁、牡丹皮、白芍活血、通血脉，为佐药；甘草、大枣固护脾胃，调和诸药，为使药。诸药合用，共奏扶阳散寒、活血化瘀之功。

（5）用法用量：开水先煮制附片 4 小时，再纳余药煎煮 20 分钟，饭后温服，日 2 次，2 日服 1 剂。

（6）注意事项：本方制附片有毒，须开水先煮 4 小时，忌服酸冷饮食。

（7）临床应用：夹痰者，加制南星、半夏；寒盛，加制川乌（开水先煎）；恶性肿瘤，加蜈蚣、全蝎；便秘者，加大黄；脱疽，加当归、川芎、黄芪。

（8）病案举例：耳壳流痰（复发性多软骨炎）。

吴某，男，66 岁，2016 年 6 月 27 日初诊。患者因双侧耳廓红、肿、热、痛，红斑、结节 10 个月来诊。就诊前 10 个月，患者双耳廓红、肿、热、痛，红斑、结节。无耳廓塌陷、听力下降。随后出现右手腕关节、手背、指间关节红肿疼痛。病情逐渐加重，双耳廓相继溃疡、穿孔、流脓，在某医院诊断为耳廓假囊肿伴湿疹。2 次行耳廓软骨骨膜炎切除术，术后行抗感染治疗，病理示：耳廓组织增生伴急慢性炎症细胞浸润，局部微脓肿形成。予泼尼松口服，1日1次，1次40mg。出现双眼视力模糊，目赤、分泌物增多，声音嘶哑，胸痛。入院查眼压增高，诊断为双眼闭角型青光眼，遂将泼尼松减量，并予降眼压治疗好转。仍耳廓疼痛、胸痛、声音嘶哑、关节疼痛。2016年4月22日转四川大学华西医院风湿科诊治，查双耳廓术后塌陷（书末彩图1，书末彩图2），胸骨旁软骨压痛，右腕、手背、近端指间关节肿胀，轻压痛，握拳受限，左肘、左腕关节活动受限。血常规、尿常规、大便常规、肝肾功能正常。TG 2.33mmol/L，TC 5.95mmol/L。免疫固定电泳：IgG 7.41mg/L，IgA 746mg/L，IgM 589mg/L，κ轻链4.26/Lg，λ轻链4.89g/L，血κ轻链/λ轻链比值0.87。血清蛋白电泳：白蛋白51%，α1球蛋白8.00%，β2球蛋白17.10%，γ球蛋白10.60%。免疫球蛋白：IgG6.64g/L，IgA7.21g/L，IgM6.24g/L，补体 $C_3$1.24g/L，补体 $C_4$0.455g/L。血沉（ESR）64mm/h，C反应蛋白（CRP）35.2mg/L。T细胞亚群正常，抗ENA抗体谱、分解代谢物控制蛋白（CCP）、类风湿因子（RF）、抗中性粒细胞胞质抗体（ANCA）正常，癌抗原15-3（CA15-3）23.66U/L，糖类抗原72-4（CA72-4）25.13U/L，骨特异性碱性磷酸酶14.58U/L，Ⅰ型胶原羧基末端肽0.761ng/ml，血清骨钙素N端中分子片段8.4μg/L，甲状旁腺素2.58pg/ml，25-羟基维生素D66.74nmol/L。胸部CT示慢性支气管炎、肺气肿表现。肺功能示轻度阻塞性通气功能障碍，大气道气流轻度受限，小气道气流重度受限，通气储备功能中度下降。心脏彩超示三尖瓣及肺动脉瓣反流（轻度）。诊断：复发性多软骨炎。予甲泼尼龙40mg静脉滴注，每日1次。环磷酰胺100mg口服，1日1次。病情好转，于2016年5月4日出院，予泼尼松60mg口服，1日1次；环磷酰胺100mg口服，1日1次。因出现肝功能损害，遂停服环磷酰胺，将泼尼松减为30mg口服，1日1次。又出现耳廓疼痛、肿胀，关节疼痛，咳嗽，胸闷胸痛，肢冷，便溏，纳呆，声音嘶哑，舌质淡青、有瘀斑，脉沉细。红外热成像示脾肾阳虚，督脉不通（书末彩图3）。

中医诊断：耳壳流痰（阳虚寒凝、瘀血内伏）。西医诊断：复发性多软骨炎。治以扶阳活血，予扶阳活血汤7剂（制附片用免煎剂），口服，1日1剂，1日3次。泼尼松减量为25mg，口服，1日1次。

二诊：2016年7月3日。患者关节疼痛减轻，大便正常，纳呆，咳嗽，胸闷胸痛，肢冷，耳廓疼痛、肿胀，声音嘶哑，舌质淡青、有瘀斑，脉沉细。泼尼松减量为 20mg，口服，1 日 1 次。扶阳活血汤 7 剂，口服，1 日 1 剂，1 日 3 次。

三诊：2016 年 7 月 10 日。患者关节疼痛减轻，大便正常，食欲增加，偶尔咳嗽，耳廓疼痛、肿胀明显减轻，胸闷胸痛，肢冷，声音嘶哑。舌质淡青、有瘀斑，脉沉。仍治以扶阳活血汤，制附片（免煎剂）加量至每剂 30g，加威灵仙 15g。泼尼松减量为 15mg，口服，1 日 1 次。

后记：服扶阳活血汤加减至 2016 年 9 月 1 日，关节疼痛、耳廓疼痛消失，四肢转温，声音正常，偶尔胸闷、头晕、胃痛，舌质淡暗，舌面有瘀点，脉沉。予扶阳活血汤加黄芪 20g、延胡索 15g，停服泼尼松。之后继续用扶阳活血汤治疗，至 2017 年 2 月，诸症消失。

【按语】 复发性多软骨炎是一种少见病，中医药治疗该病缺乏参考借鉴的资料。本例表现为阳虚寒凝，瘀血内伏，用扶阳活血汤加减治疗。在服中药治疗的半年多时间里，患者始终表现为阳虚血瘀，故守方加减，使病情得到控制。

4. 肾风三两三

（1）组成：黄芪 30g，石韦 30g，白茅根 30g，荆芥 9g，蒲黄 2g。

（2）功效：益气清热，利湿化瘀。

（3）主治：急性肾炎、慢性肾炎、IgA 肾病、过敏性紫癜性肾炎、狼疮性肾炎等证属气虚热伏、湿瘀互结者。

（4）方解：方中黄芪、石韦、白茅根三味，益气、清热、利湿、凉血、化瘀、止血，为君药，用量均为 30g，药重力宏；配荆芥一味，味辛性微温，祛风胜湿、止血、搜剔伏邪，为臣药，用量 9g；再配蒲黄化瘀止血，为使药。《本草经集注》谓石韦"得蒲黄良"。本方药味虽少，但力专效宏。

（5）用法用量：冷水浸泡 30 分钟，武火煮沸 5 分钟，饭后温服，日 3 次，日服 1 剂。

（6）注意事项：忌服腥味发物及酸冷饮食。

（7）临床应用：肾气不固者，加菟丝子、金樱子、芡实；脾胃虚弱者，加党参、白术、山药；湿毒内蕴，加土茯苓、萆薢、萹蓄、薏苡仁；瘀热者，加大黄炭、栀子、小蓟；风邪伏肾，加昆明山海棠、地龙、鬼箭羽；血尿重，加花蕊石、地榆、仙鹤草；尿急、尿频、尿痛，加车前草、萹蓄、瞿麦、黄柏。

（8）病案举例：肾风（IgA 肾病）。

袁某，男，37 岁，2017 年 1 月 24 日初诊。患者因尿检异常 1 年半，于 2016 年 12 月 23 日住某医院。患者 1 年半前体检发现镜下血尿、蛋白尿，之后 3 次复查尿常规异常，因而入院。完善相关检查：血常规、大便常规正常。尿常规：隐血（BLD）（＋＋），尿蛋白（PRO）（＋），白细胞（WBC）2～5 个 /HP，红细胞（RBC）（＋）。血脂：总胆固醇（TC）3.21mmol/L。肾功能：血清肌酐（Cr）87.6μmol/L，血尿酸（UA）516μmol/L，血清胱抑素 C1.10mg/L，尿微量白蛋白 449.9mg/L，尿蛋白定量 0.89g/24h，尿量 1430ml，尿红细胞形态示非正常红细胞 87%。抗中性粒细胞胞浆抗体谱阴性，蛋白电泳示小分子尿蛋白。双肾、输尿管、膀胱 B 超正常。12 月 26 日行肾穿刺活检术，结果示系膜增生性 IgA 肾病（Lee 分级 Ⅲ 级），IgG（＋），IgA（＋＋＋），IgM（＋＋），C_3（＋＋＋），C_4（－）。诊断：IgA 肾病。予氯沙坦 50mg 口服，1 日 1 次；百令胶囊 2g 口服，1 日 3 次。服药 3 周，复查尿常规：BLD（＋＋＋＋＋），PRO（＋＋），RBC（＋＋＋），WBC0～1 个 /HP，转寻中医治疗。刻诊：小便如洗肉水样，口干，神疲乏力，气短，大便偏干，无水肿，饮食正常，舌质暗红，苔薄黄，舌底脉络迂曲，脉弱，血压 125/80mmHg。中医诊断：肾风（气虚热伏、湿瘀伤肾）。西医诊断：IgA 肾病。治以益气清热、利湿化瘀、凉血止血。方予肾风三两三，加花蕊石 15g、地榆 15g、仙鹤草 20g、灯心草 3g、栀子 10g、大黄炭 5g。10 剂，口服，一日 3 次，日服 1 剂。

二诊：2017 年 2 月 4 日。肉眼血尿消失，口干减轻，疲乏无力，大便正常，舌质暗红，苔薄白，舌底脉络迂曲，脉弱。尿常规：BLD（＋＋），PRO（±），RBC（＋）。治以益气清热、利湿化瘀。方予肾风三两三，加花蕊石 15g、地榆 15g、仙鹤草 20g、牡丹皮 15g、太子参 15g、赤芍 15g。7 剂，口服，一日 3 次，日服 1 剂。

三诊：2017 年 2 月 13 日。肉眼血尿消失，口干减轻，精神好转，大便正常，舌质暗红，苔薄白，舌底脉络迂曲，脉弱。尿常规：BLD（＋），PRO（－），RBC2～5个/HP。方予肾风三两三，加花蕊石15g、地榆15g、仙鹤草20g、太子参15g、赤芍15g。7剂，口服，一日3次，日服1剂。

按语 患者因尿检异常入院检查诊断IgA肾病，下焦伏热用百令胶囊等治疗后血尿加重。初诊表现为气虚热伏、湿瘀互结，瘀热较重，故用肾风三两三，加花蕊石15g、地榆15g、仙鹤草20g、灯心草3g、栀子10g、大黄炭5g，加大清热凉血止血之力，效果满意。血尿减少，气虚突出，改用肾风三两三，加花蕊石15g、地榆15g、仙鹤草20g、牡丹皮15g、太子参15g、赤芍15g，加大益气清热散瘀之力，继续巩固。

5. 蠲痹十缝

（1）组成：为手二十八缝之10个穴位，在双手掌侧，示指、中指、环指、小指近端指间关节及拇指指间关节横纹中，左右各5穴，如图1所示。

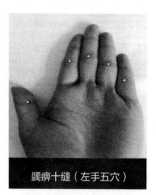

蠲痹十缝（左手五穴）

图1 蠲痹十缝示意图

（2）功效：祛风除湿，舒经活络，舒利关节。

（3）主治：类风湿关节炎、肢体动脉痉挛症（雷诺病）、系统性硬化、血管炎、末梢神经炎、肢端溃疡坏死等属中医痹病的一类疾病。

（4）方解：手二十八缝在双手各指间关节及掌指关节横纹之中，共28穴，左右各14穴（图2）。手二十八缝是在多年的临床实践中发现的一组新穴，属经外奇穴。手二十八缝有祛除伏邪、调和脏腑、畅通百脉、疏通经络的功效，能治疗痹病、肾风、哮喘、中风、癌症等疾病。

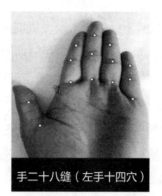

手二十八缝（左手十四穴）

图2　手二十八缝示意图

　　《灵枢》曰："夫四末阴阳之会者，此气之大络也。"手为四末，是气血输注、交汇的地方，同时手部也是阴阳经脉交会之处，手三阳经和手三阴经皆分布于手。五指有6条经脉循行，肺经止于拇指、大肠经起于示指、心包经止于中指、三焦经起于环指、心经止于小指、小肠经起于小指。

　　按照全息理论，机体的每一个局部都是整体的缩影。手指指关节天、地、人三部（图3）分别与人体上、中、下三焦相对应。故刺二十八缝穴疗法，可在祛邪通络的同时，调上、中、下三焦之气。"三焦通，则内外左右上下皆通也，其于周身灌体，和内调外，荣左养右，导上宣下，莫大于此者也。"（《中藏经》）三焦之气通，则气机升降出入如常，以达和调气血之功。

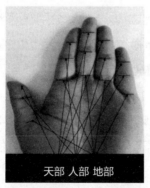

天部　人部　地部

图3　手指天、地、人三部

　　类风湿关节炎、肢体动脉痉挛症（雷诺病）、系统性硬化、血管炎、末梢神经炎、肢端溃疡坏死等属中医痹病的一类疾病，病机为邪伏筋脉、经络瘀阻、痹阻关节。蠲痹十缝位于人部，能交通上下，升降气机，祛三焦伏邪，舒利关节，舒筋通络，通治全身关节痹阻。

（5）操作方法：患者取坐位或卧位。术者戴乳胶手套，用 0.5% 碘伏棉球消毒穴位皮肤 2 次，遵循手法轻、快、准、浅的原则，用 4½-7 号注射针头（或采血针、三棱针）分别点刺蠲痹十缝穴出血，或出淡黄色黏液，再用 75% 酒精棉球擦拭针刺点；以干棉球按压止血。

（6）注意事项：因本项治疗技术属于有创操作，在行治疗前应该向患者做好知情同意等告知事项，严格按照无菌操作规范进行，防止局部感染。在操作过程中密切观察患者有无头晕、疼痛等不适。嘱患者注意防寒保暖。

（7）临床应用：如病变关节为下肢关节（或下肢关节较重），可加刺地部十缝；如病变关节为上肢关节（或上肢关节较重），可加刺天部四缝。可配合中药内服，针药并用。

（8）病案举例：尪痹（类风湿关节炎）。

王某，男，60 岁，2016 年 8 月 3 日初诊。患者因掌指关节疼痛反复发作 2 年求诊。患者自诉 2 年前无明显诱因出现掌指关节疼痛，晨僵，于某省第一人民医院诊断为类风湿关节炎，给予口服氨甲蝶呤、叶酸等治疗，症状时发时止。刻下症见：掌指关节疼痛畸形，晨僵，遇寒加重，大便溏，小便正常，纳眠可。舌淡夹青，舌下脉络迂曲，舌苔薄白，脉沉。西医诊断：类风湿关节炎。中医诊断：尪痹（寒湿夹瘀证）。治以祛邪通络，和调气血。给予"刺蠲痹十缝"，分别在两手拇指、示指、中指、环指、小指掌侧各指间关节横纹之中点处点刺放血，即刻可见喷射状出血，伴有少许淡黄色液体随血液流出，出血量约 5ml，同时予口服中药汤剂骨痹汤加减治疗。

二诊：2016 年 8 月 10 日。患者经上述治疗 1 周后前来复诊。诉晨僵明显缓解，掌指关节疼痛较前改善，纳眠可，二便调。舌淡夹青，舌下脉络迂曲，舌苔薄白，脉沉。继以"刺蠲痹十缝穴"治疗，操作中出血量减少，但血色仍暗红。嘱患者注意防寒保暖。

按语 类风湿关节炎为风湿科常见病，中医病名尪痹，症见关节疼痛、畸形，病程日久可出现关节活动障碍而影响生活功能。本病乃本虚标实之证，以肝肾不足为本，风寒湿瘀为标，病位在筋骨，与肝肾密切相关。肝主筋、肾主骨，若肝肾不足则筋骨不健，感受风寒湿邪流注肌肉筋膜，浸淫骨节，气血失和，经脉痹阻而致本病发生。寒湿之邪流注肌肉筋膜、浸淫骨节，久病入络，则见关节疼痛；寒邪盛，则晨僵明显；寒湿之邪客于脾胃，则见大便溏薄。舌淡夹青，舌下脉络迂曲，舌苔薄白，脉沉，为寒湿夹瘀之征。故予刺䯏痹十缝穴，祛三焦伏邪，舒利关节，舒筋通络，调和气血。并给予中药汤剂骨痹汤加减，以促进病情改善。

（二）成方应用

1. 真武汤

（1）来源：《伤寒论》。由茯苓、芍药、生姜（切）各三两，白术二两，附子一枚（炮、去皮、破八片）组成。

原方主要功效为温脾肾以助阳气，利小便以祛水邪。主治太阳病发汗伤阳、致阳虚水动，以及少阴寒化之阳虚水泛诸症。常用于阳虚水泛，畏寒肢厥，小便不利；心下悸动不宁，头目眩晕，身体筋肉瞤动，双下肢浮肿，腰以下为甚；或腹痛，泄泻；或咳喘呕逆。兼夹瘀血者，加丹参以活血化瘀；久病者加，黄芪以扶正治本虚；肾浊者，常加大黄以攻积泄下。

（2）临床运用：①兼血瘀，加川芎、当归、丹参、酒大黄等；②水肿重者，合五苓散；③阳虚者，加干姜、肉桂等；④胸痹，加瓜蒌、姜半夏、薤白等。

（3）方解：本方以附子为君药，辛甘性热，用之温肾助阳，以化气行水，兼暖脾土，以温运水湿。臣以茯苓利水渗湿，使水邪从小便去；白术健脾燥湿。佐以生姜之温散，既助附子温阳散寒，又合苓、术宣散水湿。白芍亦为佐药，其义有四：一者利小便以行水气，《神农本草经》言其能"利小便"，《名医别录》亦谓之"去水气，利膀胱"；二者柔肝缓急以止腹痛；三者敛阴舒筋，以解筋肉瞤动；四者可防止附子燥热伤阴，以利于久服缓治。

（4）病案举例：水肿（肾病综合征）。

单某，女，35岁，2016年7月7日初诊。发现尿蛋白阳性伴双下肢水肿2年余，加重1周。既往否认特殊病史，家族中否认相关疾病遗传病史。2年前无明显诱因出现双下肢水肿，于某医科大学第一附属医院诊断为"原发性肾病综合征"，经环磷酰胺（用至7g，现已停用）、泼尼松等治疗有所好转，现服醋酸泼尼松片每天 15mg，奥美沙坦酯每天 1 片。1 周前因劳累出现双下肢水肿伴见颜面浮肿。伴全身乏力，心悸，胸闷，口淡无味，四末欠温，双下肢沉重，畏寒，小便难解量少，腹部胀满不适，偶有恶心，饮食量少，眠差梦多，大便溏稀。查体：血压 160/100mmHg，颜面浮肿，双下肢凹陷性水肿，舌淡苔少水滑、边有齿痕，脉沉细。辅助检查：2016 年 7 月 4 日某医科大学第一附属医院尿常规示尿蛋白（PRO）（++++），隐血（BLD）（++）；生化示白蛋白（ALB）20.4g/L，总蛋白（TP）39.9g/L，肌酐、尿素氮正常。西医诊断：肾病综合征；中医诊断：水肿（阳虚水泛）。治以温阳化湿，处方以真武汤加减。

处方：干姜 20g，茯苓 60g，白芍 15g，白术 15g，附片 10g，甘草 10g，桂枝 20g。7 剂（颗粒剂），口服，1 日 1 剂，1 日 3 次。

二诊：2016 年 7 月 14 日。患者经上述治疗后，双下肢凹陷性水肿明显缓解，小便量较前增多，仍有颜面浮肿，四肢乏力畏寒，口淡，胸闷以活动后明显，纳眠可，大便调。血压 140/90mmHg，舌质淡红，苔薄白，脉细数。继以真武汤加黄芪 15g，7 剂，口服，1 日 1 剂，1 日 3 次。

以真武汤加减治疗 2 个月后，患者病情好转，已无双下肢水肿，全身乏力、腹部胀满较前明显好转，小便畅，纳眠可，二便调。查体：血压 130/80mmHg，双下肢不肿，颜面浮肿较前缓解，舌淡苔薄白、边有齿痕，脉沉细。继予真武汤加减以善其后，并嘱患者合理饮食，适当运动，不适随诊。

按语 水肿为慢性肾脏疾病过程中的常见病。水肿的发生与肺、脾、肾三脏密切相关。该患者本为肾病综合征，因劳累后胸闷，水湿泛溢四肢，舌淡苔少、边有齿痕，脉沉细，为少阴阳虚，水湿泛溢，辨证为阳虚水泛，治以温阳化湿为主。选用张仲景《伤寒论》真武汤加减。方中附片温复下焦肾阳，使得水邪得以蒸腾气化；白术、茯苓以健脾制水，脾气转运则水湿下渗；干姜以宣散水气；桂枝甘温，既可温扶脾阳以助运水，又可温肾阳、逐寒邪以助膀胱气化，而行水湿痰饮之邪。二诊患者仍疲乏无力，加黄芪补气健脾。

2. 半夏泻心汤

（1）来源：《伤寒论》第 149 条及《金匮要略》第 17 篇第 10 条。由半夏半升（洗），黄芩三两，干姜三两，人参三两，甘草三两（炙），黄连一两，大枣十二枚（擘）组成。

原方具有调和肝脾，寒热平调，消痞散结之功效。主治寒热错杂之痞证。心下痞，但满而不痛，或呕吐，肠鸣下利。临床常用于治疗胃脘痛、痞满等各种脾胃不和，寒热错杂，脾虚湿热者。

（2）临床应用：①反酸者，加乌贼骨、煅瓦楞子、浙贝母；②治痞满，加木香、枳壳、桔梗、枇杷叶；③呃逆者，加旋覆花、竹茹、代赭石、杏仁等；④纳呆者，加炒建曲、焦山楂。

（3）方解：此方辛开苦降、寒热并用，以消痞散结为主。方中半夏散结消痞、降逆止呕，故为君药，以开结消痞，和胃止呕。用干姜之辛热以温中散邪；《黄帝内经》曰"苦先入心""以苦泻之"，而黄芩、黄连苦寒，用之以泄热消痞，故为臣药。以上四味合用，有寒热平调、辛开苦降之效。人参、大枣为佐药，甘温益气，补脾气，促运化，复其升降，体现以补为消之治法。再以甘草作为使药，调和诸药。综合全方，寒热互用以和阴阳，苦辛并进以调升降，补泻兼施以顾虚实。

（4）病案举例：胃脘痛（胃窦后壁间质瘤）。

谢某，男，28岁，2016年8月9日初诊。患者胃脘胀痛10个月。9个月前曾在某医院做胃镜示胃窦部黏膜下隆起样病变。当时胃镜下切除后，仍胃脘部疼痛，腹胀，饮食减少，体重下降，遂于2016年7月到某省第一人民医院行电子胃镜复查，可见胃窦部黏膜下隆起样病变。经病理、免疫组化检查，诊断为"胃窦后壁间质瘤"，行胃间质瘤切除术后，予"格列卫（甲磺酸伊马替尼片），泮托拉唑肠溶片"治疗。现症见：心下痞满，食后嗳气呃逆，食用寒凉之物后胃脘胀满，大便溏稀，时有口中溃疡，心烦口苦，饮少眠差，小便可。查体：舌淡红，苔薄黄，脉弦细。辅助检查：2016年7月15日某省第一人民医院电子胃镜示胃角隆起（性质待查），慢性非萎缩性胃炎；病理检查考虑梭形细胞肿瘤；免疫组化示（胃窦）胃肠间质瘤。西医诊断：胃窦后壁间质瘤；中医诊断：胃脘痛（寒热错杂）。治以辛开苦降、寒热并调，方以半夏泻心汤加减。

处方：法半夏10g，黄连5g，党参10g，甘草5g，大枣5g，干姜10g，酒黄芩5g，郁金10g，木香5g，浙贝母5g，海螵蛸5g，桔梗5g。

5剂，口服，1日1剂，1日3次。

二诊：2016年8月19日。患者经上述治疗后，痞满较前明显缓解，饮食稍增加，食后仍有嗳气吞酸，食用辛辣物后仍口腔溃疡，时感四肢乏力困倦，精神欠佳，眠差多梦，二便调。舌质淡红，苔薄白，脉细数。继以上方去浙贝母、海螵蛸，加生龙骨15g、生牡蛎10g。5剂，口服，1日1剂，1日3次。

2016年12月患者再诊，精神状态明显好转，体重稍有增加，胃脘痛、痞满明显好转，纳眠可，二便调。舌淡苔薄白、边有齿痕，脉沉细。复查胃镜正常。以膏方形式调养，并嘱患者合理饮食，定期复查。

按语 半夏泻心汤重在调和肠胃，以除寒热、复升降、补脾胃为治法。全方可以分为辛开、苦降、甘补3组药物。方中以半夏、干姜辛开温散，以黄芩、黄连苦寒泻热，佐以党参、甘草、大枣甘温以补其中。可谓辛开苦降、寒温并用、扶正祛邪。辛开苦降并进，可泻热、化湿、温散、消痞。患者心烦苦闷，加木香、郁金疏肝理气；睡眠不佳，加以龙骨、牡蛎安神定志。诸药配伍，使得上下交通，阴阳得调，痞消热泻，中焦得运。

3. 温经汤

（1）来源：《金匮要略》。组成为吴茱萸三两，当归二两，川芎二两，芍药二两，人参二两，桂枝二两，阿胶二两，生姜二两，牡丹皮二两，甘草二两，半夏半升，麦冬一升。

原方具有温经散寒，养血祛瘀之功效。主治冲任虚寒、瘀血阻滞证。漏下不止，血色暗而有块，淋漓不畅，或月经先后无定期，或见少腹里急，腹满，舌质暗红，脉细而涩。临床常用于妇人月经不调、闭经、宫冷，久不受孕等。

（2）方解：本方证虽属瘀、寒、虚、热错杂，然以冲任虚寒、瘀血阻滞为主，治当温经散寒，祛瘀养血，兼清虚热。方中吴茱萸、桂枝温经散寒，通利血脉，其中吴茱萸功擅散寒止痛，桂枝长于温通血脉，共为君药。当归、川芎活血祛瘀，养血调经；牡丹皮既助诸药活血散瘀，又能清血分虚热，共为臣药。阿胶甘平，养血止血，滋阴润燥；芍药酸苦微寒，养血敛阴，柔肝止痛；麦冬甘苦微寒，养阴清热。三药合用，养血调肝，滋阴润燥，且清虚热，并制吴茱萸、桂枝之温燥。人参、甘草益气健脾，以资生化之源，使阳生阴长，气旺血充；半夏、生姜辛开散结，通降胃气，以助祛瘀调经；其中生姜又温胃气以助生化，且助吴茱萸、桂枝以温经散寒，以上均为佐药。甘草尚能调和诸药，兼为使药。诸药合用，共奏温经散寒、养血祛瘀之功。

（3）临床应用：①治痛经，加香附、蒲黄、五灵脂、丹参、益母草；②治不孕，加紫石英、菟丝子、枸杞、巴戟天；③治子宫肌瘤，加乳香、没药，合桂枝茯苓丸；④治月经不调，加郁金、佛手、香附；⑤治崩漏，加仙鹤草、艾叶、地榆、花蕊石等。

（4）病案举例：月经病（左侧卵巢囊肿）。

龚某，女，36岁，2016年11月1日初诊。月经不调年余来诊。1年多来，患者月经紊乱，月经30～40天一行，月经量少、色黑、有血块，经行腹痛，伴心烦，四肢欠温，畏寒，精神欠佳，神疲乏力，腰部酸痛，小腹胀痛，纳少眠差，二便可。舌暗红，苔薄白，舌边有瘀点，脉弦细。辅助检查：2016年10月15日某市第一人民医院B超示轻度子宫腺肌病；左侧卵巢囊肿，探及6.4cm×3.8cm囊性包块。西医诊断：左侧卵巢囊肿；中医诊断：月经病（宫寒夹瘀）。治以温经散寒，养血祛瘀，方以温经汤加减。

处方：吴茱萸5g，桂枝30g，当归10g，人参3g，川芎10g，牡丹皮10g，姜半夏10g，干姜15g，麦冬10g，甘草5g。5剂，口服，1日1剂，1日3次。

二诊：2016年11月23日。患者腰部酸痛明显缓解，月经仍未行，精神较前好转，纳眠可，二便调。舌质淡红，苔薄白，脉沉弦。2016年11月20日某市第一人民医院复查B超示左侧卵巢探及5.4cm×3.6cm囊性包块；子宫肌壁回声不均。继以"温经汤"去人参、当归，加桃仁10g，夏枯草30g。5剂，口服，1日1剂，1日3次。

2016年12月7日再诊，患者诉2016年12月1日行经，月经量正常，色稍暗，无血块，行经前稍觉腹部胀痛，经期无疼痛，精神尚可，纳眠可，二便调。舌淡苔薄白、边有齿痕，脉沉细。继予上方加减。

按语 本证因血凝气滞，故少腹里急、腹满、月经不调；若寒凝血瘀，经脉不畅，则致痛经；瘀血不去，新血不生，则不能濡润。吴茱萸辛苦大热，温经散寒，为通利血脉之品；桂枝辛甘温，能温经散寒，通行血脉；当归、川芎活血散瘀，养血调经；牡丹皮祛瘀通经；半夏通降胃气而散结。本方的配伍特点有二：一是方中温清补消并用，但以温经补养为主；二是大队温补药与少量寒凉药配伍，能使全方温而不燥、刚柔相济，以成温养化瘀之剂。

（供稿人：江顺奎）

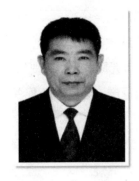

朱虹江

一、医事小传

朱虹江（1960—），云南省名中医，二级教授、主任医师，硕士研究生导师。第二批全国老中医药专家学术经验继承工作继承人，师从云南省名中医、国医名师、云南中医药大学终身教授陈乔林先生。

1978 年，考入云南中医学院中医系 5 年制本科学习；1983 年，分配至陆良县中医医院工作，任住院部主任；1985 年，考入云南中医学院首届研究生班学习；1987 年，在文山州中医医院工作，任云南省卫生厅扶贫支医队队长；1988 年，分配至云南省中医医院工作至今，先后任 ICU 主任、急诊科主任、急诊教研室主任、急诊中心主任、科教科科长兼国家药物临床试验机构（GCP）办公室主任、临床技能综合模拟实验教学中心主任等。

云南省青年联合会第六届委员，中华中医药学会肺系病分会常务委员，云南省中医药学会常务理事、急诊专业委员会主任委员，《云南中医药大学学报》常务编委，陈乔林全国名老中医药专家传承工作室负责人，云南省中医急诊临床研究中心主任，国家中医药管理局中医急诊临床基地（重点专科）学术带头人。1996 年，被云南省人民政府授予全省中医药工作先进个人；2003 年，被云南省委、云南省人民政府授予云南省防治非典型肺炎先进工作者；2006 年，被评选为云南省名中医；2007 年，被评选为云南中医学院"首届教学名师"等。

长期从事中医内科、急诊及危重病医学，主持、参与科研课题 30 余项，发表论文 30 余篇，参编《中医内科学》《中西医结合内科学》《临床医学概论》等国家规划教材 6 部，指导硕士研究生 39 人。

熟读经书，研习医典，精于用药，学贯中西，勤于思考，兼容并蓄各家所长，临床经验丰富。学术思想主要体现在以下四方面：

一是急危重症，抓关键环节。对急危重症，诊察细致，明辨病机，根据邪正变化，把握阴阳气血。遵固守阳气之要，避免元阳耗散，真阳得旺，阴霾自消，即所谓"阳回则生，阳去则死"。辨证施治之际，擅抓关键环节，大胆遣方投药，注意中病调方，善后调摄。

二是疑难病症，须明辨病机。疑难病症，疗效欠佳，医者多苦无良法，如景岳说"医不贵能愈病，而贵于能愈难病"。调治疑难病症，谨守治病必求于本，欲速则不达之旨，须明辨病机，抓住痰瘀作祟重点，注意调理气血，纠正邪正盛衰。强调关注痰瘀，扶正固本，标本兼顾，是获效关键。

三是肺卫病证，倡因势利导。病在肺卫，肺失清宣，肺气闭郁，津液停聚，蕴湿成痰，则见咳嗽、喘哮、咳痰、胸闷、咽不适诸症，治宜因势利导，宣肺开郁为主，开宣肺气应贯穿始终。尤其咳嗽乃病邪犯肺，祛邪外达之象；痰阻气道，痰出则咳减。遣方用药，据证而施，重在宣达肺郁，则邪有出路，正气恢复。

四是脾胃疾患，以升阳为要。脾胃为后天之本，气机升降之枢。脾胃内伤，阳失其所，则九窍不通，百病由生，所谓"四时百病，胃气为本"。治疗脾胃疾患，倡东垣升阳益胃之法。升提脾胃之阳，不仅对脾胃虚弱病症有益，也可顾护其他脏腑疾患；他病久疾，脾胃也易受损，与其同病。故补脾升阳，是治疗疾病的重要思想，不可忽视。

二、医方

（一）自拟方

1. 生脉宁心汤

（1）组成：党参 30g，麦冬 10g，五味子 10g，丹参 15g，砂仁 10g，茯苓 15g，酸枣仁 25g，葶苈子 15g，甘草 10g。

（2）功效：益气养阴，化瘀利水。

（3）主治：心力衰竭、冠心病、心律失常等证属气阴两虚、血瘀水停者。

（4）方解：本方由生脉饮合丹参饮减檀香，人参易党参，加茯苓、葶苈子、酸枣仁、甘草而成。方中生脉饮益气育阴；丹参饮理气行血，通络止痛；茯苓健脾利湿；葶苈子消痰平喘，利水消肿；酸枣仁宁心安神，敛汗助阴，合甘草酸甘化阴；甘草益气复脉，养心安神。诸药合用，共奏益气养阴、化瘀利水之功。如此，则阳气复，血脉通，水湿去，有利于心病之康复。

（5）用法用量：冷水浸泡半小时，文火煮沸 15 分钟，饭后温服，日 3 次，每剂 2 日。

（6）注意事项：本方为虚实错杂证情而设，以扶正祛邪兼顾，临床应据虚实之轻重为法，宜七分益气阴，三分逐水瘀。

（7）临床应用：心阳不振者，加附子、桂枝；湿重者，加泽泻、白术；气郁烦闷者，加郁金、合欢皮；瘀阻重者，加红花、桃仁、川芎；心悸善惊者，加龙齿、琥珀；心血不足者，加地黄、龙眼肉；纳呆腹胀者，加山楂、谷麦芽；失眠多梦者，加首乌藤、莲子。

（8）病案举例：心衰。

陈某，女，65 岁。既往有高血压、冠心病及慢性阻塞性肺疾病（COPD）等病史。2 天前患者自觉胸闷气短，头晕心慌，下肢浮肿，血压 175/105mmHg。到附近诊所就诊，诊为急性心衰，予吸氧、控制血压、强心、利尿、扩血管等处理好转。今日患者诸症复作，由家人送来就诊。症见：面浮肢肿，喉间喘鸣，心悸头晕，脘室腹胀，便秘尿少，下肢浮肿；舌淡暗，苔白腻，脉弦滑。诊断：心衰（气阴不足，水凌心肺）。以益气养阴，化瘀利水为治。拟生脉宁心汤全方 3 剂，水煎服，每日 1 剂，日服 3 次，饭后服。

二诊：气短心慌已消，纳少脘室，口干，余症大减；舌淡乏津，苔微黄，脉弦细。守方减酸枣仁、葶苈子，加桂枝 15g、炒白术 15g。继服 5 剂而愈。

按语 高血压、冠心病及 COPD 等为老年人常见疾病，病机多为脏气不足，气阴两虚，湿阻血瘀，治宜调补脏气与活血利水，攻补同施，标本兼顾。方中生脉饮益气育阴，复脏气生机，以顾其本；葶苈子化痰利水，丹参活血化瘀，酸枣仁宁心安神；党参、茯苓、砂仁运脾健胃，寓"上下交损，当治其中"（《临证指南医案》）之意。二诊患者纳少脘室，

朱虹江

口舌干燥苔黄，虑酸枣仁收敛之性易致邪热，葶苈子苦寒泻利易耗气碍胃，当中病即止，故减之；加桂枝意在振奋心阳，益白术助其化湿健脾。方虽小制，配合存神，故取效甚捷。

2. 藿桂汤

（1）组成：藿香 15g，紫苏 15g，桂枝 15g，白芍 15g，陈皮 10g，茯苓 15g，半夏 10g，白芷 10g，黄芩 10g，大枣 15g，生姜 10g，甘草 5g。

（2）功效：解表化湿，理气和中。

（3）主治：上呼吸道感染引起的咳嗽、恶风、自汗、纳差、体乏、舌淡苔白、脉细弱等，辨证属外感夹湿者。

（4）方解：本方又名藿香桂枝汤，由藿香正气汤合桂枝汤化裁而来，取两方名的第一个字命名之，故名藿桂汤。方中藿香芳香辛散，解表化湿；桂枝发表解肌，温经通脉，二药共为君药。以紫苏、白芷辛温发散；白芍敛阴收汗，助桂枝调和营卫，为臣药。半夏、陈皮燥湿和胃，降逆止呕；茯苓燥湿健脾，和中止泻；大枣补脾和胃，益气生津；生姜散寒发表，和胃止咳；黄芩清泄里热，并可防辛温燥烈之品伤阴之弊，共为佐药。使以甘草，调和诸药。诸药相合，内外兼治，表里双解，使风寒得解，郁热得散，湿滞得化，清升浊降，气机通畅。诸药配伍，共奏解表化湿、理气和中之效。

（5）用法用量：冷水浸泡半小时，文火煮沸 5 分钟，饭后温服，日 3 次，每剂 2 日。

（6）注意事项：本方为外感夹湿而设，临床表现肺卫不和、湿邪蕴中及正虚症状并见，单纯风寒、风热为病者不宜用之。

（7）临床应用：恶寒甚者，加麻黄；湿邪蕴中，苔白腻者，加苍术、厚朴；头痛甚者，加川芎、羌活；咽痛者，加马勃、玄参；咳嗽痰多者，加杏仁、前胡；发热甚者，加石膏、大青叶。

（8）病案举例：汗证。

周某，女，38 岁，孕 1 产 1。2020 年 4 月 1 日因"产后汗出不止"就诊。患者产后 2 个月余，于产后 7 天不慎外感，加之哺乳劳累，遂汗出不能自止，每日需换衣数十次。平素易外感，气短疲乏，微恶风寒，稍有咳嗽，无发热，饮食稍差，睡眠正常，小便微黄，大便黏滞；舌红，苔微黄腻，脉轻取浮细、中取稍滑、重取无力。诊为气虚夹湿证，用藿桂汤调和营卫，化湿止汗为治。拟藿桂汤全方5剂。水煎服，一日3次，日1剂。

二诊：患者外感已愈，汗出减少，仍觉气短，疲倦乏力，诉情绪波动时症状容易反复，纳差转佳，睡眠正常，小便淡黄，大便黏腻。舌色淡红，舌苔黄，脉取之细滑。守方去紫苏、白芷，加党参15g增加益气之力，加柴胡12g调气开郁，其余药物及剂量不变，5剂。

三诊：患者已无明显汗出，活动后稍有冒汗，气短、疲乏症状减轻，情绪缓和，饮食睡眠可，小便微黄，大便成形但解不爽。舌色淡红，舌苔薄且微黄，脉取之细。继服二诊方，5剂善后。1个月后，电话随访已愈。

按语 无论外感湿浊之外湿，还是脾虚失运、湿浊内生之内湿杂证，若有湿浊之邪，均需化湿降浊，内外调和为治。产后汗出不止，病机复杂，不仅阳亏阴虚，盗汗自汗互存，还常兼湿浊为患，呈气虚夹湿证，治宜化湿调和法。

本案患者平素阳气亏损，复加新产血虚，湿邪为患，遂成产后气虚夹湿之证，致汗出缠绵难愈，诸证蜂起。故以藿桂汤调和营卫、养阴和营、化湿解表为治，遵景岳"善补阳者，必于阴中求阳"以辅阳气之生，则阳得阴助而生化无穷。二诊虑其方有发散燥烈之弊，故减紫苏、白芷，更加党参益气培中，柴胡调气开郁，气阴两顾，标本同治，此乃恪守病机之旨。

3. 益肾降白汤

（1）组成：黄芪30g，茯苓25g，山药15g，生地黄15g，牛蒡子15g，泽泻15g，白茅根20g，白芍15g，甘草10g。

（2）功效：健脾益肾，消浊解毒。

（3）主治：各种肾炎、肾病蛋白尿，见倦怠乏力，头面眼睑或全身浮肿，尿少短赤，舌质紫暗，舌苔黄腻或白腻，脉滑数或沉弦。

（4）方解：方中黄芪甘温补中，益气固陷，利水消肿，为君。牛蒡子利湿浊，开肺气，治尿蛋白可起提壶揭盖之用；生地黄清热凉血，养阴生津，两药共为臣。茯苓甘平健脾而渗湿；山药健脾补肺，固肾益精；泽泻固肾治水，止遗泄，而长于行水；白茅根凉血除瘀，清热利尿；白芍除血痹，破坚积，通顺血脉，同为佐药。甘草调和诸药，为使。诸药配伍，具有益气养阴、补肾健脾、利湿化瘀之功效。如此，补肾健脾，益气生津，使肾气充，脾健旺，精液复，下元固，毒湿解，瘀血化，可使膀胱气化正常，津液输布均衡，消除或减轻水肿，降低尿蛋白，从而尿液澄清，白浊之症得以缓解，故名"益肾降白汤"。

本方与张锡纯《医学衷中参西录》之澄化汤有异名同功之妙用。（注：澄化汤由山药、龙骨、牡蛎、牛蒡子、车前子、白芍、甘草组成。用于治疗小便频数、遗精白浊。有滋阴清热、利湿化浊之效）

（5）用法用量：冷水浸泡半小时，文火煮沸 5 分钟，饭后温服，日 3 次，每剂 2 日。

（6）注意事项：蛋白尿可归于中医"精气下泄""虚劳"等范畴，其形成责之于肾络不固，封藏失职，导致精微外泄。蛋白尿的病因病机为外邪侵袭、湿热瘀血内阻及肺脾肾三脏功能失调，邪实多为湿热蕴结、瘀血阻络，正虚多以脾肾两虚为主，故用药当据表里虚实有所侧重。

（7）临床应用：气短乏力者，加党参、黄精；尿多混浊者，加益智仁、桑螵蛸；食少腹胀者，加砂仁、鸡内金；烦热盗汗者，加知母、黄柏；阳虚畏寒者，加巴戟天、淫羊藿、肉苁蓉。

（8）病案举例：虚劳。

赵某，男，68 岁，退休干部。有糖尿病病史 10 年、高血压病史 2 年，长期服达美康（格列齐特缓释片）、二甲双胍及珍菊降压片控制血糖、血压。3 个月前出现泡沫尿，某医院诊为 2 型糖尿病、糖尿病肾病IV期、高血压 3 级（极高危组），住院 10 天后好转出院。上周复查空腹血糖（FPG）8.6mmol/l，餐后 2 小时血糖（2hPG）13.5mmol/l，糖化血红蛋白（HbA1c）8.6%；尿白蛋白排泄率（UAER）500mg/24h，24 小时尿蛋白定量 3.7g/24h；尿常规示尿蛋白（+++），尿糖（+），尿红细胞阴性。为求中医治疗来诊。晨起眼睑水肿，头昏乏力，四肢倦怠，时感心慌气短，下肢麻木，口干，尿少泡沫多，食眠尚可，二便正常；舌紫暗，少苔而干，脉沉微而缓。中医诊断：虚劳，辨证为脾肾亏虚、湿浊内泛。以益肾降白汤健脾益肾消浊为治。3 剂，水煎服，一日 3 次，2 日 1 剂。

二诊：精神转佳，睑肿已消，诸症减轻；舌淡红，苔白，脉细滑；尿常规示尿蛋白（++），尿糖（+）。守方减泽泻、白茅根，加益智仁15g、桑螵蛸20g，5剂。

三诊：诸症缓解，饮食睡眠可，尿泡沫不显，微活动后稍有冒汗；尿常规示尿蛋白、尿糖正常；舌色淡红，舌苔薄微黄，脉取之细。继服二诊方5剂善后。

【按语】患者素有糖尿病，证属肾阳虚衰，脾失运化，湿浊内生，聚而为患。本案病证属中医"消渴""虚劳""精气下泄"等范畴。久病脾肾亏虚，日久阳损及阴，气不化津，筋脉失养，肾气失其固摄，约束无权，故现头昏乏力、心慌气短、睑肿肢麻、泡沫尿、舌暗脉沉等象。益肾降白汤可健脾益肾消浊，方证对应，随证加减，故收良效。

4. 金草清肺饮

（1）组成：金荞麦15g，鱼腥草15g，荆芥15g，麻黄8g，杏仁10g，射干15g，玄参19g，桔梗10g，木蝴蝶10g，前胡10g，黄芩10g，甘草5g。

（2）功效：清肺化痰，止咳平喘。

（3）主治：痰热型咳嗽，喉痹痰结阴伤证。

（4）方解：方中金荞麦清热解毒，祛痰利咽，为君；鱼腥草清宣肺热，荆芥祛风解表，共为臣；佐以麻黄开宣肺气，杏仁开闭降逆，射干利咽祛痰，玄参滋阴泻火，桔梗开提肺气而载药上浮，木蝴蝶清咽利喉，前胡降气祛痰，黄芩清肺火；使以甘草调和诸药。诸药合用，共奏清肺化痰、止咳平喘之功。

本方立方宗旨，根据"肺为娇脏，喜润恶燥"之理，清润、寒温、升降并用，重心在"清"和"润"。特点有二：一为病位在肺，妙用桔梗引诸药上行，直捣巢穴；二是大队寒凉药中配以辛温发散之麻黄、荆芥，使气血流通，有助于驱邪外出。

（5）用法用量：冷水浸药1小时，文火煮沸5分钟，饭后温服，日2次，每剂2日。

（6）注意事项：本方苦寒药较多，脾胃虚寒者慎用。临床应用本方时，患者饮食应清淡，忌食辛辣刺激之品及腥膻发物。

（7）临床应用：身热重，加石膏；表寒重，加桂枝；咳痰稠黏者，加瓜蒌、贝母；痰鸣息涌，加葶苈子；咳甚气逆者，加厚朴；便秘者，加瓜蒌仁、生大黄。

（8）病案举例：咳嗽。

李某，男，33岁。2周前着凉后感冒咳嗽，自服抗生素等西药及中成药，效果欠佳，遂求中医药治疗。刻下症见：咳嗽频作，声音嘶哑，痰黄黏稠，咳吐不利，咽痒痛，食欲下降，大便黏而不畅；舌尖红，苔黄厚腻，脉弦滑。治以清宣肺热、化痰止咳。予金草清肺饮3剂，水煎服。

二诊：服上药后，咳嗽次数减少，咳痰畅，咽疾消，食欲渐佳。患者要求守方3剂而愈。

按："诸气膹郁，皆属于肺。"痰热咳嗽，病位在肺，病因有别，病机则一。多为外感风热，或风寒入里化热，肺失清宣，津液停聚，蕴湿成痰，痰热壅肺所致。可见咳嗽声重，咳痰黄稠，胸闷咽痛，便秘或便溏而臭；舌红苔黄腻，脉滑数或弦数。咳嗽是病邪犯肺，机体祛邪外达表现，治宜因势利导为主，痰出则咳减。遣方用药，宜宣散并举，寒温并用，润燥互调。如此，肺郁宣达，痰浊随咳而出，外邪随之而泄，邪去正复，咳痰则愈。

（二）成方应用

1. 甘草泻心汤

（1）来源：此方出自《金匮要略》和《伤寒论》，分别用治"狐惑病"和"虚痞"。由炙甘草、半夏、黄芩、黄连、干姜、大枣组成。

原方具有和胃补中，消痞止利之功。主治急慢性胃肠炎、白塞综合征、口糜、泻痢。亦常用于治疗口腔溃疡、围绝经期综合征、消化性溃疡等表现为上火、下寒、中满者。因胃虚不能调理上下，易出现上火之口腔溃疡，下寒之大便溏泻，中焦之脾胃痞满，故用本方可上治口腔溃疡，下治大便溏泻，中治脾胃胀满。本方还能清热解毒，祛痰补虚，运化中焦，除湿热，故可治疗脏躁、癫痫等疾。

（2）临床应用：①治口腔溃疡，合封髓丹（黄柏、砂仁、甘草）加减；②治围绝经期综合征，加仙茅、淫羊藿、当归、巴戟天、黄柏、知母；③治消化性溃疡，加乌贼骨、木香等。

（3）方解：方中甘草益气和中，清热解毒；黄连、黄芩苦寒降泄以除其热；干姜、半夏辛温开结以散其寒；甘草、大枣甘温益气以补其虚。诸药合用，共成清热化湿，安中解毒，辛开苦降，发散郁热，标本兼治之功。

2. 养心汤

（1）来源：《证治准绳》。由黄芪、茯神、茯苓、半夏曲、当归、川芎、柏子仁、五味子、远志、酸枣仁、肉桂、人参、炙甘草、生姜、大枣组成。组方特点：一是心之气血阴阳并补；二是调畅气血与宁心安神并施。临床治疗胸痹、惊悸、怔忡等病证，具有益气补血、养心安神的功效。该方常用于治疗冠心病、病毒性心肌炎、心律失常、心力衰竭、失眠等。

（2）临床应用：①治冠心病，加丹参、麦冬；②治病毒性心肌炎，合生脉散；③治心律失常，加琥珀、黄连、苦参；④治心力衰竭，加葶苈子等。

（3）方解：正如《医方考》方解所言，"《内经》曰：阳气者，精则养神。故用人参、黄芪、茯神、茯苓、甘草以益气。又曰：静则神藏，躁则消亡。故用当归、远志、柏仁、酸枣仁、五味子以润燥。养气所以养神，润燥所以润血。若川芎者，所以调肝而益心之母。半夏曲所以醒脾而益心之子。辣桂辛热，从火化也。《易》曰：火就燥。故能引诸药直达心君而补之，《经》谓之从治是也"。方中有益气、活血、化痰、通络、养阴、养血、理气、安神类药物，功能益气养心，补血安神，化痰清心。养心汤针对的靶点多，功能全面，是取得疗效的关键。

3. 补肺汤

（1）来源：《云岐子保命集》卷下。由人参、黄芪、桑白皮、熟地黄、紫菀、五味子组成。功能补肺益肾，清火化痰。主治劳嗽。该方常用于治疗慢性阻塞性肺疾病、慢性支气管炎、感冒后咳嗽、心衰等，症见久咳喘促，短气自汗，气怯声低，舌淡脉弱者。

（2）临床应用：①治慢性阻塞性肺疾病，喘促短气，合生脉散；②治慢性支气管炎，咳痰稠黏者，加贝母、百部；③治感冒后咳嗽，加白前、麻黄；④治心衰喘甚，加山茱萸、胡桃肉、蛤蚧等。

（3）方解：方中人参、黄芪益气补肺；五味子收敛肺气；熟地黄滋肾填精；紫菀、桑白皮消痰止咳，降气平喘。诸药配伍，补肺益气，止咳平喘。本方适用于咳嗽日久肺气虚弱者，脾虚便溏者慎用。

（供稿人：朱虹江）

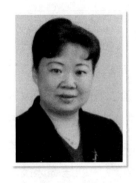

李琦

李琦（1960—），云南省名中医，云南省第四批中医药师带徒工作指导老师。

1983年毕业于云南中医学院，分配到云南省昭通市人民医院从事中医临床工作，其间曾担任医院副院长、党总支副书记等职务。1997年8月破格晋升为中医内科副主任医师，同年10月调入云南省中医医院。历任医院医疗质量监督办主任、医务科科长、党委副书记、纪委书记等职务。2002年晋升为中医内科主任医师，兼任云南中医学院教授、硕士研究生导师。2012年获云南省卫生系统职工职业道德建设先进个人。

先后任中华中医药学会肾病分会常务委员，中国中西医结合学会肾脏疾病专业委员会委员，世界中医药学会联合会肾病专业委员会理事，云南省中医药学会常务理事，云南省针灸学会副会长，云南省中医药学会肾病专业委员会主任委员，云南省中西医结合学会肾病专业委员会主任委员，云南省中西医结合学会活血化瘀专业委员会副主任委员，云南省医学会肾脏病学分会常务委员，云南省医学伦理学会常务理事，中国民族医药学会肾病分会常务理事，中华中医药学会补肾活血法分会常务委员；《中国中西医结合肾病杂志》编委；国家中医药管理局重点学科、云南省省级重点专科、云南省中医名科肾病科学术带头人。

从事中医、中西医结合肾脏病临床、教学、科研工作近40年，治学严谨，坚持经典传承，注重经典运用，重视辨证论治、辨病与辨证相结合及脏腑关系的平衡，勇于创新，医德高尚，在治疗各种慢性肾脏疾病如慢性肾衰竭、慢性肾小球肾炎、肾病综合征、糖尿病肾病、高血压肾病、尿路感染、泌尿系结石等方面积累了较丰富的临床经验。始终坚持以中医中药的理论为指导，循古而不泥古，结合西医学知识，衷中参西，将中西医各自的优势有机结合起来，不断总结，不断创新，形成其独特的辨证思路和遣药用方思想，为诊治肾系疾病提供了新思路和新方法。对慢性肾病的治疗一贯主张"顾护脾肾，攻补兼施"。治病强调求本，重视调补肾脾先后天之本。创立了"复方云南灯盏花胶囊""行气消白汤""加味三金排石汤""降肺平逆汤""银蒲八正汤"等有效经验方。先后在医学期刊发表学术论文 40 余篇，编写《实用中西医结合老年肾脏病学》《中西医临床技能模拟实训教程》《中医肾脏病学》《肾衰尿毒症临床治疗学》及《当代中医肾脏病临床经验精粹》等著作 16 部，其中主编 3 部、副主编 2 部、参编 11 部。主持和参与国家级、省级、院级科研项目 10 余项，其中主持完成的项目"中医治疗附件包块 168 例总结"获 1997 年云南省卫生厅科学技术进步奖三等奖，"云南灯盏花胶囊对慢性肾功能衰竭的临床和实验研究"获 2007 年云南省卫生科技成果奖三等奖。

二、医方

（一）自拟方

1. 复方云南灯盏花胶囊

（1）组成：云南灯盏花 20g，黄芪 30g，党参 15g，山药 20g，炒苍术 15g，炒薏苡仁 20g，制大黄 10g，炒杜仲 15g，淫羊藿 15g，千张纸 10g。胶囊 0.25g/ 粒。

（2）功效：活血泄浊，补肾健脾。

（3）主治：慢性肾衰竭。

（4）方解：方以云南灯盏花、薏苡仁、杜仲、黄芪为君，司活血泄浊、补肾健脾之职；淫羊藿、苍术、大黄、山药为臣，增强补肾健脾、益气泄浊之功；千张纸、党参共为佐使。灯盏花素是云南灯盏花的主要有效成分，具有活血化瘀、散寒通经等功效，能改善肾脏供血。

（5）用法用量：内服，1.5g/ 次，3 次 /d。

（6）注意事项：脾胃虚弱，气血不足，便溏者慎用。服药期间应定期监测肾功能，必要时应采取肾脏替代疗法。

（7）临床应用：可单独治疗或辅助其他治疗，常用于慢性肾衰竭各临床分期。

（8）病案举例：肾衰（慢性肾衰竭）。

邓某，女，41岁。2013年5月12日，因双下肢浮肿3个月余就诊。刻下症见：双下肢、双眼睑浮肿，泡沫尿，恶心欲呕，纳差，脘腹胀满，腰酸，口黏不渴，头晕乏力，周身困重，眠差，舌暗淡，苔白腻，脉细涩。实验室检查：尿常规示尿蛋白（PRO）（+++），隐血（BLD）（+++）；肾功能示血尿素氮（BUN）25.3mmol/L，肌酐（Cr）600μmol/L，尿酸（UA）515.6μmol/L，胱抑素 C 4.13mg/L，肾小球滤过率（GFR）10.38ml/min。

西医诊断：慢性肾衰竭（衰竭期）。

中医诊断：肾衰（浊毒内蕴，瘀血阻络证）。

治法：活血泄浊，补肾健脾。

方选：复方云南灯盏花胶囊。

方药：云南灯盏花20g，黄芪30g，党参15g，山药20g，炒苍术15g，炒薏苡仁20g，制大黄10g，炒杜仲15g，淫羊藿15g，千张纸10g。胶囊0.25g/粒。内服，1.5g/次，3次/d，连服2个月。

2013年7月20日复诊：浮肿减轻，纳食量较前增加，已无恶心欲呕，脘腹胀满亦有减轻，舌淡苔白，脉细。实验室检查：肾功能示BUN14.3mmol/L，Cr 356.4μmol/L。尿常规示 PRO（+）。诉泡沫尿，时有腰酸，手心热，乏力，眠差，余症均消失，继续门诊治疗。

按语 本案患者为阳虚质，兼湿毒、瘀血内阻之人，初诊辨证为浊邪内蕴，阻滞气机，治以利水泄浊，运脾化湿。慢性肾衰竭多以脾气虚弱为主，脾失健运则水液代谢障碍，停聚为水肿；脾气健，水液得以正常输布与运化，水肿自愈。病久化瘀，瘀血阻络，因此在利水泄浊的同时要注意顾护脾气，且补脾益气、活血化瘀应贯穿慢性肾衰竭治疗的始终。在临床中，不能只注重辨证论治和辨病论治，也要注重辨体论治，做到未病先防、既病防变。只有将辨体、辨病、辨证三者有机结合起来，才能更充分体现中医药治疗疾病的优势。

2. 行气消白汤

（1）组成：苍术20g，茯苓15g，白术15g，藿香15g，陈皮15g，厚朴10g，黄连10g，木香6g，黄芪30g，川芎15g，川牛膝10g，益母草 15g，大黄 10g，甘草 6g。

（2）功效：益气健脾，行气化湿。

（3）主治：肾病综合征、慢性肾小球肾炎。

（4）方解：茯苓健脾渗湿、利水消肿，苍术燥湿健脾，共为君药；白术燥湿健脾，陈皮燥湿行气和中，厚朴行气燥湿，共为臣药；黄芪健脾益气，木香行气调中，藿香芳香化湿，川芎活血行气，川牛膝活血利水通淋，益母草活血利水消肿，黄连、大黄清热泻火燥湿，共为佐药；甘草调和诸药，为使药。

（5）用法用量：冷水浸药 1 小时，文火煮沸 20 分钟，饭后温服，日 3 次，每剂 2 日。

（6）注意事项：服药期间忌生冷之品，应定期监测肾功能及尿常规，必要时应采取肾脏替代疗法。

（7）临床应用：肺气上逆，加葶苈子、川椒目、泽兰，以逐瘀泻肺；如见腰膝酸软，神疲乏力，乃为脾肾亏虚之象，可合用济生肾气丸，以温补脾肾，利水肿；对气阳虚者，可配附子，益气温阳以助化瘀行水之功；对于久病水肿者，虽无明显瘀阻之象，临床上亦常合用泽兰、桃仁、红花等药，以加强利尿消肿的效果。

（8）病案举例：水肿（慢性肾小球肾炎）。

张某，女，62 岁，2014 年 6 月 21 日初诊。患慢性肾小球肾炎 10 余年，此次因"颜面部、双下肢浮肿加重 1 周"入院，精神萎靡，面目、下肢俱肿，怕冷，并觉腰膝酸软，尿蛋白（＋＋＋），舌淡苔白，脉象沉细。

西医诊断：慢性肾小球肾炎。

中医诊断：水肿（脾肾阳虚，水湿泛滥）。

治法：益气健脾，行气化湿。

方选：行气消白汤。苍术 20g，茯苓 15g，白术 15g，藿香 15g，陈皮 15g，厚朴 10g，黄连 10g，木香 6g，黄芪 30g，川芎 15g，川牛膝 10g，益母草 15g，大黄 10g，甘草 6g。7 剂，内服。

2014 年 7 月 28 日复诊：颜面及双下肢水肿减轻，精神改善，尿蛋白（＋），舌淡苔白，脉象细滑、较前有力。上方加金樱子、益智仁、六月雪。续服药 15 剂后，水肿减轻，尿蛋白由（＋）转为（－），诸症均好转。

按语 肾炎性水肿多为本虚标实证，病性以邪实为主，本虚为肺、脾、肾三脏亏虚，以脾虚致实者多见。治疗宜因势利导，以祛邪实、通壅滞为主，兼以补虚。祛邪实则以泻法为主，"通因通用"，用通利的药物使邪有出路；补虚以补脾为主，使脾胃升降恢复正常，三焦通利，则水液气血运化恢复正常，精微物质得以输布运达而病自愈。

3. 加味三金排石汤

（1）组成：海金沙 30g，金钱草 30g，鸡内金 15g，萹蓄 20g，瞿麦 15g，滑石 15g，石韦 15g，冬葵子 15g，地龙 15g，威灵仙 20g，通草 12g，麦芽 12g，甘草 6g。

（2）功效：清热利尿，通淋化石。

（3）主治：泌尿系结石。

（4）方解：方中海金沙善泻小肠、膀胱血分湿热，功在通利水道，为治淋病作痛要药；金钱草清热利湿，利尿排石；鸡内金健胃消食，化积排石；萹蓄、瞿麦、滑石、石韦、冬葵子、通草利水通淋；地龙通络、利尿，并可扩张平滑肌以利结石排出；威灵仙通络止痛，且可溶解尿酸、抑菌；佐以麦芽、甘草顾护胃气，防攻利之品服用日久损伤胃气，同时甘草调和诸药。

（5）用法用量：每日 1 剂，水煎 2 次，取汁约 1000ml，分次温服。服用 10 天为 1 个疗程。

（6）注意事项：服药期间患者宜清淡饮食，忌食辛辣之品，多饮开水，忌憋尿，并于服药 30 分钟后做跳跃运动或跑步。

（7）临床应用：痛甚，加延胡索、川楝子；血尿，加小蓟、白茅根；瘀血阻滞，加丹参；湿热，加黄柏；气虚，加黄芪；脾虚，加党参、白术；肾阳虚，加杜仲、续断；肾阴虚，加生地黄、枸杞。肾绞痛不能耐受者，口服山莨菪碱；伴有尿路感染者，加用抗生素。

（8）病案举例：石淋（泌尿系结石）。

许某，男，40 岁，2014 年 3 月 18 日初诊。证见腰部绞痛，不能转侧，痛及少腹，伴见肉眼血尿、尿急、尿频及排尿中断，舌质红，苔薄黄，脉弦。腹部彩超示右输尿管上段结石，约 0.5cm×0.5cm，伴见右肾积水。

西医诊断：泌尿系结石。

李琦

399

中医诊断：石淋。

治法：清热利尿，通淋化石。

方选：三金排石汤加减。海金沙 30g，金钱草 30g，鸡内金 15g，萹蓄 20g，瞿麦 15g，滑石 15g，石韦 15g，冬葵子 15g，地龙 15g，威灵仙 20g，通草 12g，麦芽 12g，延胡索 15g，川楝子 10g，甘草 5g，小蓟 15g，白茅根 30g。7 剂，水煎取汁 1500ml，分早中晚 3 次，饭后服。嘱多饮水，多运动。

4 天后小便排出米粒大小砂石，腰部疼痛消失，少腹无不适，小便已正常。

按语 李琦辨治此病提出"排石必兼理气、活血、通淋"的观点，主张消补兼施，扶正与祛邪相结合。为了达到扶正祛邪的目的，可在利尿通淋与专药基础上加用补气、补肾药，一旦结石排出，则须继续服用健脾利湿药加以调理。本方久服易耗气伤阴，损伤脾胃，应中病即止。对久病体弱、脾肾亏虚或气阴不足之人，需辅以补益扶正、益气滋阴之品，切勿一味清利，以免伤津伐液，耗气伤阴而加重病情。

4. 降肺平逆汤

（1）组成：杏仁 15g，芦根 30g，薏苡仁 30g，白芥子 15g，莱菔子 15g，葶苈子 15g，丹参 30g，浙贝母 15g，鱼腥草 30g，黄芪 30g，瓜蒌 15g，甘草 6g。

（2）功效：平喘降逆，祛痰泻水，益气活血。

（3）主治：咳喘。

（4）方解：方中以杏仁、葶苈子为君药，缓解咳嗽、喘促等主要症状。白芥子、莱菔子化痰利气，瓜蒌清热化痰、宽胸利膈，丹参活血化瘀，四者既可助君药降气止咳，又可治疗痰瘀实邪之本，故为臣药。芦根、薏苡仁、浙贝母、鱼腥草都有清肺热之功；黄芪平补脾肺之气，增强正气以祛邪外出，且本药补而不滞，无恋邪之弊，以上均为佐药。甘草补中，培土生金，又可调和诸药，兼有佐使之用。

（5）用法用量：冷水浸药 1 小时，文火煮沸 15 分钟，饭后温服，日 3 次，每剂 2 日。

（6）注意事项：服药期间患者宜清淡饮食，避风寒，忌生冷之品。

（7）临床应用：如咳喘明显或外感风寒，可加入麻黄或旋覆花，以加强宣肺平喘、降气化痰之功；如水气重，甚至周身浮肿者，可加入大腹皮、茯苓、白术，利水渗湿；如气虚明显，恶风惧冷，汗出易感或外感后不易痊愈，则加入白术、防风，益气祛风固表；如出现肺阴虚症状，如口干、盗汗、低热、少痰等，可加入玉竹、桑叶、沙参等，以滋阴清热；如病程较久，肾虚不纳气，则在用本方控制咳喘症状后，改用补肾纳气的方法治疗；病久损阳，阳虚水泛，水气凌心，可选加真武汤或苓桂术甘汤。本病后期，影响及心，如出现痰蒙心窍之证，应按闭证处理。

（8）病案举例：肺胀（慢性阻塞性肺疾病急性加重）。

王某，男，57岁。以"咳嗽、气喘5天"于2006年11月18日初诊。患者患慢性支气管炎10余年，5天前因受凉引起发热、恶寒、头痛、咳嗽、气喘等症。经西医抗炎对症治疗后，发热、恶寒、头痛等症消失，但咳嗽、气喘等症仍不愈，遂转中医治疗。刻下症见：咳嗽，咳痰量多，色白质稍稠，胸闷，气短，喘促不能平卧，影响睡眠，活动后加重，时有心悸汗出，唇绀，舌暗红，苔白腻，脉弦滑。

西医诊断：慢性阻塞性肺疾病急性加重。

中医诊断：肺胀（痰瘀互阻型）。

治法：平喘降逆，祛痰泻水，益气活血。

方选：降肺平逆汤加减。杏仁15g，白芥子15g，莱菔子15g，葶苈子15g，丹参30g，浙贝母15g，鱼腥草30g，荆芥30g，防风12g，白术15g，黄芪30g，瓜蒌15g，甘草6g。

服用上方3剂后，咳嗽、气喘症状大为缓解，仍偶有咳嗽，咳痰色白，呈泡沫样，时有胸闷、心慌。上方去荆芥、防风，加入法半夏15g、枳实15g、桂枝9g以振奋胸阳，宽胸化痰。续服3剂。服后随访，诸症消失。

按语 本案患者素有慢性支气管炎宿疾，病程日久，损伤肺气，肺气虚则腠理不固，更易受外邪侵袭。因外感风寒，致肺气不宣，出现发热、咳嗽、气喘等。经西医治疗后，患者仍有咳嗽、气喘等症不愈，说明邪未祛尽，肺气仍然不得宣降。患者虽有正虚之本，但就诊时仍以邪实为主，根据"急者治其标"的原理，给予降肺平逆汤加减。治疗慢性阻塞性肺疾病时，既要抓住正虚邪实的根本病机，又要辨证施治，灵活加减，才能取得显效。

李琦

5. 银蒲八正汤

（1）组成：金银花 15g，蒲公英 10g，车前子 15g，萹蓄 12g，瞿麦 10g，滑石 15g，黄柏 15g，木通 15g，土茯苓 15g，鱼腥草 20g，甘草 6g。

（2）功效：清热解毒，利湿通淋。

（3）主治：泌尿系感染。

（4）方解：金银花、蒲公英、鱼腥草、土茯苓清热解毒，泻热通淋；木通不仅清上焦心火，还兼下利湿热，使湿热之邪从小便而去；滑石、黄柏善渗湿清热，利水通淋，滑利窍道；瞿麦、萹蓄、车前子均能清热利水通淋；甘草调和诸药，兼能清热，缓急止痛。

（5）用法用量：冷水浸药 1 小时，文火煮沸 15 分钟，饭后温服，日 3 次，每剂 2 日。

（6）注意事项：本方寒凉，易损伤阳气，对久病体弱、虚寒或有寒湿之人应慎用，或中病即止。

（7）临床应用：伴寒热、口苦、呕恶者，可加黄芩、柴胡，以和解少阳；大便秘结，腹胀者，可用生大黄、枳实，以通腑泄热；若阳明热证，加知母、石膏，清气分之热；气滞者，加青皮、乌药；湿热伤阴者，加生地黄、知母、白茅根，以养阴清热。

（8）病案举例：热淋（急性尿路感染）。

陈某，女，35 岁，2010 年 5 月 13 日初诊。2 年来反复尿频、尿急、尿痛。近 1 周来因劳累，症状加重，每天小便次数 15～20 次。色黄量少，伴低热，口苦心烦，眠差，两胁胀痛，尿后小腹拘急涩痛。舌质红，苔黄腻，脉弦滑。尿常规：白细胞（WBC）（＋＋），红细胞（RBC）（＋）。

西医诊断：急性尿路感染。

中医诊断：热淋。

治法：清热解毒，利湿通淋。

方选：银蒲八正散。金银花 15g，蒲公英 10g，车前子 15g，萹蓄 12g，瞿麦 10g，滑石 15g，黄柏 15g，木通 15g，土茯苓 15g，鱼腥草 20g，甘草 6g。

服 5 剂之后，尿频、尿急有所好转，胁痛、尿痛减轻，辅助检查尿常规中 WBC（＋）；继服 4 剂后而愈。

按语 淋证初起多因膀胱湿热蕴结，病久由实转虚，或虚实夹杂。总体治则为实则清利，虚则补益，虚实夹杂者标本兼治。临床上应注意各种病证的转化以及轻重缓急，急则治标，缓则治本。清热攻伐的同时，也应注重脾胃的顾护，在治疗上可适当加神曲、山楂等健脾药物，会取到较好的疗效。

（二）成方应用

1. 六味地黄丸

（1）来源：此方源自张仲景《金匮要略》中的肾气丸，经宋代名医钱乙去桂枝、附子化裁而成。原方具有滋补肝肾之功，主治肝肾阴虚证。腰膝酸软，头晕目眩，耳鸣耳聋，盗汗，遗精，消渴，骨蒸潮热，手足心热，口燥咽干，舌红少苔，脉沉细数。李琦常用于各种慢性肾脏病的治疗。

（2）临床运用：①治慢性肾小球肾炎，以血尿为主者，加小蓟、藕节炭、茜草、紫草、仙鹤草；以蛋白尿为主者，加黄芪、芡实、金樱子、益智仁、炙黄精。②治高血压肾病，加枸杞、菊花、天麻、金樱子、益智仁。③治糖尿病肾病，加墨旱莲、女贞子、制何首乌、麦冬、粉葛。④治痛风肾病，加知母、黄柏、怀牛膝、羌活、防风等。

（3）方解：方中重用熟地黄滋阴补肾，填精益髓为君药；山茱萸补养肝肾，山药补益脾阴，共为臣药；泽泻利湿泄肾浊，茯苓淡渗脾湿，牡丹皮清泄虚热，共为佐药。六味合用，三补三泻，肝、脾、肾三阴并补，以补肾阴为主，是本方的配伍特点。

（4）病案举例：慢肾风（慢性肾小球肾炎）。

李某，女，43岁，2016年9月13初诊。患者因"发现蛋白尿3年"求诊。患者自诉3年前体检时发现蛋白尿，曾确诊为慢性肾小球肾炎。刻下症见：腰膝酸软，头晕耳鸣，口燥咽干痛，纳眠可，大便偏干，夜尿2次。舌红少苔，脉沉细。尿常规示尿蛋白（＋＋＋）。西医诊断：慢性肾小球肾炎。中医诊断：慢肾风（肝肾阴虚证）。治以滋补肝肾，补脾固涩。方以"六味地黄丸"加金樱子15g、益智仁15g、芡实15g、墨旱莲15g、女贞子15g、菊花15g、枸杞15g、丹参15g、蝉蜕15g、桔梗15g。5剂，内服，一日3次。

二诊：2016年9月20日。患者服上方后，上症均减，夜尿1次。舌淡红，苔薄白，脉沉细。复查尿常规示尿蛋白（＋＋）。予上方减菊花、桔梗，加黄芪 15g、炙黄精 15g，5 剂内服。

三诊：2016 年 9 月 25 日。患者无明显不适，舌淡红，苔薄白，脉细。复查尿常规示尿蛋白（＋）。继予前方 7 剂内服，巩固疗效。

半月后复诊，尿蛋白转阴，患者无明显不适。继予前方 3 剂内服。嘱其避免劳累、感冒，禁用肾毒性药物，畅情志，坚持门诊随诊。

2. 小蓟饮子

（1）来源：此方源自《济生方》，录自《玉机微义》。原方具有凉血止血、利水通淋之功，主治热结下焦之血淋、尿血。尿中带血，赤涩热痛，舌红，脉数。李琦常用于 IgA 肾病、泌尿系感染的治疗。

（2）临床运用：①治 IgA 肾病，加茜草、紫草、仙鹤草；②治泌尿系感染，加金银花、蒲公英、萹蓄、瞿麦、车前子等。

（3）方解：方中小蓟甘凉入血分，功擅清热凉血止血，为君药；生地黄甘苦性寒、凉血止血，蒲黄、藕节炭助君药凉血止血，共为臣药；滑石、淡竹叶、木通清利下焦湿热，栀子清泻三焦之火，当归养血和血、引血归经，合而为佐；甘草缓急止痛，和中调药，为使药。诸药合用，共成凉血止血为主，利水通淋为辅之方。（注：方中甘草以生甘草为宜，以增强清热泻火之功）

（4）病案举例：慢肾风（IgA 肾病）。

石某，女，53 岁，2015 年 3 月 20 初诊。患者因"发现血尿 10 余年"求诊。患者自诉 10 年前出现血尿，曾行肾活检提示 IgA 肾病。刻下症见：腰部隐痛，晨起口干，身重疲乏，纳差，眠可，小便混浊，大便黏滞。舌红，苔黄腻，脉弦。尿常规示隐血（＋＋＋），镜检红细胞（＋＋）。西医诊断：IgA 肾病。中医诊断：慢肾风（湿热下注证）。治以清热利湿，凉血止血。方以"小蓟饮子"加茜草 15g、紫草 15g、仙鹤草 15g、连翘 15g、炒薏苡仁 30g、粉葛 30g、白茅根 30g、茯苓 15g。5 剂，内服，一日 3 次。

二诊：2015 年 3 月 27 日。患者服上方后，口干、身重疲乏锐减，腰呈冷痛，纳可，小便色转清，大便调。舌红，苔薄黄，脉弦。复查尿常规：隐血（＋＋），镜检红细胞（＋＋）。予上方减连翘、粉葛，加黄芪 15g、桂枝 10g，5 剂内服。

三诊：2015年4月8日。患者无明显腰痛，纳眠可，小便色清。舌淡红，苔薄白，脉细。复查尿常规：隐血（＋），镜检红细胞（＋）。予上方减三草、白茅根、桂枝，加菟丝子15g、益智仁15g、金樱子15g、山药15g，7剂内服。

半月后复诊，患者无明显不适，复查尿常规示隐血（＋）。继予前方5剂内服。嘱其避免劳累、感冒，禁用肾毒性药物，畅情志，坚持门诊服药治疗。

3. 五苓散

（1）来源：《伤寒论》。原方具有利水渗湿、温阳化气之功，主治膀胱气化不利之蓄水证。小便不利，头痛微热，烦渴欲饮，甚则水入即吐；或脐下动悸，吐涎沫而头目眩晕；或短气而咳；或水肿、泄泻。舌苔白，脉浮或浮数。李琦常用于急慢性肾炎之水肿、肾病综合征、慢性肾衰竭之水肿等疾病的治疗。

（2）临床运用：①治急慢性肾炎水肿，加当归、赤芍、川芎、泽兰；②治肾病综合征，加大腹皮、桑白皮、陈皮、生姜皮；③治慢性肾衰竭水肿，加黄芪、芍药、生姜、泽兰；④治水肿兼有表证，加麻黄、生姜、大枣、防风等。

（3）方解：方中重用泽泻甘淡利水渗湿，直达肾与膀胱，为君药；茯苓、猪苓甘淡，增强利湿之功，为臣药；白术合茯苓健脾以运化水湿，桂枝温阳化气以助利水，共为佐药。诸药相伍，甘淡渗利为主，佐以温阳化气，使水湿之邪从小便而去。

（4）病案举例：水肿（急性肾小球肾炎）。

洪某，女，62岁，2016年10月17初诊。患者因"眼睑、双下肢浮肿2周"求诊。患者自诉2周前感冒后出现眼睑、双下肢浮肿，在外院诊为"急性肾炎"。刻下症见：眼睑、双下肢浮肿，恶风，无汗，肩背酸痛，咽干痒痛，干咳无痰，小便量少，泡沫尿，大便干、2日一行。舌淡，苔薄黄，脉浮。尿常规示尿蛋白（＋＋＋），隐血（＋＋）。西医诊断：急性肾小球肾炎。中医诊断：水肿（风水相搏证）。治以疏风解表，利水消肿。方以"五苓散"加炙麻绒10g、生姜3片、大枣10g、防风15g、荆芥15g、生黄芪15g、杏仁15g、桔梗15g。3剂，内服，一日3次。

二诊：2016年10月21日。患者服上方后，浮肿减轻，外感症状消失，小便渐多，泡沫尿渐少，感疲乏无力，动则汗出，纳差腹胀，大便正常。舌淡，苔薄白，脉缓。复查尿常规示尿蛋白（＋＋），隐血（＋＋）。予上方减炙麻绒、荆芥、杏仁，加木香10g、砂仁10g（后下）、炒苍术15g、炒厚朴15g、浮小麦30g，5剂内服。

三诊：2016年10月29日。患者服上方后，仅有双下肢轻度浮肿，汗出、乏力、纳差腹胀锐减，小便利，大便调。舌质淡，苔薄白，脉缓。复查尿常规示尿蛋白（＋），隐血（＋）。予上方减木香、砂仁、浮小麦，加陈皮15g、大腹皮15g、泽兰15g、当归15g、川芎15g、赤芍15g，7剂内服。

半月后复诊，患者水肿消失，无明显不适。复查尿常规示尿蛋白（＋）。予前方去陈皮、大腹皮，5剂内服。嘱其避免劳累、感冒，禁用肾毒性药物，畅情志，坚持门诊服药治疗。

（供稿人：李琦　段艳蕊　郭双奋）

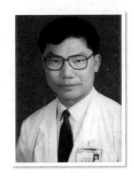

林亚明

一、医事小传

林亚明（1961—），男，医学硕士，教授，硕士研究生导师，云南省中医医院脑病科（神经内科）主任。云南省名中医，云南省第四批中医药师带徒工作指导老师。

1983年于云南中医学院本科毕业，1990年于长春中医学院（现长春中医药大学）医学硕士毕业。1995年获"中国百名杰出青年中医"提名；1996年获云南省卫生厅"云南省优秀青年中医"称号。

任中华中医药学会脑病分会第二、第四届副主任委员，第三届秘书长、名誉副主任委员；中国卒中学会中西医结合分会第一届副主任委员；中国中药协会药物临床评价研究专业委员会第一届常务委员；中国中药协会脑病药物研究专业委员会第一届副主任委员、云南专家工作组组长；云南省中医药学会脑病分会第一届主任委员；云南省中西医结合学会脑心同治专业委员会第一届主任委员；云南省中西医结合学会神经病分会第一、第二、第三届常务副主任委员；云南省医学会神经病学分会第三、第四、第五届副主任委员；云南省医师协会神经科医师分会第一、第二届副主任委员；云南省抗癫痫协会第一、第二届副主任委员；云南省医师协会睡眠医学专业委员会第一届副主任委员；云南省医院协会神经内科管理专业委员会第一届副主任委员等。

精于脑病科，擅长中西医结合诊治神经系统疑难疾病，尤其对中风先兆（短暂性脑缺血发作），急性期、恢复期的中风（脑出血、脑梗死），以及口僻、痉病（脑炎、脑膜炎）、癫痫、颤证（帕金森病、肌张力障碍）、头痛、眩晕、不寐、健忘、痴呆（血管性认知损害）等有较丰富的经验。

在中医药治疗中风（即脑血管疾病）的领域创立了"破瘀醒神法治疗急性脑出血的治法""清热解毒法治疗急性脑出血的治法"以及"扶正护脑法治疗缺血性中风急性期及恢复早期的治法"，使中医药治疗脑血管病的临床疗效明显提高而享誉省内外。

业医治学勤奋刻苦，孜孜不倦，不仅勤于临床，而且重视自身经验的积累、整理和医学理论的创新。参加编写普通高等教育"十五"国家级规划教材暨新世纪全国高等中医药院校规划教材《中医急诊学》和配套教学用书《中医急诊学习题集》，新世纪全国高等中医药院校创新教材《神经系统疾病定位诊断学》等；参加编写国家卫生健康委员会"十三五"规划教材暨全国高等中医药院校研究生教材《中西医结合神经病学临床研究》。此外，主编及参编中医理论、临床专著 11 部，在《中医杂志》《北京中医药大学学报》《中国中医急症》等刊物上发表及翻译论文 53 篇。2005 年参加科技部"十五"国家科技攻关计划项目"急性缺血性中风辨证规范和疗效评价的示范研究"，为分课题负责人；2007 年参加"十一五"国家科技支撑计划"缺血中风综合防治方案和疗效评价的示范研究"，为分课题负责人。主持中药新药 Ⅱ 期、Ⅲ 期临床研究 30 余项。2006 年"小中风胶囊的临床前实验研究"获云南省卫生厅科学技术进步奖三等奖；2014 年"一分为三辨证法在缺血性中风病中的应用研究"获云南省卫生厅科学技术进步奖二等奖。

二、医方

（一）自拟方

1. 破瘀醒神汤

（1）组成：炒水蛭、土鳖虫、桃仁、红花、大黄、白薇、胆南星、石菖蒲、郁金。

（2）功效：破瘀清热，化痰醒神。

（3）主治：中风证属瘀痰阻窍者（脑出血急性期）。

（4）方解：方中水蛭"逐恶血瘀血之药也"（《本草汇言》），破血逐瘀散结之力较猛。土鳖虫（䗪虫）"善化瘀血，最补损伤"（《长沙药解》），破血逐瘀之力与水蛭相近，作用缓和且持久。红花、桃仁皆能活血通脉，其中红花"乃行血之要药"（《本草经疏》）、"多用则破血，少用则养血"（《本草衍义补遗》），桃仁"主瘀血"（《神农本草经》）。大黄、白薇通大小便，泻下瘀热，清血分热，化瘀通络。大黄"主下瘀血，血闭，寒热，破癥瘕积聚、留饮宿食"（《神农本草经》），"能入血分，破一切瘀血"（《医学衷中参西录》）。白薇"清虚火，除血热"（《要药分剂》），既能清血分热，又清冲任之血热。石菖蒲擅于开窍醒神，"开心孔，补五脏，通九窍，明耳目，出声音"（《神农本草经》），"舒心气，畅心神，怡心情，益心志，妙药也"（《重庆堂随笔》）。郁金"治血气心腹痛，产后败血冲心欲死，失心颠狂"（《本草纲目》），"行气，解郁，泄血，破瘀。……凉心热，散肝郁……治吐衄尿血，妇人经脉逆行"（《本草备要》）。胆南星为天南星用牛胆汁拌制而成的炮制品，清火化痰，镇惊定痫，治中风痰迷、惊风癫痫、痰火喘嗽、头风眩晕。《本草汇言》云："小儿惊风惊痰，四肢搐搦，大人气虚内热，热郁生痰，非胆星不能疗也。"《药品化义》云："胆星……主治一切中风、风痫、惊风，头风、眩晕，老年神呆，小儿发搐，产后怔忡。"本方合群药之用，破瘀散结，通利血脉，促进血行，清泄痰瘀之热，通利二便，开窍启塞，疏理神机，而达清醒神明之效。

（5）用法用量：日1剂，水煎3次，取汁300～350ml，4～6小时1次，每次60～80ml口服。

（6）注意事项：神昏者采用鼻饲或低位灌肠。

（7）临床应用：①适用于急性出血性中风，出血量在30ml以下或30ml以上而又不适合手术治疗者；②适用于出血性中风急性期，尤以入院后立即应用本法者为佳；③本法对中腑类患者疗效最好，对中脏者亦有疗效。

凡属于火热或兼痰者，加用清热化痰、活血开窍的清开灵注射液40～60ml加入5%葡萄糖注射液200ml，醒脑静注射液20ml加入5%～10%葡萄糖注射液或0.9%氯化钠注射液400～500ml中静脉滴注，日1～2次。风火上扰清窍，痰热内闭心窍而神昏者，加用安宫牛黄丸或牛黄散，化水灌服或鼻饲或低位灌肠，每日1次，每次1丸或1支，6小时1次；或者每2小时1次。神昏时间长，用上药效果不佳者，可用羚羊角5g、玳瑁10g，单煎水兑服，每次1～20ml。痰蒙心窍者，加用苏合香丸1

丸，化水灌服或灌肠，每日 1～4 次。出现颜面红赤、血压高等肝阳上亢者，加茺蔚子 15g、羚羊角 5g、玳瑁 10g。抽搐者，加全蝎、蜈蚣各 5g，僵蚕 15g。腑气不通者，加枳实粉 5g、厚朴粉 5g、元明粉 10～20g、羌活 3g。呃逆不止兼腑气不通者，加黑白牵牛子各 20g、枳壳 50g、青皮 50g，水煎服。呕吐者，加白及粉 15g，或用云南白药 10～15g。兼有痰热证者，加芦根 30g，牛蒡子、木芙蓉叶、连翘、法半夏各 10g，鲜竹沥水 10ml 兑服。高热兼痰热盛者，加牛黄 1g（分 3 次冲服），羚羊角 5g（单煎水兑服，每次 10～20ml），黄连 15g，风化硝、黄芩各 10g，鲜竹沥水 10～30ml 兑服，日 3 次。

（8）病案举例：中风·中脏腑（急性脑叶出血并脑疝形成）。

吴某，女，63 岁，于 2014 年 11 月 17 日因"左侧肢体不能活动月余"收住脑病科。患者于 2014 年 9 月 28 日凌晨 4 点左右睡眠中突感头部剧痛、出汗，后感觉左侧肢体活动不利，家属拨 120 送入弥勒第一医院，行头颅 CT 示"大量脑出血"。患者意识障碍、呼吸困难，急送重症监护室（ICU），予以气管切开等治疗，至 10 月 23 日患者仍不清醒，邀我前往会诊。当时患者仍处于深昏迷，双侧瞳孔不等大等圆（右侧 5mm，左侧 4mm），双侧对光反射消失，双侧压眶反射消失，呼吸机维持呼吸，舌质红苔黄厚腻黑，脉弦滑。中医诊断：中风·中脏腑（痰热内闭清窍证）。西医诊断：①急性脑叶出血并脑疝形成；②高血压 3 级（极高危组）。

治疗情况：患者因大量脑叶出血，曾邀请省上 2 位神经外科专家会诊，考虑为脑淀粉样变性或脑血管瘤或血管畸形所致脑出血，不适合手术，建议内科保守治疗。遂以中医破瘀醒神，清热化痰，芳香开窍为治则。

处方：①方用破瘀醒神汤加减：水蛭、土鳖虫、桃仁、红花、石菖蒲、白薇、炒黄连、胆南星、茯苓、陈皮、厚朴、麝香。日 1 剂，放入药罐，加水 500ml，浸泡 1 小时，上火煎煮沸腾后 15 分钟，取药汁 160～180ml，每次鼻饲 50～60ml，日 3 次，早晚 2 次各兑麝香粉 0.5g 入药汁中鼻饲。②安宫牛黄丸，每日 3 次，每次 1 丸，化水鼻饲。③5% 葡萄糖注射液 250ml 合血必净注射液 40ml，静脉滴注，日 2 次。

4 天后，患者转入浅昏迷，有弱对光反射，压眶反射有反应；7 天后患者转清醒，建议停麝香鼻饲，安宫牛黄丸转为日 2 次、鼻饲。

11月3日家属要求转我科，因我科无病床，至11月17日转我科。患者入科时左侧肢体仍不能活动，烦躁，气管切开戴气管套管，戴鼻饲管，咳嗽明显，从气管套管中涌出大量黄色黏痰，时有憋喘。查：体温36.4℃，脉搏86次/min，呼吸19~24次/min，血压140/85mmHg。颈软，气管切开，甲状腺无肿大。喉中可闻及痰鸣音，双侧呼吸度一致，双侧呼吸音粗，双肺满布湿啰音，左肺为重，双下肺有散在哮鸣音，心率86次/min，律齐，无杂音。腹软，无压痛，肝脾肋下未触及，未扪及包块，肠鸣音减弱，脊柱、四肢未见畸形，左手稍肿，双下肢不肿，皮温正常。骶尾部皮肤稍发红溃破。神清，不能言语，查体可配合，可完成指令动作，双侧瞳孔等大等圆（直径约3mm），对光反射灵敏，眼球活动正常，未引出眼震，左侧鼻唇沟浅，伸舌偏左，咽反射（＋＋），脑膜刺激征阴性，左侧肢体痛觉减退，关节运动觉正常，左上肢肌力0级，左下肢肌力1级，四肢肌张力尚可，四肢腱反射存在，双侧巴宾斯基征（＋），双侧查多克征（＋），双侧普谢普（Pussep）征（＋）。共济运动不配合。颅脑、胸部与心脏CT示：考虑右侧额叶脑出血恢复改变期；双侧脑室前角旁白质脱髓鞘改变；双侧肺纹理增多、右肺尖局限性肺大泡；双肺下叶纤维条索影。行血气分析示氧饱和度50%。西医诊断：①脑叶出血恢复期；②肺部感染；③高血压3级（极高危组）；④气管切开术后；⑤Ⅰ型呼吸衰竭；⑥褥疮。

治疗经过：

1）中医治疗以破瘀醒神，清热化痰，芳香醒脑为治则。方用破瘀醒神汤加减：水蛭、土鳖虫、桃仁、红花、石菖蒲、白薇、炒黄连、胆南星、茯苓、陈皮、麝香。日1剂，放入药罐，加水500ml，浸泡1小时，上火煎煮沸腾后15分钟，取药汁300~320ml，每次鼻饲80~90ml，日3次，早晚2次各兑麝香粉0.3g入药汁中鼻饲；安宫牛黄丸，每日1次，每次1丸，化水鼻饲；5%葡萄糖注射液200ml合醒脑静注射液20ml，静脉滴注，日1次；5%葡萄糖注射液200ml合血必净注射液40ml，静脉滴注，日2次。

2）患者气管切开后40余天，仍有咳嗽，痰多，并且现为平卧位，时有憋喘。采用中西医结合治疗，予头孢哌酮钠抗感染，血必净注射液清热解毒、清除毒素，氨溴索及雾化化痰，参芪扶正注射液益气扶正，血塞通活血通络；配合中药补阳还五汤合二陈汤加减。经治疗后，患者咳嗽、咳痰明显减轻，痰由黄色黏痰变为白色泡沫痰，双肺底少许湿啰音，双肺无痰鸣音及哮鸣音。在呼吸科行支气管镜检查显示为慢性支气管炎，未见气管堵塞。故入院后第 8 天予拔出气管套管。患者拔出气管套管后可自主呼吸，呼吸通畅，未见憋闷，偶有咳嗽、咳少量白色泡沫痰。经继续巩固治疗后，患者气管切开处愈合，无咳嗽、咳痰，可自行说话。

3）经康复训练吞咽功能，患者通过口腔饮水未见呛咳，故拔出胃管。患者缓慢进半流质饮食，未见呛咳及吞咽困难，后以加强肢体功能锻炼为主。

经过半个月的精心治疗和护理，患者病情明显改善。拔出气管套管及胃管后，患者有自主呼吸且能自行饮食，大大提高了患者的生活质量。再进行康复治疗，以促进肢体功能进一步恢复。

【按语】 抢救难点、亮点。

（1）大量脑出血致患者脑窍气机受阻，神志不清，脑府之气与脏腑之气不相对接，肢体偏废不用。离经之血便为坏血、死血，治当速去，遵《血证论》治法精神及我科创立之破瘀醒神法，给患者用破瘀醒神汤、麝香粉、安宫牛黄丸、醒脑静注射液、血必净注射液等除去瘀血、恢复神志。

（2）脑出血患者行气管切开术后长期卧床，为防止严重的肺部感染，促进患者的恢复，在符合拔管条件的情况下应果断进行先堵管后拔管。拔管时应规范操作，预防不良事件的发生，并做好再次插管的准备。

（3）患者脑出血后合并肺部感染，导致全身炎症反应，治疗宜遵"菌、毒、炎、脏、虚"并治和益气扶正的原则，应用血必净注射液、参芪扶正注射液以及补阳还五汤加减治疗。

（4）亮点是中医参与抢救发挥重要作用：在患者抢救过程中，中西医结合治疗措施的顺利实施是抢救成功的关键。

1）我科创立之破瘀醒神法已应用多年，有较好的疗效。

2）足量麝香的应用，具有芳香醒脑、开窍醒神的作用。

3）血必净注射液所含成分（赤芍、川芎、丹参、红花、当归）有活血逐瘀、疏通经络、溃散毒邪之功，可以拮抗内毒素并抑制内源性炎症介质失控释放。

4）安宫牛黄丸足量应用，具有清热解毒、镇惊开窍之功。用于热病，邪入心包，高热惊厥，神昏谵语；中风昏迷及脑炎、脑膜炎、中毒性脑病、脑出血、败血症等。

2. 清热解毒汤

（1）组成：炒黄连、木芙蓉叶、竹叶、大青叶、鱼腥草、芦根、大黄、白薇、炒水蛭、桃仁、红花、胆南星、石菖蒲。

（2）功效：清热解毒，破瘀化痰。

（3）主治：中风证属热毒扰窍者（急性脑出血）。

（4）方解：黄连"主热气，目痛，眦伤，泣出，明目，肠澼，腹痛，下利，妇人阴中肿痛"（《神农本草经》），"其用有六：泻心脏火，一也；去中焦湿热，二也；诸疮必用，三也；去风湿，四也；赤眼暴发，五也；止中部见血，六也"（《珍珠囊》）。竹叶主治"胸中痰热，咳逆上气"（《名医别录》），"清香透心，微苦凉热，气味俱清。经曰：治温以清，专清心气，叶锐能散，味淡利窍，使心经热邪分解。主治暑热消渴，胸中热痰，伤寒虚烦，咳逆喘促，皆用为良剂也"（《药品化义》）。大青叶"主热毒痢，黄疸，喉痹，丹毒"（《本草纲目》），"治天行瘟疫，热毒发狂，风热斑疹，痈疡肿痛，除烦渴，止鼻衄吐血……凡以热兼毒者，皆宜捣汁用之"（《本草正》）。鱼腥草"治痰热壅肺，发为肺痈吐脓血之要药"（《本草经疏》），"治五淋，消水肿，去食积，补虚弱，消膨胀"（《分类草药性》）。芦根"主消渴客热"（《名医别录》），"清降肺胃，消荡郁烦，生津止渴，除呕下食"（《玉楸药解》）。大黄"主下瘀血，血闭，寒热，破癥瘕积聚，留饮，宿食，荡涤肠胃，推陈致新，通利水谷，调中化食，安和五脏"（《神农本草经》）。白薇治"风温灼热多眠，及热淋、遗尿，金疮出血"（《本草纲目》）。水蛭"主逐恶血、瘀血，月闭，破血瘕积聚，无子，利水道"（《神农本草经》）。桃仁"性善破血……散而不收，泻而无补。过用之及用之不得其当，能使血下不止，损伤真阴"（《本草经疏》）。红花"破血、行血、和血、调血之药也"（《本草汇言》）。石菖蒲"主风寒湿痹，咳逆上气，开心孔，补五脏，通九窍，明耳目，出声音。久服轻身，不忘，不迷，或延年"（《神农本草经》）。胆南星为天南星用牛胆汁拌制而成的炮制品，清热化痰、息风定惊。木芙蓉叶辛平，归肺、肝经；功效凉血，解毒，消肿，止痛；主治痈疽喉肿，缠身蛇丹，烫伤，目赤肿痛，跌打损伤。

（5）用法用量：日1剂，水煎3次，取汁300～350ml，8小时1次，每次60～80ml口服。

（6）注意事项：本方主要为"邪热生毒"证而设，临床上非"邪热生毒"者则非本方所宜。临床应用本方时，患者容易出现苦寒伤胃的状况，若出现纳呆、胃痛、胃胀等症时，加干姜或苦寒药减量。

（7）临床应用：凡属于火热或痰热或瘀热，邪盛生毒者，用清热解毒、醒神开窍的清热解毒汤治疗。各种急性出血性中风，热毒扰窍证（脑出血急性期）。

（8）病案举例：中风·中腑（急性小脑出血）。

孙某，男，86岁，2001年12月18日初诊。患者因突发神志昏蒙2天来诊。病前于劳动中突然跌倒而神昏不识人物，约5分钟后转为神识迷蒙，呕吐泡沫状物，急送医院，行头颅CT诊断为右小脑出血（9.7ml）、多发性脑梗死及脑萎缩。给予静脉滴注甘露醇200ml，日2次；氯化钾1.0g+10%葡萄糖注射液500ml，日3次，等。神志仍模糊，经会诊认为年高体衰不宜手术，而转入我科。现症：神志模糊，言语謇涩，呼之答不切题，示意头枕部疼痛，喉中痰声如鼾，烦躁不安，四肢无力，眠差，食少，尿少，大便3日未行，面色红而略黄，舌稍右偏，舌红少津，苔少而薄白，脉细数而弦。查体：体温39.1℃，脉搏96次/min，呼吸22次/min，血压178/106mmHg，烦躁不安，头颅五官对称正常，枕部、颈部无异常，双肺呼吸音粗，心率96次/min，偶闻期前收缩（4～6次/min）。神经系统查：嗜睡，构音不清，语言时或错乱，双瞳孔等大等圆、缩小（2.0mm），对光反射迟钝，伸舌右偏，双上下肢肌力4级，肌张力低，右手指鼻试验不准，四肢躯干深浅感觉检查不合作，双肱二头肌、肱三头肌及膝腱、跟腱反射减退，左巴宾斯基征（+），右查多克征（±），项强征（-），克尼格征（-），布鲁辛斯基征（-）。中医诊断：中风·中腑[肝阳暴亢，风火（毒）上扰清窍]。西医诊断：①急性小脑出血；②高血压Ⅲ期；③脑多发性梗死；④脑萎缩。治法：清热解毒，破瘀化痰。拟清热解毒汤：炒黄连10g，木芙蓉叶15g，竹叶5g，大青叶10g，鱼腥草15g，芦根15g，酒大黄10g，石菖蒲20g，白薇20g，炒水蛭10g，桃仁10g，红花10g，胆南星10g。日1剂，水煎3次，取汁400ml，分4

次温服。

同时配合低流量吸氧（3天后停用），口服牛黄降压丸，6小时1丸（1周后改为日3次）；安宫牛黄丸，6小时1丸（6天后停用）；清开灵注射液40ml加入5%葡萄糖注射液500ml中静脉滴注，日2次（5天后改为日1次）。1周后加服益脑复健丸，每服6粒，日3次。

疗效：服药1日后，烦躁减轻，神志、语言未见好转，大便未通，血压136/104mmHg；服药2日半后，腑气即通，神志模糊、语言错乱稍愈，血压134/96mmHg；3天后神志转清，对答基本自如，双瞳孔等大等圆（3.5mm），对光反射正常，血压132/92mmHg；1周后四肢肌力恢复为5级，右手指鼻、轮替及右跟膝胫试验动作明显好转，周身深浅感觉正常，左巴宾斯基征（-），右查多克征（-），血压132/92mmHg；2周后神志清楚，语言流利，小脑共济失调症状基本消失，血压稳定为130/90mmHg，以后仍以补阳还五汤随症增损治疗。第25天复查CT，血肿完全消失，第4周痊愈出院。

按语 急性小脑出血，病发前气机逆乱，郁而化热化火，热甚火甚生风生毒，热毒火毒损伤脑络，致脑脉痹阻或破裂而发中风。病发后脑府经脉破损，血溢脉外，虽为鲜血，亦属离经之瘀血、恶血；其阻滞气机，壅塞气道，致使气血愈加逆乱。瘀血不除，郁久生毒，瘀毒加重脑脉损伤，新血难安。就目前资料来看，对本病之热毒、火毒、瘀毒的治疗多采用清热解毒、破瘀化痰、醒神开窍之剂。笔者在临床工作中尝试运用此法，取得满意疗效。

3. 扶正护脑汤

（1）组成：太子参、沙参、麦冬、粉葛、五味子、黄芪、当归、桃仁、红花、土鳖虫、石菖蒲、郁金。

（2）功效：益气活血，通络醒神。

（3）主治：各种缺血性中风证属气阴两虚者（各种脑梗死恢复期或后遗症期）。

（4）方解：太子参"治小儿出虚汗为佳"（《中国药用植物志》），"补肺阴、健脾胃。治肺虚咳嗽、心悸、精神疲乏等症"（《江苏药材志》）。《本经逢原》云："沙参……有南北二种，北者质坚性寒，南者体虚力微。"沙参"味苦，微寒。……主血积，惊气，除寒热，补中，益肺气"

（《神农本草经》），"清肺养阴，治虚劳咳呛痰血"（《饮片新参》）。麦冬"主心腹结气……胃络脉绝，羸瘦短气"（《神农本草经》），"清心润肺之药也。……主心气不足，惊悸怔忡，健忘恍惚，精神失守；或肺热肺燥，咳声连发，肺痿叶焦，短气虚喘，火伏肺中，咯血咳血；或虚劳客热，津液干少；或脾胃燥涸，虚秘便难"（《本草汇言》）。葛根"主消渴，身大热，呕吐，诸痹，起阴气，解诸毒"（《神农本草经》），"疗伤寒中风头痛，解肌发表，出汗，开腠理，疗金疮，止痛，胁风痛""生根汁……疗消渴，伤寒壮热"（《名医别录》）。五味子"主益气，咳逆上气，劳伤羸瘦，补不足，强阴，益男子精"（《神农本草经》）。黄芪"补肺健脾……实卫敛汗，驱风运毒之药也"（《本草汇言》）。当归"治头痛，心腹诸痛，润肠胃、筋骨、皮肤，治痈疽，排脓止痛，和血补血"（《本草纲目》）。桃仁"性善破血……散而不收，泻而无补。过用之及用之不得其当，能使血下不止，损伤真阴"（《本草经疏》）。红花"破血、行血、和血、调血之药也"（《本草汇言》）。石菖蒲"主风寒湿痹，咳逆上气，开心孔，补五脏，通九窍，明耳目，出声音。久服轻身，不忘，不迷，或延年"（《神农本草经》）。郁金"治血气心腹痛，产后败血冲心欲死，失心颠狂"（《本草纲目》），"行气，解郁，泄血，破瘀。……凉心热，散肝郁……治吐衄尿血，妇人经脉逆行"（《本草备要》）。土鳖虫"行产后血积，折伤瘀血，治重舌、木舌、口疮，小儿腹痛夜啼"（《本草纲目》），"善化瘀血，最补损伤"（《长沙药解》），破血逐瘀之力与水蛭相近，作用缓和持久。

（5）用法用量：冷水浸药1小时，文火煮沸15分钟，取汁100ml，加开水再煎开5分钟，取汁100ml，再加开水再煎开5分钟，取汁100ml，三煎合并为300ml，每次饭后温服70～80ml，日3次，每剂1日。

（6）注意事项：本方主要为病后"气阴两虚"证而设，疗效确切，毒副作用小。但方中滋阴益气药物较多，脾胃虚寒者宜加干姜或慎用。临床应用本方时，患者饮食应清淡，忌食辛辣刺激之品及腥膻发物。

（7）临床应用：各种缺血性中风证属气阴两虚（各种脑梗死恢复期或后遗症期）的患者。

（8）病案举例：中风（脑梗死恢复期）。

赵某，男，78岁，2003年10月21日初诊。患者因右上肢偏瘫5个月，伴头昏、失眠、全身乏力2个月，前来就诊。5个月前患脑梗死，经住院治疗，偏瘫及偏身感觉障碍好转，而留有头昏、失眠、全身乏力，故来求诊。面色㿠白，气短乏力，自汗出，心悸，咽干口燥，舌质淡红，少苔或无苔，脉沉细弱。血压116/70mmHg，右上肢腕指肌力3级。中医诊断：中风（气阴两虚证）。西医诊断：脑梗死恢复期。治以益气滋阴，通络醒神。方以扶正护脑汤：太子参20g，北沙参15g，麦冬15g，粉葛20g，五味子5g，黄芪60g，当归10g，桃仁10g，红花10g，土鳖虫15g，石菖蒲20g，郁金15g。4剂，内服，日3次，1剂2天。

二诊：2003年10月29日。患者经上述治疗后，头昏、失眠、全身乏力、气短乏力、自汗出、心悸、咽干口燥稍有好转。舌质淡红，少苔，脉沉细弱，纳眠可，二便调。诊断同前。继予扶正护脑汤：太子参20g，北沙参20g，麦冬15g，粉葛20g，五味子5g，黄芪90g，当归10g，桃仁10g，红花10g，土鳖虫15g，石菖蒲20g，郁金15g。6剂，内服，日3次，1剂2天。

三诊：2003年11月16日。患者再经上述治疗后，头昏、失眠、全身乏力、气短、自汗出、心悸、咽干口燥进一步好转。舌质淡红，少苔，脉沉细，纳眠可，二便调。诊断仍同前。仍继予扶正护脑汤：太子参25g，北沙参20g，麦冬20g，粉葛20g，五味子10g，黄芪120g，当归10g，桃仁10g，红花10g，土鳖虫15g，石菖蒲20g，郁金15g。6剂，内服，日3次，1剂2天。

15天后患者症状接近消失，右上肢腕指肌力4级，服药40天后而停药。

【按语】缺血性中风病机复杂，进入恢复期或后遗症期，正气逐渐虚弱，容易出现气阴两虚证候，而扶正护脑汤是针对缺血性中风"虚、痰、瘀、毒"病机中的虚证环节进行治疗，拓宽了中医治疗缺血性中风的治疗方法。方中太子参、北沙参补气，麦冬养阴，符合缺血性中风"正虚"（气虚、阴虚）的病机特点。也有实验表明，参麦饮的疗效机制是抑制脑缺血后白介素-1β、白介素-6的异常表达，提高降钙素基因相关肽（CGRP）水平，降低血浆内皮素（ET）水平，而减轻缺血后炎症因子所致的脑损伤，抑制血管痉挛，改善脑供血，从而保护脑细胞。因此，扶正护脑法可以作为治疗缺血性中风恢复期或后遗症期的常规治疗方法之一。

4. 加味丹栀逍遥散

（1）组成：牡丹皮 10g，炒栀子 10g，炒黄连 10g，炒柴胡 10g，川芎 10g，白芍 15g，当归 10g，茯苓 20g，醋炒白术 10g，干姜 10g，薄荷 10g，炙香附 15g，佛手 15g，炙远志 25g，合欢皮 50g，制首乌藤 30g，甘草 10g。

（2）功效：疏肝解郁，清热养血，宁心安神。

（3）主治：郁病证属肝郁气滞者（轻、中度抑郁发作）。

（4）方解：方中柴胡、薄荷为君药，顺肝之性，疏肝解郁，条达肝气；当归、白芍为臣药，养血敛阴，柔肝缓急，补肝体而助肝用；佐以白术、干姜、甘草，和中而补土，使脾胃运化有权，营血生化有源；牡丹皮、栀子为使药，清宣郁热、解郁除烦。纵观全方，具有疏肝解郁、养血清肝、宁心安神等功效，是治疗郁病（轻、中度抑郁发作）肝郁气滞证的有效方剂。现代药理研究显示，加味丹栀逍遥散组方药物多具有抗抑郁、抗焦虑、镇静安神的作用，是治疗抑郁、焦虑发作的有效方剂。

（5）用法用量：冷水浸药 1 小时，文火煮沸 15 分钟，取汁 100ml，加开水再煎开 5 分钟，取汁 100ml，再加开水再煎开 5 分钟，取汁 100ml，三煎合并为 300ml，每次饭后温服 70～80ml，日 3 次，每剂 1 日。

（6）注意事项：本方主要为"郁病证属肝郁气滞者（轻、中度抑郁发作）"而设，疗效确切，毒副作用小。若是焦虑患者，则不适合用本法；若是抑郁伴焦虑，但以抑郁为主的患者也可应用。

（7）临床应用：门诊和住院患者都可应用。气滞甚者，可加枳壳、陈皮等；伴气虚者，加人参、黄芪等；伴血虚者，加熟地黄、阿胶等；伴见中气下陷者，加人参、黄芪、升麻等；多汗者，加浮小麦、煅龙骨、煅牡蛎等。

（8）病案举例：郁病（中度抑郁伴焦虑状态）。

杜某，女，47 岁，因失眠、心烦、乏力 3 个月来诊。患者 4 个月前因家庭矛盾致心情低落，逐渐入睡困难，易醒早醒，自服"安神补脑液、刺五加片、安定片等"，效果不佳，遂来诊。现症见：入睡困难，倦怠乏力，情绪不宁，时有焦虑不安，胸胁胀痛，脘闷不舒，伴心烦易怒，紧张恐惧，善太息，纳呆腹胀，或咽中不适，如物梗阻，女子月事不行，大便异常；舌淡红、苔薄白、脉弦。中医诊断：郁病（肝郁气滞证）。西医诊断：轻度抑郁伴焦虑状态。治以加味丹栀逍遥散：牡丹皮 10g，炒栀子 10g，炒黄连 10g，炒柴胡 10g，川芎 10g，白芍 15g，当归 10g，茯苓 20g，醋炒白术 10g，干姜 10g，薄荷 10g，炙香附 15g，佛手 15g，炙远志 25g，合欢皮 50g，制首乌藤 30g，甘草 10g。日 3 次。3 剂，每剂服 2 日。

二诊：上述症状缓解 30%。续服上方 6 剂。

三诊：上述症状缓解 50%。续服上方 6 剂。

6 剂服完后，症状缓解 70%。因不愿继续服汤药而改服舒肝颗粒，3 个月后恢复正常。

【按语】 丹栀逍遥散出自明代薛己《内科摘要》，又称加味逍遥散，由宋代《太平惠民和剂局方》逍遥散加牡丹皮、栀子而成，具有疏肝健脾、清热养血的功效，主要用于肝郁脾虚、化火生热之证。

加味丹栀逍遥散是在原方上加炙香附、佛手、川芎、合欢皮、制首乌藤、炙远志、炒黄连组成。加用炙香附、佛手助柴胡疏肝，又肝气郁结最易乘脾犯胃，使脾胃升降失常，运化失职，易致食湿停滞，而香附、佛手可助白术、茯苓理中化痰以健脾；气为血之帅，气行则血行，气滞则血瘀，肝气郁结，疏泄不利，气机不畅，必血行瘀塞，故用川芎（血中之气药）行气活血。《素问·灵兰秘典论》云："心者，君主之官也，神明出焉。"心藏神，主司意识、思维、情志等精神活动，统帅全身脏腑、经络、形体、官窍的生理活动。《灵枢·本神》又云："所以任物者谓之心。"因此，辨证时无论从何脏出发皆需运用安神药，或清心安神，或养心安神，或镇心安神。故再加入炒黄连，与栀子同用加强清三焦之火、清心安神之力；加用炙远志、合欢皮、制首乌藤宁心安神。综上所述，全方共奏疏肝健脾、清心宁神之功效，正适合郁病及其引起的失眠之症，故有疗效。

（二）成方应用

1. 安宫牛黄丸

（1）来源：《温病条辨》。中医治疗高热的"温病三宝"之一。

（2）临床应用：本方为清热开窍的常用代表方剂。凡神昏谵语属温（暑）热之邪内陷心包或痰热闭阻者，均可应用。临床当以神昏谵语，伴高热烦躁，舌红或绛，脉数为使用依据。

（3）方解：方中牛黄味苦而凉，功能清心解毒，息风定惊，豁痰开窍；犀角（现为禁用品，用水牛角代）清心凉血解毒，"性升而善散"；两味相协，使心经热毒得解，以成安宫之势，共为君药。臣以黄连、黄芩、栀子清热泻火解毒，助牛黄以清心包之热；麝香辛温，通行十二经，长于开窍醒神；冰片、郁金芳香辟秽，通窍开闭，三药并用，散邪外达，使邪热不扰乱心宫。佐以朱砂、珍珠镇心安神；金箔为衣，取其重镇之效，以除烦躁不安；雄黄助牛黄以豁痰解毒。炼老蜜为丸，以润胃调中为使。

（4）病案举例

病案一：中风·中脏（急性脑出血）。

赵某，男，76岁，2016年5月1日初诊。突然跌倒，右半身不遂，紧接着昏迷1.5小时入院。患者有高血压病史10年，间断服降压药，入院前晨起后洗漱期间突然见上症，呼叫120送入院。症见：意识障碍，半身不遂，口舌歪斜，鼻鼾痰鸣，肢体拘急，躁扰不宁，身热，口臭，时抽搐，舌质红、舌苔黄腻，脉弦滑数。中医诊断：中风·中脏（痰热内闭证）。西医诊断：急性高血压性左侧内囊脑出血。治法：清热化痰，醒神开窍。方剂：羚羊角汤加减。药物：羚羊角粉0.6g（分2次冲），珍珠母30g（先煎），半夏10g，天竺黄6g，石菖蒲20g，远志10g，生大黄15g，夏枯草10g，牡丹皮10g，竹茹6g。中成药：鼻饲安宫牛黄丸，每次1丸，每日3次，化冷开水兑中药鼻饲。同时配合西药甘露醇脱水降颅内压，对症支持治疗。28天后，患者临床治愈。

病案二：温毒、癫痫（免疫性脑炎，继发性癫痫）。

李某，女，27岁，处暑前2天。因突然发热4天，精神行为异常1天来诊。4天前受寒后突感头晕，发热（38.5℃），在社区医院诊为"上呼吸道感染"，输液治疗2天（具体用药不详），发热症状白天稍有缓解，第3天晚上出现言语减少、表情淡漠、行走缓慢，第4天中午来诊。症见：坐立不安，烦躁，易惊，勉强能简单对答，表情呆滞，行走更为缓慢，站立不稳，要人搀扶，正在接诊中突发意识丧失、四肢抽搐、口吐白沫、双眼上翻，抽搐约2分钟后停止，意识没有恢复，持续昏迷，目光呆滞，四肢不自主蠕动，小便失禁，大便未行。既往有肺结核、白细胞减少病史年余，现已痊愈。查体：体温37℃，脉搏75次/min，呼吸19次/min，血压 120/75mmHg。轻中度昏迷，双瞳孔散大（约 4.0mm），对光反射迟钝，压眶反射迟钝，双眼球凝视前方，有时可见不自主运动，四肢肌张力减退，四肢可见缓慢蠕动，双侧病理征（+），脑膜刺激征（+），重度异常脑电图，普遍慢波。舌暗淡苔白腻，脉弦滑。中医诊断：癫狂（痰热内闭证）。西医诊断：①意识障碍待查（病毒性脑炎？免疫性脑炎？）；②白细胞减少症。立即采取中西医结合治疗。中医给予清热化痰、醒神开窍治疗，西医给予抗病毒、激素抗炎、脱水降颅压、制酸护胃、改善脑循环、免疫球蛋白抑制免疫反应等治疗措施。入院第 2 天，患者病情继续加重，呈中度昏迷，烦躁减少，持续四肢不自主抽动，口吐白沫，舌咬伤。查：体温 38.7℃，脉搏 47～140 次 /min，呼吸 19 次 /min，血压 120/75mmHg，双瞳孔散大（4～5mm），对光反射迟钝，压眶反射迟钝，双眼球凝视前方，双侧病理征（+），脑膜刺激征（+）。脑脊液生化检查：氯化物 116mmol/L，葡萄糖 4.55mmol/L，蛋白 1.14g/L，谷丙转氨酶 948U/L，谷草转氨酶 437U/L，γ- 谷氨酰转肽酶 27U/L，乳酸脱氢酶 732U/L。血常规：淋巴细胞计数 0.52×10^9/L，单核细胞计数 0.10×10^9/L，白细胞计数 2.83×10^9/L。修正中医诊断：①温毒（痰热内闭证）；②癫痫（痰热内闭证）。修正西医诊断：①免疫性脑炎；②继发性癫痫，强直痉挛持续状态；③全身炎症反应综合征；④药物性肝损伤；⑤白细胞减少症。仍然中西医结合治疗。中医给予清热化痰、醒神开窍治疗，方用三化汤通腑逐瘀以通畅气机。药物：生大黄 40g，枳实 10g，厚朴 15g，羌活 5g，芒硝 10g，牡丹皮 10g，赤芍 10g，丹参 15g，石菖蒲 20g，连翘 20g。水煎服。安宫牛黄丸 1 丸，日 3 次，化水兑入上药中鼻饲，连用 6 天停药。西药治疗在原有基础上，加德巴金（注射用丙戊酸钠）静脉滴注抗癫痫，血必净注射液静脉滴注抗炎症反应。三化汤兑服安宫牛黄丸鼻饲 6 小时后，大便泻下 1 次，生命体征稍有好转，仍然呈浅昏迷状态。再过 12 小时后，患者苏醒，生命体征趋于平稳，体温 36.7℃，脉搏 88 次 /min，呼吸 20 次 /min，血压 130/80mmHg。随后 18 天对症治疗，患者痊愈恢复工作如常。

2. 至宝丹

（1）来源：出自《灵苑方》。

（2）临床应用：凉开方剂中的常用代表方。临床使用当以神昏谵语、身热烦躁、痰盛气粗为依据。

（3）方解：犀角（现为禁用品，用水牛角代）与麝香相配，清热开窍，共为君药。冰片与安息香均能芳香开窍，辟秽化浊，与麝香合用，开窍之力尤为显著；牛黄、玳瑁清热解毒，其中牛黄又能豁痰开窍，玳瑁还能息风定惊，牛黄与犀角同用可以增强清热凉血解毒之效，俱为臣药。朱砂、琥珀镇心安神，共为佐药。诸药相伍，共奏清热解毒、化痰开窍之效。

（4）病案举例：中风·中腑（急性脑梗死）。

某女，68岁，因突然左半身不遂半天入院。患者发现高血压15年、糖尿病7年、高脂血症8年，近半年来因家中盖房子劳累，发病当天早上9：50于活动中跌倒，突然左半身不遂，立即送医院。症见：意识障碍，半身不遂，口舌歪斜，不能言语，鼻鼾痰鸣，肢体拘急，身热不甚，静卧不烦，舌质暗红、苔黄腻，脉弦滑。头颅CT未见异常，MRI示右侧内囊急性脑梗死。中医诊断：中风·中腑（痰热内闭证）。西医诊断：右侧内囊急性脑梗死。治法：清热化痰，醒神开窍。方用羚羊角汤加减：羚羊角粉0.6g（分2次冲服），珍珠母30g（先煎），半夏10g，天竺黄6g，石菖蒲20g，远志10g，生大黄15g，夏枯草10g，牡丹皮10g，竹茹6g。中成药：鼻饲局方至宝丸、珠珀猴枣散，连用7天后停用。针剂：醒脑静注射液20ml，日2次；7天后改为醒脑静注射液30ml，日1次，再连用7天后停用。同时配合西药甘露醇脱水降颅内压4天，长期对症支持治疗。患者4天后意识转清，28天后遗留左上肢肌力3级，转康复科治疗。

按语 至宝丹与安宫牛黄丸、紫雪皆为凉开的常用代表方，有清热开窍的作用，常用于热病内闭证，合称"凉开三宝"。就寒凉之性而言，吴瑭指出"安宫牛黄丸最凉，紫雪次之，至宝又次之"，但从三方功用主治分析，则各有所长。其中，安宫牛黄丸长于清热解毒，适用于邪热偏盛而身热较重者；紫雪长于息风止痉，适用于兼有热动肝风而痉厥抽搐者；至宝丹长于芳香开窍，化浊辟秽，适用于痰浊偏盛而昏迷较重者。以上3位患者都据此选药。临床上为了便于记忆常用歌诀区别特点：稀里糊涂安宫丸（昏睡、谵妄），乒乒乓乓紫雪丹（癫痫抽搐），不言不语至宝丹（深昏迷），痰湿壅盛苏合香丸（浅昏迷）。

3. 紫金锭

（1）来源：源自宋代王璆《是斋百一选方》，原名太乙紫金锭、玉枢丹。《外科精要》始称紫金锭，由五倍子、山慈菇、千金子霜、麝香、红芽大戟组成。明代陈实功《外科正宗》在上方中加雄黄、朱砂。清代顾世澄《疡医大全》又减五倍子量。目前，市售成品大多按顾世澄所订处方生产。该品具有解毒辟秽、消肿止痛、化痰开窍功能。主治痈疽、疔疮、丹毒、痰厥、霍乱、痧胀痢疾等病。

（2）临床应用：为治疗感受时疫秽恶，或痰浊内生，而致脘腹胀满疼痛、吐泻的常用方。临床应用除上述症状外，当有舌质润而不燥，或苔厚腻或浊腻等湿浊之象。另外，治疗癌症如食管癌、贲门癌、胃癌，拓展用于脑癌。

（3）方解：方中麝香开窍通闭，辟秽解毒，行气止痛；山慈菇解毒消肿而化痰，二者合为君药。千金子霜与红大戟，一辛温，一辛寒，俱为有毒之品，皆能以毒攻毒，荡涤肠胃，攻逐痰浊，去除秽恶积垢，使邪毒速从下去；雄黄化痰辟秽，解毒消肿，三者共为臣药。佐以五倍子涩肠止泻，以防攻逐太过而伤正气；朱砂重镇安神以定惊。诸药相配，共奏开窍启闭、辟秽化浊、祛痰逐邪、解毒消肿之功。

（4）病案举例：脑癌（大脑胶质瘤病）。

韩某，女，59岁，2009年5月16日初诊。因左侧头隐痛胀痛，时痛时止8个月，加剧20天来诊。患者半年前不明原因出现头隐痛胀痛，时发时止，20天前头痛加剧，加剧5天后半夜抽搐1次，意识丧失，持续3~5分钟左右，及时送某医院，做头部MRI示"可能为右侧额叶4cm×5.5cm的少枝胶质瘤"。建议外科手术治疗，患者及家属坚决不同意手术，遂来我科。鉴于紫金锭具有解毒辟秽、消肿止痛、化痰开窍功能，主治痈疽、疔疮、丹毒等疾病，以及现代研究表明其可治疗肿瘤的特点，于是试用紫金锭于该患者，每锭重0.3g，口服，每次0.6g，日2次。半月后开始减轻，3个月后头痛明显减轻，5个月后头痛消失，紫金锭减为每次0.3g，日2次，口服。8个月后停药，至今头痛未复发，头部MRI检查示肿瘤未长大，稍有缩小。

体会：紫金锭曾多次配合西黄丸治疗脑部肿瘤，多获一定效果，多能减轻患者头痛症状，延长患者生命。治疗10余例患者有效，但未做详细统计。

4. 猴枣散

（1）来源：《上海市中药成药制剂规范》。

组方：羚羊角 3g，麝香 1.2g，猴枣 12g，月石（煅）3g，伽楠香 3g，川贝母（去心）6g，青礞石（煅成绛色，水飞）3g，天竺黄（飞）9g。

用法：上药各取净粉，除麝香、伽楠香外，先将其余药粉充分和匀，研至极细，随后加入麝香、伽楠香二味细粉和匀，瓶装固封。每次服0.3～0.6g，每日1～2次，用温开水送服。

（2）功效：清热化痰，镇痉开窍。

（3）临床应用：小儿急惊风，四肢抽搐，痰多气急，发热烦躁，喉间痰鸣，成人喘病、哮病以及久咳不愈者。

（4）方解：猴枣"治惊痫，小儿惊急，痰厥，热痰。疗痈疽，瘰疬，痰核，横痃"（《中国医学大辞典》）。羚羊角平肝息风，清肝明目，散血解毒。月石见于《三因极一病证方论》，为硼砂之别名，解毒防腐，清热化痰，"能去胸膈上焦之热"（《本草纲目》）。沉香见于《名医别录》，别名伽楠香，行气止痛，温中止呕，纳气平喘。礞石禀石中刚猛之性，体重而降，能消一切积聚痰结，消积滞，坠痰涎，诚为要药。川贝母"开郁下气化痰之药也"（《本草汇言》）。天竺黄清热豁痰，凉心定惊，"治中风痰壅，卒失音不语，小儿客忤及痫痰"（《日华子》）。麝香"走窜，能通诸窍之不利，开经络之壅遏"（《本草纲目》）。

（5）病案举例：哮病（支气管哮喘）。

杨某，女，73岁，2005年4月5日初诊。以"间断性咳嗽、咳痰10年，加重5天"入院。患者自述于10年前受凉后出现咳嗽、咳痰，咳嗽为间断性，较剧烈，痰为白色黏痰，量多，不易咳出，治疗后症状消失，此后每年经常发作，持续时间3个月以上，治疗后症状接近消失。近5天来，上述症状逐渐加重，门诊以"慢性支气管炎急性发作"收入院。发病以来，食纳少，睡眠差，大便少，小便正常。既往体健。查体：体温36.3℃，脉搏70次/min，呼吸20次/min，血压130/50mmHg。发育正常，营养中等，神志清楚；双肺呼吸运动对称、呼吸活动度对称，语颤正常，无胸膜摩擦感，双肺叩诊呈清音，肺界正常，呼吸音粗，双肺可闻及湿啰音、未闻及哮鸣音，语音共振无异常，未闻及胸膜摩擦音；心前区无隆起，未见异常搏动，心尖搏动位于左锁骨中线第5肋间内1cm，未触及震颤及抬举样搏动，心浊音界正常，心率 70 次 /min，律齐，心音有力，各瓣膜听诊区未闻及杂音；舌淡红、苔白腻微黄，脉浮滑。中医诊断：咳嗽（风热犯肺证）。西医诊断：慢性支气管炎急性发作。诊疗计划：中医治以疏风清热，宣肺化痰。方用桑菊饮（《温病条辨》）加减：桑叶10g，菊花 10g，连翘 15g，薄荷 10g，桔梗 15g，杏仁 15g，芦根 15g，挂金灯 10g，牛蒡子 15g，甘草 10g。西医用抗生素抗感染、对症支持等治疗。服药 3 天，病情不缓解，反而加重，咳嗽加剧，伴微喘，胸闷，咳大量白色黏痰及泡沫痰，喉间可闻哮鸣音，夜间胸闷喘粗更加剧。双肺听诊满布散在哮鸣音及湿啰音。舌暗红，苔心黄腻，脉浮滑数。中医诊断：哮病（痰热蕴肺证）。西医诊断：中度支气管哮喘发作期。治疗：①调整抗生素，调整电解质补液；②甲泼尼龙 120mg 静脉滴注，每 8 小时 1 次；③沙丁胺醇雾化吸入，每日 3 次；④中医治以宣肺清热、化痰降逆，方用定喘汤（《摄生众妙方》）合清金化痰汤（《医学统旨》）加减：麻黄10g，桑白皮 15g，款冬花 10g，半夏 10g，杏仁 15g（冲），白果 20g，苏子 10g，黄芩 10g，栀子 5g，桔梗 15g，麦冬 15g，贝母 10g（冲），知母 10g，瓜蒌仁 25g，陈皮 15g，茯苓 20g，甘草 10g；⑤猴枣散每次0.3g，口服，日 3 次。

上述药物用药 2 天，症状稍有缓解；服药 7 天，病情明显好转，哮鸣音明显减轻；12 天后哮鸣音消失，诸症明显好转。遂给予参苓白术散，重用北沙参，益气健脾，调胃润肺。治疗半个月后，停猴枣散，续服参苓白术散 1 个月，哮病基本控制。

（供稿人：林亚明）

参考文献

1. 林亚明.破瘀醒神法在出血性中风急性期的应用 [J]. 中医杂志，1992（5）：25-27.

2. 林亚明.清热解毒法在丘脑出血急性期的应用 [J]. 河南中医，1993，13（6）：273-275.

3. 林亚明，杨艳，王燕，等 .扶正护脑法治疗缺血性中风急性期及恢复早期的临床研究 [J]. 云南中医学院学报，2004，27（3）：31-34，53.

4. 林亚明，陈兆修 . 近 20 年紫金锭应用概况 [J]. 云南中医学院学报，1994，17
（2）：30-33.

5. 胡玉琳，林亚明 . 经方治疗失眠的研究进展 [J]. 中国民族民间医药，2016，25
（19）：91-93.

6. 伊丽娥，侯玉涛，温洋洋，等 . 抗抑郁单味中药的研究进展 [J]. 中西医结合研
究，2015，7（2）：102-105.

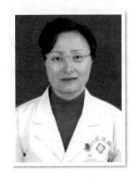

彭江云

彭江云（1961—），女，中共党员。中医内科学专业博士研究生导师。第二批全国老中医药专家学术经验继承工作继承人，云岭名医，云南省名中医，云南省中医药领军人才。

1983年于云南中医学院中医学专业本科毕业，2006年于南开大学-澳大利亚弗林德斯大学医院管理专业硕士毕业。担任国家临床重点专科、国家药物临床试验机构风湿病专业负责人；国家中医药管理局中医痹病学重点学科、重点专科风湿病科学科带头人，国家中医药管理局中医药优势学科继续教育基地（中医痹病学）、吴生元名医工作室、云南吴佩衡扶阳学术流派传承工作室负责人。兼任世界中医药学会联合会骨质疏松专业委员会副会长、风湿病专业委员会常务理事；中华中医药学会风湿病分会副主任委员、内科分会常务委员；中国中西医结合学会风湿病专业委员会副主任委员；中国民族医药学会风湿病分会副会长；国家自然科学技术基金项目评审专家；云南省中医药学会副会长、风湿病专业委员会主任委员；云南省医学会风湿病学分会副主任委员；云南省老年学学会老年医学专业委员会副主任委员等。

彭江云师从第二批全国老中医药专家学术经验继承工作指导老师吴生元，深得吴氏学术真传，在实践中积累了丰富的临床经验。从事中医临床、科研、教学及医院管理近40年，擅长诊治类风湿关节炎、红斑狼疮、强直性脊柱炎、骨关节炎、痛风、干燥综合征等自身免疫类疾病。主持国家级课题4项、省部级课题6项；获云南省科学技术进步奖一等奖1项、三等奖1项；云南省卫生科技成果奖4项。在国家级、省级期刊发表论文200余篇，任主编、副主编、编委出版专著、教材和教辅图书10余部，培养硕士研究生 36 人。曾荣获"云南省抗击非典先进个人""云南省巾帼建功标兵""全国巾帼建功标兵"，中华中医药学会"全国首届中医药传承高徒奖""全国中医医院医疗业务管理优秀工作者"，中国中西医结合学会"推动风湿病事业突出贡献奖"等。

二、医方

（一）自拟方

1. 强脊方

（1）组成：白附片 30g，桂枝 15g，川芎 15g，赤芍 15g，当归 15g，鸡血藤 15g，杜仲 15g，狗脊 15g，淫羊藿 15g，骨碎补 15g，地龙 10g，桃仁 10g，红花 10g，薏苡仁 30g，生姜 10g，大枣 10g，甘草 10g。

（2）功效：温肾强督，散寒通络。

（3）主治：强直性脊柱炎、骨关节炎等，腰痛属肾虚督寒、瘀血阻络证。

（4）方解：方中重用附子温阳散寒，益肾通络；桂枝温经通脉，散寒上痛；川芎、鸡血藤、当归、赤芍、地龙、桃仁、红花，活血通络止痛；杜仲、狗脊、淫羊藿、骨碎补，温肾壮阳，强筋健骨；薏苡仁除湿宣痹；配合生姜、大枣、甘草，护胃安中，以助化生。

（5）用法用量：白附片开水先煎 3 小时，以口尝至无麻为度，再加入其余药物水煎半小时，每剂煎 4 次，日服 3 次。

（6）注意事项：本方为"肾虚督寒，瘀血阻络"证而设，属热邪壅盛者慎用；方中祛风除湿及活血通络药物较多，脾胃虚弱者应适当配伍固护脾胃之品；临床应用本方时，中病即止，饮食宜清淡，忌生冷。

（7）临床应用：痛在上肢者，可加羌活、秦艽；痛在下肢者，加独活、怀牛膝；关节活动不利，加伸筋草；脾胃虚弱者，加石菖蒲、茯苓、波蔻。

（8）病案举例：大偻（强直性脊柱炎）。

刘某，男，23 岁，2012 年 12 月 13 日初诊。患者因腰骶部疼痛反复发作 6 年，加重 1 周求诊。患者自诉 6 年前每遇天气变化出现腰骶部疼痛，随即至当地医院就诊，诊断为"强直性脊柱炎"，治疗后疼痛减轻，间断服用"甲氨蝶呤片",病情控制不佳。2周前天气变冷,患者觉腰骶部冷痛加重,翻身困难,遂来就诊。刻下症见:腰骶部疼痛、夜间加重,翻身、弯腰困难,关节疼痛遇寒加重、得温可缓。平素畏寒,无口干口苦,纳眠可,二便正常,舌紫暗,苔薄白,脉细涩。中医诊断:大偻(肾虚血瘀)。西医诊断:强直性脊柱炎。治以温肾强督,活血通络。方以"强脊方"原方去当归,白附片加至60g,加羌活15g、独活15g、石菖蒲10g、茯苓30g、波蔻10g。5剂,水煎内服,每日3次。

二诊:2012年12月30日。患者诉服药后腰骶部冷痛减轻,畏寒症状明显改善,纳眠可,二便调。舌质紫,苔薄白,脉细涩。继予原方化裁,关节疼痛逐渐控制。

按语 《素问·痹论》:"肾痹者,善胀,尻以代踵,脊以代头。"中医认为,本病的发生与先天不足、后天失养、七情内伤、劳逸过度导致的肝肾亏虚、督脉失养,以及风寒湿热等外邪乘虚侵犯密切相关。本案患者先天不足,加之久病耗伤阳气,致使素体阳虚。督脉行于身后正中,为一身阳脉之海。阳气者,卫外而为固也。肾阳虚衰,温煦失职,阴寒内生,卫外不固,风寒湿邪乘虚痹阻经络,久病入络,不通则痛,故见腰骶冷痛、活动困难;舌紫暗,苔薄白,脉沉细,亦是肾虚督寒、瘀血阻络之像。故以强脊方温肾强督,散寒通络。方中附片加至60g以增温补肾阳之效,羌活、独活祛风散寒除湿;川芎、鸡血藤、当归、赤芍、地龙、桃仁、红花,活血通络止痛;石菖蒲、茯苓、波蔻,理气健脾,芳香化湿。全方为伍,温肾强督,散寒通络。

2. 骨痹方

(1)组成:独活15g,桑寄生15g,骨碎补15g,淫羊藿15g,怀牛膝10g,细辛6g,杜仲10g,狗脊10g,鸡血藤10g,党参20g,秦艽10g,川芎10g,白芍10g,桂心10g,大枣10g,炙甘草10g。

(2)功效:补益肝肾,强筋健骨。

(3)主治:痹病属肝肾亏虚者。

(4)方解:方中重用独活,辛苦微温,善治伏风,除久痹,且性善下行,以祛下焦与筋骨间的风寒湿邪;桑寄生、杜仲、狗脊、怀牛膝补益肝肾而强壮筋骨,且桑寄生兼可祛风湿,怀牛膝尚能活血以通利肢节筋脉;骨碎补、淫羊藿温肾壮阳以助命门;秦艽祛风湿,舒筋络,清虚热;

细辛入少阴肾经，长于搜剔少阴经风寒湿邪，又除经络留湿；桂心温经散寒，通利血脉；痹病日久肝肾两虚，气血不足，川芎、鸡血藤养血和血，党参、大枣、甘草健脾益气；白芍与甘草相合，尚能柔肝缓急，以助舒筋；甘草又能调和诸药。以上诸药合用，具有补肝肾、益气血之功。

（5）用法用量：冷水煎半小时，每剂煎4次，每次150ml，日服3次。

（6）注意事项：饭后服药。

（7）临床应用：病在上肢，加威灵仙、羌活、桑枝；腰脊疼痛，加续断、补骨脂、姜黄；关节屈伸不利，加伸筋草、透骨草；汗多者，加麻黄根、浮小麦、倒提壶、糯稻根；眠差者，加首乌藤、制远志、酸枣仁；久病气血亏虚，加白术、当归、熟地黄、生地黄；脾胃虚弱者，加石菖蒲、茯苓、波蔻。

（8）病案举例：骨痹（双膝骨关节炎）。

方某，女，60岁，2016年11月13日初诊。患者因双膝关节疼痛反复发作10余年，加重伴活动不利半年求诊。患者诉长期从事重体力劳动，10年前淋雨后出现双膝关节冷痛，患者自行使用药酒、膏药（具体不详）外用，后疼痛可缓解，但每遇天气变化、劳累后加重。半年前感双膝关节疼痛再发加重，伴下肢乏力，屈伸不利，患者随即来诊。现症见：双膝关节疼痛，下蹲困难，夜间自觉关节蒸热。平素怕风寒，乏力、腰酸耳鸣、秋冬手脚冰凉，进食后易腹胀，纳眠可，二便调，舌质红苔薄白，脉沉细。查双膝正侧位片提示双膝关节间隙变窄。中医诊断：骨痹（肝肾亏虚）。西医诊断：双膝骨关节炎。治则：滋补肝肾，益气养血，强筋健骨。拟方：骨痹方加当归20g、生地黄15g、伸筋草10g、石菖蒲10g、白豆蔻10g、生姜3片（患者自备）。10剂，水煎内服，日服3次。

二诊：2016年11月28日。患者诉服完上方后，双膝关节疼痛及腰酸减轻，活动度改善，腹部仍胀闷不适。纳眠可，二便调。舌质红，苔薄白，脉弦细。原方去秦艽、怀牛膝、伸筋草，予10剂内服，关节疼痛症状逐渐得以控制。

按语 骨关节炎属于中医"痹病"范畴，多见于中老年人，《素问·五脏生成》："肝之合筋也，其荣爪也""肾之合骨也"。肝藏血主筋，宗筋主束骨而利机关，肝之气血充足则筋力强健，肢体关节屈伸有力而灵活；肾藏精，主骨生髓，肾精气盛衰，可影响骨骼的生长荣枯。患者年过六旬，肝肾两亏，加之久病耗气伤精，精血不足，筋失所养，骨髓失充，致双膝疼痛、活动不利、腰膝酸软、乏力。肝肾阴亏，虚热内生，故夜间双膝蒸热；阳虚不得温煦四肢，则手脚冰凉；卫外不固，则畏风寒；脾运失健，则腹胀。当以骨痹方祛风湿，补肝肾，益气血，强筋骨。原方中加当归、生地黄以养血益阴，补肝体以助肝用；伸筋草以伸筋舒经；石菖蒲、白豆蔻理气醒脾，以助气血化生；生姜、大枣、甘草护胃安中。

（二）成方应用

1. 银翘二陈汤

（1）来源：银翘二陈汤由银翘散与二陈汤合方化裁而来。银翘散出自《温病条辨》，有辛凉透表、清热解毒之功，用于温病初起；二陈汤出自《太平惠民和剂局方》，有燥湿化痰、理气和中之效，主治湿痰证。

（2）临床应用：常用于治疗咳嗽、感冒、喉痹属外感风热证。咳喘痰多者，常加苦杏仁、前胡、百部、桑白皮；咽痛、痰黄难咳，加炒黄芩、板蓝根；目眼干涩者，加密蒙花、谷精草、野菊花。

（3）方解：金银花、连翘疏散风热，清利头目，解毒利咽；薄荷、牛蒡子辛凉透表；荆芥、淡豆豉辛温，增强辛散透表之力；桔梗宣肺利咽止咳，引药上行；芦根、竹叶清热生津；合二陈汤以理气化痰；甘草护胃安中，调和诸药。

（4）病案举例：感冒（急性上呼吸道感染）。

李某，女，42岁，2016年11月10日初诊。患者因发热伴咽痛3日求诊。患者诉3日前夜间出现发热、咽喉灼热疼痛，自测体温38.3℃，自服"西瓜霜含片"后咽痛稍减轻。刻下症见：发热、周身酸痛、咽喉灼热疼痛，口干喜冷饮，咳嗽，咳少量黄痰，喷嚏，流清涕，目精干涩胀闷，纳眠可，小便可，大便干，舌尖红，苔薄黄少津，脉浮数，测体温37.7℃。中医诊断：感冒（风热犯表）。西医诊断：急性上呼吸道感染。治则：疏风解表，止咳利咽。拟方：银翘二陈汤加苦杏仁10g、前胡10g、百部10g、桑白皮10g、炒黄芩10g、板蓝根10g、野菊花10g，3剂，水煎内服，日服3次。

二诊：2016年11月16日。患者诉诸症痊愈，体温正常。

（按语）感冒因外感所致者常为风寒、风热，可夹暑、夹湿、夹燥。咽喉红肿疼痛与否，是区别风寒证与风热证的主要依据之一。本案患者发热、身痛、咽喉灼痛、痰黄、口干喜冷饮、大便干，结合舌脉象，当属风热犯表之证，故以银翘二陈汤加减，以辛凉解表，利咽止咳。方中苦杏仁、百部、桑白皮、前胡降气化痰，桔梗、黄芩、板蓝根、野菊花清热解毒、凉血利咽、清利头目。

2. 右归丸

（1）来源：《景岳全书》。有温补肾阳、填精益髓之效，主治肾阳不足、命门火衰证。

（2）临床应用：常用于治疗腰痛、骨痹、尪痹、红斑狼疮等属肾阳不足者。

（3）方解：方中附子、肉桂、鹿角胶温补肾阳，温里祛寒，填精益髓；熟地黄、山药、山茱萸、枸杞滋阴益肾，养肝补脾，阴中求阳。杜仲、菟丝子补阳益阴，强筋健骨，且菟丝子又能固精缩尿；配合当归养血和血。诸药配合，共奏温补肾阳、填精益髓之功。

（4）病案举例：腰痛。

何某，男，36 岁，2015 年 2 月 14 日初诊。患者因腰膝酸冷疼痛反复发作 2 年，加重 3 个月就诊。患者 2 年以来常感腰膝酸冷疼痛、夜间明显，未重视。自入冬以来，感腰膝酸冷疼痛加重，伴腿软乏力，遗精频繁。为求进一步诊治来诊。刻下症见：腰膝酸冷疼痛，腿软乏力，屈伸不受限，每周遗精 2～3 次，平素畏寒喜暖，口干不欲饮，耳鸣，纳眠可，夜尿清长量多、每晚 3～4 次，大便稀溏、日行 1 次，舌淡胖、边有齿痕，苔白，脉沉弱。查腰椎 CT 未见异常。中医诊断：腰痛（肾阳不足证）。西医诊断：腰痛原因待查？方用右归丸加淫羊藿 15g、补骨脂 10g、狗脊 10g、益智仁 10g、乌药 10g、炒薏苡仁 20g，5 剂，水煎内服，日服 3 次。

二诊：2015 年 2 月 26 日。腰膝酸冷疼痛减轻，夜尿每晚 1～2 次，口中津液增多，自汗，遗精，偶发耳鸣，纳眠可，大便可，舌淡红苔薄白，脉细。原方加浮小麦 10g、倒提壶 10g，10 剂，水煎服。诸症悉渐好转。

按语 肾为先天之本，主骨生髓充脑，主藏精，主生长发育生殖与脏腑气化，主水主纳气。腰为肾之府，肾精不足，腰脊失养，脑髓失充，则腰酸腿软、耳鸣；阳虚不温，则畏寒、冷痛；气化失司，则夜尿频多、口干；肾失封藏，则遗精；火不暖土，则大便稀溏。结合舌脉象，当属肾阳不足证。法当以右归丸温补肾阳，填精封髓。原方配伍淫羊藿、补骨脂、狗脊以温肾阳、强腰膝；益智仁、乌药温肾固精止遗；炒薏苡仁健脾化湿止泻。二诊患者阳气来复，蒸腾津液外出故自汗，遂加浮小麦、倒提壶固表止汗，以防汗多伤正。

（供稿人：彭江云）

参考文献

1. 吴生元，彭江云.中医痹病学 [M].昆明：云南科技出版社，2014：284.

2. 赵杼沛，彭江云.彭江云教授应用玉屏风桂枝汤经验介绍 [J].云南中医中药杂志，2012，33（4）：5-6.

3. 吴生元.扶阳存津　擅用温通大法：吴生元学术思想与临床经验集 [M].北京：中国中医药出版社，2015.

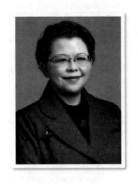

熊磊

一、医事小传

熊磊（1963— ），医学硕士，二级教授，博士/硕士研究生导师。第六批全国老中医药专家学术经验继承工作指导老师，云南省名中医。云南中医药大学校长，第八届国家卫生计生突出贡献中青年专家，云南省中医药领军人才。国家中医药管理局重点学科"中医儿科学"学术和学科带头人，云南省中医治未病理论应用研究创新团队带头人。

兼任中华中医药学会儿科分会主任委员，世界中医药学会联合会儿科专业委员会副会长，中国民族医药学会儿科分会副会长，云南省中西医结合学会会长，云南省中医药学会儿科专业委员会主任委员，云南省中西医结合学会儿科专业委员会主任委员等。

擅长治疗儿科常见病及疑难病，处方用药具有廉、简、稳、效的特色，提出"咳嗽证治三期九法""治疗肥胖还须健脾""治疗厌食还须补肾""肺气虚与黏膜免疫低下相关"等学术观点，并被教材采纳。致力于中医芳香疗法研究，形成从基础、应用到产品开发的架构和体系，开创了芳香疗法进大学、进医院、进讲坛的先河。发表学术论文100余篇。在《春城晚报》开设"熊磊教授育儿经"专栏，在《微健康》杂志开设"幼幼心经"专栏。主编、副主编、参编教材、专著15部，主持国家自然科学基金项目2项、云南省科技计划项目重大专项1项、云南省自然科学基金等项目8项、云南省教育厅重大项目1项，获国家专利授权3项、医院制剂批文1项，获云南省科学技术进步奖三等奖2项，云南省高等教育教学成果奖一等奖、二等奖各2项，云南省卫生科技成果奖二等奖1项、三等奖2项。

二、医方

（一）自拟方

1. 加味泻白散

（1）组成：炙麻黄 5g，杏仁 10g，炒黄芩 10g，炙桑白皮 10g，地骨皮 10g，青黛 5g，海蛤粉 10g，紫菀 10g，百部 10g，浙贝母 5g，白豆蔻 5g，甘草 5g。

（2）功效：泻肺清热，止咳平喘。

（3）主治：肺中伏火，肺气上逆所致咳喘。《素问·至真要大论》曰："诸逆冲上，皆属于火。"故以咳逆气急为关键指征。症见：咳剧，咳逆气急、甚则遗溺，皮肤蒸热、日晡尤甚，痰难咳，痰中带血，口干，舌红苔黄，咽红。

（4）方解：方中炙麻黄辛散而微兼苦降之性，归肺、膀胱经，可外开皮毛之郁闭，以使肺气宣畅，风邪表散，内降上逆之肺气，以复肺司肃降之常，善平喘，为治肺气壅遏所致喘咳要药；杏仁味苦降泄，肃降兼宣发肺气而能止咳平喘，二药配伍宣肺降气。桑白皮味甘性寒降，主入肺经，能清泻肺火，兼泻肺中水气而平喘；地骨皮甘寒，善清泻肺热，除肺中伏火，则清肃之令自行；黄芩性味苦寒，主入肺经，善清上焦之肺热；黛蛤散清肝化痰，主治肝火犯肺之咳嗽痰多；紫菀、百部常相须为用，止咳化痰；浙贝母清热化痰，散结解毒；白豆蔻调味健胃；甘草性味甘平，具有平喘止咳、调和诸药之功。本方清肝与润肺并用，宣肺与降气结合，共奏泻肺清热、止咳平喘之效。

（5）用法用量：上述剂量适用于体重在 10～30kg 的患儿。开水浸泡 20 分钟，煮沸 15 分钟，煎煮 3 次取汁 160～200ml，煮沸备服。日服 3 次，每次 40～50ml，餐后 30 分钟服用。每剂可服用 4 次。

（6）注意事项：服药期间饮食宜清淡，忌食辛辣油腻刺激之品及发物。

（7）临床运用：痰多黄稠者，加鱼腥草、天花粉；痰中带血者，加仙鹤草、白茅根；口渴、口干甚者，加天花粉、芦根；咽痒者，加刺蒺藜、木蝴蝶；咽痛明显，加射干、牛蒡子；呕吐，加竹茹、芦根。

（8）病案举例：咳嗽。

熊磊

陶某，男，6岁，因"反复咳嗽2个月余，加重3天"就诊。患儿久咳不愈，咳嗽气急，以夜间咳甚为主，甚至整夜不能入睡。患儿2个月前出现咳嗽气急，在昆明某医院查胸片、呼吸道九联检等均未见异常，肺通气功能检查无异常，但咳嗽反复发作，每遇季节交替或气候变化则咳嗽加重。3天前，患儿感寒后再次出现咳嗽，昼夜均咳，影响睡眠，咳嗽剧烈时常常面红目赤。给予吸入用布地奈德混悬液2ml，加硫酸特布他林雾化液2ml/次，每日1次雾化吸入。就诊时症见：咳嗽剧烈、甚则呕吐，咳少量痰，咽痒，鼻塞，流涕，纳眠差，二便可，舌质红、苔黄少津，脉弦数。查体：神清，一般情况可，咽充血（+），双扁桃体Ⅱ度肿大，未见脓点及脓性分泌物，双肺呼吸音粗、未闻及干湿啰音，心腹（-）。加味泻白散加减：炙麻黄5g，杏仁10g，炒黄芩10g，炙桑白皮10g，地骨皮10g，青黛5g，海蛤粉10g，紫菀10g，百部10g，刺蒺藜10g，木蝴蝶3g，白豆蔻5g，甘草5g。

服药3剂后复诊，患儿咳嗽明显减轻，咽不红，舌红少津。上方去青黛、海蛤粉，加五味子5g、麦冬10g，养阴润肺，清肃降逆止咳，再服2剂后咳止。

接语 《幼幼集成·咳嗽证治》云："清晨嗽者属痰火，午前嗽者属胃火，午后嗽者属阴虚，黄昏嗽者火浮于肺，五更嗽者食积滞于三焦。"用此方患者多为久咳不愈，夜咳明显。《素问·至真要大论》曰："诸逆冲上，皆属于火。"《景岳全书·杂证谟·咳嗽》谓："盖干咳嗽者，以肺中津液不足，枯涸而然。"治疗应清肝与润肺并用，宣肺与降气结合，治以清肝肃肺、宣肺止咳为主，契合小儿肺脏娇嫩、肝常有余的特点。方中麻黄宣肺降气平喘，百部润肺止咳，桑白皮泻肺火兼泻肺中水气而平喘，地骨皮泻肺中伏火，杏仁止咳平喘，黄芩清肺热，黛蛤散清肝火又泻肺热，紫菀、百部止咳化痰，刺蒺藜泻肺气而散肝风，木蝴蝶清肺利咽，甘草平喘止咳、调和诸药。本方清肝与润肺并用，宣肺与降气结合，共奏滋阴润燥、清肝肃肺、宣肺止咳之效。

2. 加味千金苇茎汤

（1）组成：芦根15g，藿香10g，苍耳子10g，天花粉10g，皂角刺10g，白芷10g，桃仁5g，路路通10g，射干10g，薏苡仁15g，冬瓜仁10g，连翘10g，甘草5g。

（2）功效：清热解毒，排脓消肿，通窍。

（3）主治：鼻渊。症见鼻塞，涕浊，嗅觉不灵或消失，头昏头痛，眠鼾，小便黄，舌红苔黄腻。

（4）方解：方中芦根甘寒，归肺脾经，清透肺热，祛痰排脓；藿香归脾胃肺经，辛散而不峻烈，微温而不燥热，芳香化浊，通利九窍；苍耳子辛甘温，散风除湿，通窍止痛，三药合用清热化湿为君。白芷辛温，归肺大肠胃经，通窍止痛，消肿排脓；天花粉甘苦微寒，归肺胃经，清热生津，消肿排脓；皂角刺始载于《本草图经》，辛散温通，脓成可排，未成能消，三药合用消痈止痛；桃仁甘平，归心肝大肠经，活血祛瘀，消痈排脓，润肠通便；路路通苦平，归肝肾经，祛风活络、开窍，以上五味，共为臣药。连翘苦微寒，归肺心经，清热解毒，消痈散结；射干苦寒，归肺经，疗咽闭，消痈毒；冬瓜仁甘微寒，清热化痰，消痈排痰；薏苡仁甘淡，归脾肺经，健脾渗湿，清热排脓，为佐药。甘草甘平，调和诸药。

（5）用法用量：上述剂量适用于体重在 10～30kg 的患儿。冷水浸泡 20 分钟，煮沸 15 分钟，煎煮 3 次取汁 160～200ml，混合煮沸备服。日服 3 次，每次 40～50ml，餐后 30 分钟服用。每剂可服用 4 次。

（6）注意事项：饮食宜清淡，忌食辛辣油腻刺激之品。

（7）临床运用：扁桃体红肿、溢脓，加青黛、马勃，清热解毒；扁桃体肿大明显、无脓点，加玄参、夏枯草。

（8）病案举例：鼻鼽（鼻窦炎）。

李某，男，6 岁。2015 年 9 月 24 日初诊。患儿感冒愈后仍鼻塞、流浊涕，睡卧不宁，打鼾，自诉头昏头痛，小便色黄，大便难，舌质红苔黄腻，脉滑数。诊断：鼻鼽（鼻窦炎）。辨为湿热蕴肺，治以清热化湿、通窍排脓。方用加味千金苇茎汤加减：芦根 15g，藿香 10g，苍耳子 10g，天花粉 10g，皂角刺 10g，白芷 10g，桃仁 6g，路路通 10g，射干 10g，薏苡仁 15g，冬瓜仁 10g，连翘 10g，白豆蔻 5g，甘草 5g。服药 3 剂后，告知症状明显缓解。效不更方，再进 3 剂后告愈。

按语 此为脾经湿热，湿浊之邪停聚鼻窦所致。湿蕴热盛则流浊涕，浊涕腐化则味臭，湿浊上犯则头昏头痛。故以芦根、藿香、苍耳子清热排脓、芳香除湿通窍为君；皂角刺、天花粉、白芷排脓消肿，桃仁、路路通理气活血通关窍，为臣；薏苡仁、冬瓜仁、连翘清热化湿，共为佐使

熊磊

药。诸药合用，共奏清热解毒、排脓消肿、芳香通窍之功。苇茎汤为治肺痈名方，源于唐代孙思邈《备急千金要方》卷十七，"治咳有微热，烦满，胸心甲错，是为肺痈"。肺开窍于鼻，苇茎汤既可治疗肺中脓痈，亦可治肺之外候鼻之脓痈。

3. 加味银翘散

（1）组成：金银花 10g，连翘 10g，荆芥 10g，薄荷 5g，防风 10g，地肤子 10g，紫草 10g，炒黄芩 10g，刺蒺藜 10g，绿豆 10g，甘草 5g。

（2）功效：清热利湿，凉血解毒。

（3）主治：湿疹。皮肤表面有粟粒样点片状斑丘疹，有渗出，皮色红，伴烦躁、睡卧不宁、口渴、便秘等，舌质红，苔薄黄，指纹紫。

（4）方解：方中金银花既能宣散风热，还善清解血毒；连翘长于透热达表而疏散风热；荆芥芳香逐秽，散热解毒，共为君药以清热解毒。薄荷发散风热，透疹解毒，祛风止痒；防风、地肤子祛风止痒，后者还可清利胎热，共为臣药以祛风透疹。绿豆、炒黄芩、紫草清热解毒；刺蒺藜辛苦微温，平肝解郁，祛风止痒；甘草缓急解毒，共为佐使药。诸药配伍使用，共奏清热利湿、凉血解毒之效。

（5）用法用量：上述剂量适用于体重为 10～30kg 的患儿。冷水浸泡 20 分钟，煮沸 15 分钟，煎煮 3 次取汁 160～200ml，混合煮沸备服。日服 3 次，每次 40～50ml，餐后 30 分钟服用。每剂可服用 4 次。

（6）注意事项：饮食宜清淡，忌食辛辣油腻刺激之品。

（7）临床运用：渗出明显者，加黄柏、薏苡仁；瘙痒甚，加白鲜皮、徐长卿。

（8）病案举例：湿疹。

文某，男，2 个月，2011 年 10 月 24 日就诊。患儿周身散在红色皮疹月余，以头面部为甚，痒甚，时挠抓，皮损表面潮湿，部分皮疹溃破，边缘结黄痂，睡卧不宁，纳可，大便稀。其母素有过敏史，且孕期喜食辛辣之品。查体：患儿精神好，咽充血（＋），心肺可，腹软无压痛，舌质红，苔白稍腻，指纹紫。诊为湿疹，湿热型。治宜清热利湿，凉血解毒。方药：金银花 5g，连翘 5g，荆芥 5g，薄荷 5g，炒黄芩 5g，防风 10g，刺蒺藜 10g，地肤子 5g，紫草 5g，薏苡仁 10g，甘草 3g。6 剂，水煎服，药渣煎水洗澡。

2011 年 11 月 6 日复诊：上症明显减轻，无新的皮疹出现，渗出减少，结痂脱落，瘙痒减轻，纳眠可，大便偏稀。查体无特殊，舌质淡，苔白腻。治以健脾利湿为主。方药：荆芥 5g，白术 10g，茯苓 10g，怀山药 10g，薏苡仁 10g，赤小豆 10g，地肤子 10g，刺蒺藜 10g，莲子 10g，枯芩 5g，白豆蔻 5g，紫草 5g，甘草 5g。又服 3 剂，后诸症悉除。

按语　《幼科发挥·胎疾》云："儿之初生，有病多属胎毒。"此病多系母孕时，受非时之邪，或嗜食辛辣厚味，或素多恼怒，气郁化火、七情内火妄动，致湿热蕴于血分，遗于胎儿成毒，胎毒之火邪上炎，客于肌肤，与血气相搏，外泄于肌肤所致。正如《外科正宗》记载："奶癣，儿在胎中，母食五辛，父餐炙煿，遗热与儿，生后头面遍身发为奶癣，流脂成片，睡卧不安，瘙痒不绝。"

本病因胎毒遗患所致。首诊以加味银翘散治之。《理瀹骈文》说："外治之理，即内治之理；外治之药，亦即内治之药。所异者，法耳！"药渣煎汤洗澡，内外合治，协同增效。湿疹的内因多责之于脾虚，治病必求其本，故缓解期治疗以健脾利湿为主。

（供稿人：熊磊　陈柏君）

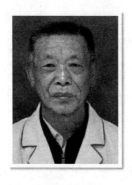

朱运凯

一、医事小传

朱运凯（1939— ），昭通市中医医院眼科主任医师，云南省第二、第三批中医药师带徒工作指导老师。享受国务院政府特殊津贴专家。

1958 年考入昆明医学院（除学西医外也学中医），1963 年于昆明医学院毕业，分配至昭通专区医院（现昭通市第一人民医院），首开眼耳鼻喉科。1968 年，朱运凯根据《目经大成》记载，从颞侧扁平部做白内障针拨套出术，治疗 88 例。1982 年 4 月参与筹建昭通地区中医院住院大楼，首开五官科门诊及住院部，任五官科主任、业务副院长、院长顾问。1984 年至上海中医学院学习中医 1 年，1985 年任云南省医学会第五届眼科学会、耳鼻咽喉科学会委员，昭通市医学会副会长、中医学会常务委员。全国中医、中西医结合科研协作组青光眼组成员（顾问是湖南中医眼科名老中医李熊飞）。今已从事中医、中西医结合工作 50 余年，勤勤恳恳，医德高尚，深得患者好评。

精于眼科，擅长眼科、耳鼻咽喉科疾病的诊治。学术思想如下：

（1）强调治疗外障以祛风为要：外障指眼睑、两眦、黑睛生翳，《证治准绳》名"聚星障"，及时祛风可速愈，若深入可波及黄仁。治疗方剂有祛风湿热之银翘荆防汤，祛燥湿之加减羌活胜风汤，祛风益气之助阳活血汤等。

（2）内障疾病从肝论治：内障发生在瞳神、晶珠、神膏、视衣等眼内各层。《黄帝内经》记载肝开窍于目、肝和则目能辨五色等理论。如眼外观正常，单目或双目失明属暴盲，包括视网膜动静脉阻塞、视网膜脱离、急性视神经炎等。从肝论治是主要原则，肝郁则疏肝气，气滞则行气，阴虚阳亢则平肝潜阳，瘀血阻滞则破血祛瘀；疏肝行气，继而活血化瘀，调肝理气，血脉疏通则益气养血，养肝明目。眼底血证是眼科常见多发病，除上述外，包括高血压、糖尿病等导致者，不宜单纯止血，而宜尽早活血化瘀、理气通络，辨病与辨证相结合。强调脏腑辨证应把握时机，随证施治，或清泻肝胆，或滋阴降火，或疏肝健脾，或健脾养心，或温肾健脾，使机体阴平阳秘。

（3）中西医结合继承创新，把先进科技运用于临床，完成上级下达的防盲各项任务：20世纪60年代，在昭通率先开展角膜移植、白内障α糜蛋白酶冰冻硅胶及囊外摘出。1981年在昭通市首开青光眼小梁切除术，1986—1988年分别开展玻璃体切割及小切口白内障人工晶体植入，使昭通白内障盲人术后不必戴上沉重的眼镜。开展耳鼻咽喉科乳突附窦根治扁桃体挤切、支气管异物取出、声带小结摘除，救治众多重症疑难病患者，无医疗事故。1986年积极响应到20世纪末将盲率降至0.3%的任务，担任昭通市卫生局防盲指导组副组长、康复研究中心主任，开办盲低视力流行病学调查及三届白内障手术学习班，共培训流调人员150余人，下到昭阳、镇雄等10个县乡镇开展盲低视力流调25 476人，盲率0.48%。夜以继日地开展白内障手术，在云南省残疾人联合会的配合下5年完成3236例。1997年5月《云南日报》以"光明天使"进行报道。1987年获云南省卫生厅"防盲流调先进个人"；1992年获昭通市委"优秀共产党员"；1993年获云南省卫生厅、云南省民政厅及云南省残疾人联合会"三项康复工作先进个人"；2001年9月获昭通市人民政府"昭通九五扶残助残先进工作者"。在《云南中医学院学报》《内蒙古中医药》等省级以上刊物发表论文20余篇。获昭通市科学技术进步奖10余项（其中"人工晶体植入""玻璃体切割术""昭通地区盲低视力流行病学调查""球内异物取出"为第一完成人）。成立中医药特色治疗室，开展具有中医特色的各种手术治疗，如眼部离子导入、敷贴等，针灸治疗近视、眼睑下垂、斜视、面瘫等。现昭通市中医医院眼科是国家级重点专科、云南省中医眼科重点专科。

积极防治眼外伤。撞击伤目及真瞳破损属于眼外伤，在昭通市流行病学调查中占单眼盲第二位。在撞击伤目中，如真晶破损必须分秒必争地清创缝合，用大蓟、小蓟止血，桃仁四物汤行气活血，丹参、三七、红花、川芎做药物离子导入，获得较好的疗效。十分关注儿童、青少年近视、远视、弱视的防治。1983 年创办近视防治学习班，全区校医、保健人员、眼科医生 50 多人参加，推广具有中医特色的眼部穴位按摩和保健操。

二、医方

（一）自拟方

1. 退翳汤

（1）组成：大青叶 20g，防风 10g，荆芥 10g，夏枯草 10g，桑叶 12g，谷精草 12g，菊花 12g，蝉蜕 12g，青葙子 12g，密蒙花 12g，木贼草 12g，生地黄 15g，牡丹皮 10g，甘草 6g。

（2）功效：疏风清肝，明目退翳。

（3）主治：聚星障，即单纯疱疹性角膜炎。

（4）方解：大青叶清热解毒，荆芥、防风疏风清肝、透达表邪，为君药；夏枯草、桑叶、谷精草、菊花、青葙子、木贼草、蝉蜕、密蒙花疏风散翳，为臣药；生地黄、牡丹皮减缓君药伤阴之弊；甘草调和诸药。

（5）用法用量：冷水浸药 1 小时，煎药液 2 次，取汁 250ml，于早晚 2 次服用，2 日 1 剂。嘱患者煎药过程中使用蒸汽熏患眼（根据患者耐受度决定时间长短，通常约 10 分钟）。

（6）注意事项：脾胃虚寒慎用，饮食宜清淡，忌辛辣之品。

（7）临床应用：肝胆火炽，加柴胡、龙胆、栀子；肝经湿热，加薏苡仁、杏仁、蔻仁、藿香；阴虚夹风，加生地黄、羌活、当归。

（8）病案举例：聚星障（单纯疱疹性角膜炎）。

李某，28 岁，2014 年 12 月 1 日初诊。病史：右眼发红，干涩畏光，流泪 2 个月余，曾口服鱼肝油、维生素 B_1、维生素 B_2 等，效果不佳。舌尖红，苔薄黄，脉平。左眼白睛抱轮红赤，黑睛中央树枝状翳膜。中医辨证为肝经风热证；治宜平肝清热。方用：大青叶 20g，荆芥、防风、决明子、夏枯草各 10g，桑叶、谷精草、菊花、蝉蜕、青葙子、密蒙花、木贼草各 12g，柴胡 10g。服 15 剂，白睛红赤消退；服 24 剂，白翳变薄。

按语 黑睛生多个星翳，或连缀，或团聚，伴有畏光流泪、沙涩疼痛的眼病，《证治准绳·杂病》称为聚星障。此病易反复，常在热病后，或慢性疾病、月经不调等阴阳气血失调的情况下发病，多单眼为患，也可双眼同时或先后发生。治疗不及时，可发生花翳白陷、凝脂翳等症，愈后遗留瘢痕翳障，影响视力，且病情较长。聚星障类似于西医的单纯疱疹性角膜炎。故用退翳汤以疏风清肝，明目退翳，迅速缓解临床症状，降低复发率，缩短患者的治愈时间。

2. 桑菊荆防汤

（1）组成：桑叶 15g，菊花 10g，荆芥 10g，防风 10g，刺蒺藜 10g，决明子 20g，木贼 15g，蝉蜕 10g，白鲜皮 10g，苦参 10g，黄芩 12g，紫草 10g，赤芍药 15g，牡丹皮 15g，柴胡 10g，前胡 10g，甘草 3g。

（2）功效：祛风清热，除湿止痒。

（3）主治：眼弦赤烂（鳞屑性睑缘炎）。

（4）方解：方中桑叶、菊花、荆芥、防风、柴胡疏风清热，为君；紫草、黄芩、前胡、刺蒺藜清泻肺火，为臣；白鲜皮、苦参除湿止痒，为佐，协助加强君药功效；决明子、木贼、蝉蜕明目，赤芍、牡丹皮凉血，为佐；甘草调和诸药。诸药合用，共奏祛风清热、除湿止痒之效。

（5）用法用量：冷水 500ml 浸药 30 分钟，煮沸 5 分钟，过滤后取汁 300ml，盛在容器中，先用药汁蒸汽熏眼 10 分钟，待药汁凉后服用 250ml，余 50ml 用纱布蘸药汁擦患眼约 5 分钟。每日 1 剂，内服加熏擦 3 次，连续治疗 1～3 周。

（6）注意事项：脾胃虚寒者慎用，饮食宜清淡，忌酸冷之品。

（7）临床应用：伴目痒，加地肤子 10g、薄荷 10g；伴目赤，加淡竹叶 10g、木通 6g。

（8）病案举例：双眼睑缘炎（鳞屑性）。

患者，女，50岁，2015 年 3 月 5 日因"双眼红、痒、干涩、刺痛、畏光不能睁眼半年"来就诊。伴口干，小便黄。2 年前在外院诊断为"双眼睑缘炎"，经 10 余种眼液滴眼，病情无好转。查视力：右眼 0.8，左眼 0.6。双眼睑周围皮肤潮红延及眉毛，前额及颧部皮肤潮红，睑缘充血潮红，睫毛和睑缘表面附着银屑，睫毛及眉毛脱落，稀疏不整，有部分秃睫。舌红，苔白，脉弦细。诊断：双眼睑缘炎（鳞屑性）。治以祛风清热。方予自拟桑菊荆防汤：桑叶 15g，菊花 10g，荆芥 10g，防风 10g，刺蒺藜 10g，决明子 20g，木贼 15g，蝉蜕 10g，白鲜皮 10g，苦参 10g，黄芩 12g，紫草 10g，赤芍药 15g，牡丹皮 15g，柴胡 10g，前胡 10g，甘草 3g。水煎服加熏擦，6 剂。

2015 年 3 月 12 日二诊：双眼痒、干涩刺痛、畏光等诸症明显缓解，已可正常睁眼。查：双眼睑周围皮肤潮红消退，睫毛和睑缘表面仍附着少许鳞屑。方药：上方去黄芩、牡丹皮，加玄参 15g、麦冬 15g。水煎服加熏擦，3 剂。

2015 年 3 月 19 日三诊：双眼偶痒无刺痛，查双眼睑缘无充血，睫毛部分生长，根部附着少许鳞屑。方药：继服上方，水煎服加熏擦，6 剂而愈。

按语 对于慢性睑缘炎，《银海精微》称"眼弦赤烂"，又称"风弦赤眼"；《目经大成》称"眦帷赤烂"。本病多为血热生风或血虚风燥，根据"治风先治血，血行风自灭"原则，治以祛风为主，配以养血、凉血、润燥药物，自拟桑菊荆防汤祛风清热，除湿止痒，取得良好效果。

3. 消渴内障方

（1）组成：山药 10g，黄精 10g，玉竹 10g，葛根 15g，茯苓 12g，枸杞 10g，仙鹤草 30g。

（2）功效：养阴润燥，生津止渴。

（3）主治：消渴内障（糖尿病视网膜病变）。

（4）方解：山药健脾补肺，固肾益精，消渴；黄精补肾健脾，强筋壮骨，润肺生津；玉竹养肺润燥，生津止渴；葛根升阳解肌，透疹止泻，除烦止渴；茯苓利水渗湿，健脾宁心；枸杞补肾润肺，补肝明目，延缓衰老；仙鹤草止血不伤阴。

（5）用法用量：上方药研磨成粉，每日服用 30g。

（6）注意事项：改善饮食结构，适当运动，降低高血压、高血脂。

（7）临床应用：气阴两虚，加沙参、麦冬；眼底出血，加蒲黄、益母草、阿胶、丹参、藕节；视网膜水肿，加薏苡仁；黄斑、硬性渗出，加山楂、鸡内金。

（8）病案举例：消渴内障（糖尿病视网膜病变）。

欧某，女，65 岁。患糖尿病 5 年，服"二甲双胍"，视力减退（双眼 0.2），眼底微血管瘤，于 2008 年 7 月 21 日就诊。空腹血糖 10mmol/L，谷丙转氨酶 45U/L，尿素氮 8.5mmol/L，1 年来体重减轻 5kg，改口服中药。山药 10g，黄精 10g，玉竹 10g，葛根 15g，茯苓 12g，枸杞 10g，仙鹤草 30g。上方药研磨成粉，每日服用 30g。半年后复查空腹血糖 6mmol/L，出血大部分吸收，双眼视力 0.5。

按语 消渴内障是阴阳两虚兼血瘀逐渐发展变化所致，气阴亏虚是本，气滞血瘀是标。采用消渴内障方健脾补肺，固肾益精，养阴润燥，生津止渴，明目，从而降低血糖，延缓衰老。

4. 葛根明目汤

（1）组成：葛根 30g，党参 20g，枸杞 12g，当归 10g，生地黄 10g，川芎 10g，丹参 30g，夜明砂 12g，补骨脂 12g，鹿角片 12g，肉桂 20g（后下）。

（2）功效：健脾补肾，止渴生津。

（3）主治：高风内障（视网膜色素变性）。

（4）方解：葛根生津止渴，党参健脾益气，枸杞、夜明砂明目，鹿角片、补骨脂、肉桂温补肾阳、填精养血，当归、川芎、丹参活血通络，生地黄清热。

（5）用法用量：冷水浸药 1 小时，文火煮沸 5 分钟，于早晚 2 次服用，2 日 1 剂。

（6）注意事项：饮食宜清淡，忌酸冷之品，夜晚行走避免到危险地段。

（7）临床应用：目痛，加羌活；腰膝酸软，加杜仲、牛膝。

（8）病案举例：高风内障（双眼视网膜色素变性）。

杨某，女，26 岁，农民。诉夜盲 2 余年，视力手动。于 2010 年 10 月 21 日就诊。眼科检查：视力右眼眼前指数，左眼眼前手动，两眼外眼阴性。眼底检查：视盘苍白，视网膜血管细窄，视网膜菲薄，赤道可见骨细胞样斑点密集，后极部视网膜呈金箔样反光，视野无法检查。舌淡胖，脉沉细。服葛根明目汤 3 剂后，诉视物较前明亮，右眼视力 0.2，左眼视力 0.1，视野右 10°，左眼未查出。

按语 先天禀赋不足，脾肾阳虚，生化无源，精亏血少，目失濡养，故见夜盲、视野进行性缩窄等眼病。葛根明目汤具有温肾健脾之功，若能持久服用，可延缓病情发展。

5. 藿朴汤

（1）组成：藿香梗 10g，厚朴 3g，陈皮 6g，甘草 3g，苍术 10g，猪苓 10g，泽泻 10g，茯苓 10g，桂枝 10g。

（2）功效：理气活血，祛湿明目。

（3）主治：视瞻昏渺（急性视网膜色素上皮炎）。

（4）方解：藿香梗解暑发表，除暑湿目病；厚朴、陈皮、苍术燥湿运脾，行气导滞，行气散瘀消肿；猪苓、茯苓、泽泻利水渗湿健脾；桂枝通阳利水；甘草调和诸药。

（5）用法用量：冷水浸药 1 小时，文火煮沸 5 分钟，于早晚 2 次服用，2 日 1 剂。

（6）注意事项：忌酸冷之品，勿用目过劳。

（7）临床应用：视物模糊，酌加枸杞、菟丝子、决明子明目。

（8）病案举例：右眼视瞻昏渺（右眼急性视网膜色素上皮炎）。

姜某，女，35 岁。诉右眼视力模糊，眼前黑影遮住 1 周，伴头重、胸闷、纳少，于 2013 年 6 月 3 日就诊。眼科检查：右眼视力 0.4，左眼视力 1.0；右眼眼底黄斑中心反光消失，可见两处灰色渗出点，周围绕以淡黄色晕环。荧光血管造影可见簇状荧光斑（右眼），左眼阴性。舌苔白腻，脉濡细。予藿朴汤 7 剂。

2013 年 6 月 10 日二诊：服药 7 剂后，自觉头重、胸闷、纳少等症状减轻。右眼眼前黑影变淡，视物较前清晰，视力 0.5，眼底黄斑渗出可见。继予上方 5 剂。

2013 年 6 月 15 日三诊：上方改为猪苓 10g，生白术 10g，泽泻 10g，茯苓 10g，桂枝 3g，川芎 6g，丹参 15g。口服汤药，7 剂。

2013 年 6 月 22 日四诊：右眼视力 0.7，眼底黄斑渗出部分吸收。舌质转红，苔腻。后期以知柏地黄丸巩固，以防复发。

（按语）本病多发于脾、肺、肾、肝功能失调，在肺多因肺气不足，在肝多因肝气郁热，在脾多因脾虚湿盛，在肾多因肾水亏虚。由于以上病机导致眼内水湿停留，气血瘀滞。中医认为，渗出是痰的表现，眼内组织新陈代谢与全身一样，需要依靠脾、肺、肾三脏的功能健全，若三脏失调，代谢障碍而形成水肿。藿朴汤以理气活血祛湿之功治疗本病，取得良好疗效。

6. 决明四物汤

（1）组成：决明子 30g，熟地黄 10g，当归 10g，白芍 10g，川芎 10g。

（2）功效：补血养阴，疏肝明目。

（3）主治：闭角型青光眼、视网膜病变、脉络膜病变、视神经炎、视疲劳等。

（4）方解：方中决明子咸平，平肝息风，为君药，主治青盲、赤白膜。当归入心脾，补血活血；熟地黄滋阴补血；白芍入肝脾，敛阴养血；川芎行气活血。诸药合用，补而不滞，行而不破，补中有散，散中有收，共奏补血养阴、疏肝明目之功效。

（5）用法用量：水煎去渣，空腹热服。

（6）注意事项：饮食宜清淡，畅情志。

（7）临床应用：失眠，加酸枣仁，宁心安神；肝郁气滞，加柴胡，疏肝解郁，清利玄府，疏通导滞。

（8）病案举例：绿风内障（闭角型青光眼）。

王某，女，40岁。因头痛，眼胀，双眼视力减退，于2015年1月行青光眼小梁切除术。术后双眼视力0.5，右眼眼压36mmHg，左眼眼压35mmHg，舌淡红苔白，情志焦虑，双眼滴"马来酸噻吗洛尔滴眼液"3个月，效果不佳。2015年4月4日就诊，希望口服中药降低眼压。方予决明四物汤加减：决明子30g，熟地黄10g，当归10g，白芍10g，川芎10g，酸枣仁15g，柴胡10g，葛根30g。遵医嘱服药近3个月。

2015年7月1日二诊：右眼眼压19mmHg，左眼眼压20mmHg。嘱饮食清淡，避免过度用眼。

按语 闭角型青光眼合并头痛与经络学说有密切关系。《灵枢·经脉》云："肝足厥阴之脉……循喉咙之后，上入颃颡，连目系，上出额，与督脉会于巅。其支者，从目系下颊里，环唇内。"若肝寒，重浊之邪，阻滞经络，致清阳不升而头痛。决明四物汤加柴胡疏肝解郁，酸枣仁平肝宁心，葛根引经上达病所、祛风止痛，故患者头痛、眼胀渐止。

7. 眼表熏洗方

（1）组成：黄连10g，防风10g，桔梗8g，赤芍10g，蝉蜕8g，金银花15g，柴胡10g，甘草6g。

（2）功效：凉血活血，解毒退翳。

（3）主治：眼干燥症、角膜炎、巩膜外层炎、疱疹性眼病等。

（4）方解：黄连、金银花清热解毒；桔梗引药上行，宣肺祛痰；防风祛风解表；赤芍清热凉血，活血祛瘀；蝉蜕清热退翳；柴胡清利玄府，疏肝解郁；甘草调和诸药。

（5）用法用量：先服后熏洗者，用药渣煮沸过滤到另一容器（忌用铁器）。只用于熏洗者，将药物装入纱布袋，用适量凉水浸泡半小时再进行煎煮，一般文火20分钟即可，再将热气熏蒸患眼；待药液凉后，以手触药液能耐受时即可使用洗法；一般每日熏洗2次为宜。若眼部有新鲜出血（包括眼内），或有反复出血倾向的眼疾患者，不宜使用本法。如洗后有过敏或烫伤者，不宜再用。老年及儿童患者，可由家人代为施用。

（6）临床应用：眼干燥症，加杏仁、玄参；角膜炎，加白蒺藜、密蒙花、钩藤、木贼；慢性结膜炎，加黄芩、杏仁、菊花；巩膜外层炎，加黄芩、夏枯草；疱疹性眼炎，加大青叶、板蓝根；红肿泪多，加连翘、紫花地丁、生石膏；痛重，加延胡索；热泪多，加白蒺藜、木贼；冷泪多，加密蒙花；痒甚，加白蒺藜、全蝎。

（7）病案举例：风热眼（卡他性结膜炎）。

张某，男，68岁。2016年12月10日就诊。诉近1周以来双眼干涩灼热不适，刺痒交作，怕热畏光，白睛赤肿，且分泌物呈脓样；兼见头痛，口干，舌红，苔黄，脉数。予眼表熏洗方口服加熏洗，7剂后，上述症状消失，痊愈。

按语 白睛暴露于外，易受风热外邪侵袭，若骤感风热之邪，风热相搏，客留肺经，上犯白睛，则发为本病；或素有肺经蕴热，则病证更甚。故用眼表熏洗方可达祛风清热，凉血活血，解毒退翳之效。

（二）成方应用

1. 知柏地黄丸

（1）来源：《医宗金鉴》。又名六味地黄丸加黄柏知母方，即六味地黄丸加知母、黄柏。原方具有滋阴降火之功。主治肝肾阴虚，虚火上炎证。头晕目眩，耳鸣耳聋，虚火牙痛，五心烦热，腰膝酸痛，血淋尿痛，遗精梦泄，骨蒸潮热，盗汗颧红，咽干口燥，舌质红，脉细数。在眼科临床，常应用于肾阴不足、虚火上炎所致的白睛溢血、视瞻昏渺、青盲、青风内障、胬肉攀睛。

（2）临床应用：治白睛溢血，加赤芍、丹参，养血活血化瘀；治视瞻昏渺，加三七、郁金，活血化瘀；治青盲，加枳壳、香附，疏肝理气；

清风内障者，视力减退，加菊花，清肝明目；胬肉攀睛者，心烦、失眠，加麦冬、五味子，养心安神。

（3）方解：方中知母清热泻火，生津润燥；黄柏清热燥湿，泻火除蒸；熟地黄补肾益精，大补真阴；山茱萸温补肝肾，收敛固脱；山药补脾养肺，固肾益精；泽泻利水渗湿而泻肾浊；茯苓渗湿健脾，既助山药补脾，又助泽泻利水，防熟地黄滋腻有碍运化；牡丹皮清肝泻热，而除阴中伏火。全方补中有泻，寓泻于补，相辅相成。

（4）病案举例：络损暴盲（视网膜中央静脉阻塞）。

陈某，女，50岁，2008年3月21日初诊。既往有高血压病史。右眼于2个月前视力突然下降，口服维生素C治疗，疗效不显，遂来就诊。查右眼视力0.02，视网膜颞上区鲜红色出血，动脉反光增强，眼底荧光造影出血无灌注，黄斑反光暗，诊断为右眼视网膜中央静脉颞上分支阻塞。中医认为肝火上逆，迫血妄行，而致暴盲。治宜滋阴降火，活血化瘀。方用知柏地黄丸加味：黄柏8g，知母8g，熟地黄10g，怀山药10g，茯苓12g，山茱萸12g，牡丹皮10g，泽泻10g，白茅根20g，藕节12g。口服7剂后，眼底出血吸收，黄斑反光增强，视力增至1.0。

2. 龙胆泻肝汤

（1）来源：《医方集解》。"治肝胆经实火湿热，胁痛耳聋，胆溢口苦，筋痿阴汗，阴肿阴痛，白浊溲血。"原方具有清泻肝胆实火，清利肝胆湿热之功。主治肝胆实火上炎证，肝经湿热下注证。头痛目赤，胁痛，口苦，耳聋，耳肿，阴肿，阴痒，筋痿，阴汗，小便淋浊，或妇女带下黄臭等，舌红苔黄腻，脉弦数有力。在眼科临床，常应用于混睛障（角膜基质炎）、瞳神紧小（葡萄膜炎）、目系暴盲（视神经炎）等。

（2）临床应用：混睛障，加木贼、蝉蜕，退翳明目；瞳神紧小，伴血灌瞳神，加赤芍、牡丹皮、蒲黄，凉血止血；目系暴盲，加夏枯草、决明子，清肝明目。黄液上冲，加蒲公英、紫花地丁；口苦咽干，大便干，加天花粉、大黄清热生津，桃仁、牡丹皮助活血化瘀、利水消肿；头目胀痛，加菊花、青葙子、石决明。

（3）方解：方中龙胆大苦大寒，泻火除湿，为君药。黄芩、栀子苦寒泻火，清热燥湿，加强君药泻火除湿之力，为臣药。泽泻、木通、车前子清热利湿泻火；当归、生地黄养血滋阴，使邪去而阴血不伤，为佐药。

柴胡疏肝理气，引诸药归于肝胆之经；甘草调和诸药。全方泻中有补，降中寓升，共奏清热泻火、清热利湿之效。

（4）病案举例：蛇串疮（右眼睑带状疱疹）。

韩某，男，60岁，2013年2月10日就诊。诉近6日右眼下睑出现大量簇集针头至米粒大小疱疹，口渴思饮，大便干，小便黄。龙胆20g，牡蛎20g，瓜蒌25g，白花蛇舌草25g，板蓝根15g，连翘12g，赤芍12g，制乳香15g，没药15g，甘草9g，川贝母10g，浙贝母10g，柴胡10g，生白术12g，车前子12g，木通12g。3剂，外敷六神丸。

2013年2月13日二诊：疱疹已结痂，刺痛明显减轻，眼肿已消，可睁眼，视力如常。腑热已解，舌苔薄黄，脉细滑。久病多瘀多虚，故宜益气化瘀扶正，佐清热祛邪。去白术、车前子、木通，加黄芪20g、党参15g、当归12g、牡丹皮12g。4剂。

2013年2月17日三诊：疼痛明显减轻，无新鲜疱疹。仍服前方7剂，疼痛基本控制。

3. 丹栀逍遥散

（1）来源：《内科摘要》。本方是在逍遥散的基础上加牡丹皮、栀子而成，故又名加味逍遥散。具有养血健脾，疏肝清热之效。主治肝郁血虚，内有郁热证。潮热烦躁，或易怒，或自汗盗汗，头痛目涩，口燥咽干，或月经不调，少腹胀痛，脉弦虚数者。在眼科临床，常应用于肝郁气滞、玄府郁闭之双眼视力减退，如球后视神经炎、视神经萎缩、皮质盲（近似青盲），或突然失明的急性球后视神经炎、视网膜中央动脉阻塞、视网膜中央静脉阻塞、视网膜静脉周围炎所致玻璃体积血（近似暴盲）。特别是儿童急性热病后视神经炎、视神经萎缩，表现为"血虚肝郁"者，本方疗效显著。

（2）临床应用：头目隐痛，加石决明、菊花，清肝明目。肝郁气滞，加枳壳、香附，疏风理气；血瘀，加丹参、川芎、郁金，助行气活血；肝肾不足，加菟丝子、枸杞、桑椹，养肝肾明目；郁热不重，可去牡丹皮、栀子。

（3）方解：方中柴胡疏肝解郁，为君药。当归养血和血，白芍敛阴柔肝、补肝体，共为臣药。白术、茯苓健脾和中，为佐药。薄荷、烧生姜温运和中，疏散条达，为佐药。牡丹皮、栀子清肝泻热，为佐药。甘草调和诸药，为使药。诸药合用，使肝郁得解，血虚得养，伏火得清，脾弱得健，则诸症自愈。

（4）病案举例：青盲（皮质盲）。

狄某，男，1岁6个月。患者20余天前因外伤致昏迷，在当地医院抢救后（具体不详）逐渐能下床活动，但双目失明，大小便正常，遂予2015年1月27日就诊。眼科检查：不能追标，双眼对光反射稍差，眼底视神经乳头边缘清楚。舌红，苔薄，脉细数。牡丹皮3g，炒栀子3g，茯苓3g，柴胡3g，当归3g，菊花3g，麦冬3g，石菖蒲3g，怀牛膝3g，桑寄生3g，白芍3g。5剂。

2015年2月2日二诊：已能说话，双眼视力提高，眼前大物体能追，但诉双下肢软，继服上方8剂。诸证改善。

（供稿人：朱运凯）

参考文献

1. 朱鸿勋，朱运凯.针刺治疗近视眼82例疗效观察[J].云南中医中药杂志，2014，35（8）：60-61.

2. 朱鸿勋，朱运凯.自拟退翳汤治疗聚青障46例55眼临床分析[J].云南中医中药杂志，2015，36（9）：32-33.

3. 朱鸿勋，朱运凯.朱运凯主任医师治疗70例106眼睑缘炎的临床经验[J].内蒙古中医药，2017，36（3）：32-33.

4. 邓声熔，朱运凯.朱运凯治消渴目病50眼辨证论治概述[J].中外健康文摘，2011，8（11）：410.

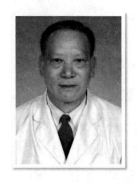

梁兵

梁兵（1944—），玉溪市中医医院教授、主任医师。云南省第二批中医药师带徒工作指导老师，云南省荣誉名中医。

1968年9月于云南中医学院医疗系本科毕业，后分配到云南省思茅市墨江县龙坝公社卫生所工作；1971年调入墨江县人民医院；1983年筹建墨江县中医院；1988年9月调玉溪市中医医院工作。曾任过乡卫生所所长，墨江县人民医院门诊部主任，墨江县中医院建院筹备组组长、医院院长，玉溪市中医医院党委委员、第一副院长。1979年再次进入云南中医学院"六七、六八届毕业生进修班"学习2年。2004年在玉溪市中医医院退休，受医院返聘继续工作。从事中医临床工作50余年。

曾任玉溪市中医药学会秘书长、会长，玉溪市科学技术协会委员、常务委员，云南省中医药学会理事、常务理事，云南省科学技术协会委员等。

自踏入中医门槛就酷爱中医，与之结下不解之缘，立志为之奋斗，在条件十分艰难的情况下，毅然挺身带领中医同道创建中医医院，赢得社会各界赞誉，事迹被录入《云南中医学院院史》（1989年版）。

擅长内科疾病的诊治，尤其对心脑血管病、痹病、咳喘、颈椎病、腰腿痛、部分疑难杂症有独到的诊治经验，形成了自己的诊疗风格。学术思想主要体现在：①谨察病因，明标本缓急：急性病抓重点，突出主要矛盾，急则治其标，解决主证；慢性病则细究病因，明析证候病机，分步化解，缓则治其本。②明辨虚实，权衡攻补：实证者，首当祛邪，邪去正安；实中有虚者，可攻补兼施，视具体情况权衡攻补先后或攻补兼施，令其切合病机，达到最佳效果；虚证者，扶正固本，补剂缓图，不求速愈，否则欲速不达反致他疾；虚中有实者，治宜攻补兼施，力求做到补而不滞邪，攻而不伤正。肾为先天之本，水火之脏，阴阳之根；调阴阳者，崇景岳学说。脾为后天之本，气血生化之源；治脾胃病及病后调理，则力主李杲《脾胃论》思想。消化道疾病重在调肝脾，疏肝健脾，调畅气机；肝气宜疏，脾气宜升，胃气宜降，脾喜燥恶湿，胃喜润恶燥，细查病机，证治贯通，疾病当愈。心主血脉，气血输转之中枢，患病多为血脉瘀阻，行气沽血应用最多。肺主气司呼吸，主宣发与肃降，通调水道，故肺疾多为咳喘，治宜调宣降、化痰浊；肺为娇脏，不耐寒热，寒邪外袭或邪热灼肺，均可致肺失宣降，气机壅滞，因而调气机、适温润亦为治肺之诀窍。

在省级刊物公开发表学术论文 16 篇；获地市级科技成果奖 2 项；出国学术交流 1 次；省厅名老中医指定带教徒弟 2 名出师，考核成绩优秀；院内国家级重点专科学术骨干带教 1 名，已出师并晋升为主任医师。

二、医方

（一）自拟方

1. 清肺饮

（1）组成：麻黄 10g，桑叶 15g，杏仁 10g，半夏 15g，浙贝母 15g，沙参 15g，丹参 20g，炙葶壳 10g，炙枇杷叶 15g，桔梗 10g，黄芩 15g，连翘 15g，生石膏 40g，生姜 10g，甘草 10g。

（2）功效：宣肺解表，清肺利咽，化痰止咳。

（3）主治：咳嗽（风热犯肺证）。西医的急、慢性支气管炎。

（4）方解：方中麻黄、桑叶宣肺解表，为君药；桔梗开宣利咽，杏仁降气化痰，葶壳开胸行气，为臣药；沙参养阴润肺，丹参活血开胸，半夏、浙贝母、炙枇杷叶化痰止咳，黄芩、连翘清肺解毒，生石膏清热泻肺，生姜辛温、一可助麻黄解表、二可防石膏辛甘大寒伤胃，共为佐药；甘草调和诸药，解毒利咽，为使药。全方共奏宣肺解表、清肺利咽、化痰止咳之功。凡风热袭肺之咳嗽咽痛者即可应用。

（5）用法用量：冷水浸药 1 小时，文火煮沸 15 分钟取汁 300ml，第 2 次加水再煮 15 分钟取汁 300ml，2 次共取 600ml（混合），去除沉渣，分次温服，每次 150～200ml，日 3 服。饭前饭后均可服用，日 1 剂。

（6）注意事项：本方适用于风热犯肺之咳嗽、咽痛患者。药性偏苦寒，无毒，对呼吸道痰热壅盛者疗效确切。风寒证型者则不适宜，脾胃虚寒者当慎用。服药期间饮食宜清淡，忌食辛辣、香燥及腥气之品，忌烟酒。

（7）临床应用：本方可根据临床证候及个人具体情况灵活加减，证情轻者可减少药量，邪热壅盛者还可选加清热解毒药，如金银花、蒲公英、鱼腥草、板蓝根等。

（8）病案举例：咳嗽（急性支气管炎）。

杨某，女，45岁，2016年2月13日初诊。患者诉2日前不慎受凉后出现发热、身酸、鼻干阻、头痛、咽痛、咳嗽吐痰等症，自行到乡卫生院就诊，打消炎针（不详），口服小柴胡冲剂不效，因症情加剧而前来中医院就诊。现症见：发热，身酸头痛，鼻干阻流浊涕，咽痛，胸闷不舒，咳嗽较剧，眠不安，吐黄稠痰，口干口苦，渴饮，舌红苔黄，脉浮数。查：咽部充血发红。X线片示支气管周围炎。中医诊断：咳嗽（风热犯肺证）。西医诊断：急性支气管炎。拟宣肺解表、清泻肺胃、化痰止咳为治，予清肺饮（原方药物及剂量）2剂，水煎服。

二诊：2月15日。患者诉服药1剂后，诸症减轻；2剂服完后，病减大半。现仅感咽部还痛，咳嗽吐痰，但痰已不黄稠，舌红苔白，脉细数。方证切合，邪热受挫，已获显效，效不更方，原方减轻剂量再进3剂。

5日后电话随访，告知病已痊愈。

（按语）肺居上焦，司呼吸，主宣发肃降。本案患者感受外邪，化热灼肺，致肺失宣降，气机受阻，故见发热胸闷，咳嗽、吐黄稠痰，伴咽痛渴饮等，应用清肺饮宣肺解表、清泻肺胃、化痰止咳。本方经临床验证，疗效确切，较为满意，可随症加减应用。值得一提的是，必须辨证准确，因为疗效是因、机、证、治的统一。

2. 利咽汤

（1）组成：金银花20g，连翘15g，黄芩15g，玄参15g，桔梗10g，荆芥10g，蝉蜕15g，僵蚕15g，牡丹皮15g，浙贝母15g，板蓝根15g，甘草10g。

（2）功效：疏风清热，解毒利咽。

（3）主治：急喉痹（风热搏结证）。西医的急、慢性咽炎。

（4）方解：风热上干，搏结于喉，灼伤血络，气血壅滞，故发热、咽喉肿痛。方中金银花、蝉蜕疏风清热，轻宣透邪，为君药；连翘、黄芩、板蓝根清热解毒，为臣药；荆芥疏风透邪，玄参养阴解毒，牡丹皮凉血行瘀，僵蚕、浙贝母化痰散结，桔梗利咽、载药上行，共为佐药；使以甘草和药、解毒。诸药合用，共奏疏风清热、解毒散结之功。该方系银翘散、升降散、玄麦甘桔汤合方加减化裁而成，熔疏风透邪、清热解毒、凉血行瘀、养阴散结于一炉，协调配合，各显功能，相得益彰，清热解毒力专，消肿散结快速，疗效好。

（5）用法用量：每日1剂，冷水浸药1小时，文火煎煮2次，每次15分钟，各取汁250ml，去除沉渣。共500ml，分3次内服，每次150ml。

（6）注意事项：本方性偏寒凉，适用于风热搏结于上之喉痹患者。服药期间饮食宜清淡，忌食辛辣、香燥及腥气之物，忌烟酒。

（7）临床应用：上证患者，可根据个人体质及具体病情加减用药。口干渴饮较甚，可加生石膏；伴阴虚者，加麦冬、生地黄；大便秘结，加大黄；声音嘶哑者，加射干、虎杖。

（8）病案举例：急喉痹（急性咽炎）。

李某，男，34岁，2012年3月11日初诊。患者昨天晚上跟5个朋友在小广场吃烧烤、饮酒，回家夜卧2小时出现身酸不适，烘热，咽部剧痛，天亮时感恶寒发热，咽痛难忍而前来就诊。现症：发热恶寒，身酸，咽痛较剧，口干渴饮，时咳吐黄稠痰，舌红苔薄黄，脉浮数。查咽部见扁桃体发红、轻度肿大，咽部发红、充血水肿，咽后壁更甚。中医诊断：急喉痹（风热搏结证）。西医诊断：急性咽炎伴上呼吸道感染。拟疏风清热、解毒利咽为治，予利咽汤加生石膏30g、虎杖15g，2剂。每日1剂，冷水煎，日3服。

3月13日二诊：诉2剂服完后已不发热，咽痛轻微，口不渴。查：舌稍红苔薄白，脉数；咽部扁桃体已不大，充血水肿明显减轻。邪热受挫，症情明显趋好，效不更方，继予原方2剂善后。

按语 急喉痹为五官科常见多发病。素体阴虚热盛，或过食辛辣炙烤腥气之品及饮酒，易患本病。本病系火热邪气上干所致，治宜疏风散邪、清热解毒、凉血活血、化痰散结，诸法并施方可切中病机。该方构思严谨，组合精当，专为本病证而设，疗效肯定，循证可重复。本案患者恶寒发热、身酸、时咳，显然伴有外感表证。方中金银花、荆芥、蝉蜕能疏风透邪，解表清里，与诸药合用，表里双解而尽其功。

梁兵

455

3. 逐寒通痹汤

（1）组成：制川乌 30g，黄芪 40g，羌活 10g，防风 15g，独活 15g，桂枝 15g，细辛 10g，川芎 20g，炒白芍 20g，灯盏细辛 20g，全蝎 10g，甘草 10g。

（2）功效：温经散寒，通络除痹。

（3）主治：风寒湿痹。西医的风湿性关节炎。

（4）方解：体质虚弱或素体阳虚，起居不慎感受风寒或风寒湿邪，邪气痹阻经脉，营卫气血不畅，肢体肌肤失养，故肢体、肌肉、关节疼痛。方中重用制川乌通行十二经，温经逐寒，祛风除湿，通络镇痛，为君药；黄芪益气、助阳祛邪，川芎行血通络，二药益气行血、通络逐邪，为臣药；佐以防风、细辛、羌活、独活祛风散寒除湿，灯盏细辛行血通络，桂枝辛甘通阳解肌，白芍养血缓急（桂芍二药相伍，养血和营、调和营卫、解肌止痛），全蝎搜剔祛邪、引药直达病所、通络止痛；使以甘草，和药解毒。诸药合用，共奏温经扶阳、逐寒祛风、除湿通络止痛之功。风寒湿痹，肢节冷痛者，本方最为适宜。

（5）用法用量：每日 1 剂。制川乌先用开水煎煮 3 小时，再加余药煎煮 20 分钟取汁 250ml，第 2 次加开水再煮 20 分钟，取汁 250ml，去除沉渣，共取汁 500ml，分 3 次温服，每次约 150ml。

（6）注意事项：本方药有毒。制川乌须用开水先煎 3 小时，切忌饮冷水，忌辛辣香燥及生冷之品，不吹风、不着冷水。全蝎有毒，可煎服，也可研末分次冲服，效果更佳，但必须焙黄杀菌，以免食后致病。

（7）临床应用：本方为风寒湿痹证而设，可根据患者病情灵活加减。如兼脾虚湿盛，可加炒白术、炒薏苡仁；中虚寒，加炮姜；血虚，加当归；瘀血，加地龙、红花；关节腔积液，加泽兰、泽泻；类风湿关节炎，加雷公藤、淫羊藿、甲珠。

（8）病案举例：痹病（风湿性关节炎）。

张某，男，61 岁，2011 年 12 月 5 日初诊。患者诉干农活一辈子，日晒雨淋，着水受冻，弄得一身风湿病，平时畏寒肢冷，每逢天阴天晴气候转换就发肢体疼痛，游走不定，时重时轻，一般可自行消失，但有时还需服药治疗，身体好像气象观测站。3 日前清早到菜地里割菜，天气冷，雾又大，收完送菜市场，返家后感恶寒身痛、肢节疼痛，服英太青（双氯芬酸钠缓释胶囊）疼痛稍减，但入夜疼痛转剧，难以安眠，故前来看中医。现症：恶寒肢冷，肢体困重疼痛，尤其肩、肘、膝关节更甚，伸屈不利，入夜加剧，食少，夜尿多，舌淡苔白，脉弦紧。诊为风寒湿痹证（风湿寒性关节痛），拟温经逐寒、祛湿通络、活血止痛为治，予逐寒通痹汤加生姜20g，2剂。

二诊：12月7日。诉按医嘱煎服1剂后，恶寒肢冷、肢体困重及关节疼痛明显减轻，2剂后诸症基本消失。今前来再取方药，以期巩固。查见脉症好转，已获效，守原方击鼓再进2剂，以求痊愈。

按语 风寒湿痹证多因感受外邪引发。本案患者受工作及环境影响，造成素体阳气不足，易受风寒湿邪入侵。本次发病仍为感受寒湿，内外合邪，经脉痹阻，病情加重。重用制川乌温经逐寒，畅通十二经，配合其他祛风散寒、除湿活络药，诸路并进攻击；更有全蝎搜剔别络，以毒攻邪，解痉止痛，俾经络通、邪气散、阴霾除，病自痊愈。本痹证型，乌附攻关首当重用，姜草麻桂辛芍不能少，虫类药入络别邪有其妙用，值得关注。

4. 颅痛饮

（1）组成：川芎20g，炒白芍30g，丹参30g，炒延胡索15g，炒香附10g，蔓荆子10g，白芷10g，天麻15g，全蝎10g，甘草10g。

（2）功效：行气活血，通络止痛。

（3）主治：头风（气滞血瘀证）。西医的血管神经性头痛、高血压、脑动脉硬化症。

（4）方解：头居高巅之顶，乃清阳之会。五脏精华之血、六腑清阳之气，皆上注于头。升降有序，气血畅达，则清空明彻，神志敏捷，思维清晰。若情志不畅，气滞血瘀，或眠差少寐，脑失所养，以及感受外邪、头部受损等等，均可致头痛。

方中重用川芎活血通络，白芍养血缓急、解痉止痛，为君药；丹参养血活血，延胡索理气活血、解痉缓急、散瘀止痛，香附行气开郁、缓急止痛，共为臣药；佐以蔓荆子、白芷升清，天麻息风潜降、协调升降，全蝎解痉镇痛；使以甘草，和药缓急。诸药合用，共奏行气活血、通络止痛之功。血管性、神经性或血管神经性头痛属气滞血瘀者，服之即安。

（5）用法用量：冷水浸药1小时，文火煎沸15分钟取汁250ml，再加水煎煮 15 分钟取汁 250ml，2 次共 500ml，去除沉渣，分 3 次温服，饭前饭后均可。

（6）注意事项：本方适合头痛证属气滞血瘀者服用，疗效确切，毒副作用小。治疗中患者宜调整情绪，忌生气；饮食宜清淡，忌食辛辣香燥及腥气之品。

（7）临床应用：本方可根据症情加减用药。如气虚，加生黄芪；血虚，加当归；情志不舒者，加炒柴胡；有热者，加黄芩、炒栀子；睡眠差者，加炒酸枣仁、合欢皮、百合、首乌藤等。方中全蝎焙黄研末，分次冲服，效果更佳。

（8）病案举例：头风（血管神经性头痛）。

李某，女，16 岁，学生，2007 年 6 月 15 日初诊。患者诉头痛反复发作，有时剧痛难忍，紧张焦躁，学习紧张或经行期间头痛更易发作，睡眠差，最近头痛头昏无法支撑学习，特向学校申请休学治疗。现症：整个头胀痛且昏，有时偏重一侧，眠差多梦，口干苦，情绪易激动，舌淡红苔薄黄，脉弦细。中医诊断：头风（肝郁化热、气滞血瘀证）。西医诊断：血管神经性头痛。拟疏肝清热、行气活血、通络止痛为治。予颅痛饮加炒柴胡 10g、黄芩 15g、首乌藤 15g、合欢皮 15g。3 剂，水煎服，日 1 剂。

6 月 19 日二诊：诉 3 剂服完后头痛大减，能安睡，口不苦。查舌脉同前，继予原方 3 剂煎服。

6 月 23 日三诊：头已不痛，情绪好，能食，睡眠也好。继以上方加减，间断调理。头已不痛，新学年恢复上学。

（按语） 头痛是临床常见的一个自觉症状，出现在多种疾病中。中医把头痛为主症者列为内科杂病，而作为一个病，既往称"头风"。病因很多，但不外内伤和外感两大类。颅痛饮是一个行气活血、通络止痛的方剂，组方严谨，灵活加减可用于多种证型的头痛患者。本案患者就其发病机理，学习压力大，紧张焦虑，致肝郁化热，气血瘀滞，经脉不通，不通则痛。治以疏肝清热、行气活血、通络止痛，用颅痛饮加味治疗，因、机、证、治合拍，故收效捷，头痛终获痊愈。

5. 加味柴胡桃仁汤

（1）组成：柴胡 15g，桃仁 15g，炒骨碎补 20g，生石膏 30g，荜茇 6g，龙胆 6g，白芷 10g。

（2）功效：舒郁清热，活血镇痛。

（3）主治：蛀牙痛（邪热壅滞证）。西医的龋齿、根尖周炎。

（4）方解：肾主骨，齿为骨之余，龈为阳明经脉循行之部，故牙痛多与胃肾相关。牙齿蛀损空洞成为龋齿，可因食物填塞腐烂或冷热刺激诱发牙痛，痛引头角，坐卧不安。而胃火牙痛则为胃有积热，火气上攻所致，可见牙龈红肿，牙痛连及面颊头角，口干苦，或口干口臭，渴饮等。方中柴胡调气舒郁，疏散邪热，为君；骨碎补益髓镇痛，为臣；桃仁活血行瘀、镇痛，生石膏清泻胃火，龙胆清肝胆之热、直折火势，荜茇辛温镇痛，又防龙胆、石膏苦寒伤胃之弊，四药为佐；使以白芷，辛香镇痛，引药入经。诸药合用，共奏舒郁清热、活血镇痛之功。龋齿牙痛及胃火牙痛用之均验。

（5）用法用量：冷水浸药1小时，文火煮沸20分钟取汁600ml，去除沉渣，分3次服用。每次200ml，一半（100ml）内服，一半分多次含漱吐出，日1剂。

（6）注意事项：本方主旨为龋齿（邪热壅滞）之牙痛而设，疗效确切，无毒副作用。因药性偏寒凉，虚寒性牙痛者忌用，脾胃虚寒者慎用。临床应用本方时，饮食宜清淡，忌食辛辣油炸及甜制之品，忌烟酒。

（7）临床应用：本方适用于龋齿牙痛患者，但对胃火上炎之牙痛者也可应用，如牙龈炎、根尖周脓肿等。胃火炽盛者，还可酌加金银花、连翘、蒲公英、黄连等清热解毒药；大便秘结，加大黄通腑泄热，邪热去则灼痛自消。

（8）病案举例：龋齿牙痛（根尖周炎）。

刘某，男，56岁，1998年11月21日初诊。患者因右上牙灼痛不安2日而前来就诊。患者自诉，近半年来反复牙痛，一般服消炎止痛药即缓解，可近来服之疗效欠佳，2日前又发牙痛，服药不效，疼痛较剧。现症：右侧上大牙灼热疼痛，面部烘热，痛连头角，夜寐不安，口干口苦，思冷饮，饮食不香，唾液多，含冷盐水痛暂减，不多时疼痛如故，舌红苔黄，脉滑数。查见：右上大牙第2颗龋齿空洞。中医诊断：龋齿牙痛（胃火上炎证）。西医诊断：右上大牙根尖周炎。拟舒郁清热、清泻胃火、活血镇痛为治。予加味柴胡桃仁汤（原方剂量）2剂煎服。

事后电话随访得知：患者取药回家即按医嘱煎服含漱，2次药后疼痛就减大半，3次服后疼痛已轻微，能安睡了。第2剂服用后疼痛完全消失，病告痊愈。

按语 牙痛为牙科常见多发病。本案系龋齿牙痛胃火上炎型，用加味柴胡桃仁汤舒郁清热、活血镇痛，切合病机，故病得痊愈。"柴胡桃仁汤"为医家黄元御所创，《戴丽三医疗经验选》已作介绍，称之"立竿见影"。本人验之确如。本方系在原方上加龙胆（也可改用赛素草，味极苦）、荜茇、白芷而成，用法改为内服与含漱，即内服与局部给药并施，疗效显著。究其故，含漱对冲刷龋齿处异物及药物渗透发挥了作用。这里需要强调的是，对于牙根尖周炎或根尖周脓肿，牙科开孔减压、引流仍是最佳选择。龋齿的根本治疗还是尽快修补填塞或做牙套，服药止痛仅是权宜之计，不得已而为之。

（二）成方应用

1. 补中益气汤

（1）来源:《脾胃论》。有调理脾胃、补中益气之功。主要用于脾胃虚弱、运化乏力及中气不足，升降统摄失司所致诸症。

（2）临床应用: ①补气健胃: 用于脾胃虚弱、食少倦怠乏力等症; ②补气升提: 用于脾虚气陷之脏器下垂，如脱肛、子宫脱垂、胃下垂、肾下垂及久泻久痢等; ③补气升阳: 用于气虚外感，恶寒身酸，头昏头重等症; ④补气升清: 用于中气不足，清阳不升之头眩晕、视物障碍、耳聋耳鸣等; ⑤补气强肌: 用于中气虚之肌无力症，如重症肌无力、眼睑下垂等; ⑥补气固表: 用于气虚之自汗症及体虚感冒; ⑦补气养血: 用于脾虚之气血两虚证; ⑧补气摄血: 用于中气虚，脾不统血之崩漏、肌衄等; ⑨补气生津: 用于感冒伤津耗气证; ⑩补气退热: 用于中气虚之发热，称"甘温除热"。

（3）方解: 方中人参、黄芪甘温，益气补中，为君药; 白术健脾燥湿，陈皮行气健胃，当归养血和营，配合参芪补益气血，为臣药; 佐以升麻、柴胡升举脾胃清气，协同参芪升清举陷; 使以炙甘草甘缓和中。诸药合用，共奏健脾和胃、补中益气、振奋中阳、和调气血之功。该方临床应用甚广，疗效显著，足以体现重视脾胃之重要性。补气退热即甘温除热，临床见证很少，何以退热，欲知玄机，且看下案。

（4）病案举例: 内伤发热（中气虚证）。

杨某，女，63岁，1990年10月23日初诊。患者诉因感冒咽痛、咳嗽入住通海某医院治疗，诊为支气管炎，予抗菌消炎 1 周，病情减轻，继续抗菌消炎治疗 3 日，咳嗽明显好转，但新增发热。体温 38.5℃，感神倦乏力，少气懒言，饮食减少，时自汗出，医生认为是再次感冒，予抗炎退热针药 3 日，发热仍不退，体温维持在 38.5℃左右。再经检查，医生告知气管炎症明显消散，但白细胞计数下降，也不像其他感染性疾病，决定停针，予中药治疗观察，3 剂后，仍发热不退，身体虚弱难以支撑。得知地区中医院巡回医疗队下乡巡诊，特前来就诊。

诉咳嗽已好，但发热 6 日，针药不效。针打多了，身体虚弱，实在无办法。现症：发热，上午体温 38.5℃，不咳，身不疼痛，少许汗出，微恶风，神倦乏力，四肢软弱，少气懒言，思静欲睡，饮食不思，口不干，舌淡苔白，脉细弱。明显就是一个典型的脾胃虚，中气不足证。中医诊断：内伤发热（中气虚证）。西医：功能性发热。拟甘温除热法，予补中益气汤加减。处方：人参 10g，生黄芪 50g，炒白术 20g，当归 15g，陈皮 10g，炙升麻 6g，炒柴胡 6g，炙甘草 10g，大枣 30g，生姜 10g。2 剂，水煎服，日 1 剂。

10 月 25 日二诊：患者很高兴，诉药真灵，2 剂服完后热就退了，精神好，纳食香，食欲倍增，肢软乏力也好转，请再开点汤药调理，准备出院。见脉症和缓，病有转机，效不更方，守方继进 2 剂善后。

按语 本案气管炎抗菌消炎治疗 10 日，咳减，但新增发热，误认为再次感冒，续用针剂抗炎退热，却热不退。为何不效？此不属再次感冒，已为气虚发热。何以见之？患者神倦乏力、饮食减少、自汗出等可体现，无流涕、恶寒身痛等感冒实证证据，系诊断失误，治疗犯虚虚之弊。临床证实，抗菌消炎治疗时间过长易耗伤正气，既杀细菌，也杀伤自身白细胞，招致免疫力下降或菌群失调。患者诉身体虚弱，食少多病，系气虚体质。抗菌治疗 10 日出现发热，无再次感冒证据，当为自身免疫调节失控所致，即功能性发热。中医认为，此乃气虚发热，多数一般表现为自觉发热、烘热，体温不高，真正体温升高者少见。热何以成？甘温又何以除大热？东垣学说认为，饮食劳倦失调等损伤脾胃，脾胃元气下陷，致肝肾相火离位，上乘脾胃，干扰心包，所谓"阴火"，此火与元气不两立，阴火浮越而发热也。《素问·经脉别论》云："饮入于胃，游溢精气，上输于脾，脾气散精，上归于肺，通调水道，下输膀胱。"理论上讲，脾胃居中焦，为气血津液（精）生化之源，气机升降之枢，然其运转有赖于脾胃元气；饮食劳倦等损伤脾胃，致元气下陷，中气失固，阳浮越于外而发热。用补中益气汤甘温健脾，参芪补气升提，恢复中焦受损元气，配升麻、柴胡疏畅气机，巧拨千斤，使元气复位，中气固守，气机畅达，营卫和调则发热自除，此甘温除热之玄机。

2. 小柴胡汤

（1）来源：《伤寒论》。有和解少阳、畅达表里之功。本方系和解剂，专治少阳病半表半里证：寒热往来，胸胁苦满，默默不欲饮食，心烦喜呕、口苦、咽干、目眩，舌淡或稍红，苔薄白，脉弦。

（2）临床应用：本方具有疏畅气机、调和脏腑、和解表里的作用，灵活加减可用于临床多种疾病。①和解表里：用治外感病，如少阳证用之；若兼太阳表虚，则合用桂枝汤；若三阳合病，即用柴葛解肌汤。②调和脏腑：用治胃肠不和，如腹胀呕恶、便溏泄泻、不欲饮食，可合平胃散加藿香、草果、神曲；肝脾不调腹胀痛，可合痛泻要方；肝郁不舒，烦躁多梦，可加川芎、白芍、香附、枳壳、合欢皮、百合。③疏畅气机：用治妇科病，如月经期感冒，可加防风、当归、牡丹皮、丹参；若热入血室，神昏谵语，加生地黄、牡丹皮、金银花、连翘、菖蒲；月经不调，经行腹痛，加当归、丹参、益母草、延胡索、香附。④解热治疟：加常山、草果、青蒿。⑤和解祛邪，用治不明原因发热，加金银花、连翘、青蒿。⑥外感盗汗，加桑叶、白芍。

（3）方解：少阳位居半表半里，邪正交争，故现往来寒热；少阳经脉布胸胁，邪犯少阳，故胸胁满闷；邪郁少阳，气机郁滞，故沉默抑郁、心烦；影响胃纳，和降失调，故不欲饮食、恶心欲呕；邪热上干，故现咽干、目眩、口苦，为少阳郁热之象。脉弦为少阳主脉。病系邪居少阳，气机郁滞，枢机不利所致，宜和解法，畅达表里。方中以柴胡为君药，透达少阳之邪气，疏畅壅滞气机；黄芩清泄少阳郁热，为臣药。君臣合作，疏表清里，以解除寒热往来、胸胁苦满、沉默抑郁、心烦等症。佐以人参、大枣、甘草益气调中，扶正祛邪；半夏、生姜和胃止呕。生姜、大枣同用，能益中气、和营卫、调寒热，可为使药。诸药合用，和里而解表，扶正又祛邪，疏解邪气，畅达表里，为治外感要方之一。

（4）病案举例：少阳病（外感盗汗）。

张某，男，37 岁，2015 年 3 月 27 日初诊。患者诉感冒 6 日，初起流涕、恶寒身热、头痛、咽干不适，口苦口干，自服"风热感冒颗粒、连花清瘟胶囊"，3 日后流涕、恶寒身热、头痛已消，但仍口苦口干，新增夜间盗汗，到某医院中医科就诊，诊为风热感冒，予汤剂 3 剂，未效（处方不详）。另易一医生诊治，仍处汤剂 3 剂，未果（处方不详）。今特来中医院就诊。现症：夜间盗汗，汗出湿衣，上半身为甚，下半夜汗止，微恶风，时汗出，口干口苦，渴饮不多，舌边尖红、苔白，脉弦。诊断：少阳病（外感盗汗）。拟和解表里、清泄郁热、调和营卫为治，予小柴胡汤加味。方药：柴胡 15g，黄芩 15g，太子参 15g，京半夏 15g，桑叶 25g，葛根 20g，白芍 20g，生姜 10g，大枣 20g，甘草 10g。2 剂，水煎服，日 1 剂。

3 月 29 日二诊：诉服药 1 剂后，盗汗明显减少，2 剂服完后盗汗基本停止。见药已获效，脉症和缓，守原方 2 剂善后。

按语 盗汗多为阴虚所致，感湿热者次之，一般外感则少见。本例盗汗，系邪郁少阳，郁而不解，枢机不利所致。夜卧阳气入内，邪热迫津外泄而为盗汗。汗出、微恶风当属表邪未解，口苦口干、渴饮系肝胆郁热较甚。由此，少阳证即可认定。拟和解表里、清泄郁热、调和营卫为治，以小柴胡汤加味。方中柴胡透达少阳邪气从表而出，黄芩清泄郁热以凉肝胆，重加桑叶辛凉清肝疏表、养阴敛汗，葛根解肌透表，白芍柔肝和营，改党参为太子参益气养阴、扶正祛邪，京半夏和胃化痰，姜、枣、白芍调和营卫。诸药合用，三法并施，切合病机，获药到病除之功。案中重用桑叶疏风清热，养阴敛汗，值得探讨。

3. 羌活胜湿汤

（1）来源：《内外伤辨惑论》。羌活、独活各一钱，藁本、防风、川芎、炙甘草各五分，蔓荆子三分。有发汗、祛风、胜湿之功。主治风湿在表，头痛头重，腰背重痛，或一身尽痛，难于转侧，恶寒发热，舌淡苔白，脉浮缓或弦。

（2）临床应用：用于伤湿头身重痛之湿困肌表证，可加苍术、白术、薏苡仁，以强化祛湿之功。若腰部重痛明显，则加白术、干姜、茯苓。兼寒重者，加附子、干姜、白术。若湿热身重，关节灼痛，则加苍术、薏苡仁、黄柏、防己、丝瓜络。本方也可用于感受风寒湿邪，恶寒发热、一身尽痛之症，可合麻黄细辛附子汤加苍术、薏苡仁、生姜。

（3）方解：风为阳邪，易犯上。湿为阴邪，其性重着，阻遏气机，缠绵难愈。汗出当风，兼淋雨着水，则易致风湿邪气侵入，风湿相搏，郁于腠理，营卫受阻，经气不通，故现头身重痛，或一身尽痛，不能转侧。法当发汗解表、祛风除湿，使邪随汗出而解。方中羌活、独活同用，发汗力强，羌活走上，独活行下，祛风除湿，舒利关节，为君药；防风、藁本祛风除湿，发汗止痛，为臣药；佐以川芎行血祛风，合蔓荆子升散在上之风湿而止头痛；甘草调和诸药，为使。诸药合用，共奏发汗、祛风、胜湿之功。

（4）病案举例：感冒（湿邪郁表证）。

陈某，男，58岁，2014年8月16日初诊。患者诉：1个月前的一天下午到地里干活，忽天变下雨，大雨淋湿衣服，回家后晚上即恶寒发热，头身重痛，到卫生院打针服药不效，接着看中医也未好。随后到县医院就诊，针药治疗无反应，转中医科服中药，仍无效。先后中西医多人看过，月余花钱不少，病未治好，今特前来上级医院就诊。现症：时作寒热，头重头痛，一身尽痛，饮食不多，口干苦，舌淡苔白干，脉弦略浮。中医诊断：感冒（湿邪郁表证）。西医诊断：感冒。治宜发汗疏风、祛湿通络。拟羌活胜湿汤加味。方药：羌活10g，独活15g，防风15g，藁本15g，川芎15g，蔓荆子10g，苍术15g，白术15g，薏苡仁30g，黄芩15g，炙甘草10g。2剂，每日1剂，水煎，日3服。

9月28日，患者因胃胀不思食前来就诊，坐下就说："医生，您2剂药就把我一身尽痛达月余的病给治好了，真神！"

按语 本案从病因及证候表现，一看即可认定为湿邪郁表之外感证。恶寒发热，头痛头重，一身尽痛，系湿邪在表所致。证候典型，简单易辨，为何诸医治之不效？原因不得而知，应该说均不得法。湿邪在表，宜疏风祛湿，汗而即解。但汗法有多种，汗之要，不可过汗，过汗伤正，邪出复入，邪气不尽，尤其对感受湿邪者更要把握好。本案系湿邪在表，治当发汗、祛风、除湿，用羌活胜湿汤非常切合病机，但用药剂量必须有度。羌活发汗力强，用量10g即可，体虚者宜减，过量则汗出伤正。湿邪在表，苍术祛湿力雄，切断里湿，又祛表湿，所当必用；再配白术、薏苡仁健脾利湿，固护中焦；配黄芩清里热，热去湿孤，邪气易尽。方药切合病机，恰到好处，故药到病除。

（供稿人：梁涛　曾艳红）

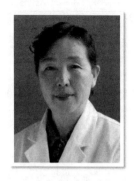

林莉

一、医事小传

林莉（1946—），昆明市中医医院主任医师，云南中医药大学兼职教授。1990年被确定为首届全国继承老中医药专家学术经验指导老师姚克敏的学术继承人。1991年评为昆明市三八红旗手；1995年评为昆明市首届优秀医学科技工作者；2013年评为昆明市荣誉名中医；2016年因"对我省中医药事业及发展做出的突出贡献"评为云南省荣誉名中医。

1969年于昆明医学院医疗系本科毕业，从事中医临床工作50余年。曾任昆明市中医医院妇科主任、妇科主任导师。曾当选为中国人民政治协商会议昆明市委员会教文卫体委员会委员，昆明市台湾同胞联谊会理事。

热爱祖国中医事业，在姚氏医学理论"以阴阳气血为整体，以气机变化为辨证线索，治疗妇科诸疾，首重肝脾、冲任"的特色基础上，精心继承，潜心研究，并以临床实践为佐证，不断地总结提高，在临床医疗工作中，四诊并重，特别强调问、切（察）之重要。由于能熟练进行妇产科各种手术，使祖国传统医学与现代医学相结合，辨证与辨病相结合，在治疗中有着更良好的疗效。临床上精于妇科，对经、带、胎、产、不孕症、多囊卵巢综合征、癥瘕、子宫内膜异位症、妇科肿瘤等的治疗卓有专长。除有扎实的中医药基本功底外，还熟知本专业、本学科国内外学术进展动态，遵循姚氏妇科医学流派以气血阴阳脏腑经络为整体，以肝脾冲任为辨证机要，以运转机枢为治疗大法，以轻灵疏和为用药特点，在临床上收到很好的疗效。

从事妇科专业50余年，积累了丰富的临床经验，具有解决专科危急重症和疑难病症的能力，而且注重科学研究，曾获昆明市科技成果奖、科技论文奖多项，并多次参加国际、国内交流，在省级以上学术刊物发表中医学术论文多篇,参加及主持省级科研项目多项。现为国家中医药管理局"云南昆明姚氏妇科流派传承工作室"主要传承人,姚氏妇科第八代的指导老师。

二、医方

(一)自拟方

1. 异位妊娠保守治疗消癥方 凡孕卵在子宫外着床发育,称为"异位妊娠",俗称"宫外孕"。急性出血型以手术治疗为主;亚急性出血型及包块型采取中药保守治疗,可取得良好的疗效。

(1)亚急性出血型治疗"Ⅰ号方"

1)基本方:赤芍15g,丹参20g,桃仁10g,党参15g,黄芪15g,当归15g,桑寄生15g,续断12g,阿胶12g,甘草3g。

2)功效:活血祛瘀,佐以益气养血。

3)方解:赤芍活血止痛;丹参活血化瘀,祛瘀生新;桃仁理下腹瘀痛,破瘀散血;党参、黄芪补气;当归补血活血;阿胶滋阴养血止血;桑寄生、续断调肝肾,固冲任;甘草调和诸药。根据患者情况,尚可加适当的止血药。

(2)包块型治疗"Ⅱ号方"

1)基本方:蒲黄10g,五灵脂12g,苏木10g,桃仁10g,延胡索10g,当归15g,川芎10g,炙香附10g,炒川续断12g,大枣10g,甘草3g。

2)功效:活血化瘀,行气补血

3)方解:蒲黄破瘀止痛;五灵脂行瘀止痛;苏木活血行瘀;桃仁破血行瘀;延胡索行气活血,散瘀止痛。在活血化瘀同时,配入当归补血,以祛瘀而不耗血;再加川芎活血行气;香附理气解郁,"气为血帅,气行则血行",在活血化瘀同时配以理气药,加强血液流通作用,有助于瘀散血行;炒川续断补肝肾止血;大枣、甘草调和诸药。对包块大或日久不消者,可加三棱、莪术消癥散结。用药日久伤正气,则酌加党参、黄芪。

4)用法用量:冷水浸泡20分钟,煎服,每日1剂,每日服3次,每次200ml。

林
莉

467

（3）保守治疗治愈标准及注意事项：自觉症状消失，尿人绒毛膜促性腺激素 2 次阴性，或血人绒毛膜促性腺激素 β 亚单位（β-hCG）＜3.1μg/L；盆腔包块消失或缩小 2/3 以上。

亚急性出血型及包块型用中药保守治疗者，结合临床，如可疑孕卵存活，可酌用天花粉 5mg 肌内注射，或用氨甲蝶呤（MTX）50～70mg 静脉注射或肌内注射，以提高杀胚效果。

如治疗过程中腹痛加剧，内出血增多或有活动性内出血征象，hCG 持续阳性，盆腔包块增大，应立即手术。

（4）病案举例：陈旧性宫外孕。

张某，女，30 岁，干部。患者正常生产 1 胎，流产 1 次，放环半年。既往月经正常，本次月经初行时腹痛剧烈，伴呕吐 1 次。阴道流血 23 日未净，量中，色红有块。症见头昏、纳差，大便干燥，少腹隐痛。舌红润苔薄白，脉细弦。妇科检查：外阴阴道（－）；宫颈炎 Ⅱ 度；宫体前位，稍大，质中，活动可；左附件可触及 6cm×5cm×4cm 包块，质中，不活动，压痛；右附件（－）。B 超提示左附件探及 6cm×5.2cm×3.8cm 包块。诊断：陈旧性宫外孕。血常规：血红蛋白 110g/L，白细胞计数 7.7×10^9/L，中性粒细胞百分比 72%，淋巴细胞百分比 28%，血小板计数 205×10^9/L。此乃气血瘀阻，脉络损伤而成癥瘕积聚。治宜理气活血，化瘀散癥。处方：当归 15g，川芎 10g，杭芍 10g，炙香附 10g，炒蒲黄 10g，苏木 10g，桃仁 10g，炒延胡索 10g，炒续断 12g，炒柴胡 10g，大枣 10g，甘草 3g。煎服，每日 1 剂，日服 3 次。

上方服 5 剂，阴道流血已净，无腰腹痛，眠可、纳佳，二便调畅，舌红润苔薄白，脉细弦。原方加减：当归 15g，川芎 12g，炙香附 10g，桑寄生 15g，续断 12g，炒蒲黄 10g，五灵脂 10g，苏木 10g，仙鹤草 15g，藕节 15g，益母草 10g，地榆炭 15g，茯苓 15g，甘草 3g。

上方服 5 剂，复查 B 超示包块明显缩小（4.3cm×3cm×2cm）。再继续服药 10 剂，探查包块消失，痊愈出院。随访月经正常。

按语 中医无异位妊娠病名，按发病不同阶段可分属"血厥""少腹血瘀"和"癥"等范畴。病机为冲任虚弱，胎孕异位，气滞血瘀，瘀积成癥。除急诊手术外，对病情相对稳定的亚急性出血型包块，如充分发挥中医学优势，用中药保守治疗，可取得很好疗效，从而避免手术创伤及术后并发症；对年轻未生育者，还保留了完整的输卵管。林莉曾统计了42例异位妊娠患者，保守治愈率达92.3%。但必须重视治疗期间的监护，包括血压、脉搏等生命体征及血β-hCG、血常规等生化指标，及时发现和处理各种危险情况并注意疾病的发展变化。

2. 消瘤散结丸

（1）组成：生地黄10g，熟地黄10g，当归15g，川芎10g，生白芍10g，牡丹皮10g，荔枝核15g，蒲公英15g，半枝莲20g，三棱20g，石见穿20g，五灵脂20g，浙贝母10g，枳壳10g，益母草15g，炒艾叶10g，甘草10g。

（2）功效：养血补血，化瘀消癥止痛。

（3）主治：子宫肌瘤、卵巢囊肿、附件包块、子宫内膜异位症、子宫肥大等。

（4）方解：生地黄、熟地黄、当归养血活血；川芎行血；白芍养肝柔肝；牡丹皮、荔枝核、蒲公英、半枝莲、三棱、石见穿、五灵脂、浙贝母、枳壳、益母草合用，可起到消瘤散结、化瘀消癥作用；艾叶止痛；甘草调和诸药。

（5）用法用量：前药制为水滴丸，每次10g，每日服3次。如用中药水煎服，则每剂药可煎4次，每日服3次，每次200ml。

（6）注意事项：本方活血养血，化瘀消癥，对子宫肥大者有缩宫作用，疗效确切，副作用小。经期停用，以防月经量增多，宜在经净后1周使用。

（7）病案举例：癥瘕、痛经（子宫腺肌病、左输卵管卵巢囊肿）。

杨某，女，26岁。未婚，既往经量稍多，色暗有块，经行少腹疼痛，经期7~8日。舌红润苔薄白，脉沉细滑。2014年8月，昆明市第一人民医院B超检查示子宫大小11.2cm×8.2cm×6.1cm，后壁增厚，回声不均；左附件探及6.8cm×5.6cm囊性包块，内见稀疏散在点状回声。中医诊断：癥瘕、痛经。西医诊断：子宫腺肌病、左输卵管卵巢囊肿（卵巢子宫内膜异位症可能）。中医辨证：气血瘀滞，癥瘕积聚。治则：调理气血，化瘀消癥。方予消瘤散结丸：生地黄10g，熟地黄10g，当归15g，川芎10g，生白芍10g，牡丹皮10g，荔枝核15g，蒲公英15g，半枝莲20g，三棱20g，石见穿20g，五灵脂20g，浙贝母10g，枳壳10g，益母草 15g，炒艾叶 10g，甘草 10g。水煎服，每剂药煎 4 次，每日服 3 次，每次 200ml。现可制为水滴丸，每次 10g，每日 3 次。

月经期处方：熟地黄 10g，当归 15g，川芎 10g，炒杭芍 10g，炒艾叶 10g，台乌 10g，桑寄生 15g，续断 12g，炙吴茱萸 10g，炒小茴香 10g，炒藕节 15g，官桂 10g，益母草 10g，柴胡 10g，墨旱莲 10g，大枣 10g，甘草 3g。水煎服，每剂药煎 4 次，每日服 3 次，每次 200ml。

2015 年 12 月 31 日复查 B 超示子宫大小 5.9cm×5.2cm×4.7cm，内膜厚 0.9cm，子宫后壁回声不均；左侧附件区探及 3.6cm×3.4cm×2.7cm 囊性包块，内见稀疏散在点状回声；右附件（－）。

2016 年 7 月 16 日复查 B 超示子宫大小 5.5cm×5.0cm×4.6cm，内膜厚 0.5cm，子宫后壁回声欠均；左附件区探及 3.1cm×2.9cm 囊性包块。

患者子宫逐渐恢复正常大小，左侧附件包块缩小明显，目前新婚备孕中。

（二）成方应用

逍遥散

（1）来源：《太平惠民和剂局方》。功能解郁、调经、健脾，调顺气血，和理肝脾。逍遥散具有行而不破、补而不滞、寓补于调的特点；药物精炼，性味平和。云南姚氏妇科流派以肝脾冲任为辨证机要，善用逍遥，循古而有创新。黄芪逍遥散治疗经间期出血。处方：黄芪 15g，柴胡（炒）10g，当归 15g，薄荷 6g，白术 10g，茯苓 15g，炒杭芍 10g，桑寄生 15g，续断 12g，千张纸 10g，小枣 10g，甘草 3g。

（2）临床应用：①郁热：可加清郁热药，如牡丹皮、炒栀子、枯芩炭、炒青蒿；②湿热：可加清利湿热药，如薏苡仁、赤小豆、车前子、椿皮、焦柏等；③瘀滞：往往选用既能活血化瘀，又有止血作用的药，如蒲黄炭、茜草炭、地榆炭、生三七等。

（3）方解：逍遥散中，柴胡疏肝解郁；当归、芍药养血和营，养肝柔肝；白术、茯苓、甘草健脾益气；薄荷疏散郁遏之气，透达肝经郁热。在此基础上，加用黄芪增强补气功效；桑寄生、续断补肾固冲；千张纸止血；小枣合甘草，调和诸药。

对经间期出血的治疗，姚克敏提出"固摄调冲法"，具体运用益气、健脾、和肝、调冲等法互参，以使机体阴阳平秘，气旺血顺，冲任藏泻有序，而达止血的目的。益气是固摄的主要方法，气为血帅，旺则能统，喜用黄芪，以其补气而益血。"活血必统脾"，脾气健旺，中气上举，则经血不致妄行。肝为藏血之脏，肝和则气顺，使经汛行止有序，藏泻有时。治疗妇科诸病，首重冲任，或为主，或为辅，治皆不遗。"逍遥散"是治疗本病的主方之一。

（4）病案举例：经间期出血。

李某，女，26岁，工人。患者14岁月经初潮，结婚半年，半年前曾行引产术，近4个月经间期出血约6～7日，月经前后不定期，伴神疲乏力，头昏腰酸。舌红、边有瘀斑，苔薄白，脉细滑。诊断：经间期出血。病机辨证：产伤冲任，气血不调，固摄无权，兼夹瘀滞。治以益气调冲，健脾和肝，虽有瘀滞只能辅之清化。方药：黄芪15g，炒柴胡10g，当归15g，薄荷6g，白术10g，茯苓15g，杭芍15g，桑寄生15g，续断12g，仙鹤草18g，千张纸10g，炒藕节15g，炒芩6g，莲须10g，小枣10g，甘草3g。

上方每次经净第3日开始服用，每剂药煎4次，每日服2次，早晚服用，每次200ml。以后随证加减，经间期出血治愈。

〔按语〕 对本病的治疗，月经净后防患于未然，采取复旧和固摄，防止出血；出血期，固摄调冲为主，审因治疗，兼症为辅；行经前期，养血调冲，引导正常经汛如常而行。

（供稿人：林莉）

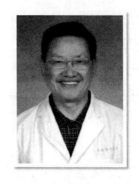

范德斌

一、医事小传

范德斌（1949—），玉溪市中医医院教授、主任医师，第五批全国老中医药专家学术经验继承工作指导老师，成都中医药大学第五批全国老中医药专家学术经验继承工作博士学位指导教师，云南省荣誉名中医。

1978 年于云南中医学院医疗系本科毕业，从事中医临床、教学和科研工作 40 余年。曾任玉溪市中医医院呼吸内科、云南省重点中医肺病专科、老年医学科科主任兼党支部书记，玉溪市中医药学会常务委员，玉溪市科学技术进步奖评审委员会委员。现兼任云南省玉溪市医学会医疗事故技术鉴定专家库成员，云南省中医药学会中医脑病专业委员会常务委员。

精于内科，尤擅长治疗呼吸系统疾病、老年病，自拟系列方药，有独特疗效。他通过学院教育系统学习中医理论，精研中医经典，参悟经旨，博采张仲景、李杲、叶桂、张锡纯等众多医家的脾胃学说思想，深入研究刘完素的火热论，深刻领会《黄帝内经》及历代医家"治未病"思想的奥理，紧密结合临床实践，加以创新，形成了独具特色的脾胃学术思想及"预防 - 治疗 - 康复"一体化的大健康防治疾病模式，用以指导防治外感热病及内伤杂病，疗效显著。具体内容：一是认为"脾气旺则健，胃气降则和"，以"调体从脾胃"的学术思想指导临床诊疗，大大提高了临床疗效，挽救了众多久治不愈的中风、心悸、胸痹、眩晕、泄泻、脱肛、崩漏、耳鸣、肌衄等患者。二是倡导"脾气常不足，胃火常有余"论，提出白虎汤的使用不必"四症悉俱"，只要把握肺胃实热这个关键，即可放手使用的学术思想。善用白虎汤合健脾益气之品化裁，治疗火热病证，重用生石膏，广泛用于感冒发热、牙痛、咳嗽、血证、喉痹、乳蛾、唇风、口疮、痄腮、药疹、湿温发热、消渴、头痛、鼻渊、热痹等众多病证，均获较好疗效。大大拓展了白虎汤的使用范围，发掘、彰显了祖国医学宝库中蕴藏着治疗危急重症、疑难疾病的丰富经验，体现了白虎汤方药组成及加味运用的优越性和适用范围的广泛性。三是用"以健康为中心""治未病"的学术思想，倡导"预防 - 治疗 - 康复"一体化的大健康防治疾病模式，贯穿于数十年防治疾病的始终，显著缩短了急性发作期的病程和缓解期疾病的复发率。经他诊治的众多咳嗽、乳蛾、喉痹、肺胀、肺癌等患者，戒烟限酒，提高免疫力，注重科学生活后，久未复发者屡见不鲜。如上学术思想和诊疗特色，受到国内外专家、学者和广大患者的一致好评。

主持或指导并参与实施的 13 项科研课题均获科学技术进步奖，以他的经验方研发的 6 个院内制剂已被批准为玉溪市医保用药，省内外患者纷纷求购，产生了较好的社会、经济效益。依据他的处方研制的"固金膏"，现更名为"补肺益肾膏"，在治未病方面发挥了重要的作用。他在省级和国家级正规医学期刊发表《白虎汤适应证探讨》《白虎止衄汤治肺胃实热鼻衄 150 例疗效观察》《白虎清胃汤治疗胃热牙痛 358 例》《白虎清热活血汤治疗痄腮 238 例》《益气升阳止崩汤治疗脾虚型崩漏 86 例临床观察》《咳喘停袋泡颗粒治疗肺心病急性发作期 62 例临床观察》《截咳膏子午流注穴位贴敷治疗燥邪伤肺型咳嗽临床研究》《补肺健脾益肾汤结合西医治疗慢性阻塞性肺疾病稳定期 90 例临床观察》《固金膏治疗常年性变应性鼻炎 58 例临床研究》等 70 余篇学术论文。

二、医方

（一）自拟方

1. 健脾利水活血汤

（1）组成：黄芪 25g，白术 20g，茯苓 20g，猪苓 20g，泽泻 20g，车前子 20g（布包），桂枝 15g，桑白皮 10g，陈皮 15g，五加皮 10g，益母草 30g，紫丹参 30g，川牛膝 10g，生姜皮 10g。

（2）功效：健脾利水，活血通络。

（3）主治：功能性水肿。

（4）方解：功能性水肿与脾虚湿困、瘀血阻络有密切关系。中医学认为，人体水液的运行，有赖于脏腑气化，诸如肺气的通调、脾气的转输、肾气的蒸腾等。反之，由于外邪侵袭，或脏腑功能失调，即可发生水肿。功能性水肿多属脾虚湿困为本、瘀血阻络为标的本虚标实证。治宜健脾利湿、化气行水治其本，活血通络治其标。健脾利水活血汤中，黄芪、白术、茯苓健脾利湿，助脾运化，为君药；此以黄芪易党参者，乃黄芪既可健脾益气，又有利水之功。桂枝温阳化气，生姜皮辛散水邪，猪苓、泽泻、车前子淡渗利水，桑白皮肃降肺气，陈皮理气健脾，共为臣药。佐以益母草、丹参、五加皮、牛膝活血通络。诸药配伍，共奏健脾利水、活血通络之功。

（5）用法用量：冷水浸泡1小时，每次文火煮沸20分钟，3煎共取药汁450ml，分早、中、晚饭后2小时温服。

（6）注意事项：本方主要为脾虚为主、兼有血瘀的功能性水肿而设，疗效确切，无毒副作用。其他疾病导致的水肿，如属此证，可作参考。饮食以少盐、富含蛋白质、清淡易消化为宜。

（7）临床应用：湿重便溏，加苍术、薏苡仁；纳呆腹胀，加砂仁、炒麦芽；脾虚较甚，加红参；脾阳不足，加附子、干姜。

（8）病案举例：水肿（脾虚血瘀证）。

李某，女，43岁，工人，1990年8月13日初诊。自述常出现双踝以下肿胀，过劳后加重，近1年又出现眼睑浮肿，经有关检查，各系统无异常，诊为功能性水肿，用利尿剂等西药治疗未能根治，而到范德斌处就诊，要求服中药。症见：眼睑浮肿，双踝以下肿胀，按之没指，伴神倦乏力，脘胀纳少，尿少色清，大便偏稀。舌淡红略暗，苔薄白，脉细弱略涩。证属脾虚血瘀型水肿，治宜健脾利水，辅以活血通络。予健脾利水活血汤原方。嘱进少盐、富含蛋白质、清淡易消化饮食，避免过度劳累。服上方10剂而愈。2年后追访未复发。

2. 益气润肠通便汤

（1）组成：黄芪40g，白术20g，杏仁10g，桃仁10g，当归20g，生地黄20g，生首乌20g，白芍20g，火麻仁50g，黑芝麻50g，肉苁蓉20g，枳实15g。

（2）功效：益气养阴，润肠通便。

（3）主治：气阴两虚型功能性便秘。

（4）方解：功能性便秘的病机多与气阴不足有密切关系。中医学认为，便秘系因气阴不足，或燥热内结，腑气不畅所致，以排便间隔时间延长、大便干结难解为主要临床表现。其病机主要在于大肠传导失常，而大肠传导功能有赖于肺气的肃降、脾气的运化及肾的气化功能。本方重用黄芪为君，大补脾肺之气；以生白术健脾益气通便，当归、白芍养血润肠，为臣；佐以肉苁蓉、黑芝麻补肾润燥，桃仁、生地黄、生首乌、火麻仁润肠通便，杏仁肃肺通腑，枳实降气宽肠。诸药合用，共奏益气养阴、养血润肠、肃肺通腑、补肾润燥之功。

（5）用法用量：冷水浸泡1小时后，文火煮沸20分钟，3煎取药汁450ml，分早、中、晚饭后2小时温服。

（6）注意事项：本方主要为"气阴两虚"证而设，疗效确切，毒副作用很小。服用期间大便正常后，可停药观察，必要时再用。治疗期间尚应注意饮食的调理，合理膳食，以清淡为主，多吃富含粗纤维的食物及香蕉等水果，勿过食辛辣厚味之品或饮酒无度。嘱患者每日按时登厕，保持心情舒畅。加强身体锻炼，特别是腹肌的锻炼，有利于胃肠功能的改善。不可滥用泻药，若使用不当，反使便秘加重。

（7）临床应用：若乏力汗出者，可加人参或党参，补中益气；若排便困难、腹部坠胀者，可合用补中益气汤，升提阳气；若气息低微、懒言少动者，可加生脉散，补肺益气；若脘胀纳呆者，可加炒麦芽、白豆蔻，以和胃消导；若见口干心烦，苔剥，脉细数，宜加玉竹、知母，以生津清热；若心烦难寐，脉细弱略弦，可加百合、柏子仁。

（8）病案举例：便秘（气阴两虚证）。

张某，男，72岁，1996年9月15日初诊。自述大便干结8年，经常服"果导（酚酞片）、清肺抑火片"等，暂能获效。停药后便秘反而加重，以致药量渐增方能排出，甚至需要用开塞露或泻药灌肠，方能暂时排便，苦不堪言。故到中医院请范德斌诊治。症见：5日大便未行，少腹胀急，临厕无力努挣，挣则汗出，神倦乏力，胃纳减少，口干少津，舌偏红少苔，脉细弱略弦。证属气阴两虚之便秘。治宜益气养阴，补血润肠通便。方予益气润肠通便汤原方，嘱注重配合科学调护。2剂症缓，8剂痊愈。1年后追访，未复发。

3. 补肺健脾益肾汤

（1）组成：黄芪30g，党参20g，炒白术15g，茯苓15g，防风10g，苏条参 15g，甜绞股蓝 20g，鱼腥草 20g，陈皮 15g，淫羊藿 10g，五加皮 10g，紫丹参 15g，甘草 10g。

（2）功效：补肺固表，健脾益肾，化痰平喘，理气活血。

（3）主治：肺脾肾虚型慢性阻塞性肺疾病、肺源性心脏病等疾病。

（4）方解：慢性阻塞性肺疾病、肺源性心脏病稳定期的病机多与肺脾肾虚有密切关系。中医学认为，脏气虚弱，痰瘀互结是慢性阻塞性肺疾病、肺源性心脏病反复发作、迁延不愈的根本原因。肺脾肾三脏虚弱为本，痰瘀互结为标，多为慢性阻塞性肺疾病、肺源性心脏病稳定期的基本病机。故治疗上以扶正补虚为主，兼以化痰平喘、活血化瘀。补肺健脾益肾汤中，黄芪、党参补肺固表，益气健脾，为君药；辅以白术、茯苓健脾利湿，淫羊藿、五加皮补肾固本，为臣药；苏条参、甜绞股蓝、鱼腥草养阴清肺，紫丹参活血化瘀，陈皮理气化痰，防风走表祛风而防外邪入侵，均为佐药；使以甘草，清热化痰，调和诸药。全方共奏补肺固表、健脾益肾、化痰平喘、理气活血之功。

（5）用法用量：冷水浸药 1 小时，文火煮沸 20 分钟，3 煎共取药汁 450ml，分早、中、晚饭后 2 小时温服，每日 1 剂。

（6）注意事项：本方主要为"肺脾肾虚"证而设，疗效确切，无毒副作用。临床应用本方时，饮食宜清淡、易消化，忌食辛辣刺激之品及腥膻发物，戒断烟、酒，有水肿者应低盐饮食。注意保暖，避免外邪。适度锻炼，增强体质。

（7）临床应用：腹胀纳呆，加枳实、砂仁；气虚甚，去党参，加人参；喘甚，合人参蛤蚧散、人参胡桃汤加减；水肿，加猪苓、泽泻、地龙、车前子；脾肾阳虚，合金匮肾气汤；兼有阴伤、低热，舌红苔少，加麦冬、玉竹、生地黄，养阴清热；如见喘脱危象者，急用参附汤送服蛤蚧粉或黑锡丹，补肾纳气、回阳固脱。

（8）病案举例：肺源性心脏病（肺脾肾虚证）。

李某，男，65 岁，2010 年 3 月 12 日初诊。自述嗜好烟酒，有吸烟史 45 年，反复咳喘 15 年，10 年前确诊为肺源性心脏病，近 4 年来每年大部分时间都须入院治疗，因此家中 5 个儿女都已负债累累。近日刚出院，听别人介绍而到范德斌处就诊。症见：呼吸短促难续，声低气怯，咳嗽痰白，咳吐不利，胸闷心悸，纳食欠佳，身倦汗出，腰膝酸软，小便清长，尿有余沥。舌暗红、边有齿印，苔薄白欠润，脉沉细弦数、按之无力。诊为肺源性心脏病（肺脾肾虚型）。治宜益肺固表、健脾益肾、化痰平喘、理气活血。投补肺健脾益肾汤7剂。嘱戒断烟酒，配合科学生活调理。

二诊．2010年3月20日。患者经上述治疗，配合科学生活调理，病情较前明显好转，呼吸较前畅快，语音有力，咳嗽咳痰减少，安静状况下已无明显胸闷心悸，饮食增加，腰膝较前有力。舌质同前，苔薄白有津，脉沉细弦、较前有力。继服依据补肺健脾益肾汤制作的"固金膏"2个月。以后每年再坚持服用"固金膏"2个月。经以上治疗，患者身体日渐好转，6年多来未再入院治疗。

（二）成方应用

1. 白虎汤

（1）来源：《伤寒论》。原方具有清热生津之功。主治阳明经热盛证，见壮热、烦渴、口干舌燥、面赤恶热、大汗出、脉洪大有力者。范德斌多年来不拘于传统"四症悉俱"之说，而是根据白虎汤的功用，结合辨证论治的思想，掌握肺胃实热这个关键，将本方加味广泛用于外感、内伤诸多疾病，均取得较好疗效，并从中体会到——拓展白虎汤之适应证，在临床上具有重要的积极意义。

（2）临床应用：①治头痛，加黄芩、荆芥、菊花、薄荷、防风、白芷、葛根、川芎、紫丹参、白芍、枳实；②治药疹，加黄芩、金银花、连翘、薄荷、荆芥、蝉蜕、白鲜皮、牡丹皮、赤芍、生地黄、枳实；③治鼻衄，加炒黄芩、炒栀子、炒荆芥、桑白皮、地骨皮、藕节、生地黄、牡丹皮、白及、侧柏叶、枳实；④治急性扁桃体炎，加黄芩、金银花、连翘、大青叶、薄荷、葛根、玄参、赤芍、桔梗、薏苡仁、枳实；⑤治急性咽炎，加黄芩、金银花、连翘、板蓝根、玄参、赤芍、紫丹参、葛根、枳实、陈皮；⑥治唇炎，加黄芩、黄连、升麻、生地黄、牡丹皮、赤芍、泽泻、金银花、薄荷、葛根、枳实。

（3）方解：方中石膏辛甘大寒，清泻肺胃而除烦热，为君药；知母苦寒以清肺胃之热，质润以滋其燥，用为臣药。石膏配合知母，清热除烦之力尤强。粳米益胃护津，使大寒之剂无损伤脾胃之虑，用为佐药；甘草清热，调和诸药，为使药。诸药合用，共奏清热生津之功。

（4）病案举例：腮腺炎（热毒蕴结证）。

张某，男，9岁，1988年3月25日初诊。2天前即感全身不适，次日起恶寒发热，头痛，并于右耳下感肿痛，咀嚼吞咽时疼痛加重，经用"克感敏（酚氨咖敏片）""百炎净"等药治疗未缓解，而到范德斌处就诊。刻诊：壮热头痛，体温39.8℃，烦躁不安，渴喜冷饮，便秘尿黄。右耳下部肿胀，疼痛拒按，大小约6cm×5cm×5cm，质地中等，边界不清，中心无波动感，同侧腮腺管口红肿。舌红苔黄，脉数有力。血常规：白细胞计数 $5×10^9/L$，中性粒细胞百分比0.54%，淋巴细胞百分比0.46%。尿淀粉酶、血淀粉酶正常。诊断：右侧腮腺炎。证属热毒蕴结。治宜清热解毒，活血消肿。投范德斌自拟白虎清热活血汤：生石膏100g（先煎），粳米30g，葛根、柴胡、赤芍、紫丹参各15g，知母、黄芩、金银花、连翘、板蓝根、玄参、枳实、陈皮、甘草各10g。另备大黄粉、醋适量。用法：每日1剂，水煎服。3煎共取药汁300ml，分早、中、晚3次，于饭后1小时温服。外用大黄粉适量，醋调敷患部，每日换药3次。治疗期间，停用一切其他药物，忌食酸辣、炙煿之品，注意口腔卫生，多饮开水。经治2日痊愈。1个月后追访，未复发。

2. 补中益气汤

（1）来源：《脾胃论》。原方具有益气升阳，调补脾胃之功效。主治脾胃气虚证。症见身热有汗，头痛恶寒，渴喜热饮，少气懒言，或饮食无味，四肢乏力，舌质淡苔白，脉虚软无力。治脱肛、子宫下垂、胃下垂、久泻久痢等，证属中气虚陷者。范德斌深谙李杲补中益气汤之旨，将本方广泛用于眩晕、功能失调性子宫出血、子宫脱垂、脱肛、尿频、久泻、胸痹等疾病。

（2）临床应用：①眩晕，加茯苓、法半夏、防风、葛根、川芎、生姜；②功能失调性子宫出血，加炒白芍、桑寄生、阿胶、乌贼骨、黄芩炭、荆芥炭、仙鹤草、砂仁；③脱肛，加葛根、五加皮、炒白芍、枳实、炒山药；④尿频，加炒山药、益智仁、桑螵蛸、台乌、山茱萸；⑤久泻，加车前子、茯苓、炒山药、炒苍术、木香、砂仁；⑥胸痹，加葛根、川芎、炒白芍、桂枝、麦冬、五味子、五加皮。

（3）方解：本方治证是由于脾胃气虚，中气下陷所致。方用黄芪为君药，补中益气，升阳固表止汗；辅以人参、白术、炙甘草益气健脾，为臣药，合君药以益气补中；佐以陈皮理气和胃，当归养血，更用升麻、柴胡协助主药以升提下陷之阳气。诸药合用，共奏益气升阳、调补脾胃之功，使脾胃强健，中气充足，则发热自除；气陷得升，则脱肛、子宫脱垂可治。

（4）病案举例：功能失调性子宫出血（中气虚陷证）。

黄某，女，农民，53岁。1987年11月7日入院。停经2年后，由于过度劳累，1个月前月经复来，时多时少，缠绵不尽，10天前经量增多而入县医院妇科治疗。经查未发现器质性病变，诊为功能失调性子宫出血，经西医止血、对症及2次清宫治疗无效，到中医院要求中医治疗而收住院。刻下：经血仍多如涌，质稀色淡，站立顺腿流出；伴头昏心悸，动则汗出，口干少饮，纳食欠佳，小腹下坠，腹痛不显，大便偏干；精神萎靡，面色苍白，形体消瘦，闭目嗜卧，头面汗出，唇甲淡白，舌淡少苔，气短懒言，语声低微，脉沉细数、右关浮而无力。血红蛋白86g/L，血压80/60mmHg。诊为功能失调性子宫出血，中医谓之崩漏。证属中气下陷，脾不统血。治宜补气摄血，固冲止崩。方用补中益气汤加味：炙黄芪60g，红参10g（另煎兑服），白术20g，陈皮15g，炙升麻6g，炒柴胡6g，当归身6g，炒白芍20g，阿胶15g（烊化兑服），桑寄生30g，黄芩炭10g，荆芥炭15g，乌贼骨15g（碎），砂仁10g（后下）。服2剂后，流血停止，诸症减轻，纳食增多，精神渐佳。再进2剂则饮食如常，精神明显好转，已能下床活动。上方去荆芥炭、乌贼骨、红参，加党参30g，再进8剂。后用补中丸、八珍丸等调理而愈，已能正常参加生产劳动。半年后追访未复发。

3. 四君汤

（1）来源：《太平惠民和剂局方》。原方有益气补中，健脾养胃之功。主治脾胃气虚，运化乏力。症见面色萎黄，四肢无力，语音低微，不思饮食，肠鸣泄泻，吐逆，或大便溏软，舌质淡，苔薄白，脉虚软无力。范德斌常应用于支气管炎、胃炎、肠炎、腹泻型肠易激综合征、功能性水肿、妊娠呕吐、缓慢性心律失常等疾病。

（2）临床应用：①支气管炎，加陈皮、法半夏、苍术、厚朴、紫菀、款冬花；②胃炎，加黄芪、黄连、乌贼骨、木香、砂仁、枳实、陈皮；③肠炎久泻，加黄芪、葛根、车前子、炒苍术、木香、砂仁、陈皮；

④妊娠呕吐，加黄芪、陈皮、苏叶、砂仁、白豆蔻、藿香、生姜；⑤缓慢性心律失常，加炙黄芪、紫丹参、当归、炙麻黄、桂枝、淫羊藿等；⑥支气管哮喘，加黄芪、陈皮、法半夏、山药、薏苡仁、五味子。

（3）方解：本方所治之证乃因脾胃气虚、运化乏力而致。方中党参甘温益气补中，为君药；脾喜燥恶湿，脾虚不运，则每易生湿，辅以白术甘苦温健脾燥湿，合党参以益气健脾，为臣药；配以茯苓甘淡，渗湿健脾，为佐药；使以炙甘草，甘缓和中。诸药合用，益气补中，健脾养胃，则诸症可除。

（4）病案举例：病态窦房结综合征（心肾阳虚证）。

杨某，男，71岁，1987年9月11日初诊。主诉：头晕胸闷10年，加重2年。患者10年前因心悸胸闷、头晕乏力而就诊，经查体发现心率慢，45～50次/min，心电图示窦性心动过缓。曾间断服用阿托品等药物。近2年上述症状加重，最慢心率为42次/min，在某医院复查心电图示I型房室传导阻滞；阿托品试验结果阳性，心率80次/min（最快），为交界区心率，诊断为病态窦房结综合征。虽经中西药物多方治疗，但症未缓解，而找范德斌就诊。症见：心悸不安，胸闷气短，神疲乏力，腰酸肢冷，畏寒汗出。舌淡胖紫暗，苔白，脉沉迟无力，心率44次/min，心电图示窦性心动过缓伴I型房室传导阻滞。证属心肾阳虚、气虚血瘀之心悸。诊为病态窦房结综合征。治宜温阳益气，活血化瘀。方用范德斌自拟温阳益气活血汤：制附片30g（开水先煎2小时），红参10g（单独煎汤兑服），炙黄芪50g，炒白术20g，茯苓20g，紫丹参50g，当归20g，麦冬15g，五味子10g，炙麻黄10g，桂枝15g，淫羊藿15g，枳实15g，炙甘草15g。每日1剂，开水3煎，共取汁450ml，分早、中、晚饭后1小时温服。嘱忌服酸冷、豆类、腥气之品，勿迎风受凉。连服20剂。

二诊：1987年10月1日。患者服上方后病情明显好转。症见：神清气爽，活动自如，已无明显胸闷气短，腰酸减轻，四肢渐温，寝食如常。舌淡胖略暗，苔薄白，脉沉缓较前有力。心电图示窦性心律，60次/min，I型房室传导阻滞消失。效不更方，继服上方10剂，诸症消失，心率长期保持66次/min左右。追访3年，病未复发。

（供稿人：范德斌）

参考文献

1. 范德斌，秦雪屏，白红华，等 . 咳喘停袋泡颗粒治疗肺心病急性发作期 62 例临床观察 [J]. 中国中医急症，2011，20（1）：33-34.

2. 范德斌，白红华，徐金柱，等 . 截咳膏子午流注穴位贴敷治疗燥邪伤肺型咳嗽临床研究 [J]. 云南中医中药杂志，2012，33（1）：19-21.

3. 范德斌 . 自拟"益气润肠通便汤"治疗老年便秘 129 例 [J]. 中国民族民间医药杂志，2000（6）：342-343.

4. 范德斌，秦雪屏，徐金柱，等 . 补肺健脾益肾汤结合西医治疗慢性阻塞性肺疾病稳定期 90 例临床观察 [J]. 四川中医，2012，30（12）：83-85.

5. 范德斌 . 白虎汤适应证探讨 [J]. 云南中医学院学报，2000，23（4）：43，47.

6. 范德斌 . 白虎清热活血汤治疗疟腮 238 例 [J]. 四川中医，1998，16（1）：48.

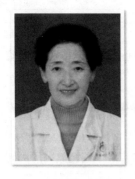

徐涟

徐涟（1951—），昆明市中医医院主任医师，云南中医药大学兼职教授。云南省第二批中医药师带徒工作指导老师，云南省荣誉名中医，昆明市名中医。云南姚氏医学流派第七代主要传承人，昆明市西山区区级、昆明市市级、云南省省级非物质文化遗产"姚氏中医妇科疗法"代表性传承人。

1976年于云南中医学院中医专业毕业，从事中医临床工作40余年。现任"国家中医药管理局全国中医学术流派传承工作室·云南昆明姚氏妇科流派传承工作室"项目负责人，中国中医药研究促进会妇科流派分会副会长，云南省中医药学会中医妇科专业委员会副主任委员，法国巴黎杵针中医学院客座教授。

擅长妇科。多年来深刻领悟云南姚氏医学流派"以阴阳气血为整体，以气化原理为辨证线索，因时、因地、因人为治疗特点"的学术思想，重视"天人相应"之理，注重机体三焦气化的演变过程，强调"百病生于气"之《黄帝内经》精要，从"阴阳""气血""情志"等方面深入探讨姚氏妇科学术观点，形成了自己的学术风格。临证时紧扣气机运动变化的机理，认为气机升降开合失调是致病根本，以"气机的变化失常是疾病产生的根源"为辨证依据，提出"谨守病机，探本溯源，标本分明"的辨证原则，注重自然气候、情志变化等因素对人体的影响，知时重时，据时论证，随机活法，以谨防疾病之万端变化。

临床仍宗姚氏妇科"治疗妇科疾病，以血为本，以气为动，首重肝脾冲任"之总纲，运用姚氏"女科三期治肝法""女科三期补肾法"，以调畅气机、和谐脏腑气血为主线进行辨证施治，常以枢转气机、濡养精血、调助冲任为大法。除运用姚氏传统经验方"姚氏资生丸"治不孕症,"姚氏保产达生丸"保胎安胎助孕,"姚氏新加当归补血汤""姚氏新加五子汤""增液四物汤"等治崩漏、闭经、经期延长诸病外,又自创经验方"芪玉安泰丸""紫藤益肾助冲汤""归芍葛根蒺藜散""二刺逍遥散""导痰化滞汤""二豆薏苡败酱汤""加味四逆散""温经疏化汤""温经熨贴膏""清疏化湿灌肠方"等治疗绝经前后诸证、多囊卵巢综合征、卵巢功能早衰、闭经、月经过少、妊娠病、产后病、月经前后诸证、子宫内膜异位症、盆腔炎性后遗症等妇科多发、难治疾患。且运用多年研究的科研成果,治疗先兆流产、习惯性流产、老年性阴道炎等,均取得较好疗效。

药物选择多以轻灵气清味薄者为主,慎用寒凉动血辛燥厚重之品。组方具轻、灵、疏、和之性,将姚氏妇科常用的"补虚泻实,柔肝健脾,温煦养血,渗灌冲任"之法贯穿其中,秉承了姚氏医学流派的学术思想及诊疗特色。

作为云南姚氏医学流派第七代主要传承人,多年来,为流派的发展及传承做了大量的工作。撰写出版专著《姚克敏妇科经验研究》,阐述了姚克敏的学术思想,提炼、归纳了"女子多郁火""冲任二脉与肾精肾气的相关性"等学术观点,系统整理了姚克敏的诊疗特色及临床经验。现该书已作为姚氏妇科流派教科书使用。担任《姚氏妇科流派医文集萃》副主编,《全国中医妇科流派名方精粹》编委。撰稿于《妇科名家诊治多囊卵巢综合征临证经验》。发表《"女子多郁火"之临证心悟》《益气养血助冲培元法妇科临证运用》《温化和顺治痛经》《保产达生胶囊治疗胎漏、胎动不安、滑胎、胎萎不长临床对比观察》《经验方芪玉饮治疗绝经前后诸证析理》等论文 20 余篇。

二、医方

(一)自拟方

1. 紫藤益肾助冲汤

(1)组成:本方基于姚克敏经验方"姚氏新加五子汤"加味而成。

紫河车 12g,鸡血藤 15g,女贞子 15g,菟丝子 15g,茺蔚子 15g,覆盆子 10g,车前子 10g,当归 15g,川芎 10g,白芍 15g,熟地黄 15g,

炙香附 15g，炒续断 15g，白术 15g，炙甘草 3g。

（2）功效：益阴填精，滋助冲任，柔肝健脾，疏络调经。

（3）主治：月经后期、月经过少、闭经、不孕（西医的多囊卵巢综合征、卵巢功能早衰等）。

（4）方解：女子月经后期、月经过少、闭经、不孕等多以虚为主（精血亏虚，冲任不足，肝脾失调是其常见病因病机）。方中君药紫河车补气养血益精，治疗虚损劳极，培补肾肝冲任；鸡血藤补血生新，行血调经，流利经脉，治妇女经水不调、赤白带下、干血劳、子宫虚冷不受胎等；女贞子、菟丝子、茺蔚子、覆盆子、车前子，五子皆入肝肾经，味厚质润，滋补精血，滋助冲任，充填精气。臣药当归、川芎、白芍、熟地黄养血柔肝，畅通气血，和血调经，使虚者补、滞者通。佐以炙香附调血中之气，利三焦，解六郁；续断补肝肾，益气血，续血脉，生血调经，增强了调助冲任、强健肝肾、疏通经络的作用；白术健运和中，温暖脾胃，助后天运化，消方中滋腻。炙甘草为使，健脾助运，调和诸药。

（5）用法用量：月经干净后第 3 日开始服用，经前 1 周停服。每剂煎煮 4 次，冷水浸泡 1 小时，中火煮沸 15 分钟，饭后 1 小时左右温服，每次进服 200～250ml，每日 3 次。

（6）注意事项：本方以补益肝肾冲任为主，疗效确切，无副作用。但偏于滋腻，脾胃虚寒者宜临证加减运用。

（7）临床应用：兼夹虚热者，熟地黄易为生地黄；气虚较甚者，加太子参、黄芪；气郁明显者，加炒柴胡；痰湿阻络者，加刺蒺藜、皂角刺；夜寐不宁者，加茯神、首乌藤；脾胃虚寒者，去熟地黄，当归减为 10g，加砂仁、陈皮等。

（8）病案举例：月经后期、不孕症（多囊卵巢综合征）。

杨某，29 岁，2014 年 5 月 31 日初诊。月经后期 13 年，甚则闭经，结婚 3 年余未孕。15 岁初潮，潮后半年即 2～3 个月一行，甚则停闭，经量逐渐减少，色红偏淡，质稀薄，伴小腹隐痛，4～5 日净。结婚 3 年余未避孕未孕，男方精液常规等相关检查无异常。刻诊：末次月经 2014 年 4 月 5 日，经行双乳胀痛，多梦易醒，神疲乏力，少食纳差，带下偏少，二便尚调，舌红，苔薄白，脉细弦。2014 年 4 月 8 日性激素检测：促卵泡激素（FSH）2.8mU/ml，黄体生成素（LH）7.9mU/ml，睾酮（T）

0.95ng/ml，孕酮（P）19.36ng/ml，雌二醇（E₂）245.3pg/ml，催乳素（PRL）409.7ng/ml。B超检查：子宫6.3cm×4.0cm×3.5cm，子宫内膜0.35cm，右侧卵巢3.6cm×2.2cm，左侧卵巢4.0cm×2.6cm，双侧一个切面探及12个以上小卵泡、直径0.2～0.6cm，提示双侧卵巢多囊样改变。中医诊断：月经后期、不孕症。西医诊断：多囊卵巢综合征。辨证：气血肝脾不足，冲任失养，肾精不充。治则：调理气血，养肝健脾，补益精气，滋助冲任。方药：紫藤益肾助冲汤加炒柴胡10g、炒艾叶10g。5剂。

二诊：2014年6月24日。于2014年6月14日月经来潮，经行第2日量增多，色较前转红，有块，伴小腹痛，6日净，乳痛减轻，纳眠好转。舌红，苔薄白，脉细弦。辨治同前，加入疏利胞脉之剂，以紫藤益肾助冲汤、二刺逍遥散交替治疗。

第一方：紫藤益肾助冲汤加苏木10g、荔枝核15g。

第二方：刺蒺藜15g，皂角刺15g，炒柴胡10g，当归15g，白芍10g，茯苓15g，白术10g，薄荷6g，女贞子15g，菟丝子15g，苏木10g，荔枝核15g，炙香附15g，炒续断15g，甘草3g。

月经干净后第3日服第一方10剂，再服第二方5剂，为一个周期，经行则停药。治疗2个月再诊。

三诊：2014年11月25日。月经已正常来潮5个月，周期27～30日，经量时多时少，色红，无腰腹痛，纳眠正常，带下偏少。末次月经2014年11月11日，经前面发细小疹粒，色红无痒痛，经后渐消。舌红润，苔薄白，脉细弦。气血冲任仍显不足，肝郁脾虚，郁热内蕴。仍以调养气血，滋助冲任，疏肝健脾治之。

第一方：紫藤益肾助冲汤去熟地黄、覆盆子之滋腻、温燥，加刺蒺藜15g、皂角刺15g。

第二方：刺蒺藜15g，皂角刺15g，炒柴胡10g，当归15g，炒白芍10g，炒白术10g，茯苓15g，薄荷6g，蝉蜕10g，芦根10g，薏苡仁30g，女贞子15g，菟丝子15g，丝瓜络10g，甘草3g。

服法同前，经行停药，连服2个月。

四诊：2015年6月8日。近1年以上述两方交替加减治疗，月经周期时有推后，经量明显增加，纳眠带下正常。2015年5月6日B超提示子宫、双侧附件未见明显异常声像，子宫内膜 0.7cm。末次月经 2015 年 5 月 15 日。症情明显好转，以疏肝健脾、助冲疏络为主治之。逍遥散合二至丸加苏木 10g、荔枝核 15g、炙香附 15g、炒续断 15g、桑寄生 15g、竹茹 10g、丝瓜络 10g。5 剂。

后月经逾期 2 个月未至，确诊早孕，妊娠顺利，足月顺产一子。

按语 本案患者初潮后即月经推后成闭经，且量少多年，乃天癸初泌即现禀赋不足之象，属肝脾不足，冲任不充，肾精亏欠，血海不盈之象。婚后久未孕子，情志不疏加重，肝气郁滞，病及脾母，后天失运，致血无化源，气不疏达，痰阻瘀滞，胞脉不疏而月经不调。先天不足，后天失调，气滞脉涩，冲任阴脉血海缺肝血脾精灌注，肾精无以充填，故难以摄胎成孕。以滋养肾精，调助冲任，疏肝健脾，疏利胞络调治始终，而喜获子嗣。

2. 芪玉安泰丸

（1）组成：黄芪 30g，玉竹 15g，百合 15g，炙黄精 15g，淫羊藿 10g，仙茅 10g，杜仲 15g，菟丝子 15g，女贞子 15g，首乌藤 15g，合欢皮 15g，酸枣仁 15g，生麦芽 30g，砂仁 10g，苏梗 12g，大枣 10g，炙甘草 3g。

（2）功效：益气填精，滋养肝肾，生津润燥，除烦定志，宁心安神。

（3）主治：绝经前后诸证（围绝经期综合征）。

（4）方解：君药黄芪、玉竹、百合益气养阴，生津润燥；炙黄精、淫羊藿、仙茅、杜仲、菟丝子、女贞子充填精气，滋补肝肾。9 味君药以补益为主，令精津充沛，肝柔脾健，水火互济，阴阳平衡而化气生神。首乌藤、合欢皮、酸枣仁养肝解郁，催眠定志；生麦芽、大枣、炙甘草养心安神，补脾益气，解郁润燥，镇静除烦以助诸君，故为臣。佐以砂仁、苏梗调胃气，助运化，于开胸顺气之时亦防滋补之品碍滞泥膈，使脾气健运，补中寓动，滋而不腻。炙甘草又可调和诸药，用为使。

全方以调和阴阳为总则，温润相济，具有益气健脾、养阴生津、涵木柔肝、补肾温阳、交通心肾、宁心安神、除烦定志之功效，以求助后天、养先天，使气机条达，精血互生，精盈神明，阴阳匀平，五脏安和，达到治疗目的。

（5）用法用量：冷水浸泡半小时，中火煮沸 15 分钟，饭后 1 小时左右温服，每次 200～250ml，日服 3 次，每剂 4 煎。

（6）注意事项：本方临床运用 20 余年，疗效确切，无毒副作用。

（7）临床应用：心烦易怒，头痛咽干，加葛根、刺蒺藜；眠差难寐，神志不宁，加莲子、淡竹叶；月经过多、色红，加仙鹤草、墨旱莲；经行量少、色暗，绵缠难净，加千张纸、莲须；心烦怔忡，眩晕烦闷，悲伤喜泣，加重生麦芽用量，大枣易为小枣。

（8）病案举例：绝经前后诸证（围绝经期综合征）。

余某，女，53 岁，2015 年 9 月 24 日初诊。主诉：烘热多汗烦躁 4 个月余。已产一胎，人工流产 2 次，于 2008 年 10 月因"多发性子宫肌瘤"行子宫全切术。患"慢性荨麻疹"4 个月。术后一般情况可，近 4 个月常烘热、多汗，不分昼夜，且逐渐加重，难寐早醒，心烦急躁，暴怒难抑，右颞侧掣痛，日发数行，时引右眉棱胀痛。喜怒之举已严重影响上下级关系，伤及顾客，甚使公司业务受损。由其主管陪同前来就诊。刻诊：症同前述，咽干不饮，纳食正常，皮肤时发片状红疹，无带下，二便调。舌红胖、边多齿印、少津，苔白黏，脉细滑数。诊为绝经前后诸证。盖因年过七七，肝肾精气亏乏，津不润脏，气机郁滞，郁热内扰，心肝火旺，神志不宁所致。拟益气填精，滋养肝肾，除烦定志之法。方用芪玉安泰丸加减：生黄芪 20g，玉竹 10g，百合 10g，炙黄精 15g，炙首乌 15g，女贞子 15g，菟丝子 15g，淫羊藿 10g，仙茅 10g，葛根 15g，刺蒺藜 10g，合欢皮 10g，首乌藤 10g，茯神 10g，生麦芽 60g，小枣 10g，炙甘草 6g。5 剂，水煎服，每天服 3 次，每剂煎 4 次。

二诊：2015 年 10 月 8 日。药毕，诸症已缓，睡眠好转，头痛缓解，心烦明显减轻，已可自行控制情绪。仍咽微干，时发痒疹。舌红胖、边多齿印，苔薄白，脉细滑稍缓。药中病机，效不更方，仍守芪玉安泰丸加减：生黄芪 20g，玉竹 10g，百合 10g，淡竹叶 6g，炙黄精 15g，女贞子 15g，菟丝子 15g，墨旱莲 10g，炙首乌 10g，葛根 15g，刺蒺藜 10g，白芷 10g，生麦芽 60g，合欢皮 10g，炒酸枣仁 15g，大枣 10g，炙甘草 6g。5 剂，服法同前。

三诊：2015 年 10 月 15 日。症状大减，睡眠安稳，偶有烘热微汗，头痛未发，情绪明显好转，口中转润，已无痒疹。舌红润、边有齿印，苔薄白，脉细滑。疗效已显，仍处原方加减以稳定病情。生黄芪 20g，玉竹

10g，百合 10g，炙黄精 15g，淫羊藿 10g，炙首乌 15g，菟丝子 15g，葛根 15g，刺蒺藜 10g，合欢皮 10g，炙远志 10g，茯神 10g，生麦芽 60g，苏梗 10g，大枣 10g，炙甘草 6g。10 剂。

因总结病案之需，随访患者，喜谓全身轻松，精神饱满，行如常人。

按语 患者年近"任脉虚，太冲脉衰少"之际，损失胞宫，损伤冲任，致使阴水竭而地道不通，经脉衰败。随年龄渐增，精津匮乏，气血亏耗渐烈，肝木失涵，肝气怫逆，升发失常，致情志偏激；水火失济，心失血养，心肝火旺则心烦失眠，急躁易怒；肝气上逆，足少阳胆与足厥阴肝经络交会不利，脉络滞涩而头痛；肝风蕴肤而发疹；中土受抑，津不上承而口干。故予芪玉安泰丸加减，温润相济，益阴生津，涵木养肝，交通心肾，宁心安神，解郁助运，除烦定志，使阴阳协调，诸症平息。

3. 温经疏化汤

（1）组成：吴茱萸 10g，官桂 10g，乌药 10g，炒艾叶 10g，小茴香 6g，当归 15g，川芎 10g，三七 10g，苏木 10g，桃仁 10g，五灵脂 10g，生蒲黄 6g，炙香附 15g，荔枝核 15g，佛手 10g。

（2）功效：温经散寒，解郁行滞，通络止痛。

（3）主治：痛经（原发性痛经、继发性痛经）。

（4）方解：本方以温为主，吴茱萸、官桂、乌药、炒艾叶、小茴香为君，温经散寒，温则寒消凝融，血气流动，冲任胞宫气机得以运转。臣为当归、川芎、三七、苏木、桃仁、五灵脂、生蒲黄等解郁行滞，消散凝结，逐化痰湿；佐以荔枝核、炙香附、佛手等顺畅气机，调顺气血，顺应潮汐。施以此方，因势利导，使寒邪温化，凝滞消散，肝木条达，脾气斡旋，冲任和谐。一待气血调畅，则病痛得疗。

（5）用法用量：冷水浸泡 30 分钟，中火煮沸 15 分钟，饭后 1 小时左右温服，腹痛明显时即刻煎服。每日 3 次，每次 200～250ml，每剂 4 煎。

（6）注意事项：本方主治寒邪凝涩、气机郁滞、冲任不利、胞脉瘀结之经行腹痛，辨证为湿热瘀阻者忌用；气血虚弱，肾气亏损之痛经者，可随证加减治疗。

（7）临床应用：月经过多者，加炮姜炭、仙鹤草，通涩兼之，行滞止血。恶心呕吐者，去荔枝核，加砂仁、茯苓、陈皮、姜半夏等，健脾助运，温中和胃降逆。大便稀溏者，加炒扁豆、炒麦芽、炒白术、炒苍术等，益气健脾，运脾止泻。腹痛拒按，有灼热感者，去官桂，加川楝子、杭芍等，清郁化热，疏理肝气。

（8）病案举例：痛经。

张某。女。36岁。2013年2月11日初诊。主诉：经行腹痛剧烈2年。14岁初潮，生肓1胎，剖宫产，人工流产5次，月经周期27～30天，经期7日，经量尚可，色红偏暗，夹血块。每于经行第1日下腹坠胀，剧烈疼痛，引腰腹痛，恶寒喜暖，得暖痛缓，恶心泛呕，持续1～2日，平素常感双下肢胀麻，小腹坠胀隐痛。末次月经2013年1月26日，眠差，纳可，二便调，带下正常。舌红，苔白腻，脉细弦滑。诊断：痛经（继发性痛经）。辨证：湿阻中焦，寒凝胞宫。治则：芳香化湿，温宫化滞。方予温经疏化汤加减：吴茱萸10g，官桂10g，炒艾叶10g，炙香附10g，炒苍术15g，五灵脂10g，生蒲黄6g，乌药10g，草豆蔻15g，小茴香6g，佛手10g，厚朴15g，苏木10g，桃仁10g，荔枝核15g。10剂，每剂4煎，每日3服，每次250ml，饭后1小时温服。

二诊：2013年3月4日。末次月经2013年2月24日，经量同前，色红，血块减少，腹痛明显缓解，腰痛减轻，1日后痛失。舌红润，苔薄白腻，脉细弦滑。湿阻寒滞得化，气机得疏，经净后当以化滞祛瘀、活血通络、辛温理气为主，加补益冲任、充盈血海之剂治之。仍用温经疏化汤加减：桃仁10g，苏木6g，当归15g，川芎10g，五灵脂10g，生蒲黄6g，吴茱萸10g，官桂10g，小茴香6g，生三七10g，荔枝核15g，炒续断15g，桑寄生15g，菟丝子15g，炙香附15g。10剂，服法同前。

三诊：2013年6月3日。经以上治疗3个月，末次月经2013年5月23日，量中等，色偏暗，少许血块，腹痛较前明显缓解，仅经行第1日轻微腹痛，经期6日。纳眠可，带下正常，二便调。舌红润，苔薄白，脉细滑。

（按语）患者经历了1次剖宫产，5次人工流产术，冲任胞宫受损，所幸平素体质强健，虽气血受损，但正气仍盛。以温化瘀滞、活血调气、通络止痛之法治之，使寒气消散，湿浊渐化，脉络疏通，气血调和，气机通畅，经行腹痛得以缓解，最终获得良好疗效。

4. 归芍葛根蒺藜散

（1）组成：当归15g，白芍15g，葛根30g，刺蒺藜15g，钩藤15g，白芷10g，吴茱萸10g，炒柴胡10g，蔓荆子10g，薄荷6g，白术15g，

徐涟

茯苓 15g，甘草 3g。

（2）功效：养血柔肝，滋水涵木，濡润经络，调节升降。

（3）主治：加减后治疗各种证型之经行头痛。

（4）方解：方中君药当归、白芍，养血和营，调经缓急止痛，通顺血脉，可养血柔肝，滋水涵木；葛根生津，气轻发散，上行头面，善达诸阳经，清热除烦；刺蒺藜能运能消，善行善破，下气行血，行滞疏肝，凉血养血，气香通郁，治头痛目赤。葛根、刺蒺藜二药因生津养血，能润之清之，故可濡润经络。四味君药使精血得养，肝木得濡，虚风外邪得除。臣以钩藤，质轻气清，轻能透发，清能平肝，息风祛痰；白芷，其气亦香，能通九窍，走气分亦走血分，质极华润，和利血脉，专治头目眉齿诸病，与钩藤相合，助葛根、刺蒺藜濡润经络，驱散风邪；吴茱萸润肝燥脾，开郁化滞，逐冷降气，治厥阴头痛；炒柴胡和解表里，疏肝解郁，治头痛目眩；蔓荆子气清味薄，疏散风热，通利头目，疏肝解郁；吴茱萸、炒柴胡、蔓荆子、薄荷共用，宣散郁结，以调节、升降气机。佐以白术、茯苓健脾助运，培土抑木，运转机枢。吴茱萸、炒柴胡气浮而味降，同为肝经引经药，增强养血柔肝之效，兼为使药；甘草调和诸药，亦为使药。方中用药具有姚氏妇科选药轻灵透达、气清味薄的特点，养阴而不滋腻，祛邪而不伤正，处处顾及阴血的盈亏状况，达到了养血柔肝、滋水涵木、濡润经络、调节升降、调经止痛的目的。

（5）用法用量：冷水浸泡 30 分钟，中火煮沸 10～15 分钟，饭后 1 小时左右温服。每日 3 次，每剂 4 煎。

（6）注意事项："经行头痛"一病临床症状繁杂多变，但不离"风邪上扰"之宗，故本方临床运用常以辨证加减为主，同时嘱患者注意劳逸适度，调整心态，慎食香燥之品。

（7）临床应用：血虚兼夹风邪而额眉巅顶疼痛，颈项不适者，加荆芥、防风等；兼夹风热而头痛，巅顶为重，口干烦躁者，加菊花、夏枯草等；兼夹肝风而头面潮红，痛如鸡啄者，加羚羊角、珍珠母等；兼夹瘀滞而痛有定处，或如锥刺者，加失笑散、丹参等。阴虚肾虚，症见头痛眩晕、目花耳鸣者，加桑寄生、麦冬等。肝气郁结，症见头痛隐隐、时作时止、痛在眉棱头角，偏郁热而咽痛口苦，去当归、白术，加牡丹皮、炒黄芩等；夹风邪而痛且昏眩，耳鸣如蝉者，加桑叶、淡豆豉等。痰浊内伏，清阳不升，伴眩晕不休、脘痞泛呕者，已见呕吐，去当归、白芍，加细辛、秫米等；脘闷恶心，去当归、白芍，加藿香、佩兰、砂仁等。阳亢明显者，加珍珠母、石决明等；虚风上犯者，加黑芝麻、天麻等。

（8）病案举例：经行头痛（经前期综合征）。

吴某，女，27岁，2015年7月8日初诊。主诉：经行头痛多年，加重2年。已产一胎，无人工流产史，月经周期28～30天，量中等，色暗红，时夹块下，无腰腹痛，多年来经行头痛，近2年头痛加重。现症：经行第1日头痛如裂，引眉棱骨痛，双目胀痛难睁，须口服镇痛、镇静药，甚则注射止痛剂后第2日痛势方渐缓，至经净痛失。头痛时伴头晕难寐，口干咽燥，泛呕易怒，腰酸肢软。末次月经2015年6月10日，舌边尖红，苔薄白少津，脉细弦滑数。诊断：经行头痛（经前期综合征）。辨证：肝肾不足，水不涵木，肝阳上扰。治则：养血柔肝，滋水涵木，疏风定痛。方药：归芍葛根蒺藜散加荆芥穗10g、杭菊花10g、女贞子10g、竹茹10g。5剂。

二诊：2015年7月15日。药后末次月经2015年7月10日，色量同前，6日净。头痛头晕明显缓解，睡眠好转，咽干腰酸减轻。舌红润，苔薄白，脉细弦稍数。方药对症，现为经后，血海空虚，冲任不足，仍宜养血滋肾、柔肝解郁。方予归芍葛根蒺藜散加玄参10g、生地黄15g、女贞子15g、墨旱莲15g。

嘱此方服用10剂后，续服一诊方5剂，至月经来潮停服。3个周期后，头痛未作，余症皆失，经行正常，未再反复。

按语 经行头痛多发常见，缠绵迁延，经年难愈，多因肝气郁滞，肝火上炎所致。本案患者病已年久，精血损耗，经脉失养。经潮后阴血下注，厥阴、督脉再度失于濡养，阳浮无制，虚风上亢，清窍受扰而致头痛诸证。施以养阴柔肝、滋水涵木、濡润经络、调节升降之剂治之，兼以祛风清热、活络化痰、安神潜阳，使精血充盈，脉络疏利，肝阳下潜而痼疾终散。

（二）成方应用

1. 逍遥散

（1）来源：《太平惠民和剂局方》。由柴胡、当归、白术、白芍、茯苓、薄荷、煨姜、甘草组成。原方疏肝益血，健脾和中，以柔肝、养肝、疏肝为主，治血虚劳倦，五心烦热，肢体疼痛，头目昏重，心烦颊赤，口燥咽干，发热盗汗，胸闷胁痛，减食嗜卧，以及血热相搏，月水不调，脐腹胀痛，寒热如疟等肝郁脾弱之证，为历代医家治疗妇科疾病之常用方。

徐涟亦得姚克敏之传授，治疗女子诸疾以肝脾冲任为重，应用运转机枢之法，常选逍遥散去煨姜之辛温，临床加减治多种病证。

（2）临床应用：①月经先期，量多色红，夹血块者，加炒牡丹皮、炒栀子、生地黄炭、仙鹤草等；②月经过少，色淡红或红者，加女贞子、墨旱莲、炒续断、桑寄生等；③月经后期、闭经、不孕者，加女贞子、菟丝子、茺蔚子、杜仲、紫河车、鸡血藤等；④经期延长、经间期出血、月经先期量少者，加千张纸、莲须、芡实等；⑤崩漏偏气血亏虚者，加黄芪、太子参、海螵蛸、炙升麻等；⑥痛经、癥瘕、乳癖、乳痈等，加橘核、荔枝核、苏木、青皮、川楝子等；⑦宫寒气滞之痛经者，加吴茱萸、官桂、炙香附、炒艾叶、乌药等。

（3）方解：柴胡疏肝解郁，调气清热，通达表里，为君。当归、白芍为臣，养血和营敛阴，滋养濡润肝木（当归气香尚可行气，为血中之气药；白芍柔肝缓急功效显著，可与柴胡同助肝用）。因木郁则土衰，故佐以茯苓、白术、甘草健脾益气，培育中土，使营血生化有源，土旺木达，木气得升，气机通畅，升降有节。加薄荷少许，疏散郁遏之气，透达肝经郁热，增强柴胡升散调条、疏泄通调的效能，亦为佐药。柴胡为肝经引经药，故又与调和诸药之甘草，同兼使药为用。全方药物性味平缓，以"和"为治，为疏肝健脾、条达冲任的首选方剂。肝气虚弱，血虚肝郁，肝脾失和所致之月经不调、癥瘕不孕等，皆以逍遥散为基础方加减。

（4）病案举例：经期延长（功能失调性子宫出血）。

陈某，女，32岁，小学教师，2012年11月13日初诊。主诉：经行淋漓难净，4年。14岁初潮，已产一胎。既往月经正常，于4年前行剖宫产，月经复潮后周期正常，但经行量少不畅。初始每日点滴，五六日后量稍增2日，色红无块，无腰腹痛，继之绵缠淋漓至十一二日方净。经净后1周复行，持续四五日，甚则至下次月经来潮。现症：末次月经2012年10月31日，今日量少色红尚未净，常感恶寒，头痛，咽干咽痛，唇干鼻燥，口渴少饮，经行加重。眠差寐浅，易醒多梦，心烦易怒，心情忧郁，纳食尚可，小腹不适，阴中灼热，溲热便干。唇红，舌边尖红微胖，苔薄白，脉沉细滑。诊断：经期延长（功能失调性子宫出血）。辨证：气血不足，肝郁脾虚，冲任失和，兼夹郁火。治则：养肝健脾，调理冲任，补益气血，清透郁火，稍佐凉血止血。方予逍遥散加味：黄芪 30g，炒柴胡10g，当归 10g，炒杭芍 15g，炒白术 15g，茯苓 15g，薄荷 6g，千张纸10g，益母草 15g，仙鹤草 15g，炒栀子 6g，海螵蛸 15g，藕节炭 15g，荷顶 10g，莲须 10g，炙甘草 3g。5 剂。

二诊：2012 年 11 月 20 日。上方后经净。时值月经中期，睡眠稍安，咽痛口干，心烦溲热未减，且口腔溃疡。病机同前，精血尚亏，郁热未化，守法续进，加强养阴填精透热之力。方予四物汤加味治之：当归15g，川芎 10g，熟地黄 15g，生地黄 15g，杭芍 15g，女贞子 15g，墨旱莲 15g，炙首乌 15g，炙黄精 15g，玉竹 15g，白薇 10g，芦根 12g，生麦芽 60g，小枣 10g，炙甘草 6g。

三诊：2013 年 2 月 20 日。以上二方加减进服 3 个月。末次月经2013 年 1 月 24 日，经量稍增，色红，9 日净，经净后未再复行，唯时有咽痛，口腔溃疡反复，口唇红赤转润。舌红，苔薄白，脉细滑。此气血渐复，郁热渐消，经前予逍遥散加味，经后予玉薇四物汤加味治疗 3 个月，经行正常，诸症渐平，时有咽痛眠差，仍以上法调治获愈。

按语 此因生育之期胞宫受损，元气亏虚，精血未复，失于调摄。加之小学教师之职压力较大，工作紧张，身心疲惫，而致肝郁血虚，郁火渐生。虽经汛可如期来潮，奈何血海未充，阳气不足，温煦推动乏力；气机郁滞，郁火内生，气血失调，经血运行不畅更甚。至氤氲之时，为气血阴阳转化之期，应满而不盈，藏而不泻，但郁火作祟，迫血外溢，冲任失和，不能固摄，故月经量少，断续而行，淋漓难净。肝郁脾虚，郁热不化，伤津耗液，扰动心神，变生诸症。育龄期妇女，虽筋骨坚，身体盛壮，但因几度孕产，胞宫受损，气血亏乏，精津受损，肝之藏血，脾之统血，冲任之固摄，皆受影响。加之年届中年，家庭、事业俱重，难免七情之变，损伤肝气，气机郁结，木火炽盛，化为郁火。治则偏重养血调血柔肝，使血充气顺，血海之虚渐盈，冲任胞脉渐复，肝气升降有序，郁火自灭。

2. 八珍汤

（1）来源：出自《正体类要》，为《瑞竹堂经验方》"八珍散"之异

徐涟

名。八珍益气血，调营卫，补虚损，乃医家治疗气血两虚之常用方。徐涟常于临床加减后用以治疗月经过少、月经后期、闭经、不孕等气血精津亏虚、肝脾不足之证。

（2）临床应用：①月经过少、月经后期、不孕等，加女贞子、菟丝子、桑寄生、炒续断、淫羊藿；②气血亏虚，肝郁脾虚，胞络阻滞之虚中夹痰之不孕、月经过少、漏下等，加炙香附、炒续断、桑寄生、官桂、苏木等；③经期延长、漏下等，加女贞子、墨旱莲、千张纸、莲须等；④月经过多、崩下者，加黄芪、怀山药、海螵蛸、仙鹤草、益母草等。

（3）方解：本方乃四君子汤与四物汤之合方。方中人参、熟地黄同用，益气养血为君。白术、茯苓健脾养胃，助人参益气补中；当归、白芍养血和营，协熟地黄补益阴血，均为臣药。佐以川芎活血行气，调畅气机，且防补益腻滞之弊。炙甘草益气和中，调和诸药为使。全方为气血双补之要剂。

（4）病案举例：月经过少、不孕症（继发性不孕）。

盛某，女，34岁，2007年7月29日初诊。主诉：未避孕6年未孕。14岁月经初潮后期量正常，6年前孕第一胎行人工流产，术后至今未孕，男女双方相关检查无异常。近二三年月经周期24～26天，量渐减少，色时暗时淡，时夹块下，伴腰酸肢软，小腹坠，腰隐痛，二三日净。刻诊：面色少华，时伴头晕，神疲易倦，少寐多梦，纳谷不馨，带下量少，二便正常，末次月经2007年7月20日。舌红润偏淡，苔薄白稍腻，脉沉细。中医诊断：月经过少、不孕症。西医诊断：继发性不孕。辨证：气血亏虚，肝郁脾虚，冲任不足，胞络不疏。治则：补益气血，养肝健脾，滋助冲任，疏调胞脉。方药：八珍汤加女贞子15g、菟丝子15g、桑寄生15g、炒续断15g、炙香附10g、丝瓜络10g、砂仁10g、大枣10g、荔枝核15g。水煎服，每日2次，每剂2日，连服2日。

二诊：2007年10月15日。近2个月，月经周期27日，经量渐增，色红偏暗，纳食、睡眠、精神好转，无明显头晕，带下增多，末次月经2007年10月11日，面色转润，苔薄白，脉细滑。气血冲任得助，肝柔脾运，后天化源渐充，继续巩固治疗，加强疏导胞络，以利摄胎成孕。仍处八珍汤加女贞子15g、菟丝子15g、桑寄生15g、炒续断15g、炒柴胡

10g、炙香附 10g、官桂 10g、苏木 6g、荔枝核 15g。嘱水煎服，3 个月后复诊，服法同前，加强锻炼，调适情志，营养均衡。

三诊：2008 年 3 月 26 日。末次月经 2008 年 1 月 30 日，尿 hCG 阳性，B 超提示"早孕"。现恶心泛呕，纳差少食，食后呕吐，时有腰酸腹胀。舌红润，苔白，脉细滑数。此为脾气虚弱，胃失和降，冲气上逆。方拟六君子汤加味，健脾和胃以收功。太子参 15g，白术 10g，茯苓 15g，姜半夏 10g，陈皮 10g，砂仁 10g，苏梗 15g，竹茹 10g，炒谷芽 20g，菟丝子 15g，炒杜仲 10g，炙甘草 3g。3 剂，少量多次进服。

随访，妊娠顺利，足月顺产。

（按语）本案患者第一胎人工流产后，冲任胞宫受损，失于调摄，肝气不舒，脾虚失运，致气血生化不足，而出现月经过少等。气血渐亏，无力推动，经气不利，胞脉不疏而成不孕之症。方用八珍汤加味，补益气血，兼柔肝健脾，化生后天之源以滋助冲任，充填肾精肾气。二诊补益之际加强温宫通脉，疏利解郁，使患者经络脏腑功能正常，而遂多年宿愿。

3. 当归四逆汤

（1）来源：《伤寒论》。由当归、桂枝、芍药、细辛、通草、大枣、炙甘草组成。原方温经散寒，养血通脉，为血虚寒厥之证所设。始因素体血虚，复受寒邪，寒滞脉中，又欠血养，阳气受阻，不能温煦四末肌肤，症见手足逆寒，或腰、腹、足疼痛。

（2）临床应用：①外阴白色病变，加乌梢蛇、刺蒺藜、僵蚕、薏苡仁、皂角刺、佩兰、炒苍术、炒艾叶等；②黄褐斑，加黄芪、刺蒺藜、皂角刺、蝉蜕、白芷、薏苡仁等。

（3）方解：以当归甘温入肝，补血和血；桂枝温通经脉，宣通阳气，鼓舞血行，祛寒畅血，为君，养血温通。以芍药、细辛为臣，其中芍药养血和营，与当归共用，加强补益营血之功，与桂枝能调助血气；细辛外温经脉，内暖脏腑，通达表里，以散寒邪，且协同桂枝温经散寒。通草为佐，通经脉，利关节，使经脉之气血畅行无碍。大枣、甘草味甘为使，益气健脾，调和诸药，且大枣既能助归、芍养血补血，又可防桂、辛之燥烈伤血之弊。全方养血温通，可补已虚之营血，又祛经脉之寒凝，标本并治。

（4）病案举例：阴痒（外阴白色病变）。

秦某，女，21岁，2010年3月12日初诊。主诉：反复外阴瘙痒2年余，加重半年。13岁初潮，周期26～28天，经量偏少，色红无块，无腰腹痛。近3年外阴瘙痒，且逐月加重，多难耐受，经西医检查为"外阴白色病变"，曾行活检未明确诊断。刻诊：面容淡黄，倦怠，时伴头昏心烦，阴部瘙痒，夜间痒甚，坐卧不安，带下稍多，清稀色白无异味，口苦口黏，纳少不馨，二便调。舌红偏淡胖，苔白腻，脉细沉。末次月经2010年3月3日。查：外阴发育正常，未婚型，双侧小阴唇肤色淡白，与周围皮肤无明显界限，右侧小阴唇轻度萎缩，未见皮损。中医诊断：阴痒。西医诊断：外阴白色病变。辨证：肝血不足，寒滞经脉。治则：补血养肝，散寒通脉止痒。方药：当归四逆汤加乌梢蛇15g、僵蚕10g、炒苍术15g、炒艾叶10g、芸香草10g、佩兰10g、薏苡仁30g、刺蒺藜15g、皂角刺15g、吴茱萸10g。5剂，冷水浸泡30分钟，中火煮沸15分钟，饭后1小时左右温服，日服3次，每次200～250ml，每剂4煎。

二诊：2010年3月19日。药后外阴瘙痒明显缓解，带下减少，纳食增加，无口中不适。舌红润，苔薄白微腻，脉细滑。效不更方，上方去芸香草，加荷顶10g，以升清降浊，调畅气机。服法同前，嘱服至月经来潮停药。

三诊：2010年7月2日。患者自服上方3个月余，面色转润，神气清爽，经量明显增加，带下正常，阴痒偶作。舌红润，苔薄白，脉细弦。复查外阴，白色区域已接近正常肤色，右侧小阴唇形态同前。药证相符，上方稍作加减：当归15g，桂枝15g，白芍15g，细辛4g，通草10g，白术15g，茯苓15g，刺蒺藜15g，乌梢蛇15g，皂角刺15g，丝瓜络10g，炒艾叶10g，吴茱萸10g，薏苡仁30g，大枣10g，炙甘草3g。

以上方断续治疗年余，婚后孕前调理来诊，询问病情得知患部已基本痊愈。

按语 青春期少女外阴瘙痒之证，或因气血肝脾不足致经脉失养，或因脾不健运，湿浊下注，侵蚀肌肤而多见。此案证候均现不足之象，辨证得当，持之以当归四逆汤温补肝血，温通经脉，又加健脾运湿、疏利胞脉、祛风散寒、调畅气机之剂，使经络得养，寒浊得逐，气血流通，肌肤营润，故获良效。

（供稿人：徐涟）

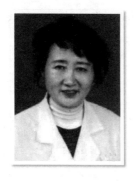

王映坤

一、医事小传

王映坤（1950— ），女，昆明市中医医院教授、主任医师。云南省荣誉名中医，昆明市荣誉名中医。

从事中医、中西医结合临床、科研、教学工作 40 余年。在云南省中医医院首次成功开展心包穿刺技术。任教 20 余年，曾带教 7 个国家的留学生。

曾获云南中医药大学"优秀教师""从事教学医药工作 20 年以上贡献奖"，昆明市卫生局"先进个人"，昆明市中医医院"优秀共产党员""优秀干部""最佳医生"，昆明市妇联"巾帼文明岗"等荣誉称号。

云南省中医药学会肾病专业委员会副主任委员、名誉主任委员，云南省中西医结合学会心血管病专业委员会、中医急诊学专业委员会、风湿病专业委员会委员；医师实践技能考试主考官；医疗事故技术鉴定专家；《中国误诊学杂志》特约编辑，《中国现代临床医学》杂志编辑部专家委员会编委，《云南老年报》医疗保健知识顾问。

参与全国心肌梗死注射用基因工程链激酶 Ⅲ 期临床工作，申报"九五"国家科技攻关计划项目"心痛灵片治疗冠心病心绞痛"。对于 2015 年昆明市科学技术局科研项目"糖周灵胶囊对糖尿病周围神经病变大鼠氧化应激及细胞凋亡的影响"，王映坤是处方研制提供者。

撰写论文 40 余篇。参与撰写《医院管理制度及岗位职责》《临床医学技术操作手册》《昆明市重点中风专病》《医院应急预案汇编》《中药饮片管理与职责》等。

二、医方

（一）自拟方

1. 糖周灵胶囊

（1）组成：黄芪 30g，三七 10g，当归 30g，川芎 15g，全蝎 10g，水蛭 6g，羌活 15g，细辛 3g，粉葛 20g，延胡索 10g，鸡血藤 20g，牛膝 10g。

（2）功效：益气养血，活血通络，搜风止痛。

（3）主治：糖尿病周围神经病变（DPN）。

（4）方解：黄芪与三七共为君药，能益气活血；当归、川芎、鸡血藤为臣药，能养血活血、行气止痛、祛瘀通络；全蝎、水蛭、羌活、细辛、粉葛、延胡索为佐药，能搜风通络止痛、温经散寒；牛膝为使药，有滋养肝肾、通经消癥、引药下行之功。

现代药理研究也表明，黄芪、三七、当归、葛根具有降血糖作用；三七、羌活、细辛、川芎、延胡索具有较强的抗炎镇痛作用；牛膝具有改善红细胞变形能力，降低纤维蛋白原水平的作用。大部分中药均具有扩张血管、改善微循环、抑制血小板聚集，抗氧化、抗血栓形成，降低血液黏滞度、抗动脉硬化的作用。全方的主要作用为益气养血、活血通络、搜风止痛，充分发挥了中药复方制剂的多靶点、多方位的整体治疗优势。

动物实验：糖周灵胶囊明显改善糖尿病大鼠坐骨神经传导性，有降低血糖和恢复光辐射所致疼痛敏感性的作用，有显著抑制糖尿病大鼠体内血栓形成以及镇痛作用，改善感觉神经的传导速度等；使空腹血糖、餐后 2 小时血糖均有明显降低，而治疗前后肾功能、肝功能及血脂均无明显变化。研究结果提示，给予糖尿病大鼠糖周灵胶囊后，可以进一步改善感觉神经传导速度，改善微循环，抑制血小板聚集，抗氧化、抗血栓形成，降低血液黏滞度，抗动脉硬化。并且无明显毒副作用，对糖尿病周围神经病变具有较好的效果。

（5）用法用量：冷水浸药半小时，武火煮沸 5 分钟，文火 25 分钟。饭后温服，日 2 次，每剂 2 日，每次服 80～100ml。

（6）注意事项：本方主要为"气虚血瘀"证而设，经多年临床及药效学研究疗效确切，经毒理学研究毒副作用小。方中活血化瘀药较多，脾胃

王映坤

虚寒者慎用，消化道出血者禁用。宜饭后服，饮食应清淡。

（7）临床应用：睡眠差，加珍珠母、首乌藤；大便干结者，加火麻仁、郁李仁或生大黄；浮肿，加车前草、益母草；汗出，加生龙骨、牡蛎、肉苁蓉；烘热，加龟甲、鳖甲，或女贞子、墨旱莲。

（8）病案举例：消渴、痹病（糖尿病周围神经病变）。

刘某，男，65岁，2008年1月15日初诊。患者因口渴多饮12年，肢体麻木疼痛1年求诊。12年来口渴多饮，每天饮水3.6kg（热水瓶2～3瓶），无多食和饥饿感，体重减轻不明显，近1年上下肢有蚁行感、伴疼痛。经多次住院诊断为糖尿病周围神经病变（DPN）。刻下症见：四肢有蚁行感伴疼痛，神倦，乏力，气短，头昏，面色㿠白，口干，大便干。舌质淡夹瘀，舌苔薄白，脉细数。中医诊断：消渴、痹病（气虚血瘀证）。西医诊断：糖尿病周围神经病变（DPN）。治则：益气养血，活血通络，搜风止痛。处方：糖周灵胶囊方6剂，内服，一日2次。

二诊：2008年1月28日。患者经上述治疗后，神倦乏力、气短、头昏好转，肢体蚁行感、疼痛有所减轻，面色㿠白，口干，自汗，大便正常。舌质淡夹瘀，舌苔薄白，脉细数。原方加生龙骨20g、牡蛎20g、肉苁蓉10g。

经随证加减内服治疗3个月，神倦乏力、气短、自汗、头昏消失，已无肢体蚁行感、疼痛。

按语 消渴日久，伤阴耗气，气虚血行不畅，瘀血阻络；血虚日久，则脉络痹阻，筋脉失养，出现肢体麻木、疼痛等症状。故DPN的发病与消渴病日久，气虚血瘀、脉络痹阻有关。正如《灵枢·百病始生》所说："是故虚邪之中人也，始于皮肤……或著络脉。"DPN的基本病机特点为本虚标实，因虚致瘀变生。DPN患者具有病程长、病势缠绵难愈的临床特点，符合久病入络，日久病深，不易速愈，以及有形邪实痰瘀阻络脉，留伏较深，坚结不散而成痼疾的病机。

现代医学研究认为，DPN的发生与糖尿病微血管病变致神经血管管壁基膜增厚，糖蛋白沉积，血小板凝聚或纤维素沉积，使管腔变窄，血液流变学异常，全血黏度增高等有关。这与中医学对DPN的认识有相似之处。

2. 自拟心绞痛方

（1）组成：黄芪 30g，太子参 30g，当归尾 20g，葛根 15g，川芎 15g，胆南星 10g，丹参 10g，炒滇柴胡 15g，赤芍 10g，延胡索 15g，瓜蒌壳 15g，薤白 15g。

（2）功效：益气疏肝，祛痰化瘀止痛。

（3）主治：冠心病、心绞痛。

（4）方解：黄芪、太子参为君药，能健脾益气；当归尾、川芎、丹参养血活血，炒滇柴胡、赤芍、延胡索行气止痛、祛瘀通络，共为臣药；胆南星、瓜蒌壳、薤白宽胸化痰，为佐药；葛根为使药。葛根中的葛根素具有扩张冠状动脉和脑动脉的作用。

（5）用法用量：冷水浸药半小时，武火煮沸 5 分钟，文火 25 分钟。饭后温服，日 2 次，每剂 2 日，每次服 80～100ml。

（6）注意事项：本方主要为"气虚痰瘀互结"证而设，经多年临床及药效学研究疗效确切。方中活血化瘀药较多，脾胃虚寒者慎用，消化道出血者禁用。宜饭后服，饮食应清淡，合理运动。

（7）临床应用：睡眠差，加珍珠母、首乌藤、锻龙骨、牡蛎；心慌，加酸枣仁、柏子仁；大便干结者，加火麻仁、郁李仁；浮肿，加车前草、益母草；汗出，加浮小麦、肉苁蓉；烘热，加龟甲、鳖甲，或女贞子、墨旱莲。

（8）病案举例：胸痹（冠心病、心绞痛）。

唐某，男，65 岁。主诉：阵发性心前区刺痛 5 年，加重半年。5 年前出现心前区刺痛，同时伴乏力、汗出，持续 5 分钟，之后常反复发作，多次住院确诊为冠心病、心绞痛，经常口服硝酸酯类药物控制病情。近半年发作较前频繁，且用药效果不明显，需要经常住院治疗。症见：体形瘦高，平素脾气暴躁，亦常因发怒而诱发心绞痛，发时自觉胸闷刺痛，气短汗出，饮食尚可，二便基本正常，舌红苔薄，脉弦涩。中医诊断：胸痹（气虚痰瘀互结）。西医诊断：冠心病、心绞痛，心功能 II 级。患者属阴虚体质，肝火易亢，旺火灼津液成痰，阻于心络，病久致虚，因虚成瘀，故而刺痛。治宜益气疏肝，祛痰化瘀止痛。方药：黄芪 30g，太子参 30g，当归尾 20g，葛根 15g，胆南星 10g，丹参 10g，炒滇柴胡 15g，川芎 15g，赤芍 10g，延胡索 15g，瓜蒌壳 15g，薤白 15g。

上方为主加减，连服 2 个月，症状全部消失。至今 5 年再未发作过心绞痛。

按语 益气养阴、补血温阳和活血化瘀、理气化痰是冠心病治疗的基本法则，活血化瘀、理气化痰亦是冠心病治疗中常用的祛邪方法。各种法则据临床见证不同而交互为用，从而构成了冠心病丰富多彩的配伍方法，体现了中医整体观的辨证论治。

（二）成方应用

右归丸

（1）来源：《景岳全书》。

（2）临床应用：本方温补肾阳、填精益髓。适用于肾阳不足、命门火衰证，见腰膝酸冷、水肿、精神不振、怯寒畏冷、阳痿遗精、大便溏薄、尿频而清等。

浮肿：证属肾阳不足。症见全身水肿，肿势多由腰、足始，腰以下肿明显，两内踝尤剧，腰膝酸软疼痛，阴囊湿冷，畏寒肢冷，小便量少色清，舌淡体胖，苔薄白，脉沉细弱。

阳痿、遗精、早泄：证属命门火衰。症见阳痿阴冷，腰膝酸软，耳鸣脱发，牙齿松动，畏寒肢冷，形体瘦弱，短气乏力，头晕目眩，面色㿠白，舌淡胖润、有齿痕，脉沉细尺弱。

腰膝酸痛：证属肾阳不足，阴寒内盛。症见腰膝酸痛，少腹不仁，神疲气怯。

（3）方解：附子、肉桂、鹿角胶温补肾阳，填精补髓，为君；熟地黄、枸杞、山茱萸、山药滋阴益肾，养肝补脾，为臣；菟丝子补阳益阴、固精缩尿，杜仲补益肝肾、强筋壮骨，当归补血养肝，为佐。诸药配合，共奏温补肾阳、填精益髓之功。

（4）病案举例：水肿（甲状腺功能减退症）。

张某，女，52 岁。反复浮肿 3 年，加重半年。现病史：3 年前出现颜面及四肢浮肿，同时伴畏寒怕冷，心悸气短乏力，纳呆便溏，经多次住院确诊为甲状腺功能减退症，用"优甲乐"控制病情，近半年用药效果不明显，浮肿畏寒怕冷加重，需要经常住院治疗。今日就诊，症见形体虚胖，面色㿠白，嗜睡倦怠，记忆减退，头晕目眩，畏寒肢冷，颜面及四肢浮肿，胸闷气短乏力，大便不成形、日行 3 次，小便短少。舌淡体胖、有齿痕，舌苔白腻，脉沉细或沉迟。中医诊断：水肿（脾肾阳虚）。西医诊断：甲状腺功能减退症。治宜健脾温肾利水。方予右归丸加减：川附子 100g（先煎），肉桂 10g，杜仲 15g，山茱萸 10g，菟丝子 15g，鹿角胶 10g，大腹皮 30g，枸杞 10g，当归 15g，条参 15g，益母草 30g，茯苓 15g，苍术 10g，生甘草 6g。

上方为主加减，连服 2 个月，浮肿、畏寒、肢冷、嗜睡消失，神疲乏力好转，大便正常。原用"优甲乐"剂量不变。甲状腺功能正常。

按语 甲状腺功能减退症是内分泌系统较常见的疾病。中医学中没有该病名的描述，根据临床症状将其归属于"水肿""虚劳"范畴。中医认为，肾阳亏虚，气化不利，膀胱开阖失司，导致痰浊、水湿、瘀血内生，阴邪痹阻，清阳不升，出现面色㿠白、眩晕、浮肿、尿少等浊阴上逆、水泛肌肤的症状；水湿内蕴，气机不畅，则胸闷气短；肾为先天之本，诸阳之首，肾阳亏虚，脾失健运，则腹泻。阳虚久损及阴，阴阳两虚，可进一步影响其他脏腑阳气亏损，如心肾阳虚、脾肾阳虚等。因此，肾阳虚是原发性甲状腺功能减退症的主要病机，痰浊、水湿、瘀血是病理特征，随着病情的进展，则导致肾阴阳两虚证的发生。右归丸主要功效为温补肾阳、填精益髓，是临床上常用于治疗命门火衰、肾阳亏虚的方剂，用于甲状腺功能减退症临床疗效好，值得推广。

（供稿人：王映坤）

参考文献

1. 叶任高，陆再英.内科学 [M].6 版.北京：人民卫生出版社，2004.

2. EL Feldman，MJ Stevens，PK Thomas，et al.A practical two-step quantitative clinical and electrophysiological assessment for the diagnosis and staging of diabetic neuropathy[J].Diabetes care，1994，17（11）：1281-1289.

3. 张蜀平，陆菊明，潘长玉，等.弥可保对糖尿病周围神经病变治疗作用的实验研究 [J].中华内分泌代谢杂志，1998，14（2）：130-132.

王映坤

4. 贾海燕，田浩明，魏东 . 甲基维生素 B_{12} 治疗糖尿病周围神经病变的系统评价 [J]. 中国循证医学杂志，2005，5（8）：609-618.

5. 王映坤，李军，舒晔，等，糖周灵对糖尿病大鼠神经病变影响的实验研究 [J]. 中医研究，2007，20（3）：17-19.

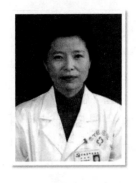

万启南

万启南（1961—），云南省中医医院教授、主任医师，硕士研究生导师。云南省名中医，第二批全国老中医药专家学术经验继承工作继承人（师从罗铨）。

1983年毕业于昆明医学院医疗系医学专业；1993年于首届"全国中西医结合研究班"结业；从事中西医结合内科临床、教学、科研工作30余年。

临床擅于诊治老年常见多发病，尤精于中西医结合治疗冠心病、高血压、心律失常、肺源性心脏病、心功能不全、急慢性脑血管病等。认为脏腑功能衰退、精气血亏虚是老年病的发病基础，痰浊、瘀血是老年病最重要的病理因素。治疗上强调扶正祛邪、攻补兼施，且特别重视脾胃功能，认为老年人若脾胃受损则药食难施，病必难除；遣方用药始终遵循"滋补不碍脾，攻伐勿伤胃"的原则，擅用清补之品，不拘经方时方。

任中华中医药学会老年病分会常务委员、心病分会委员，中国中西医结合学会虚证与老年医学专业委员会委员，中国中西医结合学会心血管病专业委员会委员；云南省中西医结合学会常务理事，云南省老年学学会理事，云南省中医药学会中医老年病专业委员会主任委员，云南省中西医结合学会虚证与老年医学专业委员会主任委员，云南省中西医结合学会络病专业委员会副主任委员；云南省医学会呼吸病学分会常务委员，云南省医学会老年医学分会常务委员；云南省医师协会老年病医师分会副主任委员、高血压医师分会常务委员、心血管内科医师分会委员；云南省女医师协会老年病医师分会副主任委员。承担及参与完成各级各类科研项目10余项，发表学术论文数十篇，出版专著4部。

二、医方

（一）自拟方

1. 清肺活血汤

（1）组成：南沙参 30g，麦冬 15g，五味子 10g，芦根 15g，法半夏 10g，陈皮 10g，鱼腥草 30g，川芎 10g，赤芍 15g，丹参 15g，桔梗 15g，甘草 10g。

（2）功效：养阴清肺，化痰活血。

（3）主治：肺胀，咳嗽。

（4）方解：方中南沙参、麦冬为君药，起养阴清肺、益气化痰之功。五味子、芦根敛肺滋阴，共为臣药。法半夏、陈皮、鱼腥草清热解毒，健脾化痰；川芎、赤芍、丹参活血化瘀，共为佐药。桔梗载药上行、利咽排脓，甘草调和诸药。

（5）用法用量：温水浸泡半小时，文火煮 20 分钟，饭后温服，每日 3 次，2 日 1 剂。

（6）注意事项：禁食油腻香燥之品。

（7）临床应用：久咳偏于气虚者，加黄芪、黄精，补脾益肺；热病后期阴液耗伤，加桑叶、玉竹、天花粉；水湿困脾者，加茯苓、砂仁；痰热壅盛，加瓜蒌、枳壳、浙贝母。

（8）病案举例：肺胀（慢性阻塞性肺疾病急性加重期）。

李某，男，65 岁。2014 年 10 月 13 日，因反复咳嗽咳痰 10 余年，加重 3 天求诊。刻症见：咳嗽，咳黄黏痰，舌红苔黄腻，脉细滑。西医诊断：慢性阻塞性肺疾病急性加重期（AECOPD）。中医诊断：咳嗽（气阴两虚兼痰热证）。证属虚实夹杂，予"清肺活血汤"加瓜蒌 15g、浙贝母 15g、厚朴 10g、砂仁 6g。3 剂，水煎内服，每日 3 次，2 日 1 剂。

二诊：2014 年 10 月 20 日。患者咳嗽减轻，咳痰减少，饮食可，二便调，眠可。续予"清肺活血汤"3 剂，嘱患者忌食鱼腥，清淡饮食。

按语 慢性阻塞性肺疾病为临床常见病，常见于老年人。久咳劳咳，津液耗伤，感受外邪，痰瘀交阻，虚实夹杂，故见黄黏痰，舌红苔黄腻。故用清肺活血汤，养阴清肺，兼活血化瘀，加瓜蒌、浙贝母清热化痰，砂仁、厚朴健脾燥湿。

2. 地萸天钩饮

（1）组成：熟地黄 15g，山茱萸 8g，川牛膝 15g，枸杞 15g，天麻 15g，钩藤 15g（后下），石决明 20g（先煎），龙骨 20g（先煎），牡蛎 20g（先煎），川芎 15g，蜈蚣 3g，大枣 10g，甘草 10g。

（2）功效：滋养肝肾，平肝潜阳，活血通络。

（3）主治：老年高血压。

（4）方解：老年高血压的病机与"阴虚阳亢，瘀血阻络"密切相关。本方以熟地黄滋阴补肾，填精益髓，为君药。山茱萸、川牛膝、枸杞补益肝肾，为臣药。肝阳上亢，佐以天麻、钩藤、石决明、龙骨、牡蛎平肝、息风、潜阳，川芎、蜈蚣活血行气、通络息风，共为使药。大枣、甘草于峻烈诸药中，能调和药性，顾护脾胃。

（5）用法用量：冷水浸泡 30 分钟，按方先煎、后下。文火煎 20 分钟，饭后温服，每日 3 次，2 日 1 剂。

（6）注意事项：本方为"阴虚阳亢，瘀血阻络"证而设，对老年高血压稳定血压，缓解头晕、头痛、头昏等效果明显。临床应用以实证为主，脾胃虚弱者慎用。饮食宜清淡，忌食辛辣刺激之品及发物。

（7）临床应用：阴虚火盛者，加黄柏、知母；肝火旺者，加菊花、龙胆；肝气郁结者，加柴胡、川楝子；瘀血甚者，加桃仁、红花；心悸、失眠者，加酸枣仁、柏子仁；大便干结者，加生地黄、制首乌。

（8）病案举例：眩晕（老年高血压）。

李某，男，78 岁。患者发现血压升高 20 年，近半年服用培哚普利片、苯磺酸氨氯地平片治疗。于 2014 年 2 月 10 日就诊，血压 162/68mmHg。时症见：头晕、头痛，目胀、目干，耳鸣，失眠多梦，腰膝酸痛、舌暗红苔薄，脉滑细数，大便干，小便涩。西医诊断：老年高血压。中医诊断：眩晕（阴虚阳亢，瘀血阻络证）。治以滋养肝肾，平肝潜阳，活血通络。方予"地萸天钩饮"加龙胆 6g、酸枣仁 15g。3 剂，水煎内服，每日 3 次，2 日 1 剂。

二诊：2015 年 2 月 17 日。查血压 140/75mmHg。患者诸症缓解，舌淡红、苔薄，脉滑细数，二便正常。效不更方，继以原方巩固疗效。

以后继予原方加减，以善其后，调适血压。

按语 老年高血压为临床常见病，病理变化主要为肝肾阴阳失调而致阴虚阳亢，久病瘀血阻络。肝肾阴虚，则耳鸣、目干、肢体麻木、失眠、胁隐痛、腰膝酸痛。肝阳上亢，则头晕、头痛、目胀。阴津不足，则口干、大便干。舌暗红，脉细，为瘀血阻络之象。故用地萸天钩饮滋养肝肾，平肝潜阳，活血通络，收到良好临床疗效。

3. 益消汤

（1）组成：黄芪 30g，生地黄 15g，太子参 15g，麦冬 15g，丹参 15g，川芎 10g，赤芍 15g，当归 10g，地龙 5g，女贞子 15g，墨旱莲 15g，黄连 5g，玉米须 10g，葛根 30g，玉竹 15g，五味子 10g，甘草 3g。

（2）功效：益气养阴，活血化瘀。

（3）主治：糖尿病（气阴两虚、瘀血阻络证）。

（4）方解：糖尿病的病机与气、阴、瘀有密切关系。方中黄芪、生地黄为君药，益气养阴生津。太子参、麦冬益气养阴生津，丹参、川芎、赤芍、当归活血化瘀，共为臣药。地龙活血通络，为佐药。女贞子、墨旱莲、黄连、玉米须、葛根、玉竹、五味子合用，共奏养阴清热、生津润燥之效，亦为佐药。甘草调和诸药，为使药。本方益气养阴、活血化瘀为主，清热润燥生津为辅，标本同治。

（5）用法用量：冷水浸泡 30 分钟，文火煎 15 分钟，饭后温服，每日 3 次，2 日 1 剂。

（6）注意事项：脾胃虚寒及出血者慎用。

（7）临床应用：肢体麻痛者，加鸡血藤、桑枝、蜈蚣等；睡眠差者，加炒酸枣仁、炙远志等；皮肤瘙痒者，加地肤子、白鲜皮等。

（8）病案举例：消渴（2 型糖尿病）。

张某，男，76 岁。2008 年 10 月 21 日初诊。患者因口干多饮 10 年，伴乏力、失眠 2 周求诊。患者 10 年前在外院诊断为"2 型糖尿病"。现症见：口干乏力，失眠，肢体麻木刺痛，大便干。舌质暗淡，苔薄少津，脉细涩。西医诊断：2 型糖尿病。中医诊断：消渴（气阴虚夹瘀证）。证属本虚标实。治以益气养阴，活血化瘀。方以"益消汤"加炒酸枣仁 30g、合欢皮 15g、鸡血藤 30g。3 剂，水煎内服，每日 3 次，2 日 1 剂。

二诊：2008 年 10 月 28 日。患者经上述治疗后，眠转佳，仍感肢体麻木刺痛，舌脉同前。守前方加桑枝 15g、独活 15g、蜈蚣 3 条。7 剂。

半月后复诊，患者肢体麻木刺痛减轻，纳眠可；二便调。继予"益消汤"加减，以善其后。

按语 糖尿病属中医学"消渴"范畴。病机以阴虚为本，燥热为标。一旦发病，往往脾气虚于上，肾阴亏于下，气阴两虚，气阴虚又导致血脉为之虚涩而成瘀血，血瘀又使血脉不通，脏腑失养，互为因果。临床上糖尿病可见疼痛、肢麻等瘀血征象，故活血化瘀须贯穿糖尿病治疗始终，这对于防治慢性并发症，有着重要的意义。

（二）成方应用

1. 补阳还五汤

（1）来源：《医林改错》。由黄芪、赤芍、川芎、当归尾、地龙、桃仁、红花组成。原方重用黄芪补气，与活血化瘀药配伍，具有益气活血通络之功。主治中风之气虚血瘀证，见半身不遂、口眼歪斜、语言不利、口角流涎等。

（2）临床应用：①胸痹（冠心病），加甘松、鹿衔草、炙黄精、薤白、瓜蒌、枳实等；②眩晕（高血压、颈椎病、脑供血不足），加天麻、法半夏、葛根等；③痹病（腰椎病、肢体关节疼痛），加延胡索、桑寄生、独活等。

（3）方解：重用生黄芪，峻补中气以资化源，固摄经络之气以节耗散，"开源节流"，令气旺则血行，瘀去则络通，为君药。当归尾长于活血，兼能养血，有化瘀不伤血之妙，为臣药。赤芍、川芎、桃仁、红花，助当归尾活血祛瘀；地龙通经活络，共为佐药。全方补气药与活血药相配，活血而不伤正，共奏益气活血通络之功。

（4）病案举例：眩晕（颈椎病）。

王某，男，75岁。2014年10月10日初诊。患者因颈椎病退行性病变，眩晕反复发作就诊。刻诊见：眩晕如坐舟车，上肢麻木，神疲，恶心，无呕吐，纳差，时有失眠，二便调，舌暗红、边瘀紫，苔薄白，脉细涩。西医诊断：颈椎病。中医诊断：眩晕（气虚血瘀证）。考虑气虚血瘀，脉络受阻，清阳不升，治以益气活血通络。拟补阳还五汤加味：黄芪30g，赤芍10g，当归10g，红花10g，桃仁10g，川芎10g，地龙10g，天麻10g，法半夏10g，葛根10g。7剂，水煎服，每日1剂。

二诊：2014年10月28日。患者经上述治疗后，头晕、肢麻减轻，稍恶心，仍失眠，纳食增，二便调。舌暗红，苔薄白，舌边瘀紫减少，脉细涩。守前方加竹茹 10g、石菖蒲 10g、茯神 15g、首乌藤 15g。7 剂，水煎服，每日 1 剂。

1 周后复诊，症状大部分缓解。守方继进 7 剂，眩晕未见发作。

按语 颈椎退行性病变之眩晕多发于老年人。老年人脏气虚衰，脉道不畅，血液不能上奉于脑，致脑失濡养而成眩，即所谓"无虚不作眩"。故用补阳还五汤补益诸脏之气，活一身之血，以改善局部血液循环，而收满意疗效。

2. 归脾汤

（1）来源：《济生方》。由白术、茯神、黄芪、炒酸枣仁、人参、龙眼肉、木香、炙甘草、生姜、大枣组成；明代薛己增补当归、远志二味。本方具有益气补血，健脾养心之功。主治思虑伤脾，惊悸怔忡，失眠，发热，自汗盗汗，体倦食少，吐血便血，女子崩漏，以及虚劳、中风、厥逆、癫狂、眩晕等属心脾两虚者。

（2）临床应用：偏于气虚者，可重用人参、黄芪；偏于血虚者，可重用当归、龙眼肉；偏于心虚者，可重用茯神、酸枣仁、远志肉；若心悸较甚者，可加磁石、朱砂，以镇心安神；吐衄下血者，可加大蓟、小蓟、藕节、仙鹤草等。

（3）方解：本方证的病变重点是脾气亏虚。故用参、芪大补脾气；白术、茯神健运脾气；炙甘草调中益气。脾胃运化功能振奋，则气血生化旺盛，心血充足，其神可安。龙眼肉甘温益心脾，补气血而安神。当归配伍黄芪为当归补血汤，能益气生血；当归长于调经，且引血归其所当归之经。木香辛温行气散滞，以解郁结之气而理气醒脾。白术燥脾之湿，木香行气散滞，脾气郁结可解，且大量甘味补药之中，得木香之行气，当归之活血，则补中有行，滋而不滞。远志安神益智而解郁，能醒发脾气，治思虑郁结；酸枣仁甘酸，宁心安神。远志与酸枣仁，一开一收，敛浮越之心神，加茯神之静以宁之，于是心神复于原位，在心血之濡养下，阳藏于阴中则不复游越而自宁，惊悸怔忡、失眠多梦则自可愈。佐以炙甘草、生姜、大枣和胃健脾，调和营卫以资生化，则气旺而血充矣。故本方有益气补血、健脾养心的作用。

（4）病案举例：心悸（室性期前收缩）。

程某，女，52岁。2015年11月23日初诊。患者因"心悸气短伴乏力3个月余，加重1周"求诊。3个月前劳累后出现心悸气短，伴乏力，自服复方丹参滴丸症状可缓解。1周前复因劳累，心悸气短乏力加重，伴头晕，倦怠，纳呆，眠差，多梦，盗汗。舌质暗淡，舌体胖大，苔薄白，脉沉细弱。心电图示窦性心律，偶发室性期前收缩。中医诊断：心悸（心脾气血两虚证）。西医诊断：室性期前收缩。治则：益气养血，健脾宁心。方药：归脾汤加减。黄芪30g，党参15g，当归12g，茯神15g，白术15g，龙眼肉15g，远志10g，酸枣仁20g，柏子仁10g，木香10g，炙甘草10g，五味子6g，大枣3枚，生姜10g。5剂，水煎温服，一日3次，2日1剂。

患者诸症减轻。效不更方，继服7剂，病愈。随访未复发。

（按语）心悸的辨证重点是要分清虚实，辨明阴阳盛衰。特别应注意重病、久病的危逆征象。本病大多数属虚证，常在禀赋不足、久病失养、劳累过度基础上，突遇惊恐，犯于心神，或长期忧思不解，伤及心脾而致，久病虚损加重可致水饮凌心。因此，补益心脾、安神定志为重要治法。

（供稿人：万启南　韦章进　曲扬　李游　段灵芳　吴玉涛　段艳蕊）

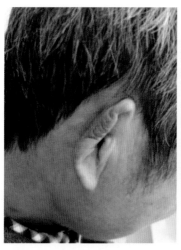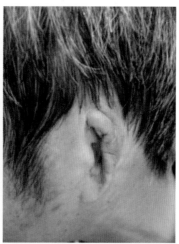

彩图 1　患者右侧耳廓术后塌陷，　　彩图 2　患者左侧耳廓术后塌陷，
局部肿胀　　　　　　　　　　局部肿胀

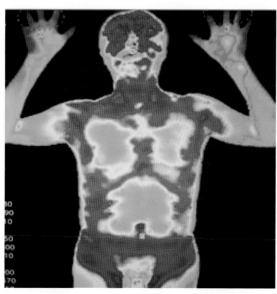

彩图 3　红外热成像示脾肾心阳虚衰